KB260812

콩

건강과 이용

김 우 정 저

도서출판 효 일
www.hyoilbooks.com

머 리 말

    콩은 우리 민족이 옛부터 재배하고 섭취하여 왔기에 우리 식생활에서는 없어서는 안 될 중요한 식품의 재료이다. 콩은 발효 또는 발효 음식으로 우리식단에 항상 오르고 있고 그밖에 간식이나 음료로 다양하게 가공하여 섭취하고 있다. 콩에는 우리 건강에 가장 필요로 하는 양질의 단백질과 지방질이 어느 작물보다 많이 함유되어 있어 우리의 건강 유지에 크게 기여한 작물이다. 특히 단백질의 높은 함량으로 밭에서 나는 고기라는 별명도 얻었지만, 최근 콩은 이러한 영양소 공급원으로의 역할 뿐만 아니라 각종 만성질환의 예방은 물론 일부 치료효과의 생리활성이 증명된 바 있다. 이러한 만성질환에의 효과는 새로운 것이 계속 밝혀지고 있어 앞으로의 연구가 주목된다. 그리하여 콩은 인간의 건강을 유지시켜주는 땅이 준 선물이라 할 수 있다 하겠다.

    콩에 대한 세계적인 관심은 최근 더욱 높아가고 있다. 그 이유는 첫째, 콩이 생산하는 단백질의 양이 약 18억 인구가 1년간 섭취할 수 있는 막대한 양이어서 세계인의 단백질 부족으로 기인한 영양실조를 충분히 개선할 수 있음에도 불구하고 콩단백질 대부분이 사료로 사용되고 있어 식품으로의 활용방안이 필요하기 때문이며, 두 번째는 콩에 암과 고혈압, 심장질환, 당뇨병, 골다공증 등 주요 만성질환을 예방하는 생리활성물질을 함유하고 있기 때문이다. 이러한 기능성에는 isoflavone, phytate, pinitol, 올리고당 등 여러 저분자물질이 관여 할 뿐만 아니라 일반 영양성분으로 알려진 콩의 단백질과 지방질, 식이섬유도 혈중 콜레스테롤 함량을 낮추어 주는데 탁월한 효과가 있고 심혈관질환의 예방에도 효과가 높은 것으로 알려져 있다.

    이러한 콩의 생산량은 과거 50년간 빠르게 증가하여 현재 약 2억 톤에 다다르고 있으며 앞으로도 계속 증가되리라 믿어지고 있다. 콩의 생산량이 빠르게 증가하고 있는 이유는 양질의 식물성기름을 생산해 주고 있기 때문이며 또한 탈지대두박이 사료로서의 가치가 높기 때문이다.

세계적으로 볼 때 콩의 이용은 아세아지역에서는 식품으로 다양하게 섭취하여 왔지만 그 밖의 지역에서는 콩 이용 기술이 역사적으로 일천하여 콩 음식 섭취가 잘 받아지고 있지 않고 있다. 따라서 오랜 역사를 갖은 발전하여 온 한국과 중국, 일본, 동남아시아 지역의 콩 이용기술을 세계화하도록 연구하는 것이 콩에 관심을 갖은 학자들의 과제라 할 수 있다.

이 책에서는 콩의 이용현황과 식품으로의 이용방법 및 가공제품 그리고 콩의 화학적 성분과 기능성에 역점을 두어 정리하였다. 자료들은 본인이 석사논문으로 콩의 연구를 시작한 이래 모아두었던 가공에 관한 자료와 최근 몇 년간 수집한 콩의 생리활성과 기능성에 관한 문헌들이며, 이들 문헌을 체계적으로 정리하고자 하였다. 본인의 전공분야가 가공이어서 기능성 연구와는 거리가 있어 이해하는데 어려움이 있어 잘 못 정리하였지 않나 하는 두려움이 있다. 잘못된 것이 있으면 정정하도록 노력할 것이다.

이 책의 내용은 총 8장으로 나누어 1장은 생산과 유통, 이용을 2장은 화학적 성분, 영양, 기능성을 3장은 생리활성물질을, 4장에서는 만성질환의 예방, 5장은 두부, 콩우유 등 비발효제품을, 6장은 된장, 간장 등 발효제품을, 7장은 콩단백질제품을, 8장은 콩기름에 대하여 설명하였다. 6장의 내용은 김주숙 박사가, 8장은 구경형 박사가 정리하여 주었다. 책의 내용 중 콩의 재배와 육종, 콩 음식 조리방법을 포함시키지 못했음은 아쉬움으로 남는다. 인용 문헌은 가능한 한 원 저자를 소개하였으며, 표와 그림의 제목은 한글로 하였으나 내용은 영어를 그대로 놓아두었다. 한글로 고침은 과학용어선택에 어려움이 있을 뿐만 아니라 우리나라의 과학논문에서 영어로 표시하는 것을 권장하기 때문이기도 하다.

책을 만들었을 때 항상 그렇듯이 발표된 연구 문헌을 충분히 요약하고 소개하지 못하였음이 아쉬움으로 남았다. 시간이 좀 더 있었다면 하는 바람이 있었지만 서둘러 이 책을 마감함은 학교생활에서의 나의 정년과 관계있다. 기회가 주어진다면 전체적인 보충은 힘들겠으나 장 별 보완은 가능할 것이며 이는 장차 할 일로 남겨둘 생각이다.

이 책을 정리하는데 여러 사람의 도움을 받았다. 문헌을 찾고 정리해 준 석사 졸업생인 엄권용과 문장과 표, 그림을 확인하고 고쳐준 학부생인 전기훈 학생에게 감사한다. 또한 바쁜 중에도 발효 콩제품의 내용을 써주고 이 책의 인용문헌을 확인해 준 김주숙 박사에게도 감사한다.

끝으로 이 책이 출판되도록 노력해 주신 도서출판 효일의 김홍용 사장님과 무더운 여름에 휴가도 없이 편집에 수고해준 홍성희씨와 그 외 편집부 직원 여러분께 감사드린다.

2006. 7. 저자

차 례   Contents

제 1 장   서 론

제2장 성분,화학적 및 영양적 성질

제**3**장   생리활성물질

제**4**장   만성질환의 예방과 치료효과

제5장 비발효 가공제품

제6장 발효식품 김주숙

제**7**장　콩 단백질 제품

제8장 콩기름 구경형

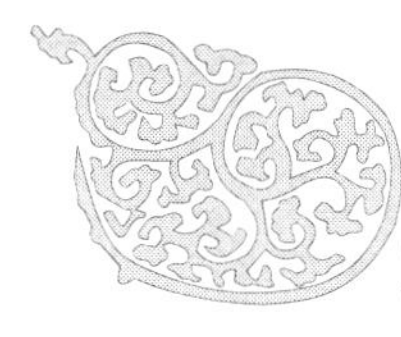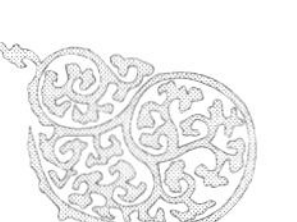

제1장. 서 론

① 콩의 역사

콩(大豆, *Soybean*)은 한반도와 남만주를 연결하는 동북아시아 일대가 원산지로 알려져 있다. 우리나라에서는 예부터 각종 장류와 콩밥, 콩나물, 두부, 콩우유(豆乳), 콩국, 콩기름 등 다양하게 콩을 가공, 조리하여 십취해온 대두문화(大豆文化)가 형성되어 왔다. 콩의 재배기원은 지금으로부터 4,000~5,000년 전부터 재배되기 시작하였다고 보여진다. 중국 전설상의 제왕인 신농씨(神農氏)(BC 2,838년경)시대부터 전해 내려오는 식품이나 약품을 정리해둔 <신농본초경(神農本草經)>(AD 480- 222년에 정리)에 콩이 쌀, 밀, 보리, 조와 함께 5대 작물의 하나로 등장하고 있다(권신한 1985). 전설에 의하면 중국의 어느 북부지역에서 산적의 습격을 받아 기아에 고생하고 있던 행상들이 어떤 덩쿨에 있는 열매를 섭취하여 건강을 유지했다고 전해내려 오고 있으며 그 열매의 영양분은 대단히 풍부하였으리라 믿어 그 열매가 어떤 야생콩(들콩)의 일종이었을 것이라고 추측하고 있다(Smith et al. 1978).

콩은 기원전 11~7세기경에 쓰인 중국의 시경(詩經)에 언급된 숙(菽, shu)이 콩을 처음으로 지칭하는 것이라고 하며 이때가 기원전 8세기경이라고 하였다

(이성우 1984, Hymowitz 1970). 그 뒤 관자(管子, ?~BC 645)는 '菽은 중국의 춘추 전국시대 때 제(齊)의 환공(桓公)이 산융(山戎, 지금의 만주 남부지방)을 정복하여 콩을 가져와 재배하면서 이것을 융숙(戎菽)이라고 하였다'고 기록하였다. 그 후 기원 전후에 다시 현재 사용하는 명칭인 대두(大豆)로 바뀌게 되었다. 만주지방은 우리 조상인 맥족의 발상지이며 옛 고구려 땅임을 근거하여 콩의 최초의 식용은 한민족이었음이 주장되고 있다(권신한 1985, 이성우 1984).

우리나라 콩의 재배역사는 확실치 않으나 삼국사기(三國史記)에 기원전 1세기경부터 재배된 것으로 기록되어 있으며, 콩의 최초재배시기를 기원전 4~5세기였을 것이라고 권신한(1972)은 제안한 바 있다. 또한 우리나라 청동기시대에 한반도 남, 북에 걸쳐 두류(大豆, 小豆)의 재배 흔적이 발굴 되었고 청동기시대의 토기조각에 콩이 박혔던 흔적이 관찰되고 있어 우리나라 콩 재배 기원은 그보다 훨씬 전인 청동기 시대(BC 1500년경)였을 것이라는 의견도 있다(이철호, 권태완 2003). 우리나라 고농서(古農書)53종에 기록되어 있는 두과(豆科)작물에 대한 조사에서 장권열(1989)은 콩은 대두(大豆)로, 팥은 소두(小豆)로 기록되어 있고 고대 중국에서는 두(豆) 또는 숙(菽)으로 기록되어 있지만 삼국사기에는 숙(菽)자를 많이 썼다한다. 그러나 콩품종을 쓸 때에는 흑태(黑太), 황태(黃太)등 태(太)자를 사용하여 농사직설(農事直說, 1429)부터 1800년대의 농업관계 여러 서적들(농정회요(農政會要), 농정서(農政書), 임원경제서(林園經濟書) 등)에 기록되어 있음을 정리한 바 있다.

콩의 주요생산지는 1930년대 전까지는 약 1,000만 톤의 콩을 생산한 만주를 중심으로 한 동북아시아가 주 생산 지역이었다. 그러나 1940년대에 들어오면서부터 콩의 풍부한 영양 성분에 대한 연구와 콩의 재배에 관한 기술이 발달되면서 경제적 작물로서 높은 가치를 인정받게 되어 '기적의 작물', '토양에서 나오는 금' 또는 '밭에서 나오는 고기'라는 별명을 갖게 되었다. 그리하여 광활한 경작지를 가지고 있으며, 콩 재배에 적합한 기후조건을 갖춘 미국, 브라질, 아르헨티나 등 남북 아메리카 대륙의 국가들이 2차 대전을 전후하여 콩 재배에 관한 관심을 갖게 되었고 콩의 재배를 권장하여 콩 생산량이 급속히 증가하게 되었다. 2002년에는 이들 세 나라가 세계 콩 생산량인 약 2억 톤의 80% 이상을 점유하는 주요 생산국가로 등장하게 되었다(Soya &

Oilseed Bluebook 2004). 현재 콩의 이용은 성분조성 면에서 주성분인 콩 단백질(약 40%)을 가공하는 것보다 20%정도 함유된 콩기름이 주생산품으로 가공 생산되고 있으며, 대부분의 탈지단백질(약 90%)은 부산물활용이라는 측면에서 사료로 이용되고 있는 실정이다.

② 생산 및 유통

1) 콩 재배의 발전

Piper와 Morse(1923)는 콩의 야생형 콩인 G. ussuriensis가 중국, 만주 그리고 한국에서 발견된다고 보고하였으며 1900년대 전까지는 콩 생산은 동북아시아 지역에서 주로 생산되어 왔다고 하였다. Morse 등(1950)의 자료조사에 의하면 콩의 생산이 아시아 지역을 벗어나 유럽 그리고 미 대륙에 전파된 시기는 청일전쟁(1894-1895) 후 일본이 비료사용을 목적으로 대두박을 중국으로부터 수입하기 시작하면서였다고 한다. 러일전쟁(1904-1905) 후에는 일본에서 콩과 그 제품에 대한 관심이 더욱 높아졌고, 1908년 전후해서 콩과 콩 제품들이 유럽에 소개되면서 유럽에서의 관심도 증가한 것으로 알려져 있다.

유럽에 처음 콩이 알려진 시기는 1712년 독일 식물학사인 Engelvert Kaempfer가 콩을 유럽에 처음 소개시켰으며, 그 뒤 선교사들에 의해 콩의 씨앗이 유럽으로 전파되어 1740년경 프랑스 파리에서 재배되었다고 한다(Bening 1951). 콩이 미국에 도입되어 재배된 시기는 1800년대 초·중반인 것으로 추정된다. 이 시기에는 콩의 재배와 이용에 대한 시험적인 경작이 주로 이루어졌으며, 초기의 콩은 주로 축산을 위하여 옥수수와 함께 사용되었다고 한다. 그 후 1900-10년에 유럽지역에서 콩기름을 가공 생산하는데 성공하면서 미국에서도 1911년에 만주에서 수입된 콩을 원료로 처음 콩기름을 생산하였다(Dies 1942).

이렇게 시작된 유럽과 미국의 콩 재배에 대한 관심은 미국을 중심으로 콩의 이용에 관한 연구가 활발히 이루어졌고, 1920년 이후에는 콩 생산이 차츰 증가하기 시작하였다. 미국의 경우 1차 세계대전으로 무역이 어려워지고 식용과 산업용에 필요한 기름과 가축사료용 단백질의 공급이 줄어들자, 지방질과 단백질

함량이 높은 콩에서의 기름과 단백질 생산이 필요하게 되었고 콩기름과 단백질 함량이 높은 콩을 가공하기 위해 제분소를 설립하게 되었다. 1915년에는 North Carolina주의 한 회사가 콩 분말을 생산하였으나 미국의 콩 생산량이 많지 않고 가공기술이 발달되지 않아 실패하였지만, 1920년대에는 미국의 콩 생산이 North Carolina에서 Illinois주로 확대되면서 콩을 가공하는 회사들이 증가하였다. 또한 기계를 이용한 경작법이 도입되면서 콩의 생산성이 크게 향상되었다.

콩기름은 처음 압착법으로 소량씩 가공하였으나 1934년에 유기용매 추출법이 개발된 후 대량생산하게 되었다. 콩기름은 높은 불포화지방산의 함유로 쉽게 산패하여 변질되는 문제가 있어 생산된 콩기름의 저장 및 유통에 어려움을 주었다. 그러나 1930년대 중반에 콩기름 등 식물성 기름의 저장성을 향상시키는 수소첨가(hydrogenation) 방법이 개발되었다. 그러하여 콩기름을 식용으로 사용할 수 있는 범위가 넓어지게 되었다. 콩기름은 그 후 쇼트닝(shortening), 마가린(margarines), 샐러드 드레싱(salad dressing)등 새로운 조리용 기름제품이 개발되었다. 또한 무산소 포장방법과 항산화제 첨가방법이 개발되어 콩기름의 장기간 유통이 가능해져 2002년에는 미국에서 생산되는 식물성 유지 총생산량의 23.7%를 점유하게 되었다.

2) 콩 생산량의 변화

우리나라의 콩 생산량의 변화는 그림 1-1과 같이 70년대 중반까지는 증가하여 35만 톤을 넘어선 적이 있으나 그 후 콩 생산량이 지속적으로 감소하는 것을 볼 수 있다(한국식품연감 2002). 이는 콩의 재배가 다른 경제 작물의 재배보다 수익성이 낮으며 콩의 수입 가격이 현저히 낮아(약 1/4정도) 콩을 경작하는 것보다 수입하는 것이 콩 식품산업의 원료의 가격 면에서 유리하며 콩 경작을 위한 경지면적을 다른 작물을 위하여 활용할 수 있기 때문이라 믿어진다. 현재 국가의 농정시책에서 콩 재배 면적을 증가시키려는 노력을 하고 있으나 그 성과는 아직 보여 지고 있지 않다. 우리나라의 콩 수입량은 1970년의 3.6만 톤에서 빠르게 증가하여 2000년에는 150 만 톤을 넘어섰다.

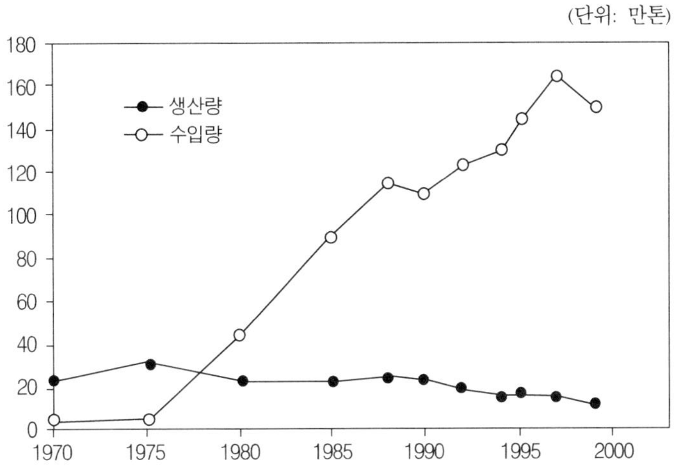

그림 1-1. 한국의 연도별 콩 생산량 및 수입량

우리나라의 콩 소비는 콩기름, 콩우유, 간장 및 두부 산업의 발전으로 콩의 수요량이 매년 증가하여 2000년에 약 154만 톤에 달하고 있으며 그중 가공품으로 약 25%, 사료용 69%, 식용으로 약 5% 사용되고 있다. 한국인의 1인 1일당 콩소비량은 1980년에는 8.0kg에서 현재에는 9.9kg으로 증가하였다(한국식품연감 2002).

콩의 재배는 주생산지였던 동북아시아 지역으로부터 세계 여러 지역으로 확산되어 생산되고 있다(그림 1-2). 생산량도 20세기 초반까지의 1000만 톤에서 2002년에는 19,000만 톤으로 빠른 증가를 보였다.

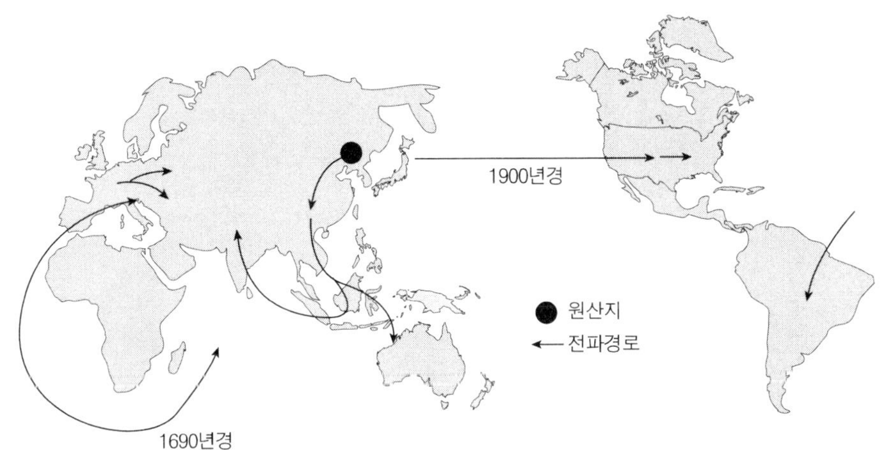

그림 1-2. 대두의 원산지와 이동경로

　　현재 콩의 생산은 2002년 미국, 브라질, 아르헨티나, 중국이 90%이상을 생산하여 일부 지역에 편중되고 있고, 나머지는 인도, 한국, 캐나다, 일본, 인도네시아 등 여러 나라에서 생산하고 있다. 주요생산국의 생산량비중은 미국이 38.2%, 브라질이 26.7%, 아르헨티나가 18%, 중국이 8.5%이다(그림1-3, Soya & Oilseed Bluebook 2004). 경작지의 면적에서도 미국이 35.7%, 브라질이 22.5%, 아르헨티나가 15.3%, 중국이 11.5%로 전 세계 경작지의 85%를 차지하고 있다(표1-1).

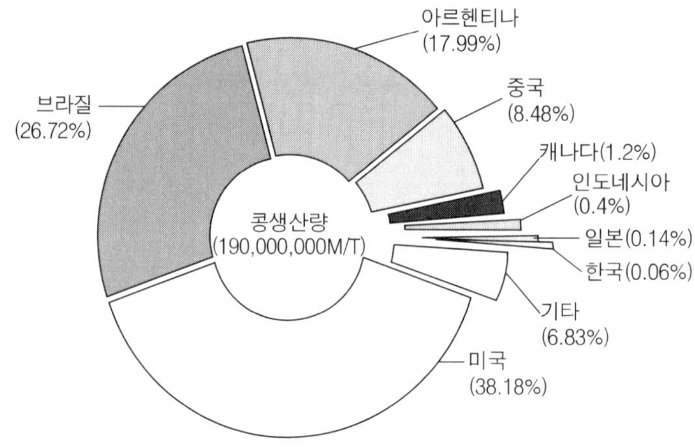

그림 1-3. 세계의 콩 생산량(2002년)

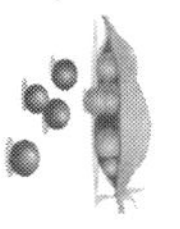

표 1-1. 세계 주요국의 콩 재배 생산

(재배면적: 1000 ha, 수량: kg/ha, 생산량: 10^3ton)

연도별		1948-50	1951-55	1956-60	1961-65	1966-70	1971-75	1976-80	1981-85	1986-90	1991	2002
세계총계	재배면적	15,058	20,258	22,127	24,674	28,341	29,426	45,343	51,263	54,393	55,373	81,788
	수량	943	957	1,166	1,157	1,419	1,533	1,657	1,753	1,840	1,861	2,322
	생산량	14,244	19,363	25,728	28,573	40,247	53,785	63,394	90,153	100,074	103,065	194,604
미 국	재배면적	4,717	6,357	9,045	12,016	13,337	20,122	25,001	25,371	23,321	23,452	29,202
	수량	1,464	1,342	1,533	1,629	1,759	1,826	1,945	2,017	2,152	2,304	2,664
	수확량	6,901	8,527	14,157	19,560	28,697	30,830	48,895	53,245	50,171	54,039	74,291
아르헨티나	재배면적	-	1	1	12	21	183	1,175	2,465	4,017	4,865	12,500
	수량	982	964	976	1,056	1,119	1,133	1,987	2,048	2,042	2,312	2,632
	수확량	-	1	1	12	24	265	2,360	5,284	8,238	11,250	35,000
브 라 질	재배면적	32	63	114	337	810	3,698	7,660	8,883	10,509	9,519	18,400
	수량	1,143	1,421	1,284	1,047	1,120	1,459	1,543	1,714	1,742	1,552	2,661
	수확량	36	90	145	353	906	5,616	11,735	15,248	18,433	14,771	52,000
중 국	재배면적	8,520	11,815	10,760	9,584	8,360	7,441	7,050	7,804	8,105	7,954	9,400
	수량	715	787	920	708	988	1,034	1,051	1,245	1,411	1,233	1,626
	수확량	6,107	9,282	9,789	6,785	8,253	7,690	7,415	9,676	11,430	9,807	16,510
인 도	재배면적					(1970) 2	63	341	934	1,780	2,650	5,670
	수량					500	628	755	757	781	792	900
	수확량					1	44	258	721	1,439	2,100	4,000
한 국	재배면적	235	258	272	283	303	290	245	182	149	119	81
	수량	629	533	535	543	666	863	1,205	1,288	1,641	1,538	1,513
	수확량	148	137	145	154	202	250	295	233	243	183	115

콩 생산이 빠르게 증가하기 시작한 제 2차 세계대전 후의 전 세계 콩 재배 면적과 생산량의 변화는 표 1-1과 같이 1948-1950년 기간에는 총 재배면적 1500 만 ha에서 1420만 톤생산 되었던 것이 1991년에는 5,500만 ha에서 1억여 톤 이 되었고, 2002년에는 약 8,200만 ha에서 1억 9천만 톤으로 크게 증가하였 다. 이러한 발전은 거의 직선적인 증가로 세계 여러 지역에서 콩 생산에 지 대한 관심을 갖고 있음을 알 수 있다. 또한 단위면적당 생산량도 1948-50년에는 943 kg/ha에서 2002년에는 2,322 kg/ha으로 크게 증가하여 경작방법에 큰 발전 이 있었음을 알 수 있다. 특히 넓은 경작지에서 기계를 사용하여 재배하는 미국, 브라질, 아르헨티나의 단위면적당 생산량이 현저히 높았다(Soya & Oilseed Bluebook 2004). 재배면적과 총생산량, 단위면적 당 생산량을 1948-50 년에서 2002년 발전된 비율은 평균값을 비교하면 재배면적은 543%, 총 수확 량은 1,366%, 단위면적당 생산량은 246%가 증가하였다(그림 1-4).

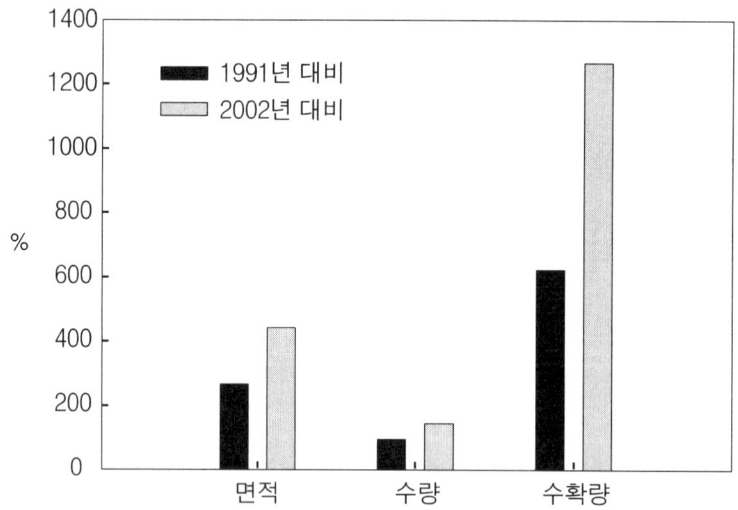

그림 1-4. 1948-50년 대비 1991년과 2002년의 콩 생산량 증가율

1991년부터 2002년까지 11년 동안 세계 주요 생산국들의 수확량과 재배면 적 증가율은 표 1-2와 같다(FAO 1991, Soya & Oilseed Bluebook 2004). 세계 총 수확량은 89%, 재배면적은 48% 증가하였다. 이는 단위면적당 수확량이 증가함에 따라서 총 수확량의 증가율이 제배면적 증가율보다 약 두 배 정도 높아졌음을 알 수 있다. 특히 아르헨티나의 경우 1991년과 비교하였을 때, 수확량은 211%, 재배면적은 157% 증가하였으며, 브라질은 각각 252%, 93%로 가장 높은 증가율을 보이고 있다. 이러한 세계적 콩 생산량이 증가하고 있음에도 불구하고 한국은 재배면적과 수확량, 단위면적당 수확량 모두 감소하였다.

표 1-2. 1991년 대비 2002년의 세계 주요 콩 생산국가의 콩 생산량 증가율

(단위: %)

	재배면적	수량	수확량
세계 총계	47.7	24.8	88.8
미국	24.5	15.6	37.5
아르헨티나	156.9	13.8	211.1
브라질	93.3	71.5	252.0
중국	18.2	31.9	68.3
인도	114.0	13.6	90.5
한국	-31.9	-1.6	-37.2

3) 콩과 콩 제품의 세계 시장

1940년대 중반까지는 중국 등 동북아시아가 콩의 수 생산 지역이었고 콩의 이용이 이들 지역에서 이루어져왔기 때문에 콩의 무역이 중국과 한국, 일본 등 일부지역에 제한되어 있었지만 콩의 경제적 가치가 높아가고 재배면적과 생산량이 급속히 증가하면서 콩의 이용은 전 세계적으로 확산되게 되었다. 1950년도 이후의 콩 생산, 특히 1980년도 후부터는 콩기름(soybean oil)의 생산이 빠르게 증가하였고(그림 1-5, Soyastat USDA 2004) 콩기름의 수출은 아르헨티나(38%), 브라질이 (21%), 미국(13%)이 주요 수출 국가가 되었다(표 1-3, Soystat USDA 2004, Soya & Oilseed Bluebook 2004). 또한 탈지대두박(defatted soybean meal)의 사료로서의 높은 가치가 인정되면서 콩가루의 탈지대두박을 중심으로 한 무역이 세계적으로 활기를 띠게 되었다. 더욱이 한국과 일본 등 전통적으로 콩을 식용으로 이용해 왔던 국가들은 늘어나는 수요량을 충족시키기 위하여

가격이 싼 미국, 브라질, 아르헨티나에서 생산된 콩을 수입해서 사용하고 있다.

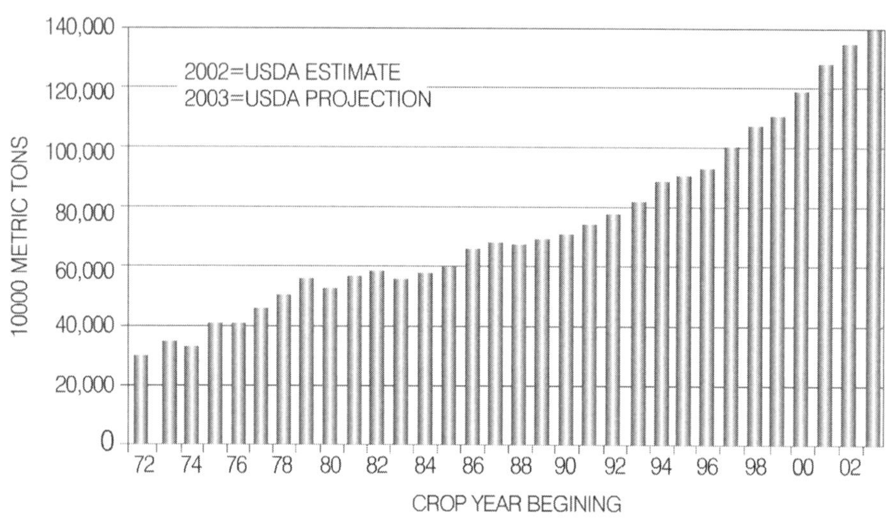

그림 1-5. 세계 대두박의 생산량 변화.

표 1-3. 2002년 콩과 콩기름의 주요 수출국의 수출량과 비율

국 가	콩	콩기름
	수출량 (10^6 톤,%)	수출량 (10^6 톤,%)
아르헨티나	9.1 (14%)	3.4 (38%)
브라질	20.5 (32%)	1.9 (21%)
미국	27.5 (44%)	1.2 (13%)
기타	6.1 (10%)	2.5 (28%)
총 계	63.2 (100%)	9.0 (100%)

(   ) 안의 값은 세계 총 수출량에 대한 비율값임.

세계 콩의 수요량을 충족시키기 위한 콩의 주요 수출국은 표 1-3과 같이 미국, 브라질, 아르헨티나가 전체 수출량의 90%를 점유하고 있다. 그중 미국이 44%, 브라질이 32%로 76%를 수출하고 있어 이들 국가의 콩 생산은 세계 콩의 시장가격에 큰 영향을 주고 있다.

앞에서 언급한 바와 같이 콩은 주로 콩기름 생산에 사용되고 있으므로 콩

기름 생산에 따른 탈지대두박의 세계 시장은 중요한 콩 제품의 무역으로 되어있다. 그림 1-5(Soystat USDA 2004)는 1972년부터의 탈지대두박 생산량 증가를 보여주고 있는 것으로 1972년부터 꾸준히 증가하여 1972년의 약 3000만 톤에서 2002년의 약 1억 3200만 톤으로 그 생산량이 약 4.4배 증가하였다.

4) 콩의 이용 현황

콩의 이용이 현재 콩기름 생산에의 비중이 증가하고 있지만 한국, 중국, 일본 등의 지역에서는 오래전부터 두부, 콩우유. 콩나물, 풋콩 등 비발효콩식품과 된장, 간장 등 발효콩식품으로 다양하게 이용하는 방법이 개발되어 왔다. 그러나 현재 세계 콩 생산량의 86% 이상을 점유하고 있는 북 남미 지역을 중심으로 한 그 밖의 지역에서는 콩을 식용으로 이용하는 전통적 가공 또는 조리 방법이 개발되지 않아 콩을 콩기름(대두유) 생산에 대부분을 사용하고 있다. 따라서 2002년도의 세계 콩 생산량의 약 85% 정도가 콩기름 생산에 사용하고 있고 콩기름 가공 시 생산되는 탈지대두박은 대부분 사료로 이용되고 나머지 약 10% 정도만이 식품의 원료로 이용되고 있다. 세계 콩 생산량을 식용, 사료용, 산업용으로 분류하며 이들 사용 목적 별 변화는 다음과 같다

(1) 콩기름으로의 이용

콩에는 지방질 함량이 20% 내외이고 기름을 형성하는 불포화지방산이 전체 지방산 중 82.7%이상일 뿐만 아니라 linoleic, linolenic 산의 함량이 높으며 튀김 등 조리에 사용할 때의 특성이 다른 식물성 지방질에 비해 안전성이 높아 영양적인 면이나 품질특성 면에서 가장 우수한 기름 원료중의 하나라 할 수 있다(이양자 1985, Thank and Shibasaki 1976).

과거 인구가 적고 가공방법이 발달되지 않았던 시기에 콩을 가열하고 압착하여 기름을 생산하던 방법은 동물성 지방 가공에 비해 경쟁력을 갖지 못하였다. 그러나 최근 인구 증가로 기름의 수요와 소비가 증가하고 콩기름 생산 방법으로 유기 용매를 이용한 용매추출방법(solvent extraction)이 개발되면서 콩에서의 기름 생산비가 저렴하고 대량생산할 수 있게 되었다. 그러나 식물성 기름에 많이 함유되어 있는 불포화지방산은 저장 및 유통 중 공기 중의 산소

와 결합하여 산패되는데 이러한 단점을 수소첨가방법(hydrogenation)의 개발로 해결하게 되었다. 이 기술의 발달은 콩기름 뿐 만 아니라 유채유, 해바라기씨 기름 등 식물성 기름의 생산, 저장, 유통에 큰 발전을 보게 되었다. 그 결과 2001-02년 공급된 식물성 유지 총 공급량은 약 1억 톤으로 증가하였고 콩기름도 약 3,000만 톤이 되어 전체 식물성 유지 공급량 중 30.0%를 차지하였다(표 1-4, Soya & Oilseed Bluebook 2004).

표 1-4. 세계 주요 식물성 유지류의 생산량(1995-2002년)

(단위:백만톤)

	1995~96	1996~97	1997~98	1998~99	1999~00	2000~01	2001~02	2002~03
Soybean	19.76	20.17	22.57	24.60	24.63	26.76	28.92	30.61
Palm	14.91	16.26	16.97	19.25	21.80	24.28	25.42	26.24
Sunflower seed	8.21	9.01	8.30	9.18	9.63	8.40	7.58	8.26
Rape seed	10.10	11.24	11.43	11.81	13.64	13.04	12.87	11.51
Cotton seed	3.73	4.15	3.70	3.57	3.57	3.50	3.81	3.53
Peanut	4.44	4.15	4.18	4.44	4.18	4.30	4.83	4.30
Coconut	3.43	3.16	3.29	2.71	3.33	3.62	3.23	3.19
Olive	1.77	1.45	2.53	2.50	2.37	2.48	2.53	2.35
Palm Kernel	2.00	2.10	2.20	2.43	2.76	3.01	3.15	3.30
Total	68.35	71.67	75.16	80.49	85.90	89.39	92.33	93.28

식용콩기름의 생산량은 미국의 경우 1965-66년에 약 190만 톤이었던 것이 1985-86년에는 약 454만 톤으로 2.4배, 2001-02년에는 약 809만 톤으로 4.2배로 크게 증가하였으며 이러한 증가 추이는 앞으로도 계속 될 것이라는 전망이다(표 1-5).

표 1-5. 미국 콩기름 생산량

(단위 : 백만톤)

년도	1965~66	1970~71	1975~80	1980~81	1985~86	1990~91	1995~96	2000~01	2001~02
식용	1.91	2.62	3.36	3.91	4.54	4.86	5.39	6.77	8.09
공업용	0.12	0.09	0.09	0.09	0.11	0.13	0.11	0.24	0.24
총계	2.03	2.71	3.45	4.00	4.65	4.99	5.50	7.01	8.33

(2) 사료에의 이용

콩기름 추출 후의 탈지대두박에는 단백질과 올리고당, 섬유질 등 성분과 isoflavone, saponin, phytate 등 기능성 성분이 함유되어 탈지대두박의 이용은 식품산업에서나 사료산업에서 많은 관심을 갖고 있는 과제이다. 탈지대두박은 식품에 활용함이 가장 바람직하겠으나 아직도 식품 가공제품에 이용하는 기술에 어려움이 있어 대부분(약 90%)의 탈지대두박이 사료로 활용되고 있고 나머지 10%정도만이 식품원료로 이용되고 있다. 식품에의 이용은 탈지대두박을 탈지대두분, 농축콩단백, 분리콩단백 등 콩단백질 제품으로 제조하여 여러 기존 가공식품에 단백질 강화나 육단백질 대체 원료로 첨가하여 사용되고 있다. 표1-6은 여러 기름종자(oil seeds)에서 기름을 유기용매로 추출한 뒤 남은 탈지박 양을 지난 10년간 비교한 것이다. 탈지대두박의 세계 총 생산량은 2002-03년에 약 1억 3200만 톤으로, 이 양은 1995-96년의 8900만 톤에 비해 47%, 2000-01년에 비해 13% 증가한 값이다.

표 1-6. 세계 주요 탈지대두박의 생산량

(단위: 백만톤)

연도	1995~'96	1996~'97	1997~'98	1998~'99	1999~'00	2000~'01	2001~'02	2002~'03
생산량	89.08	90.82	98.85	107.36	107.39	116.62	125.60	131.95

(3) 공업적 제품에의 이용

콩기름을 식품으로 사용하는 것 외에 잉크, 페이트, 비누, 플라스틱 등 공업제품으로 사용하는 양은 미국의 경우 1965-66년에는 12만 톤이었던 것이 2001-02년도에는 24만 톤으로 약 2배 증가하였지만 전체 콩기름 생산에서 차지하는 비중은 대단히 낮다(약3%)(표 1-4). 이러한 콩기름의 공업적 이용은 트랜스 에스텔화(transesterization) 방법의 발달로 가능하여졌다. 특히 석유관련 제품들은 콩기름 제품으로 대체하였을 때 석유 사용으로 인한 환경오염 등 여러 가지 문제점들이 제거될 수 있는 장점이 있다.

콩기름을 이용한 친환경적 제품의 큰 장점은 이 제품들이 폐기되었을 때 생물학적 분해(biodegradable)가 쉽게 일어서 석유 관련 제품(석유류, 플라스틱류 등)들에 비해 토양이나 수질의 오염 등 환경의 피해가 적다는 점이다. 주목 받고 있는 콩의 공업적 제품은 합판생산을 위한 접착제, 수성 및 유성 코팅제, 인쇄 잉크, 엔진 오일과 철도용 윤활유, 플라스틱 대체 제품, 산업용 세척제 등이 있다.

5) 유전자 재조합 콩

지구의 미래를 예측하고 인류의 생존을 위한 문제점과 해결방향을 연구하는 학자들은 식량자원과 에너지원의 확보 그리고 환경오염이 가장 큰 문제가 될 것이라고 하고 있다. 그 중 식량 자원의 확보는 현재의 60억 세계인구가 2025년에는 80억 내외에 도달할 것으로 예상되어(그림1-6, UN. 2002. Population Division of the Department of Economic and Social Affairs of the United Nations Secretariat World Population Prospects : The 2002 Revision and World Urbanization Prospects) 인구 증가에 따른 식량 수급문제가 가장 중요한 문제로 대두되고 있다.

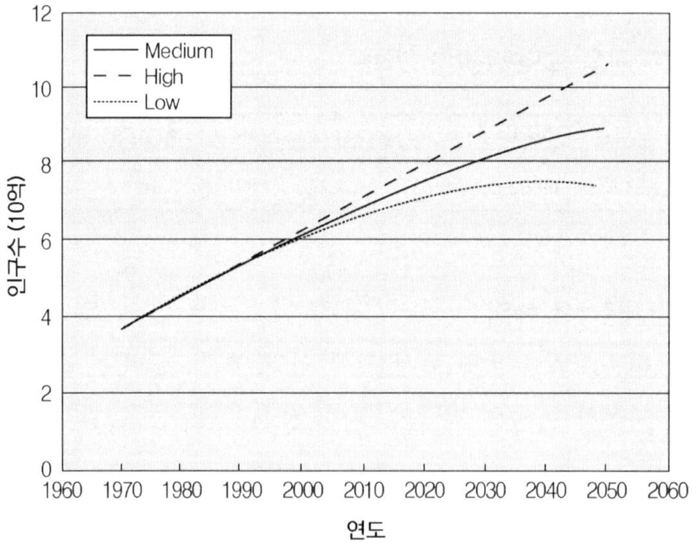

그림. 1-6. 세계 인구의 변화

이를 위한 연구는 현재 감소하고 있는 경작지의 확보, 수산자원의 개발, 단위 면적당 농산물 수확량의 향상 등이다. 농산물의 수확량 향상을 위한 연구 중 하나는 유전자 재조합 농산물(GMO; genetically modified organism)의 개발이다. GMO농산물은 생산량의 증대, 재배방법의 용이성 향상, 이용율의 제고 그리고 유통·가공방법의 개선 등 장점이 있다.

표 1-7. 현재 개발되었거나 개발 중에 있는 새로운 유전자재조합 콩

품 종 명	사 용
LoSat	• Healthier cooking oil, 1/2 saturated fat level of trpical SBO
Low-Linolenic	• Premium cooking oil and mayonnaise (more resistant to oxidation and time deradation)
High-Oleic (85%)	• Heat-resistant cooking oil • High-value spray oil • Longer-shelf life oil for nuts, etc. fried in it. • Heat-resistant lubricant. • High-value soy protein (great emulsion stability)
Low-Stachyose (High-sucrose)	• Sweeter tasting soyfoods. • Reduced-pollution(mn. solids) and higher-energy soybean meal for animal feed.
Low-Phytate	• Reduceed pollution soybean meal for animal feed.
High-Phytase	• Reduceed pollution soybean meal for animal feed.
High-Stearate	• Higher-value oil (e.g. for confectionery applications). • Can be utilized for margarine without any hydrogenation.
PHB-Containing	• Biodegrable plastic.
Acetylenic & vernolic Acid Containing	• Industrial chemical feedstocks.
High-Lysine	• Higher value & reduced-pollution soybean meal for animal feed.
High-Methionine	• Higher value & reduced-pollution soybean meal for animal feed.
High-Isoflavone	• Healthier soyfoods(cancer prevention). Higher value & reduced-pollution soybean meal for animal feed.
High-CLA	• Healthier soyfoods(cancer prevention). Higher value & reduced-pollution soybean meal for animal feed.
Antibody-Containing	• Prevention of meat-borne diseases(e.g. E. coli O157:H7, Salmonella SE, etc.) and STDs(via a topical ointment)
Lox Null (Lipoxygenase 0,0,0)	• Reduced off-flavors.

GMO 작물의 개발방향은 현재 생산 효율을 증가시키는데 초점이 맞추어져 왔지만 콩의 경우 필수아미노산(lysine, methionine)의 함량 개선, 특수 기능성 물질(isoflavone 등)의 강화와 같은 영양과 기능성이 향상된 품종의 개발과, 콩기름의 저장성 향상을 위한 산화 안정성이 높은 콩, 특수 항체가 함유된(antibody-containing) 콩, 가공 시 불쾌한 냄새 발생을 줄인 콩 등 여러 분야에 연구가 진행되고 있어 앞으로의 GMO 콩의 전망이 밝다고 하겠다(표1-7, 황형식 1999).

현재 생산되고 있는 GMO 콩은 재배 시 생산성의 증대와 용이성 향상을 위해 개발한 제초제에 내성을 가진 콩이 주로 개발되어 있다. 재배를 위해 사용되는 일반 제초제는 비 선택성이다. 따라서 잡초뿐만 아니라 광합성을 하는 식물이 엽록체에서 아미노산을 합성하는 과정을 교란시키는 작용을 하기 때문에 우리가 재배하고자 하는 작물의 생육에도 영향을 주고 있다. 그러므로 재배하고자 하는 작물한테 제초제에 대한 내성을 갖게 하면 잡초는 죽이나 작물에는 영향이 없게 된다. 이러한 목적으로 현재 개발된 제초제 내성 유전자는 3가지 이상의 제초제에 효과가 있는 것으로 콩, 옥수수, 쌀, 목화, 유채, 담배에 대해 개발되어 있다. 이들 GMO 작물은 주로 미국의 Monsanto와 AgroEvo가 개발한 것이다(표1-8. 박선희 2001).

표 1-8. 미국에서 식품으로 안전성이 확인된 유전자재조합 콩

개발사	FDA 승인연도	특성	품종	삽입유전자
Mosanto	1995	• Glyphosate • 제초제 내성	40-3-2	• CP4 EPSPS (glyphosate tolerance) • CPT4 (chloroplast transit peptide)
AgrEvo	1998	• Phosphinothricin (Glufosinate ammonium) • 제초제 내성	W62,W98 A2704-12, A2704-21, A5547-35	• Phosphinothricin acetyltransferase-Strep. Hygroscopicus • β-glucuronidase(Gus)

이들 회사에서 개발한 GMO콩은 1995년과 1998년에 FDA에서 승인을 받아 미국과 브라질, 아르헨티나에서 주로 재배되고 있고 그 재배면적은 매년 빠르

게 증가하고 있다. 콩의 경우 미국과 아르헨티나에서는 전체 생산량의 80% 이상이, 브라질에서는 50% 이상이 제초제에 대한 내성을 가지는 'Round-up Ready' 콩을 생산하고 있다. 콩을 비롯한 앞으로의 GMO 농산물의 시장 규모는 2004년의 200억 달러에서 2010년에는 750억 달러로 확대될 전망이다.

그러나 현재까지 유전자 재조합 콩 개발은 주로 생산 효율을 높이는 데 초점이 맞춘 제초제에 대한 내성을 가지는 'Round-up Ready' 콩이다. 콩을 수입하는 국가들의 소비자 및 환경단체에서는 'Round-up Ready' 콩이 인체와 동물 특히 이후 세대에서의 안전성이 완전하고 확실하게 보장되지 않고 있다는 이유로 반대하고 있다. 하지만 미국에서는 FDA(Food and Drug Administration), EPA(Environmental Protection Agency)등에서 'Round-up Ready' 콩의 인체와 가축 그리고 생태와 환경에 대한 안전성과 영향을 평가한 결과 기존 콩과 동일하다는 결론을 내린 바 있다. 그럼에도 불구하고 이들 농산물을 수입하는 국가들의 소비자 및 환경 단체에서는 아직도 인체와 가축에 대한 안전성에 확신을 갖고 있지 못한 문제가 남아 있어 이 문제는 연구가 계속 진행되어야 할 과제로 되어있다.

③ 효능 및 기능성

1) 한방 및 민간요법

콩의 효능에 관해서는 오래전부터 한방이나 민간요법을 통해 잘 알려져 있다. 중국에서는 일찍이(A.D.452~536) 풋콩을 상식하면 여러 질병이나 노인병에 효험이 있다고 하였다. 그 예로서 수종병, 장질부사, 중풍, 소변 불리증, 방광염, 피의 순환질환 그리고 심장, 간, 콩팥, 위와 장 등에 관련된 질환과 순환장애 등에 효과가 있다고 하였다.

우리나라에서도 허준의 동의보감(1613년)이나 민간요법에 알려진 콩의 효능은 여러 가지가 있다. 검은 콩은 해독제로 잘 알려져 있어 독극물을 먹고 중독증상을 일으켰을 때 콩이나 콩깍지를 달여서 먹이면 해독 효과가 있다고 하였다. 여기에 감초를 배합해서 달여 먹이면 그 효과가 더 높아져 감초의 '감자'와 콩의 '두자'를 모아 감두탕이라는 처방이 있다. 또한 콩을 넣어 지은

밥을 상시로 먹든가 콩나물, 두부 등의 콩 제품 음식을 자주 먹으면 농약에 의한 건강피해를 예방할 수 있다고 알려져 있다.

검은 콩에 약간의 소금을 넣고 삶아서 늘 상 먹으면 콩팥 기능을 보강하는 데 좋을 뿐만 아니라 소변을 잘 보므로 부종을 제거시킨다고 하였고, 중풍으로 다리에 힘이 없거나 해산한 부인이 여러 가지 질병으로 고생할 때는 감초를 넣고 끓여서 복용하면 각기 증상도 해소된다고 한다. 이것을 더 끓여서 졸였다가 마시면 근육경련, 무릎의 통증, 헛배부른 증상 등도 없어진다고 한다.

당뇨병에는 검은 콩을 소 쓸개즙에 넣어 백일 동안 그늘에서 건조시켜 먹으면 소갈증상이 해소된다고 한다. 그러나 이 방법은 아직까지 과학적인 해석이 내려지지 않았지만 혈당을 내리고 갈증을 줄이는데 효험이 있는 것으로, 소갈도 콩팥 기능이 허약해서 발병한 경우는 하눌타리 뿌리와 검은 콩을 볶아 환을 만들어서 검은 콩 달인 물과 함께 장복하면 치료효과를 얻는다. 이런 효과는 콩이 콩팥을 보하고 하눌타리 뿌리가 혈당을 크게 내려주기 때문이라 한다. 이 외에 해열과 해독작용으로 끓는 물에 피부화상을 입었을 때나 갑작스런 어린이의 피부단독에도 검은 콩을 진하게 끓여 그 물을 환부에 바르면 쉽게 치유되면서 반흔이 생기지 않고, 된장이나 콩밥을 개어 피부의 종기에 붙여주면 염증 없어지면서 스스로 치유된다고 알려져 있다. 또 어린이의 해열에도 검은 콩, 감초, 등심(골풀), 담죽엽을 물로 달여서 하루 3회 공복에 복용하면 열이 제거되면서 열꽃이 스스로 없어진다고 하였다.

최근에는 식초에 절인 대두, 즉 초콩이 건강식품으로 큰 관심을 얻고 있는데, 식초의 효능으로는 중성지방 감소, 변비 해소, 관절염, 협심증 치료, 혈압 강화 등에 유효하다고 알려져 있으며 특히 초콩은 뇌졸증에 효과가 크다고 한다.

2) 만성질환에의 기능성

콩은 단백질(약 40%)과 지방질(약 20%)이 어느 작물보다 풍부하여 영양적 가치가 높은 것은 이미 잘 알려진 사실이다. 이에 더하여 최근 발표되고 있는 만성질환에의 효과도 그 예방효과가 탁월할 뿐 만 아니라 일부 질환은 치료효과가 확인되고 있다. 이러한 콩의 기능성은 콩에 함유된 성분뿐만 아니라 일반성분인 콩단백질과 지방질, 섬유소도 효과가 있는 것으로 입증되어 있다. 일반성분으로서의 단백질은 섭취 시 순환기 질환(cardiovascular disease)에의 효과가 확실하여 미국의 식약청(FDA)에서는 2000년 "하루 25g의 콩단백질을 섭취하면 순환기 질환(심혈관 질환)을 예방할 수 있다"는 표시를 허락한 바 있다. 또한 콩단백질이 효소나 미생물에 의해 분해 되었을 때 peptides의 말단에 His- His-Leu이 있을 때에는 고혈압을 유발시키는 angiotensin I converting enzyme (AEC)의 활성을 억제시켜 고혈압을 예방해 주는 결과가 발표된 바 있다(Shin et al. 2001). 콩기름의 경우는 지방산으로 linoleic과 linolenic acids가 많이 함유되어 있어 이들 고도 불포화 지방산이 많이 있는 식물성 지방질 중에서도 가장 많이 함유된 작물 중 하나이다. 이들 지방산은 혈액의 LDL cholesterol level을 낮추어 주는 효과가 있다(Wardlaw and Snook 1990). 콩의 일반성분 중 많이 함유된 섬유소(25%)는 장내 개선 효과와 함께 대장암 발생 억제 효과가 밝혀진바 있다.

콩에 존재하는 기능성 성분은 여러 화합물이 있다. 아이소 플라본(isoflavone)이 대표적 기능성 성분이며 saponin, phytate, pinitol. trypsin inhibitor(Bowman-Birk type), 올리고당이 있다. 이들은 암(유방암, 난소암, 전립선암, 대장암 등)과 심장질환, 골다공증, 당뇨병 등을 예방해 주는 역할을 한다. 가장 주목받고 있는 기능성성분인 isoflavone은 12개의 isomer가 있으며 그 중 genistin과 genestein의 생리적활성이 가장 탁월한 것으로 알려져 있다. Genistin과 genistein은 여러 암(유방암, 전립선암, 대장암, 자궁암 등)의 억제효과가 탁월하며 동맥경화와 LDL cholesterol감소, 순환기질환의 예방, 골다공증 진전의 억제 등 만성 질환의 예방효과가 높다(Peterson and Barnes 1993, Lee and Sang 2001). Daidzin과 daidzein도 골다공증 예방에 관여하며 음주 후의 혈중알콜농도를 조절해 주는 기능이 있는 것으로 알려져 있다. Isoflavone중 기능성이 가장 높은 것은 genistin과 genistein이며 이외에 isoflavone으로서 일부 malonyl과 acetyl기가 붙어있는 isoflavone의 isomer가 있어 가공이나 발효 중 기능성이 있는 네 가지 isoflavone로 되면서 효과를 갖게 된다. Isoflavone의 기능성에서 가장 중요한 것은 항암과 항산화, 순환기질환 예방 등이다.

Isoflavone외에 파이트산(phytic acid, phytate)은 Ca, Mg 등 무기물과 결합하

여 무기물의 체내 흡수를 저해하는 물질이기도 하지만 최근 지방질의 산화를 감소시킴으로서 혈중의 콜레스테롤 농도를 낮추어 주고 암과 심혈관질환의 발병을 억제하는 효과가 있어 건장유지에 오히려 유익한 물질로 알려져 있다 (Kim et al. 1996). Phytic acid에 의한 항암효과는 발암율을 낮추어주지는 않으나 암조직의 크기를 감소시켜 주는 것으로 알려져 있다. 쓴맛을 갖고 있는 콩의 saponin은 용혈작용 등의 독성이 없는 것이 밝혀진 콩의 기능성 물질 중 하나로 콜레스테롤의 흡수와 체내 산화를 억제하고 지방질의 분해를 촉진함으로서 혈중 cholesterol함량을 낮추어 주는 기능이 있는 것으로 알려져 있으나 상대적으로 그 효과는 낮은 것으로 보고 되어 있다(Potter 1995). 콩에 있는 피니톨(pinitol)이란 성분은 혈당 강하 효능을 가진 성분으로 이 성분을 섭취하면 신체 내 포도당 대사에서 혈당조절기능을 정상화 시키는 기능을 갖고 있는 것으로 보고 되어 있다(신용철, 전명중 2003).

이러한 콩의 여러 기능성 성분은 만성질환예방에 큰 효과가 있을 뿐만 아니라 심혈관 질환의 경우 치료효과가 있는 것으로 밝혀져 있다. 이들 생리활성물질 외에도 콩에 6%정도 함유되어 있는 올리고당인 stachyose와 raffinose는 인체 내에서 소화할 수 없는 난소화성당으로서 대장 내 유익한 균인 bifidobacteria의 증식을 촉진시켜주는 효과가 있다. 또한 식이섬유와 유사하게 혈중 cholesterol과 중성지방을 감소시켜주는 효과가 있어 우리가 손쉽게 섭취할 수 있는 유익한 기능성 성분이라 할 수 있다(Tomomatsu 1994). 이와 같이 콩에는 만성질환 중 여러 질환을 예방 또는 일부 치료효과가 있는 여러 성분들이 함유되어 있어 콩의 섭취는 우리의 건강유지에 크게 도움이 되는 식품원료라 할 수 있다.

④ 가공 및 이용

앞으로의 콩 생산이 지난 50년간의 속도로 빠른 성장을 할지 또는 그 속도가 둔화될지 예측하기는 힘들지만 한 가지 확실한 것은 콩의 세계적 생산은 계속 증가할 것이라는 것이다. 그 이유는

① 콩은 단위면적당 생산할 수 있는 단백질량이 작물 중 가장 높고 단백질

의 영양적 품질도 우수하다.

② 축산과 어류양식용 사료로서의 탈지박이용이 계속 증가될 것이 전망되기 때문이다.

③ 식용유로서의 콩기름이 다른 식물성 식용유에 비해 영양적으로 우수할 뿐만 아니라 조리 또는 가공용으로 그 특성이 적합하다.

④ 콩에 함유된 여러 기능성 성분이 인간의 만성질환예방에 크게 기여할 것이기에 기능성성분이용제품의 생산이 앞으로도 계속 될 것이다.

⑤ 콩기름을 이용한 잉크, 페인트, 비누, 샴푸, biodiesel 등 여러 공업제품이 계속 생산되고 이들 제품의 장점이 밝혀지고 있어 앞으로의 전망이 밝다.

특히 biodeisel은 미국의 경우 1999년에 50만 갤런이 소비되었다가 2002년에는 1500만 갤런이 소비되어 그 사용량이 빠르게 증가하고 있다(그림 1-7). 더욱이 콩은 가격이 비교적 안정되어 있고 다른 단백질 급원보다 저렴하기에 콩의 이용은 세계적으로 계속 성장하리라고 기대된다.

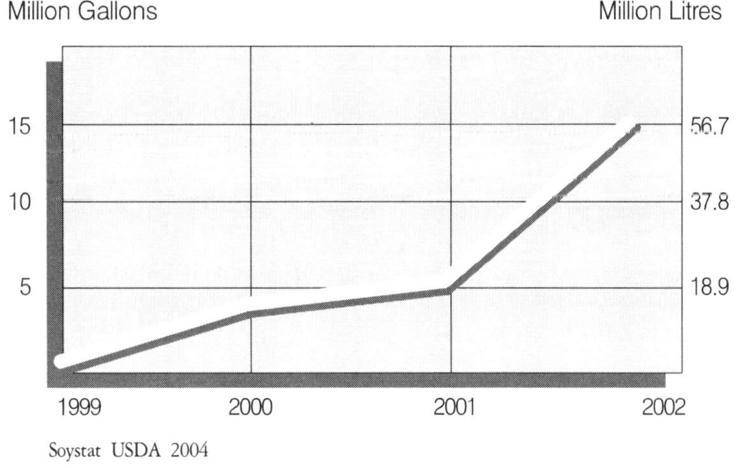

그림 1-7. 미국 내에서의 바이오디젤 소비량 변화

그러나 콩에는 동물성 단백질과 비교할 때 일부 필수아미노산 특히 methionine이 부족하고 trypsin inhibitor, phytate 등 영양상 불리한 물질과 lipoxygenase에 의한 불쾌한 냄새의 발생 등 문제점도 있다. 이러한 콩의 불리한 점들은 연구에 의해 개선되는 방법이 개발되어있고 일부 물질은 불리한 면보다 섭취 시 만성질환 예방에 효과가 있는 것으로 밝혀져 콩 이용에 큰 제약을 주지 않고 있다.

콩의 가공 및 이용에 관하여는 콩을 오래전부터 재배하여 이용했던 동북아 시아 지역이 가장 잘 발달되어 있으며, 그 이용방법은 역사적, 문화적 배경과 지역에 따라 크게 차이가 있다. 대부분의 가공방법은 가정에서 조리 또는 제조 하여 섭취하던 방법이 발전된 것이어서 지역과 국가별로 많은 차이가 있다. 한 국에서는 전통적인 콩의 이용 방법으로서는 밥밑콩으로 밥에 넣어 콩밥으로 섭 취하거나, 콩으로 메주를 만든 다음 이를 바탕으로 간장, 된장, 고추장 등 다양 한 장류를 제조하여 국이나 찌개를 조리하고 그밖에 식탁의 주요 조미료로서 섭취하여 왔다. 또한 콩자반을 포함해서 여러 가지 조림이나 무침 등 반찬에 쓰 이고, 떡에 콩고물로 이용되기도 한다. 단백질을 응고시킨 대표적 가공식품인 두부는 그대로, 또는 삶거나 데쳐 여러 형태의 반찬으로 섭취하여왔다.

이 때 발생되는 부산물인 비지는 콩비지 등 찌개감으로 이용하였다. 콩을 발아시킨 콩나물은 콩나물국 또는 콩나물 반찬으로 만들어 섭취하여 왔고 콩 을 마쇄한 콩국(콩물)은 국수에 부어서 콩국수를 만들어 먹기도 하고 콩물은 콩우유로 마셔왔다.

1) 콩의 이용 제품

콩을 이용한 제품들은 한 가지 또는 두 가지 이상의 가공 또는 조리 방법 을 이용하여 제조한다. 그림 1-8은 콩의 주요 성분에 따라 가공 제품과 식품 소재들을 분류한 것이다. 콩의 전체 성분을 이용한 것은 익힌 콩, 된장, 전지 콩가루, 전두부 등이 있으며, 콩우유는 불용성 물질을 제외한 수용성 물질 전 부를 이용한 것이고, 비지는 불용성 물질을 이용한 것이며, 토코페롤이나 레 시틴은 특수 성분만을 분리한 것이다. 최근 콩의 기능성에 대한 관심이 높아 지면서 isoflavone, 콩올리고당, pinitol, peptides 등 기능성 물질을 분리한 제품 들이 개발되고 있다.

그림 1-9는 콩의 이용을 식품 이외에 콩을 공업적으로 이용한 제품들을 분

류(Soya & Oilseed Bluebook, 2004)한 것으로 사료 및 비누, 화장품, 의약품, 페인트 등 다양하게 현재 산업적으로 이용되고 있는 제품을 분류한 것이다. 콩의 지방질 이용제품의 경우 부식방지제, 페인트, 비누, 세제 등에 사용하며, 콩기름 정제과정에서 얻어지는 부산물인 레시틴(lecitine)은 잉크, 의약품, 화장품, 쇼트닝 제품 등, 그 외의 지방산, sterol, Vit. E 등은 분리하여 각 특성별로 다양하게 이용되고 있다. 또한 콩단백질 제품인 전지콩가루, 농축콩단백, 분리콩단백은 항생제, 화장품, 잉크, isoflavone 분리제품, 플라스틱 등의 원료로 쓰이며, 탈지대두박은 가축이나 애완동물의 사료로 많이 이용된다. 이때 발생된 콩 표피(껍질)은 filter material 제조 등에 사용된다.

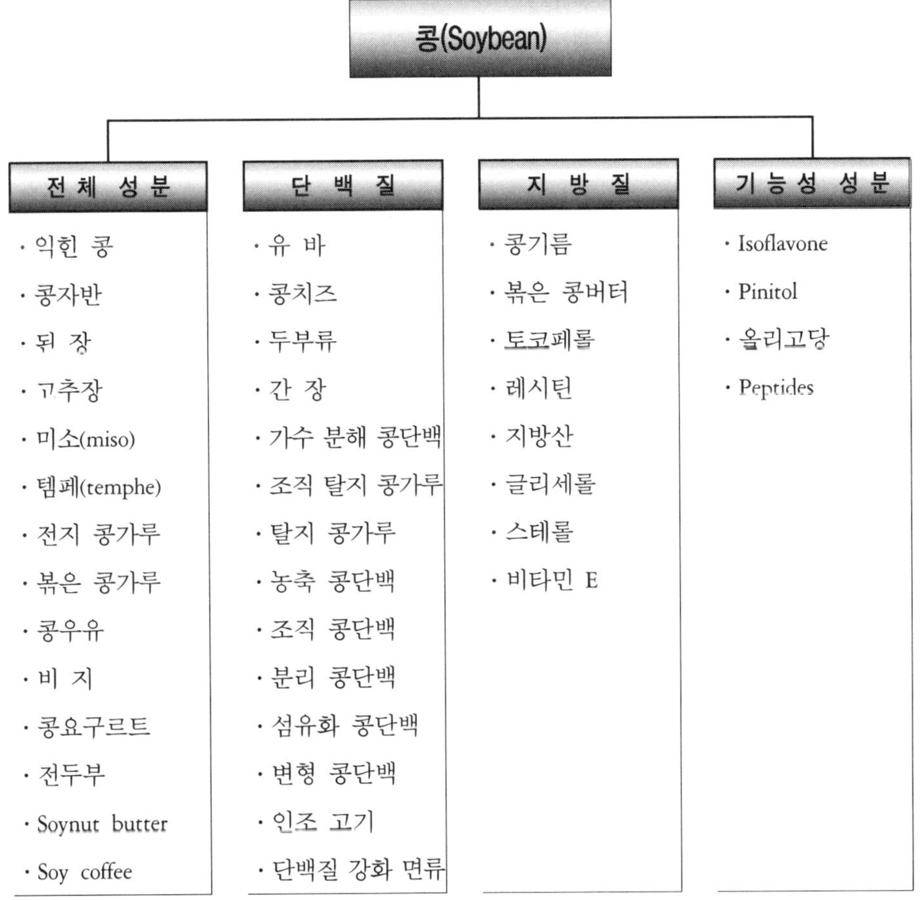

그림 1-8. 콩의 주요 성분별 식품과 기능성 제품으로의 이용

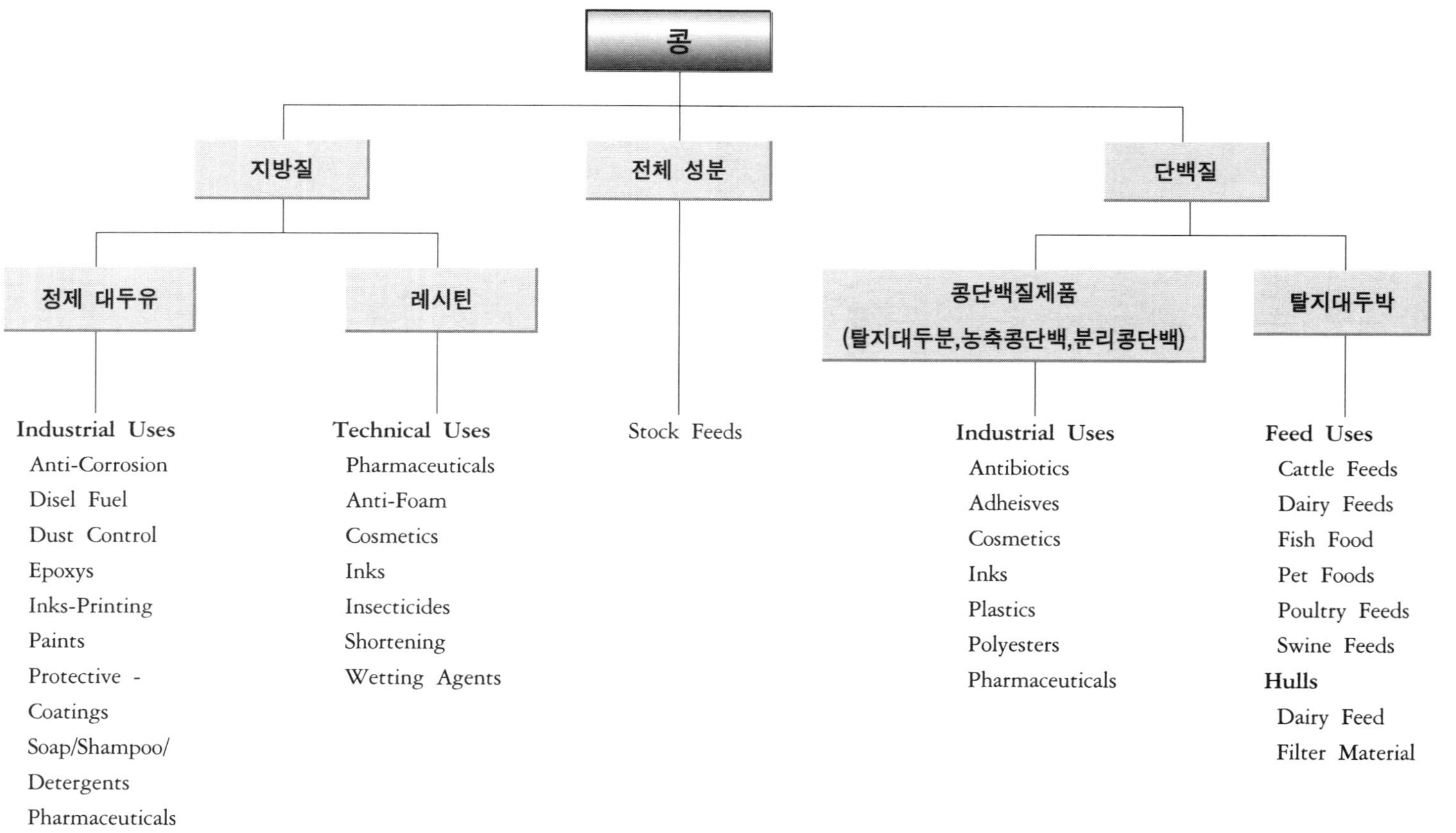

그림 1-9. 식품이외의 사료, 의약품 및 공업적 콩 이용 제품

콩의 이용을 콩의 형태에 따라 구분하면 표 1-9와 같이 원형을 유지시킨 방법과 원형을 변화시킨 가공방법으로 나눌 수 있다. 콩밥이나 콩자반, 삶은 콩, 볶은 콩, 초콩 등은 콩의 원형을 유지하면 섭취하는 대표적 조리 또는 가공방법이며 두부, 콩우유, 된장, 템페, 콩기름, 조직콩단백 등은 추출하거나 원형을 변형시키면서 가공한 방법이다. 원형을 변화시킨 조리에 사용된 콩은 조리방법과 섭취 방법에 따라 품종이 다르며 산절임을 한 초콩은 주로 서목태나 서리태 등 검정콩을 사용하고 있다. 가공제품들은 크게 발효제품과 비발효제품으로 나눌 수 있다. 된장, 간장, 청국장 등은 미생물 번식에 의한 발효제품, 두부나 콩우유는 추출과 응고에 의한 비발효제품이라 할 수 있다. 그 외의 가공제품은 발아방법에 의한 콩나물, 단백질을 분리한 농축 또는 분리콩단백, 기름을 추출한 콩기름, 단백질을 산가수분해시킨 산분해간장, 조직을 변화시킨 조직 또는 섬유콩단백 제품들이 있다. 양조식초에 절임한 초콩은 절임과 마쇄방법을 함께한 제품이라 할 수 있다.

표 1-9. 콩의 이용방법

1. 원형을 유지시킨 방법
 · 콩밥, 콩자반, 삶은 콩, 볶은 콩, 초콩

2. 원형을 변화시킨 가공 방법
 · 마쇄방법 - 콩가루
 · 발효방법 - 간장, 된장, 콩요구르트, 콩치즈, 템페(tempeh), 낫또(natto)
 · 분해방법 - 산분해간장
 · 발아방법 - 콩나물
 · 추출방법 - 콩우유, 콩기름
 · 분리 및 건조방법 - 탈지대두분, 농축대두단백, 분리대두단백
 · 응고방법 - 두부, 유부, 콩묵
 · 산절임방법 - 초콩분말
 · 조직화 방법 - 조직콩단백, 섬유상콩단백

또한 가공제품을 고체, 액체 등 형태 면에서 분류하면 표 1-10과 같다. 젤 형태나 분말제품은 전체성분 또는 단백질을 이용하고, 액상제품은 지방질이나 가용성 성분을 이용한 것이다. 페이스트(paste)형태는 된장, 고추장 등 발효제품이 있다.

표 1-10. 콩가공식품의 형태 면에서 분류

형태	이용 성분	식 품 명
분말 및 젤	전체성분	두부, 유부
	단백질	전지콩가루, 농축 및 분리 콩단백
액상	지방	콩기름, 콩국
	가용성 성분	콩우유, 영양음료, 간장
페이스트 형태	전체성분	된장, 고추장, 청국장
고체		볶은콩, 조직 또는 섬유화 콩단백

2) 콩의 물리화학적 특성

한편 콩을 가공할 때 제품의 품질특성과 수율 그리고 가공적성이 고려되어야 하므로 이를 정리한 물리적 및 화학적 특징은 표 1-11과 같다. 콩기름 제조에는 지방질의 함량과 지방산의 조성이 중요하며, 조미료로 사용되는 된장, 간장 등 발효 식품은 단백질이 많을수록 좋고, 산 분해 간장의 경우에는 지방질이 필요 없다. 콩을 침지시킨 다음 가공할 경우 수분을 흡수하는 수화속도, 가열하여 익힐 때 에는 익힘 속도와 익힌 콩의 텍스처가 중요하며 콩우유나 두부는 수용성 단백질과 수용성 고형분의 양이 중요하다.

또한 trypsin inhibitor, phytate 등 영양소저해요인과 맛을 좋지 않게 하여주는 lipoxygenase는 적을수록 좋으며 만성질환 예방에 효과 있는 기능성 성분은 많을수록 좋다. 이러한 콩의 화학적, 물리적 특성은 가공을 위한 주요 품질요소라 할 수 있겠다.

콩의 물리적 특성 중 수화속도는 콩기름 이와의 대부분의 제품들이 수침시켜 마쇄하거나 익혀 제조하게 되므로 중요한 특성이라 하겠다. 수침한 뒤 마쇄하는 방법은 마쇄를 쉽게 해줄 수 있을 뿐만 아니라 마쇄한 입자의 크기를 미세하게 해주어 수용성물질을 더 많이 용출시키는 효과가 있다. 따라서 콩의 수화속도는 콩의 표피조직의 치밀성, 표면적, 침지온도, 침지수의 염류 및 농도, 콩의 성분 등에 의해 영향 받으며 저장조건과 기간도 많은 영향을 준다. 콩의 흡수속도와 침지온도와의 관계를 Z값으로, 흡수초기의 수분함량의 증가를 Arrhenius 식으로, 수분의 확산계수를 온도와의 관계로 설명하고 있다.

또한 익힘특성은 침지에 의한 흡수정도가 익힘정도에 영향을 주며, 콩을 조리할 때 조리액에 설탕이나 소금을 첨가하면 익힘 속도가 현저히 감소한다.

표 1-11. 콩의 이용과 관계있는 물리 화학적 특성

물리 화학적 품질		영향 특성	관련 식품
화학적 성질			
탄수 화물	섬유질	텍스쳐	된장, 콩나물
	소당류	갈색화 반응, 장내가스 생성	콩우유, 두부, 간장
단 백 질	가용성 단백질	수율, 갈색화 반응	두부, 콩우유, 간장
	불용성 단백질	수율	비지
지 방 질	인지질	유화성	콩우유
	불포화도	산패	콩기름
기 타	Phytic acid	무기물 흡수 방해	콩우유, 두부, 콩나물
	Trypsin inhibitor	단백질 소화 억제	
	Isoflavone	기능성	Isoflavone 제품
	올리고당	기능성	콩 올리고당 제품
	Pinitol	기능성	Pinitol 제품
물리저 성질			
흡수 속도		조직의 수화도	콩우유, 두부
익힘 속도		익힘 시간	콩자반, 삶은콩
표피의 색		제품의 색	콩우유, 두부, 콩자반
기타물리적 특성		보수성, 점성, 유화성	탈지 콩가루, 농축콩단백
		흡유성, 기포성, 수용성	분리 콩단백
발아율 및 발아속도			콩나물

전지콩가루나 탈지콩가루, 분리콩단백 또는 콩 농축단백 같은 단백질 이용 분말은 주로 다른 식품에 첨가하는 중간 원료로 많이 이용되므로 단백질 함량뿐만 아니라 수분 및 기름의 흡수 능력과 같은 특성이 고려되어야 한다. 또한 콩표피의 색은 콩우유나 두부같이 수용성 물질을 추출하여 이용한 제품이나 콩을 익혀 조리한 음식의 전체적인 색에 영향을 준다. 그러므로 유색콩

의 색소가 가공 제품에 불리한 영향을 주는 경우 일반적으로 황색콩을 주로 사용하고 있다(김동희 등 1990). 그러므로 콩의 성분과 물리적 특성은 제품의 수율 및 품질 및 가공비용에 큰 영향을 미치므로 콩제품의 특성에 따른 콩 품종선택에 많은 연구가 필요하다.

3) 식량자원으로서 콩단백질의 중요성과 구매력

지구상의 인구가 빠르게 증가하면서 현재의 60억인구가 20년 후(2025년)에는 80억에 도달 할 것이라고 예측되면서(그림 1-6) 지구상에서의 인류생존을 위한 여러 문제점 중 식량자원의 확보문제가 가장 심각하게 거론되고 있다. 이를 위해 식량의 증산이 가장 좋은 방법이겠으나 기왕에 가지고 있으면서도 식품으로 충분히 활용하지 않고 있는 자원을 식품으로 개발함도 중요한 방안 중 하나라고 할 수 있다. 현재 영양섭취가 충분하지 못한 영양실조에 있거나 기아선상에 있는 사람들은 세계 인구의 약 1/3에 해당한다고 하며 이들의 영양상문제 중 단백질섭취의 결핍이 가장 심각한 것으로 알려져 있다. 특히 자라나는 어린이에게는 성인이 되었을 때에도 회복되기 어려운 Kwashiokor질환이 나타나 단백질 섭취의 결핍 어린이의 큰문제로 되어있다.

이러한 관점에서 단백질 자원으로의 콩단백질은 가장 쉽게 얻을 수 있는 소재라 할 수 있다. 그 이유는 현재 생산되고 잇는 콩단백질 대부분이 사료로 사용되고 있기 때문이다. 물론 사료로 사용함은 가축이 고기를 공급하기 때문에 낭비되는 것 이라고는 할 수 없으나 인간이 직접 섭취하는 것 보다는 단백질이용율이 크게 떨어진다.

콩은 현재 생산하고 있는 식품원료 중 가장 풍부한 단백질 자원 중 하나이다. 콩이 공급하는 단백질 양은 단백질함량을 34%정도라 하고 콩생산량은 1억 9000만톤(2002년) 이라고 할 때 콩이 공급할 수 있는 총 단백질은 6460만 톤이 된다. 이 양은 성인 남성 한 사람의 1일 단백질 섭취권장량(Recommended daily intake)인 55g을 참조하면 성인 한사람은 1년에 20.08 kg의 단백질을 필요로 한다. 따라서 콩이 공급하는 6460만 톤의 단백질은 약 32 억 명의 성인이 1년간 섭취 할 수 있는 양이다. 이 수치는 대단히 중요한 의미를 갖는 것으로 단백질 섭취량이 적은 세계 각지의 사람들에게 공급되었을 경우 단백질 문제는 상당히 해결될 수 있을 것으로 보여 진다.

식품의 단백질 함량과 식품 종류별 공급량을 참고하여(한국식품연감 2002) 단백질 공급에 가장 크게 기여한 식품을 종류별로 그 순서를 열거하면 1973년에는 곡류(60.6%) - 어패류(14.2%) - 두류(11.7%) - 기타(7.0%) - 육류(4.5%) - 란류(1.7%) - 우유류(0.5%)의 순 이었던 것이 1985년에는 곡류의 비중이 약 13% 감소한 반면 어패류와 육류의 비중이 10% 정도 증가하여 우리 식생활에 단백질 공급률은 곡류(47.8%) - 어패류(19%) - 두류(11.7%) - 육류(9.14%) - 기타(7.6%) - 란류(2.5%) - 우유류(2.3%) 되었다. 이러한 동물성 단백질의 기여도는 계속 증가하여 1998년에는 그 순서가 곡류(39.3%) - 육류(18.4%) - 어패류(13.6%) - 두류(10.6%) - 기타(10.5%) - 우유류(4.5%) - 란류(3.1%)으로 되었다.

1973년에서 1998년까지의 25년간 한국인이 단백질을 섭취하는 원료의 변화는 곡류에서 육류, 란류, 어패류 등 동물성단백질로 크게 전환하고 있음을 알 수 있다. 이 기간 중 한국인이 섭취하는 총 단백질에 대한 쌀, 밀가루, 보리 등 곡류의 단백질이 차지하는 비율은 60%에서 40%로 감소한 반면 총 육류 단백질은 21%에서 40%정도로 크게 증가하였다. 그러나 콩을 주로 한 두류단백질의 경우 우리 식품의 비중은 약11%정도로 크게 변하지 않았다.

표 1-12는 한국인의 일상생활에서 주로 섭취하는 주요 식품들의 단백질 함량과 단위 포장 당 도매물가(2006.4.10)에서 1000원으로 구매할 수 있는 단백질 양을 계산한 것이다. 각 식품의 단백질 함량은 식품성분표(농촌생활연구소, 2001)의 자료를 참고하였다.

그 결과 1000원으로 구매할 수 있는 단백질의 양은 콩(수입)이 151g으로 가장 많아 가장 저렴한 단백질의 공급원임을 알 수 있다. 그 다음은 보리가 101.6g, 닭고기가 84.5g, 달걀이 80.7g 이며 가장 비싼 단백질 공급원은 갈치(2.4g), 쇠고기(5.14g), 참깨(15g)로 나타났다. 콩단백질의 경우 섭취하였을 때 단백질의 품질을 나타내는 생물가나 단백질 효율비가 육류와 비슷하므로 콩이 가장 경제적인 단백질 공급원이라 할 수 있다. 이러한 콩 단백질의 경제적 가치는 세계적으로 영양이 결핍된 지역에서 섭취할 수 있도록 노력함이 앞으로의 식품분야 연구자들이 노력해야 할 과제라 하겠다.

표 1-12. 주요식품별 1000으로 구입할 수 있는 단백질의 양

식 품 명	단 위	가 격 (원)	구 입 량 (g)/1000원	수 분 (%)	단백질함량 (%)	단백질구입량 (g)/1000원	순위
곡 류 쌀(백미일반)	20kg	34,800	574.1	10.8	6.4	36.8	12
보 리	70kg	73,000	958.9	13.8	10.6	101.6	2
육 류 쇠 고 기(등심)	100g	4,916	20.3	53.0	25.3	5.1	16
돼지고기(등심)	100g	628	159.2	51.9	37.9	60.3	6
닭 고 기	1kg	3,231	309.5	59.5	27.3	84.5	3
어패류 갈 치	1kg	13.000	13.0	72.7	18.5	2.4	17
고 등 어	1kg	3,415	292.8	55.2	25.8	75.5	5
건 멸 치(중멸)	2kg	16,023	124.8	35.0	38.9	48.5	9
오 징 어	1kg	3,714	269.3	77.5	19.5	52.5	7
두 류 대두(백태,수입)	70kg	167,500	418.0	9.7	36.2	151.3	1
대두(백태,국산)	70kg	212,900	328.8	9.7	36.2	119	
녹 두	78kg	428,750	182.0	10.9	22.3	40.6	10
팥 (적두)	80kg	301,500	265.3	8.9	19.3	51.2	8
땅 콩(낙화생)	3.7kg	22,000	168.2	3.1	22.4	37.7	11
종실류 참 깨	60kg	760,000	79.0	4.8	19.1	15.1	15
서 류 감 자	20kg	24,350	821.4	81.4	2.8	23.0	13
난 류 달 걀(특란)	10개 (60g/개)	930	645.2	74.9	12.5	80.7	4
우유류 우 유(시유)	1L	1,750	571.4	88.2	3.2	18.3	14

* 서울시중 · 도매상품기준, 농림부 2006.4.10
 · 수분과 단백질 함량은 식품성분표(농촌생활연구소, 2001)의 자료임
 · 도매물가는 2006년 4월 10일의 자료임.

4) 콩 이용의 연구 방향

최근 우리나라는 인구의 증가와 경제성장에 따라 산업 구조가 점점 더 분업화되고 생활양식도 시간의 절약과 함께 편리성이 강조되면서 식품 가공산업에 많은 발전이 있었다. 이러한 과정에서 콩을 이용한 제품의 품질향상과 저장성이 높은 식품을 만들기 위한 가공기술이 발달하게 되었다. 앞으로의 콩 이용 발전을 위하여 가공기술의 향상 및 다양한 제품 개발은 계속 연구 노력해야 할 것이며 그 내용은 다음과 같다.

① 오래전부터 가정에서 만들거나 조리하여 오던 콩 음식을 공업적으로 생산할 가치가 있는지 검토하고 가공기술을 개발해야 할 것이다. 우리나라의 콩 이용방법은 중국, 일본과 유사한 점도 많지만 발효와 비발효식품에서 이용방법이 다르고 특히 조리할 때의 다양한 방법은 우리만이 갖고 있는 콩음식문화라 할 수 있다. 아직도 많은 이용방법이 가정이나 대중음식점에서 이루어져 있지만 이를 산업적 가공을 위한 노력은 미흡한 실정이다.

② 현재 판매되고 있는 기존의 발효 또는 비발효 콩가공제품들의 물리화학적 특성의 향상과 관능적 품질의 개선 노력이 계속되어야 할 것이다. 두부나 콩우유 등 응고 또는 추출제품과 된장, 간장 등 발효제품의 품질은 아직도 보수적인 면이 많다. 현대인의 기호와 섭취할 때의 환경을 고려한 다양한 제품 즉 두부는 좀 더 구수하거나 육류의 향미를 갖게 하고 천연색소를 이용한 제품 색의 바꿈은 새로운 매력을 주는 제품이 될 것이다. 물론 묵과 같은 형태나 튀김두부와 같이 약간의 가열로도 쉽게 섭취할 수 있는 제품은 새로운 소비형태를 창출할 것이다. 장류의 경우에는 지나치게 강한맛이나 짠맛은 장류를 쉽게 섭취하게 하는 데에 장애가 되고 있으므로 짠맛을 줄일 수 있는 연구와 향미를 좀 더 부드럽게 할 수 있는 연구가 계속 필요로 하고 있다. 냄새가 적은 청국장이나 짠맛이 적은 간장 등이 좋은 예라 할 수 있다.

③ 세 번째는 콩의 영양가치를 좀 더 향상시킬 수 있는 방법의 연구이다. 이미 콩의 영양적 우수성과 만성 질환에의 기능성은 밝혀진 바 있지만 이를 좀 더 강화 시킨다면 우리 건강 유지에 더욱 도움의 될 것이다. 영양적인 면에서는 methionin 등 필수아미노산의 보충, phytate 존재로 Ca, Mg, Zn 등 무기물의 흡수가 적어졌기에 이를 무기물의 보충이 있어야 할 것이다. 기능성 면에서는 콩의 대표적 기능성 물질인 isoflavone 의 강화는 만성질환 예방에 좀 더 효과적일 것이다. Isoflavone의 강화는 콩제품 가공에서의 부산물 또는 폐기물에서 회수하여, 이용하는 방안과 초기 발아와 같이 콩의 대사활동에 의해 향상된 것을 이용하는 방법이 있으며, 산처리와 가열 등 물리 화학적 처리로 향상시키는 방법을 이용할

수도 있다. 그 외에 혈압강하 등에 효과가 있는 생리활성 peptides를 발효 외에 효소분해방법에 의해 생산하는 방법도 연구할만하다 하겠다.

④ 마지막으로 가공기술에 관하여 가공제품별 적절한 콩 품종의 선택, 가공공정의 자동화, 생산비용의 절감, 제품수율의 향상, 저장 및 포장방법의 개선 등에 관한 사항이다. 콩제품은 제품별로 가공방법이 다양하고 복잡하여 자동화과정이 가능한 것과 가능하지 않은 것이 있겠으나 최대한 가공기술 및 기계의 개발로 자동화 시스템을 도입해야할 것이다. 이러한 노력은 이미 진행되고 있지만 가공조건별 최적화를 통해 더욱 발전시킬 수 있을 것이다. 콩 품종은 새로운 품종이 계속 개발되고 있는바 각 품종별 가공적성을 검토하여 선택할 필요가 있다. 생산비용은 가공과정의 단위조작별로 관여하는 조건을 연구하고 단위조작을 좀 더 간단히 할 수 있는 방안의 연구와 제품수율의 향상으로 생산비용의 절감을 이룰 수 있을 것이다. 제품의 수율은 콩우유의 경우 수용성 단백질 등 고형분의 회수율향상, 두부는 부피와 전체고형분의 이용방법, 장류의 경우는 장류종류별 특성물질의 향상방법 등이 고려될 것이다. 저장과 포장방법의 개선은 유통 중 품질유지를 위한 것이며 또한 조리 및 섭취방법의 간편화 방안이 있어야 할 것이다.

이상의 과제는 앞으로 콩이용의 발전을 위하여 계속 연구 노력해야할 것으로 변해가는 소비자의 기호성에 부합하도록 해야 할 것이다.

⑤ 참고문헌

권신한. 1985. 대두의 기원. 한국콩연구회지. 2: 4.

김동희, 염초애, 김우정. 1990. 침지 중 콩의 흡수 및 부피변화의 속도론적 연구, 한국농화학회지, 33: 18.

박선희. 2001. 유전자재조합식품의 표시제를 위한검사기술의 현황. Biosafety. 4(2)

신용철, 전명중. 2003. 대두에서 분리한 피니톨의 혈당강하 효과.
식품과학과 산업. 36: 56.

식품성분표. 2001. 농촌진흥청 농촌생활연구소.

이성우. 1984. 대두문화는 동방에서. 한국콩연구회지. 1: 24.

이양자. 1985. 유지영양. 미국대두협회.

이철호, 권태완. 2003. 한국식품학입문.

장권열. 1989. 고농서(古農書)를 통해 본 한민족과 콩.
한국콩연구회지. 6(2):1-8.

장지현. 1993. 한국 전래 두류 재배사 연구. 성심여자대학교.

한국식품연감. 2002. 농축수산신문.

황형식. 1999. GMO의 역할과 안정성. 농약과학소식지. 3:10.

Biening, W. 1951. First published report on soybeans in Germany.
Soybean Dig. 1(5).

Dies, E.J. 1942. Soybeans, gold from the soil. New Your: The Macmilan Co.

FAO. 1991

Hymowitz, T. 1970. On the domestication of the soybean. Econ Bot., 24: 408.

Kim, Y.H., Kim, S.D., Hong, E.H., Ahn, W.S. 1996. Physiological function of
isoflavones and their genetic and environmental variations in soybean, Korean
J. Crop Sci., 41: 25.

Lee, D.S., Sang, Y.B. 2001. Effects of dietary mixture of isoflavone on
osteoporosis, Korea. J. Biotechnol. Bioeng., 16: 420.

Morse, W.J. 1950. Soybeans and soybean products. Histrory of soybean
production. Ed. KS Markley. New Your: Ⅰ. Interscience Publisishers Inc.

Peterson, G., Barnes, S. 1993. Genistein inhibition of the growth of human
breast cancer cells; independence from estrogen receptors and the multidrug
resistance gene, Biochem. Biophys. Res. Comm., 17: 661.

Piper, C.V. and Morse, W.J. 1923. The soybean. New York: Mcgraw-Hill

Potter, S.M. 1995. An overview of proposed mechanisms for the
hypocholesterolemic effect of soy. J. Nutr. 125: 606s.

Shin, Z-I., Yu, R., Park, S-A., Chung, D.K., Ahn, C-W., Nam, H-S., Kim, K-S., and Lee, H.J. 2001. His-His-Leu, an Angiotensin Ⅰ Converting Enzyme Inhibitory Peptide Derived from Korean Soybean Paste, Exerts Antihypertensive Activity in Vivo. J.Agric. Food Chem. 49:3004-3009.

Smith, A.K. and Circle, S.J. 1978. Soybean chemistry and technology. 2nd edn. Vol 1, (edited by AK Smith and SJ Circle). Westport, CT: AVI Publishing.

Soya & Oilseed Bluebook. 2004. Soyatech. Pub.

Soystat USDA 2004

Thank, V.H. and Shibasaki, K. 1976. Major proteins of soybean seeds. A straight forward fraction and their characterization. J. Agric. Food Chem. 24: 1117.

Tomomatsu, H. 1994. Health effects of oligosaccharides. Food Technol. 48: 61.

UN. 2002. Population Division of the Department of Economic and Social Affairs of the United Nations Secretariat World Population Prospects : The 2002 Revision and World Urbanization Prospects : The 2001 Revision (http://esa.un.org/unpp)

USDA. 1999. Oil World

Wardlaw, G.M. and Snook, J.T. 1990. Effect of diets high in butter, corn oil, or high oleic acid sunflower oil on serum lipids and apolipoproteins in man. Am. J. Clin. Nutr. 51: 815-821.

제 2 장. 성분, 화학적 및 영양적 성질

    콩은 단백질함량과 지방질함량이 일반 작물의 종자들 보다 높아 영양적인 면에서 가치가 높은 경제적 작물로 알려져 있다. 콩의 단백질 함량은 건물량 기준으로 약 40%로 다른 곡류들의 8~15%보다 월등히 높을 뿐만 아니라 두류(legume) 중에서는 가장 높다(다른 두류는 20~30%). 또한 기름도 약 20% 함유하고 있어 땅콩(48%)에 이어 두류 중 두 번째로 높은 작물이다(세 번째는 chickpea의 5%이고 그 밖의 식용두류는 1~3.6%). 미량 영양성분으로 vitamin과 각종 무기질이 함유되어 있으며 이 밖에도 건강유지에 유익한 생리적 활성 물질들인 isoflavone, phytate, trypsin inhibitor, saponin 등이 존재한다(그림 2-1).

    특히 isoflavone은 암과 동맥경화 등 만성질환을 예방해주는 탁월한 효능을 갖고 있는 물질로 알려져 있으며(Messina et al. 1994), 수용성 탄수화물 중 raffinose와 stachyose 등 올리고당(5~6%)은 장내 유익한 미생물의 증식을 도와주는 효과가 있다. 또한 불용성탄수화물 중 hemicellulose는 식이섬유로서의 역할 뿐만 아니라 콜레스테롤 저하효과가 있다. 콩의 지방질에는 불포화지방산 특히 필수 지방산 함량이 어느 식물성기름보다 우수하다. 그러하기에 콩은 영양적인 면에서 뿐만 아니라 기능성 면에서도 우수한 식품원료라고 할 수 있다. 콩의 영양성분과 특성, 영양적 가치, physiological roles은 다음과 같다.

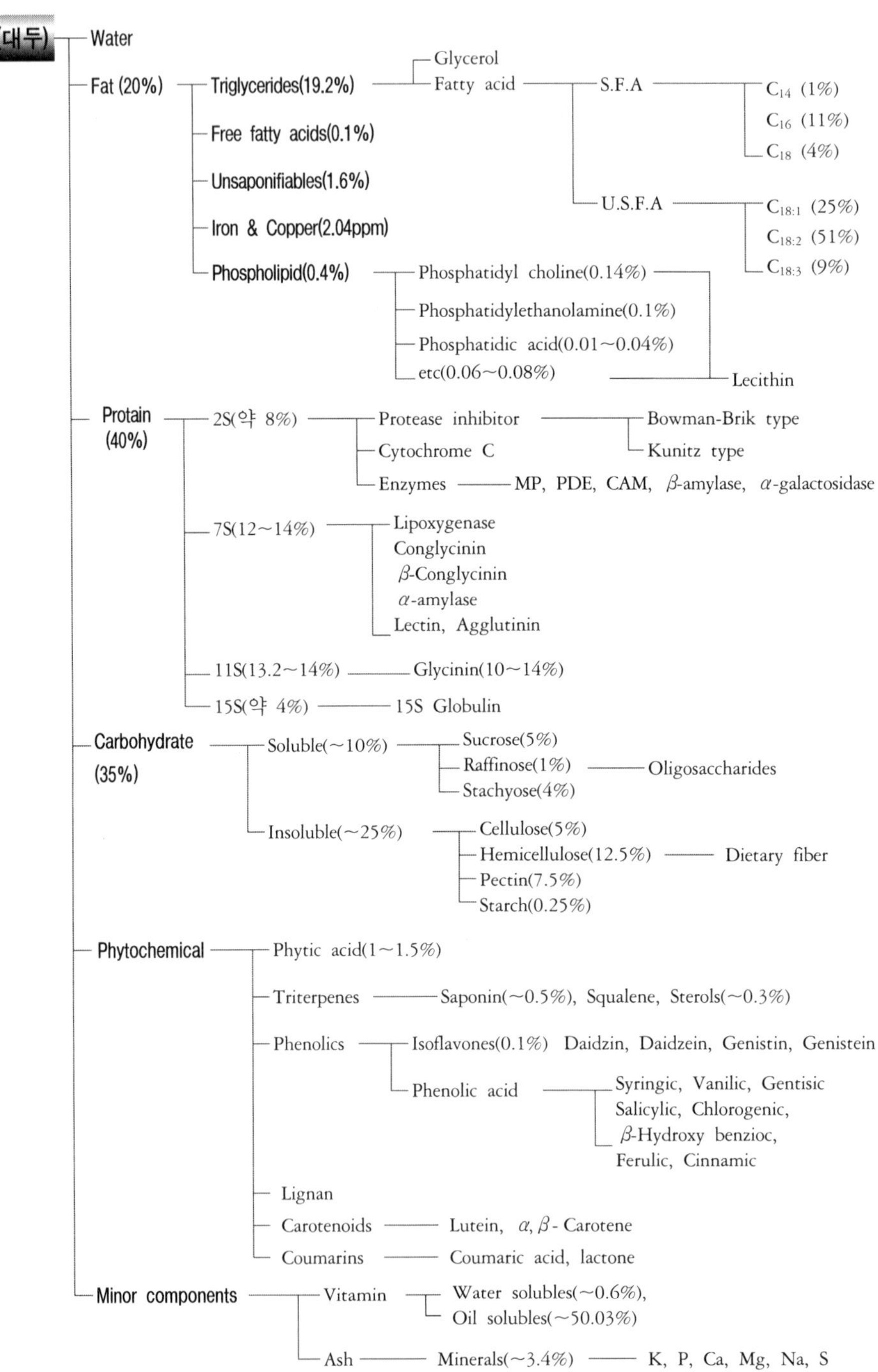

그림 2-1. 콩의 성분 및 조성

* 성분의 함량은 전체 콩의 건물량 기준 이고, 지방산만은 총 지방산에 대한 백분율임.

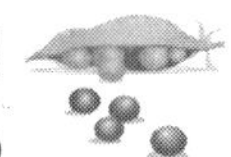

① 부위별 일반성분

콩의 조직은 크게 표피(hull), 배축(배아, hypocotyl axis), 자엽(cotyledon)으로
나누어지며 전체 콩무게에 대한 이들의 부위별 무게 비율은 일반적으로 자엽
이 90%, 표피가 약 8%, 배축이 2%이다(그림 2-2,정동효. 1999). 이들의 구성
비율은 콩의 크기와 품종에 따라 달라진다.

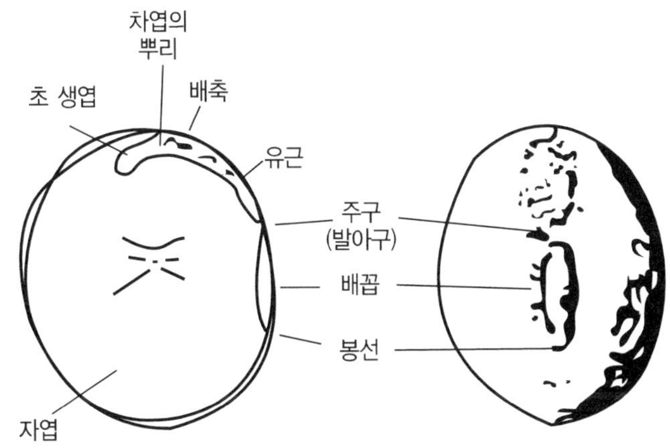

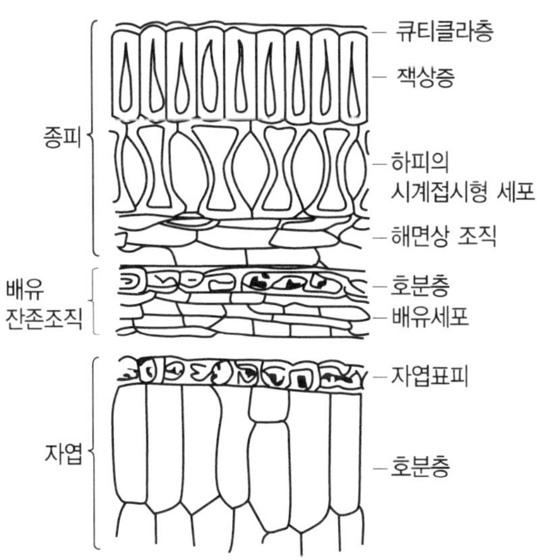

그림 2-2. 콩의 구조

콩의 단백질과 지방질 성분은 건물량으로 각각 약40%, 20%이고 탄수화물로 표현되는 가용성무질소물과 섬유질이 약 35%, 무기질이 5%이며, 건조된 콩의 수분함량이 13%내외이기에 습량기준으로는 단백질이 35%, 콩기름은 17%, 탄수화물은 31%정도이다(표 2-1, Wolf and Cowan 1975). 부위별 성분은 자엽이 40% 이상(건량기준)의 단백질과 20% 정도의 지방질을 함유하고 있어 콩 가공에 주로 이용된다. 또한 배축은 단백질 함량이 자엽과 비슷하나, 지방 함량이 11%로 낮은 반면 탄수화물이 43%정도로 높은 것이 특징이며 표피는 대부분(86%)이 섬유질을 주로 한 탄수화물이고 단백질(9%)과 지방질(1%)함량이 낮아 영양적으로는 중요하지 않다.

자엽이 전체 콩의 대부분이어서 자엽에 있는 성분 조성이 전체 콩의 조성과 대단히 비슷하다. 콩의 일반성분 조성은 콩의 품종, 재배장소 및 기후조건, 그 외의 환경조건에 의해 크게 영향 받아 건량기준의 단백질의 범위는 35~50%, 지방질 15~21%, 단백질과 지방질의 총량은 55~68%의 범위를 갖고 있다.

표 2-1. 콩의 부위별 일반 성분 조성*

(단위 : %)

	무게 비율	조 단백질	조지방질	탄수화물	회분
콩 전 체	100	40	20	35	5.0
자 엽	90	43	23	29	5.0
배 축	2	41	11	43	4.4
표 피	8	9	1	86	4.3

* 일반성분은 건량 기준임

한편 우리나라에서 조리와 가공에 주로 이용되는 검정콩, 노란콩 및 밥밑콩의 영양 성분 조성을 살펴보면 지방질은 건량기준으로 20% 내외로 큰 차이가 없으나 단백질에 있어서 큰 차이가 있다. 검정콩과 노란콩의 단백질 함량은 40%내외로 높은 함량을 보이는 반면 콩밥에 사용되는 밥밑콩은 30.4%로 현저히 낮고 당질이 43.5%로 높아 밥맛을 높여 주고 있음을 알 수 있다. 우리나라에서 1993년에 개발한 새로운 품종인 단백콩은 45%이상의 단백질을 함유하고 있다(박금룡 등 2000).

1) 표피

콩의 표피(hull) 또는 외피(seed coat)는 건물량으로 콩 전체무게의 약 8%를 차지하는 것으로 그 배율은 콩 품종과 크기에 따라 다르다. 일반적으로 콩 크기가 클수록 표피의 비율은 낮으며 콩 크기가 작을 수록 그 비율이 높다. 작은 콩으로 알려진 북경종은 콩 무게가 0.063g로 표피가 12.98%를 차지하는 반면 0.154g의 무게를 가진 T-117이라는 콩은 표피의 비율이 7.40%로 낮다 (Cartter and Hopper 1942). 표피는 원래 단단하고 자엽에 잘 붙어있어 제거하기 힘드나 콩이 건조되거나 부서졌을 때 쉽게 제거할 수 있다. 그러므로 건조된 콩을 원료로 사용하는 콩기름 추출에서 조직을 몇 조각으로 조쇄한뒤 바람으로 날려 제거한다.

표피의 탄수화물은 대부분이 섬유질이어서 영양적으로 가치가 적어 사료로 사용되고 있다. 그러나 철분의 함량이 비교적 높고 식이섬유가 대부분이어서 앞으로 식품의 소재로 이용될 가능성이 높다. 또한 콩을 침지하여 가공하는 두부나 콩우유를 제조할 때 콩 표피의 단단함과 조직의 치밀성은 수화 속도에 영향을 주며 표피의 색이 제품색에 영향을 주므로 이들 특성은 콩을 가공할 때 측정해야 할 사항이다.

콩의 표피는 콩기름 제조 과정에서 부산물로 대량 생산되고 식이섬유로의 가능성이 있어 표피를 빵이나 cereal 등 제품에 이용할 수 있는 연구가 이루어져야 할 것이다.

2) 배아

배아(germ)는 배축(hypocotyl, hypocotyl axis)이라고도 하는데 자엽과 표피 다음으로 구성비율을 갖는 콩 부위로 건물량 기준 콩무게의 약 2%정도 이다. 배아는 콩이 발아될 때 성장하여 콩 작물로 되거나 콩나물이 되어 씨눈이라고도 한다. 배아의 성분조성은 단백질은 자엽과 비슷하나 지방질함량은 자엽의 반 정도이다. 배아는 콩을 조쇄할 때 쉽게 분리되어 표피와 함께 부산물로서 제거된다. 배아에 있는 지방질의 지방산은 자엽의 지방산보다 linoleic과 linolenic acid의 함량이 더 많은 반면 stearic과 oleic 지방산이 비교적 적다. Linolenic acid의 경우 자엽에는 총 지방산의 7.5%, 배아에는 16.7% 함유되어 있다. 따라서 고도불포화지방산(polyunsaturated fatty acid)은 콩의 배아에 가장 많이 함유되어 있다(Liu et al. 1995).

또한 isoflavone의 농도가 가장 높아 자엽의 5~6배로 많이 함유되어 있다. 콩 전체의 배아의 비율이 너무 적고 분리하기 힘들어 많은 연구가 이루어지지 않았지만 배아의 분리 방법이 개발된다면 isoflavone의 새로운 건강 소재의 원료가 될 수 있을 것이다.

② 단백질의 종류 및 특성

식용기름종자(oilseed) 중 하나인 콩은 약 40% 높은 단백질 함량을 갖고 있어 protein seeds라고 하자는 의견이 나올 정도로 작물의 씨앗 중 단백질 함량이 가장 높다. 그럼에도 불구하고 함량이 20%인 콩기름은 인간을 위한 식품 원료로 대부분 사용되는 반면 콩단백질은 주로 사료로 사용되고 일부분만이 식품에 이용되고 있다. 물론 전통적으로 콩을 이용 섭취해온 동양 여러 나라에서의 콩단백질의 이용률은 높지만 세계 총 생산량에 대한 단백질의 식품 이용도는 약 15%정도에 불과하다. 그 이유는 육류식품을 선호하는 서양에서 축산용 사료로 탈지대두분이 거의 잔량 사용된다는 점과 콩단백제품을 가공제품에 활용하는데 제한이 있기 때문이다.

1) 콩 단백질 종류와 분리

콩에 함유된 단백질(protein)은 90%정도가 수용성단백질로 수용성단백질 중 약 90%가 pH4~5에서 등전점을 갖고 있어 이 pH범위에서 침전되는데 이 단백질을 보통 glycinin이라 한다. 콩단백질의 종류는 복잡하고 단백질 명명이 문헌상에도 일정치 않다. 그 이유는 단백질 자체가 복잡할 뿐만 아니라 추출과 분리 과정이 연구자들 사이에도 다르기 때문이다. 식물체 단백질 분류는

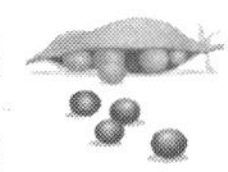

생물학적 역할에 따라 대사단백질(metabolic protein)과 저장단백질(storage protein)로 크게 나누어지고 있다. 전자는 효소나 조직의 구성단백질이 되고 후자는 씨앗의 형성과정 중 생성되는 단백질이다. 저장단백질은 씨앗이 발아될 때 질소와 탄소의 공급원으로서 사용되는 단백질이다.

콩단백질은 용해성에 따라 알부민(albumin)과 글로불린(globulin)으로 나뉘고 albumin은 물에 잘 녹는 반면 globulin은 염용액에서 녹는 성질을 갖고 있다. 콩단백질 대부분은 globulin으로 분자량이 크고 열에 안정한 레규민(legumin)과 분자량이 작고 염용액에 잘 용해되는 vicilin으로 나뉜다. 일반적으로 legumin은 글라이시닌(glycinin)으로, vicilin은 콘글라이시닌(conglycinin)으로 불리 우고 있다.

콩단백질을 초원심분리기로 분리하면 그림2-3과 같은 분리 pattern을 보게 되는데 이들을 침강속도에서 계산된 침강계수(sedimentation coefficients)에 따라 2S, 7S, 11S, 15S단백질로 분류하고 있다(Wolf and Cowan 1975).

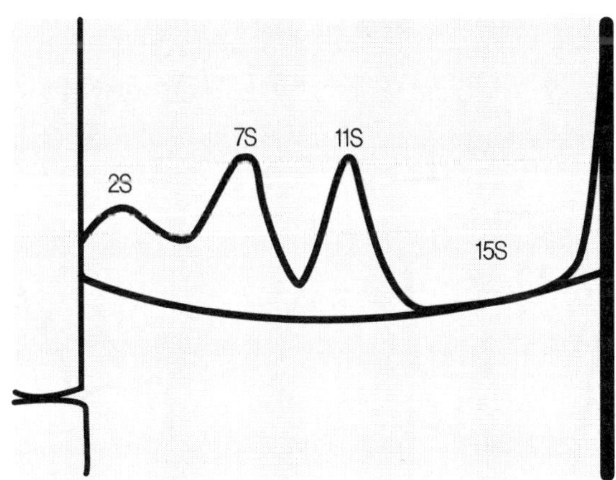

그림 2-3. 수용성콩 단백질의 pH 7.6 buffer 용액에서의
ultracentrifugal pattern.

표 2-2에 보여진 바와 같이 주요 단백질 분획은 분자량이 적은 7S와 분자량이 큰 11S로 되어 있고 11S가 7S보다 일반적으로 많지만 비율은 품종 간에 차이가 있어 어떤 품종들은 7S가 11S보다 많은 경우도 있다.

표 2-2. 주요 콩단백질의 조성

분 획	함 량(%)	단 백 질 성 분	분 자 량
2S	10~20	Trypsin inhibitor(Bowman-Birk)	7,900
		Cytochrome C	12,500
		Trypsin inhibitor(Kunitz)	21,500
		Enzymes	15,000~60,000
7S	30~35	Enzymes	70,000~240,000
		Lipoxygenase	100,000
		7S Globulin(r-conglycinin)	104,000
		Agglutinins	110,000
		7S Globulin(β-conglycinin)	140,000~170,000
11S	30~50	11S Globulin(glycinin)	350,000
15S	5~10	Urease	480,000
		15S Globulin	600,000

콩 단백질 중 11S와 15S는 순수한 단백질로 11S는 glycinin이다. 11S는 추출할 수 있는 전체 콩 단백질 중 33%이상인 반면 15S는 glycinin의 polymer로 약 10%이다. 반면 2S와 7S 단백질은 heterogeneous하다. 2S 단백질은 전체 단백질의 약 10~20%를 차지하며 여기에는 Kunitz와 Bowman-Birk trypsin inhibitor, cytochrome C가 포함된다.

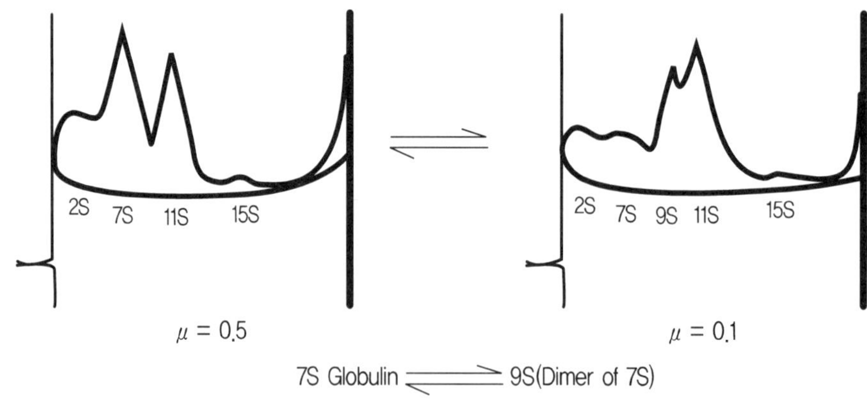

그림 2-4. 이온강도가 pH 7.6에서 콩의 수용성단백질의
ultracentrifugal pattern에 미치는 영향.

7S 단백질은 전체 단백질의 30~35%로 β-conglycinin과 α-amylase, lipoxygenase, hemagglutinin이 포함된다(Nielson 1985). 11S fraction이나 glycinin을 콩의 globulin이라한다. 침강계수 또는 Svedberg unit(S)에 의한 분류는 편의상 콩단백질을 분류하기 위한 것으로 침강속도는 단백질을 용해시킨 buffer의 종류, pH, 이온의 강도 등 여러 조건에 의해 영향 받는다.

그림 2-4에 보여 지는 바와 같이 pH 7.6과 이온강도 0.5에서는 보이지 않던 것이 pH7.6과 이온강도가 0.1에서는 9S라는 새로운 peak가 생성된다(Wolf 1969).

콩 단백질(storage protein)의 중요한 단백질인 globulin의 vicilin과 legumin 두 형태는 아미노산 조성 상 amide와 arginin이 많은 반면 함황 아미노산이 적은 유사함이 있다. Globulin에 속한 β-conglycinin과 glycinin은 7S와 11S fraction에 속하며 전체 단백질의 65~80%를 차지한다. 이들 단백질의 크기는 2~20μm로 일반적으로 구형(球形)이다. 7S와 11S 단백질의 분리방법은 그림 2-5와 같이 pH 8에서 추출된 용액을 pH 6.4로 조절 한 다음 원심분리하면 11S fraction이 침전물로 얻어진다. 상층액을 pH 4.8로 조절하고 원심분리한 뒤 침전된 것을 다시 pH 6.2에 용해시키고 원심분리하면 상층액에 있는 단백질이 7S fraction이다.

이들 두 단백질 fraction의 등전점(isoelectric point)을 비교할 때 7S globulin은 pH 4.5에서 70%정도가 가장 많이 침전되고 11S는 pH 5.5에서 90%정도 침전되어 이들의 등전점이 다른 것을 알 수 있다.

2) 저장 단백질(strorage protein)의 특성

(1) Conglycinin과 glycinin

콩의 globulin 단백질 중 하나인 conglycinin(다른 하나는 glycinin)은 문헌상에 α-, β-, τ - coglycinin이 있으며 α-conglycinin은 효소활성을, β-와 τ-conglycinin은 효소활성이 없다고 보고 되어 있다(Catsimpoolas 1969). 이중 β-conglycinin은 높은 이온 강도에서 7S fraction과 같은 침강계수를 갖고 있으며 낮은 이온강도에서는 9-10S와 같은 침강계수를 보인다. 반면 τ - conglycinin

은 이온강도에 따른 침강계수의 변화가 없다. 또한 β-conglycinin은 7S 분획 단백질의 대부분(전체 globulin의 28%)을 차지하고 있다. 7S는 11S와는 달리 당단백질로 되어있으며, 당이 붙어있는 N-terminal 아미노산은 asparagine이며 결합된 당은 manose와 N-acetyl-glucosamine이다. 이 단백질은 180×103 dalton(180K Da)의 분자량을 갖고 있으며 β-conglycinin의 subunit들은 탄수화물을 4~5% 갖고 있는 glycoprotein이다.

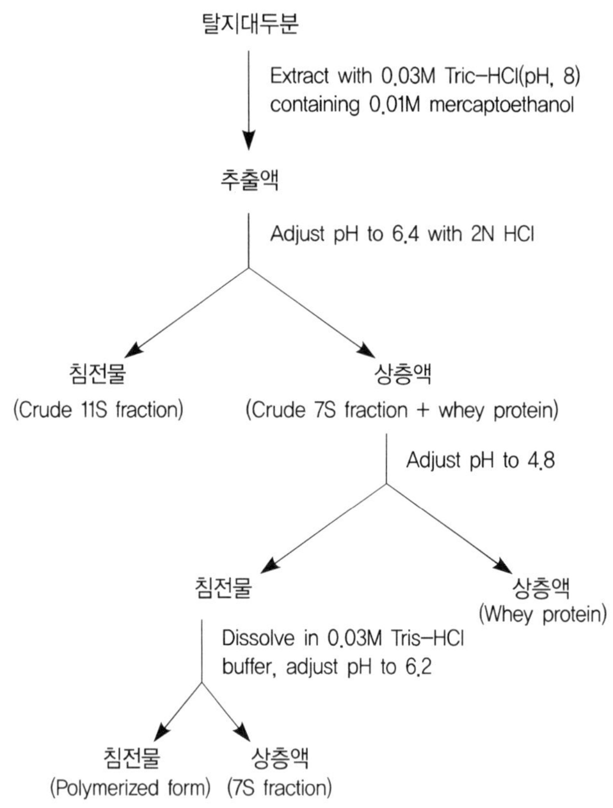

그림 2-5. 콩단백질 중 7S와 11S globulin의 분리과정

β-conglycinin은 α', α, β의 3개의 subunit를 갖고 있으며 이들 subunits는 glutamine, asparagine, leucine, arginine이 풍부한 반면 methionine 함량이 적다.

Glycinin은 11S globulin에 포함된 단백질로 전체 콩단백질의 25~35%를 차지하고 있으며 globulin을 구성하는 단백질 중 약 40%를 차지하는 중요한 단백질이다. 아미노산 조성에서 tryptophan, methionine, cystein 함량이 7S보다 4배정도 더 많다. Glycinin은 360K Da의 분자량을 갖고 있는 hexamer이고 subunit 5개(G_1, G_2, G_3, G_4, G_5)를 갖고 있다. 이들 subunit들은 2개의 group(Group Ⅰ, Group Ⅱ)으로 나눌 수 있으며 Group Ⅰ(G_1, G_2, G_3)는 분자량이 58K Da로 Group Ⅱ(G_4, G_5, 62~69K Da)보다 methionine 함량이 많다. 따라서 콩품종을 개량할 때 영양적인 면에서 Group Ⅰ의 glycinin subunits를 더 많게 하는 연구는 중요하다 하겠다.

(2) 7S와 11S globulin

콩단백질 중 중요한 두개의 단백질인 β-conglycinin(7S)와 glycinin(11S)는 단백질의 크기와 화학적 조성의 차이로 영양적으로나 기능적 특성(functional properties)이 다르다. 일반적으로 11S globulin은 7S globulin보다 단위 단백질당 methionin과 cystein이 3~4배 더 함유되어 있어 단백질의 영양면에서 더 중요하다. 또한 gel 형성 능력, 열에 대한 안정성, 유화능력 등 기능적 특성에서도 차이가 있어 11S 단백질은 gel 형성 능력이 7S 단백질보다 좋은 반면 7S 단백질은 유화능력과 유화안정성(emulsion stability)이 더 우수하다.

가열이나 응고제에 의해 7S나 11S 단백질 모두 gel을 만들지만 80℃에서의 30분 가열로 gel을 형성시켰을 때 7S 단백질의 gel은 11S 단백질 gel보다 더 단단하다(Utsumi and Kinsella 1985). 단백질의 변성을 일으키는 온도는 7S가 11S보다 낮아(German et al. 1982), 11S 단백질은 7S 단백질보다 gel을 형성하는데 더 높은 온도의 가열이 필요하다.

따라서 Utsumi와 Kinsella(1985)가 보고한 11S의 연한 gel은 실험했던 온도가 낮았기 때문이었던 것이었다. 100℃에서의 가열에서는 5분 가열시 7S 단백질은 더 단단한 gel을 형성하지만 가열시간을 오래할 때는 11S가 더 단단하며, 응고제인 황산칼슘($CaSO_4$)으로 응고시키면 11S 단백질이 7S보다 더 빨리 그리고 더 큰 단백질 응고형태가 형성될 뿐만 아니라 더 단단한 두부가 형성되고 보수력과 탄력성이 더 좋다고 보고 되어 있다 (Nakamura et al. 1986, Hashizume et al. 1975). 응고제로 $CaSO_4$대신 GDL(glucono-δ-lactone)로

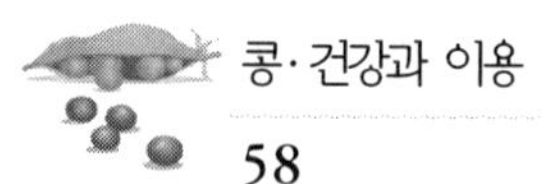

60℃에서 응고시켰을 때에도 유사한 경향을 보인다고 하였다(그림 2-6, Kohyama and Nishinari 1993).

3) 콩 단백질의 기능적 특성

식품의 가공, 제조, 과정에 관여하며 저장 유통 중 변화하는 텍스쳐와 점성 등의 물리적 특성을 기능적 특성(functional properties)이라 한다. 이 특성은 최종 제품의 품질에도 영향을 주는 중요한 성질이다.

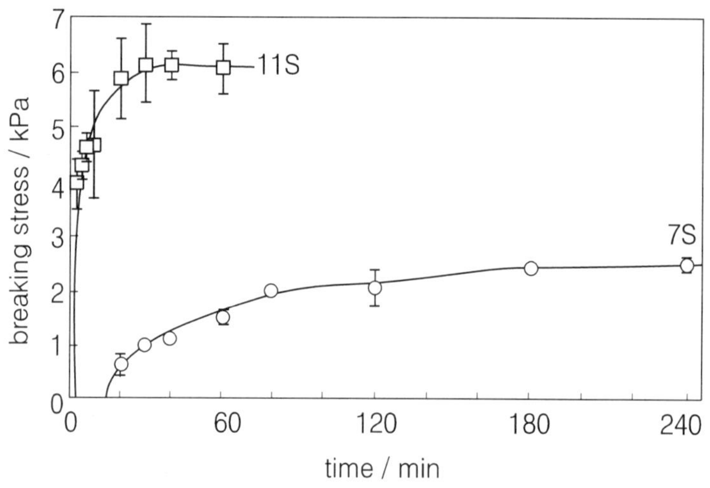

그림 2-6. 7S와 11S 콩단백질을 60℃에서 GDL로 응고시켰을 때 가열시간이 두부의 단단함에 미치는 영향. 단백질 농도 4.0%, GDL첨가량 0.4%

콩단백 제품의 기능적 특성은 아미노산 조성, 단백질의 분자크기, 구조, 결합 등의 물리화학적 성질에 의존한다. 또한 단백질 중합체(polymer)내에 여러 가지 기능 groups(polar, non-polar, negatively- 또는 positively-charged groups)의 존재로 여러 성분들과 쉽게 결합하며 유화제, 흡착제, 결합제, 분산매로서의 성질을 갖게 된다.

콩단백질은 친수성과 친유성 group을 단백질 분자 내에 갖고 있어서 표면 활성능력과 유화력을 갖는다. 이 유화력은 단백질의 변성정도, 용해도, 구조, pH, 이온강도, 표면친수성 등에 의해 영향을 받고 이러한 콩단백제품은

cookie의 반죽이나 육제품을 얇게 썰 때 기계 조작성을 높여준다. 콩가루, 농축콩단백분, 분리콩단백분은 g당 1.3~2.2g의 수분을 흡수하며 수분활성도와 밀접한 관계가 있다. 일반적으로 분리콩단백분이 농축콩단백분 보다 수분결합능력이 크다. 이는 분리콩단백분의 수분 결합능력이 높고 쉽게 팽창·해리되기 때문이다. 수분흡수력이 높은 단백질을 식품에 첨가 할 때는 수분흡수의 불균형이 일어나기 쉬우므로 첨가 시 수분량을 조절함이 필요하다.

콩단백제품은 빵, pancake, waffle, cracker, macaroni, 인조육 등의 고형성분을 고정시키는 흡착 및 결착제로 이용되며, 부분 가수분해된 분리콩단백질은 whipped toppings, sponge cake, 냉동 dessert와 같은 제품에 기포제로 작용한다. 콩단백제품의 사용은 첨가되는 식품의 구성단백질이 갖는 물리적 성질과 직접 연관되어 있어, 그 구성단백질과 유사한 물리적 기능특성을 갖는 콩단백식품을 첨가해야 하며 최종 품질에도 나쁜 영향을 주지 않도록 주의해야 한다.

단백질의 기능적 특성(functional properties)은 단백질이 갖고 있는 물리적 특성으로서 물에의 용해성, 점성, 보수성, 흡유성 등이 있다(표 2-3, Kinsella 1979).

표 2-3. 식품에서 단백질이 수행하는 대표적 기능성

기 능 특 성	작 용 기 작	식 품
용 해 성	단백질 용해	음료
흡수성·보수성	물의 수소결합 : 　물의 포획(entrapment)	고기, 소시지, 빵
점 성	증점(thickening)	스프
겔 형 성	단백질구조(matrix) 형성 및 제작	고기, 치즈, 두부
접 착 성	단백질이 접착제로 역활	고기, 소시지, 군빵, 면류
탄 성	밀글루텐의 수소결합 : 　겔의 이황화결합	소시지, 보로그나, 스프, 케이크
유 화 성	지방 에멀젼의 형성 및 안정	고기, 소시지, 도우넛
흡 유 성	유리지방산의 결속(binding)	고기유사품(meat analog), 빵
흡 취 성	흡착, 포획, 방출(release)	위프트토핑(whipped topping)
기 포 성	안정한 피막을 형성하여 가스를 포획	엔젤케이크

이 성질들은 물, 지방, 탄수화물, 무기성분, 용매, 염 및 산 등 유기 및 무기 물질들과 단백질 간의 상호작용에 의하여 변화하게 되며 가공, 냉동, 건조, pH 및 기계적 힘 등 가공과정과 저장 중 온도, 습도 및 시간에 의하여 그 특성이 변하게 된다.

그러므로 단백질의 물리적 성질간의 변화는 식품의 물리적 품질에 큰 영향을 줄 뿐만 아니라 특히, 단백질과 지방의 상호작용에 의하여 단백질의 함량, pH, 온도는 지방의 흡수성에 밀접한 관계를 미쳐, 콩 가공식품의 전체적인 관능적 품질에도 영향을 준다. 그리하여 최근 많은 식품 과학자들은 식품 고유의 특성에 맞는 단백질의 기능적 성질의 향상을 위하여 많은 연구가 되어 있으며 일부 콩단백 제품들의 기능적 특성의 비교는 표2-4와 같다(Lin et al. 1974).

표 2-4. 여러 콩단백질 제품의 기능적 특성

	용해성(%)	보수성(%)	유지흡수성(%)	유화성(%)
콩 가 루	21.0	130	84	18
농축콩단백 A	2.3	227	133	3
농축콩단백 B	6.0	196	92	19
분리콩단백 C	17.4	447	154	25
분리콩단백 D	71.1	416	119	22

단백질의 여러 가지 기능성은 식품 특성에 따라 필요한 성질이 다르며 식품의 물리적 성질에서는 한 가지 성질뿐만 아니라 몇 가지 기능성을 동시에 요구하기도 한다. 이러한 기능적 성질들의 이용 목적에 따라 강조하는 특성이 다르다.

예를 들면 소시지 식품에는 단백질의 젤화능력, 커피 믹스에서는 유화력, 두부와 같은 식품은 수분 흡수력이 중요하며 콩우유에서는 단백질의 분산성을 고려하여야 한다. 그리하여 농축 또는 분리 콩단백질의 기능성을 향상시켜 유제품, 육제품, 수산 식품 등 고가의 제품에 중량 또는 대체품으로 개발하는 점이 앞으로 계속 연구되어야 할 과제이다.

4) 단백질의 변성

콩단백질은 3차원의 구조가 우유의 casein 단백질보다 치밀하여 비교적 안정한 것으로 알려져 있다(Mckenzie 1967). 그리고 단백질의 subunit들이 존재하고 있어 복잡한 4차원의 구조를 갖고 있다. 단백질에 가열이나 응고제, pH의 변화 또는 용매와 같은 물리적·화학적 처리를 하면 단백질의 2차 또는 3차 구조에 변화가 일어나 단백질의 변성을 일으킨다.

이러한 단백질의 변성은 용해성, 흡수성, 유화성 등 기능적 성질에 많은 영향을 주게 된다. 우리가 흔히 먹는 두부나 유부, 조직 콩 단백질 등은 이러한 단백질의 변성을 이용한 식품으로서 기능적 성질을 변화시켜 침전이나 응고 현상을 일으켜 가공한 제품이다. 콩 가공 식품에서 볼 수 있는 다양한 물리적 성질들을 이해하기 위하여 콩 단백질의 변성 현상과 그 이용 방안을 검토하면 다음과 같다.

(1) 가열에 의한 변성

우리는 오래전부터 콩 가공을 한 것이든 안한 것이든 상관없이 섭취할 때는 반드시 가열처리한 뒤 섭취하는 것이 소화에 유리함을 알고 있다. 이는 가열처리가 소화에 도움을 줄 뿐만 아니라 trypsin inhibitor를 불활성화 시켜 콩제품의 소화흡수를 도와주는 과정이기도 하다.

표 2-5. 가열에 의한 콩단백질의 기능적 특성의 변화

성 질	가 열 온 도 (℃)				
	80	100	120	140	160
Subunit의 구 조	분리 및 구조의 열림 ---------------- 분해				
수 용 성	감소·침전 ----------------------- 용행성 증가				
점 도	증가 ------- 감소 ---------------- 감소				
수 분 흡 수 성	증가 ------------------- 감소				
가열에의한 젤형성능력	보통 ------- 견고 -- 부서짐 -- 연함 -- 탄력성 젤				

표 2-5는 가열에 의한 콩단백질의 기능적특성의 변화로 탈지대두분 수용액을 100℃이상에서 가열하면 수용성 단백질이 가열초기에 크게 감소하지만 계속 가열하게 되면 오히려 증가한다는 결과가 있다(Fukushima 1959). 이와 유사한 결과로 콩단백질 용액을 가열할 때 100℃이하에서는 단백질 분자가 subunit로 분리하게 되면서 침전하게 되는 반면 140℃의 높은 온도에서는 단백질 분자의 분해로 인하여 용해도가 오히려 증가하게 된다는 Kinsella(1979)의 보고가 있었다.

점도는 80℃내외의 낮은 온도에서는 약간 증가하였다가 100℃이상에서는 감소하게 되며 140℃ 이상이 될 때는 젤이 형성된다고 하였다. 또한 가열 온도와 시간에 따라 단백질의 변성 정도에 차이가 있을 뿐만 아니라 콩단백질이 용액으로 있을 때와 커드 상태로 있을 때 그 변성의 양상이 다르며, 가열 처리는 단백질의 용해도에 영향을 미치게 된다. 단백질 농도가 0.01~2% 정도인 묽은 용액에서는 농도가 너무 낮아 높은 온도에서도 젤이 형성되지 않고 탁도와 점도만이 증가하다가 오랫동안 끓이면 침전 현상이 일어난다고 하였다. 수용성 단백질 용액을 pH 7로 조정하고 10분간 가열하면 응고가 일어나며, 응고되지 않은 단백질은 2S와 5S 단백질이지만 계속 가열하면 2S만이 남게 되어 열에 의한 응고는 5S이상의 큰 단백질이 관여한다. 또한 8% 단백질 용액을 70℃에서 10~30분간 가열하면 단백질 gel이 형성되지만 125℃에서 가열하게 되면 형성된 gel이 없어지며 가열을 많이 하게 되면 침전된 단백질이 다시 용해되는 현상을 보인다(Fukushima 1959).

7S와 11S 글로부린을 분리하여 100℃에서 가열하면 7S 단백질은 가용성 응집물이 약간 증가하다가 바로 소실되면서 불용성 응고물은 급격히 증가하게 된다. 반면 11S 글로부린은 7S와는 달리 58~67S의 큰 단백질 분자의 가용성 응집물의 형태로 형성되고 4S 단백질이 증가한다. 그 이상의 가열을 하면 가용성 응집물은 급격히 소멸되고 불용성 응고물이 형성된다고 한다(그림 2-7, Wolf and Tamura 1969). 이러한 현상은 11S 단백질이 가열에 의해 subunit이 분리되면서 가용성 응고물이 불용성 응고물로 변하게 된다고 생각하고 있다.

11S ——— A-Subunit + [B-Subunit]
   (가열)

가용성 응고물

불용성 응고물

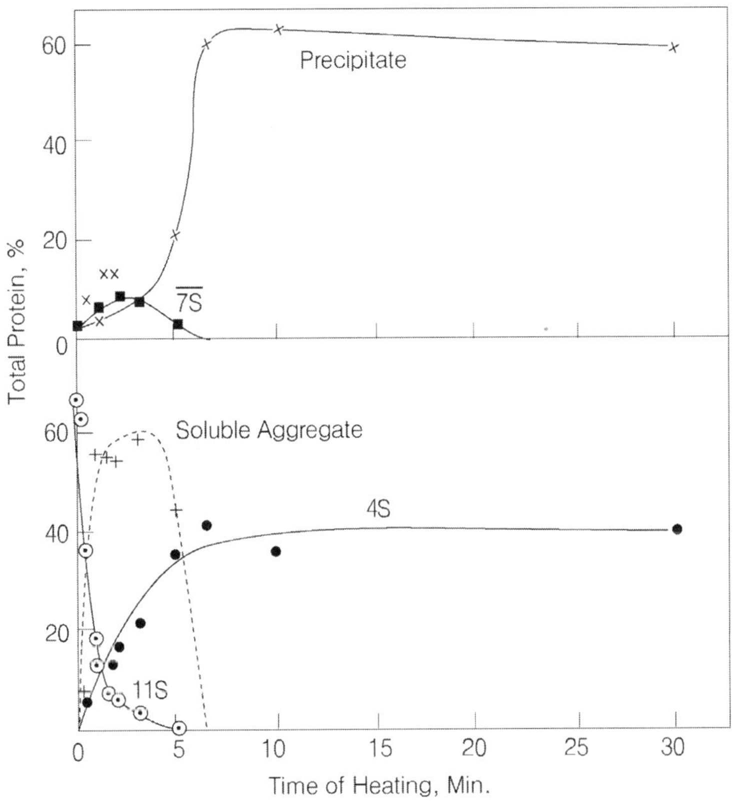

그림 2-7. 100℃에서 가열할 때 콩단백질의 변화

여기서 A-Subunit라고 하는 것은 가열 시간이 경과하여도 응고하지 않는 수용성 3~4S 단백질을 말하며 B-Subunit는 S-S결합 반응에 의해 서로 결합하여 분자량이 큰 가용성 응집물이 되었다가 불용성 응고물이 되는 subunit을 말한다. 침전된 단백질(B-Subunit)과 상등액에 있는 단백질(A-Subunit)의 아미노산을 분석하고 소수성기를 정량하였을 때 침전물 쪽이 상등액에 비하여 소수성 아미노산의 양이 많은 것이 확인되었다.

따라서 가열시킴은 단백질 분자가 열리면서 가용성 응고물이 생성되고 그 후 소수성기가 노출되면서 소수 결합과 S-S 결합 반응이 관여됨이 밝혀졌다. 콩 단백질이 높은 온도에서 가열을 받을 때 단백질의 변성은 용액의 이온 강도에 의하여 영향을 받는다. 이온 강도가 낮은 수용액(0.01M 식염) 중에서는 11S globulin이 잔존하게 되나 이온 강도가 높을 경우(0.1M 식염)에는 완전히 소멸되는 현상이 나타나게 된다. 11S globulin은 일단 저분자 성분으로 해리 후 응집하는데 반하여 7S 글로부린은 직접 응집하여 침전하는 것으로 알려져 있다.

한편 단백질의 농도가 8~14%의 진한 용액 상태에서 산을 첨가하여 졸 상태로 만든 뒤 서서히 가열시키면 단백질 젤이 형성된다. 젤의 형성과정은 다음과 같이 졸은 프로젤로 변하게 되며 프로젤은 단백질이 subunit로 해리되고 분자가 열리는 비가역적 반응이며 일반적으로 70℃ 부근에서 임계점을 갖는다.

프로젤을 냉각하면 젤이 형성되는데 젤의 형성은 단백질의 농도, pH 및 이온 강도에 의하여 영향을 받는다. 단백질 농도가 높고 중성 이상의 pH에서 젤이 잘 일어나며 이온 강도가 높으면 젤이 잘 안 일어나는 것으로 알려져 있다. 이러한 젤 형성은 단백질의 결합 중 S-S결합, 수소결합, 이온 결합, 소수성 결합 등이 젤의 3차원 망상 구조에 관계하고 있다.

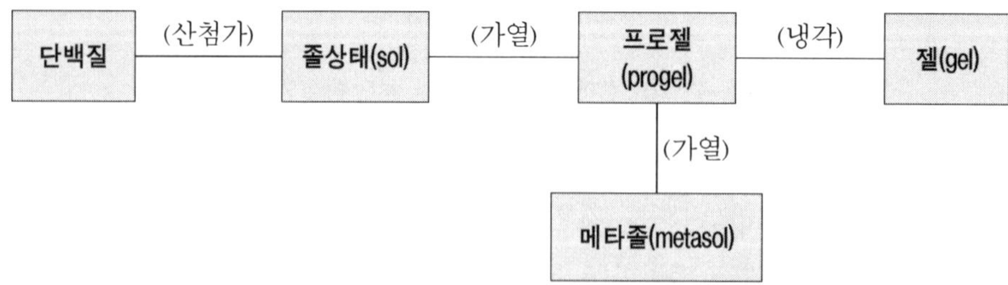

한편 프로젤에서 메타졸로의 반응은 과도한 가열로 단백질 분자가 화학적으로 파괴되는 탈아미노 반응으로서 반응 중 암모니아가 생성되기도 한다.

(2) pH에 의한 변성

지나치게 높거나 낮은 pH에서의 콩단백질 변성은 분자량이 큰 7S와 11S가 subunit로 분리되는 현상과 관련이 있다. 이 때 pH는 단백질간에 양전하나 음전하에 의해 서로 반발하게 되고 subunit들이 분리한다고 믿어지고 있다.

콩단백질은 pH 2.0의 용액에서 침전하게 되는데 특히 11S 단백질은 이온강도가 높아지면서 불안정하게 되어 응집현상이 일어난다. 소금농도를 10%로하고 pH를 2.2로 하면 7S와 11S가 subunit로 분리되면서 분자량이 작은 2.36S의 크기로 침전된다(Rackis et al. 1957, Wolf et al. 1962). 이러한 현상은 가역적이기도 하지만 낮은 pH에서 오래 놔둘 경우 비가역적으로 일어나며 pH 뿐만 아니라 소금첨가로 이온강도를 높였을 경우 더욱 비가역적이 된다. 한편 pH를 NaOH로 pH 12로 조정하면 globulin 단백질 용액의 점도가 증가하며 단백질 농도를 14.5%이상으로 높여주면 gel이 형성된다고 Kelley and Pressey(1966)가 보고하였다. 이때 globulin은 비가역적으로 3S의 subunit으로 분리된다. 이렇게 분리된 단백지은 단백질 분해효소에 의해 분해가 쉽게 일어난다고 한다.

(3) 유기용매에 의한 변성

콩단백질을 methanol, ethanol, isopropanol, acetone 등 유기용매 용액에 넣고 추출하면 변성이 일어나며 이때 유기용매의 농도와 온도, 처리 시간이 영향을 준다. 단백질의 변성은 순수한 용매보다 물에 섞인 용매의 수용액에서 더 잘 일어난다. 물에 녹지 않는 용매(water-immiscible solvent)보다 수용성 용매(water-miscible)에서 단백질 변성이 더 잘 일어나며 이때 용매의 농도가 영향을 준다. 또한 저급 용매가 알코올인 경우 OH기가 많을 수록 변성을 잘 일으켜 단백질 변성력은 butanol> propanol> ethanol> methanol의 순서이다. 여러 콩단백질 중에서도 globulin이 용매에 의해 가장 변성이 잘 되며 40~60% 알코올에서 잘 일어난다. 7S 단백질은 용매에 민감한 반면 2S는 안정하다고 알려져 있다. 또한 동일한 수의 탄소수를 가진 저급 알코올이라 할지리라도 가지(chain)가 있는 것이 직쇄보다 단백질 변성력이 높고 가지가 있을 때에는 가지의 위치가 α-탄소로부터 멀리 떨어져 있는 것일수록 변성력이 강한 것으로 보고 되어있다.

이러한 알코올에 의한 변성은 알코올의 소수성과 관계있는 것으로 소수성의 정도와 단백질의 변성력은 비례한다고 한다. 수용성 단백질의 분자, 즉 대부분의 콩단백질 분자의 입자는 외부에 친수성의 아미노산의 측쇄가 노출되어 있고 분자 내부에는 소수성의 아미노산들이 주로 모여 있기 때문에 물에 용해가 잘 되는 것으로 알려져 있다. 그러므로 콩 단백질이 소수성의 알코올 용매와 혼합되어 있으면 단백질의 친수성이 감소되어 변성이 일어난다. 한편 알코올의 농도는 소수성이 강한 것은 저농도에서, 소수성이 약한 알코올은 고농도에서 단백질의 변성력이 크다고 하였다.

물과 용매 혼합액이 순수한 용매보다 단백질 변성을 잘 일으키는 이유는 용매가 단백질 내부에 침투하여 단백질 구조의 수소결합을 방해하는 반면 물은 극성을 가진(polar region) 단백질 표면의 수소결합을 방해할 수 있기 때문이라고 생각되고 있다(Fukushima 1969).

(4) 응고제에 의한 변성

중금속에 의한 단백질의 응고는 두부와 같은 제품에 효과적으로 이용될 수 있는 단백질의 변성 방법으로서 식품에서는 칼슘(Ca)을 함유한 염이 주로 사용되고 있다. 수용성 단백질의 응고는 Hg, Ag, Ca 등 다가(多價)양이온에 의하여 일어나며 K, Li 등 1가 양이온은 완전한 응고를 일으키지 못한다. 응고 현상은 중금속 이온이 단백 분자내의 측쇄, 특히 SH기와 COOH기에 강력하게 결합하여 친수성을 감소시킨 결과이다. 그러므로 중금속들은 전하를 갖는 측쇄 부분에만 한정적으로 결합하며 pH, 온도 등 단백질의 전하에 영향을 주는 조건들에 의하여 응고 정도가 변한다.

칼슘결합의 경우 COOH기와 같은 음의 전하를 갖는 단백질의 아미노산 측쇄에 반응하며, 인산화합물로 되어 있는 phytic acid와도 반응하여 복합체의 형성이 된다. 7S와 11S 글로부린에 Ca을 각각 반응시켰을 때 응고 특성에 차이가 있어 콩 단백질의 응고는 Ca량 뿐 만 아니라 이들 단백질의 화학적 성질의 차이에 의하여도 영향 받음을 알 수 있다.

11S 글루부린은 7S에 비하여 빨리 침강할 뿐만 아니라 형성된 젤의 탄력성

이 훨씬 높게 나타난다. 11S는 7S보다 SH기의 양이 많고 S-S의 공유결합이 이루어지면서 SH기가 없어질 때 그 소멸속도가 7S 글로부린보다 빠른 것으로 알려져 있다. 두부를 제조할 때 가열한 콩우유에 Ca을 첨가하게 되는데 이때 11S 글로부린은 대부분의 SH기가 S-S결합으로 전환되는데 반하여 7S 글로부린은 SH기가 얼마간 남아있게 된다.

그리하여 형성된 단백질 젤을 전자 현미경으로 관찰하면 11S의 젤은 비교적 큰 입자상의 응고물로 나타나고 7S는 미세한 응고물로 되어있음을 알 수 있다. 그리하여 탈지 대부분을 11S가 많은 분획과 7S가 많은 분획으로 분리하여 그 첨가 비율을 조절함으로서 두부의 텍스쳐를 변화시키는 방법이 제안되기도 하였다. 또한 두부와 같은 Ca 젤의 품질을 다양화하기 위하여 단백질의 반응기를 활성화하고 Ca과의 반응 속도를 조절하는 방법도 있다.

(5) 동결에 의한 변성

콩단백질 용액을 동결시킨 뒤 저장하면 단백질에 변성이 일어난다. 이러한 원리를 이용하여 콩제품에 이용한 것이 동결두부(凍結豆腐)와 같은 제품이다. 콩을 불린 뒤 마쇄하여 불용성 물질을 제거한 뒤 얻은 콩우유를 동결하면 얼음의 생성으로 농축 현상이 일어나면서 단백질이 변성된다.

단백질 용액의 동결은 동결 시 얼음의 입자가 크며 어느 정도 물의 자유도(自由度)가 남아 있는 -1~-5℃에서의 동결이 훨씬 더 낮은 온도보다 단백질 변성에 효과적이다. 이때에는 얼음 결정의 성장으로 단백질 분자들의 사이가 좁혀지고 SH기와 같은 반응력이 큰 group들이 현저히 접근되면서 S-S결합이 이루어져서 단백질이 응고하게 된다.

이러한 동결에 의한 단백질의 응고 현상은 응고 단백질이 2-mercaptoethanol에 의하여 용해되며 N-ethylenemaleimide가 응고 현상을 억제한다는 사실로서도 S-S 결합에 의한 응고 이론을 뒷받침하여 준다.

한편 환원제를 낮은 농도로 첨가하였을 때에는 SH기가 활성화되어 S-S 결합이 촉진되나 고농도로 첨가되면 반대로 그 결합 반응이 억제된다. 동결두부(凍結豆腐)의 스폰지와 같은 육질의 조직성은 S-S 결합에 의한 것으로 소량의 아황산나트륨을 첨가하면 조직 형성 기간을 단축할 수 있다.

(6) 기타 원인에 의한 변성

콩 단백질의 변성은 이외에도 100℃ 이상의 높은 온도와 알칼리성 pH를 이용하여 조직 콩단백질(textured soy protein)을 만드는 경우가 있다. 이러한 경우 단백질의 pH를 7.5~8.5의 알칼리성으로 조절한 다음 130~140℃의 온도로 조정된 압출 성형기(extruder)에 통과시키면 다공성의 유연한 조직이 얻어진다. 이 경우 콩단백질은 일부 S-S 결합이 절단되고 SH기 등 반응기들이 증가하여 단백질은 연한 조직을 갖게 되며 콩단백질 중 11S 글로부린이 7S 보다 더 연한 조직을 형성함이 밝혀졌다.

한편 콩단백질을 강알칼리 하에서 처리하면 단백질 분자가 subunit로 분리하게 되면서 단백질 분자가 열리게 되는 변성이 일어나 진하고 점착성이 높은 단백질 반죽이 형성된다.

그 다음 여러 개의 가는 구멍이 있는 판에 압출시키면 화학섬유와 같은 가는 실의 모양으로 나오게 되는데 이를 산용액에 넣고 응고시키면 육조직과 같은 섬유 조직의 단백질이 된다. 이러한 단백질의 변성 원리를 이용한 콩 제품이 유사 육제품(simulated meat)으로서 현재 닭고기, 쇠고기 등 다양한 고기맛을 첨가하여 제조되고 있다. 섬유화 단백질의 형성과정 중 콩 단백질은 분자가 끊어지면서 분자량이 줄어들고 SH기의 활성화와 새로운 S-S 결합으로 단백질 분자의 재결합이 일어나는 것으로 추측되고 있다.

콩은 일반적으로 수확한 후 건조된 상태로 저장되기 때문에 콩을 가공할 경우 수화과정이 필요하다. 이러한 수화과정은 좋은 품질의 콩가공 제품을 만들기 위해서는 매우 중요한 요소 중의 하나이다. 콩에 γ-선을 조사할 경우 콩의 물리화학적 특성이 변하여 콩조직이 연하게 되고 익힘 속도를 줄임으로서 에너지와 비용을 절약할 수 있는 장점이 있다. 방사선 조사량에 의한 콩의 수분 흡수속도와 익힘 시간에의 영향은 다음 표 2-6과 같다.

이 결과는 방사선 조사 후의 흡수속도는 방사선 조사량이 높을수록 흡수속도가 증가하며, 방사선 조사된 콩을 익혔을 때에도 익힘시간이 현저하게 감소되는 것을 알 수 있다(Byun et al. 1999).

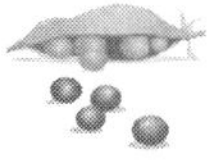

표 2-6. 방사선 조사된 콩의 흡수 속도와 익힘 시간 비교

$(g\ H_2O/g콩/min^{1/2})$

수침온도		방사선 조사량(kGy)				
		0	2.5	5.0	10.0	20.0
수침온도	4℃	0.034	0.038	0.041	0.045	0.050
	10℃	0.040	0.041	0.042	0.047	0.054
	20℃	0.049	0.054	0.055	0.057	0.067
	30℃	0.079	0.079	0.079	0.083	0.086
	40℃	0.100	0.113	0.112	0.114	0.104
익힘시간[a](min)		120	90	65	55	50

[a] 익히기 전에 20℃에서 16시간 수침한 콩

③ 단백질의 영양저해인자 및 불쾌한 맛 생성

1) 트립신억제제(trypsin inhibitor)

(1) Protease 저해 작용

Trypsin이나 chymotrypsin과 같은 단백질 분해효소(protease)의 활성을 저해하는 물질인 protease inhibitor는 protease에 결합하여 그 효소의 분해속도를 낮추어주는 작용을 갖고 있다. 콩에 있는 이 물질은 단백질 구조를 갖고 있으며 효소의 활성부위에 있는 serine의 OH group과 결합하여 단백질 분해 능력을 감소시킨다. 콩에 있는 protease inhibitor는 Kunitz trypsin inhibitor(TI)와 Bowman-Birk inhibitor(BB)의 두가지 형태가 있다. 전자는 Kunitz(1945)가 처음 분리한 것으로 분자량이 20~25K Da로 trypsin만 저해하는 특성이 있다. 1 mole의 TI는 1 mole의 trypsin과 단단하게 결합하여 효소 활성을 저해하는 것으로 알려져 있다. BB 는 trypsin과 chymotrypsin 모두 저해시킬 수 있는 것으로 Bowman(1944)이 처음 acetone에 녹지 않는 단백질이라고 언급한 뒤 Birk(1961)가 처음 분리하였다. BB inhibitor는 71개의 아미노산과 7개의 disulfide bond로 구성되어 있으며 분자량은 8KDa이다.

이들 단백질 형태의 protease inhibitor 외에 콩에는 미량이지만 trypsin을 저해하는 지방산과 acyl CoA가 있다. 이들 비단백태 trypsin inhibitor는 Ca^{++}와 같은 양이온에 민감하게 반응하여 그 저해 능력을 상실하게 되므로 콩 식품에서는 큰 문제가 되지 않는다.

(2) 건강상 문제점

Trypsin inhibitor(TI)의 영양상 문제는 일찍이 1917년 Osborn과 Mendel이 쥐에 콩 사료를 먹였을 때 성장이 억제됨을 관찰하고 콩은 반드시 가열하여 섭취시켜야 한다는 것을 보고하면서 연구가 시작되었다. 콩사료와 관련된 쥐의 성장억제는 trypsin inhibitor가 제거된 콩 추출물을 먹였을 때 크게 개선되어 trypsin inhitor가 단백질 소화에 영향줌을 밝혀내었다. 또한 생콩(raw soybean)을 닭에 주었을 때 췌장비대(hypertrophy of pancreas)를 유발시켜(Chernick et al. 1948) 췌장이 커지면서 여기서 생산하는 대부분의 소화효소 생산에 영향 준다고 하였다. Trypsin inhibitor는 trypsin-TI의 결함체를 형성함으로서 feedback mechanism에 의해 췌장에서의 trypsin 생산을 증가시키고 trypsin 생산으로 구성아미노산 중 하나인 methionin과 cysteine을 더 소모하게 되어 methionin 결핍을 초래한다고 알려져 있다(Green and Lyman 1972).

그러나 최근 trypsin inhibitor의 부정적 영향이 있음에도 불구하고 의학적 연구에서 Bowman-Birk inhibitor(BB)가 in vitro와 in vivo 실험에서 명확한 항암효과가 있음이 밝혀졌다. BB의 항암능력은 다른 항암능력이 있는 천연물질보다 대단히 적은 양으로도 효과가 있는 항암인자로 알려져 있다(Kennedy 1994).

(3) Trypsin inhibitor의 제거

Trypsin inhibitor(TI)의 확실한 단백질 분해 효소작용의 억제로 췌장의 장애와 성장에 영향을 주므로 TI의 제거 또는 불활성화는 성장과 건강 유지에 중요하다. 그림 2-8은 전지 콩분말을 100℃에서 가열할 때 TI의 활성도 감소와 단백질 효율비(protein efficiency ratio, PER)의 증가를 나타내는 것으로 TI가 단백질의 구조를 갖고 있어 가열로 TI가 변성되면서 trypsin의 억제 능력도 상실됨을 보여주고 있다. 겸하여 콩단백질을 어린 쥐에 먹였을 때의 단백질효율비(PER)도 향상되고 있다(Rackis. 1974).

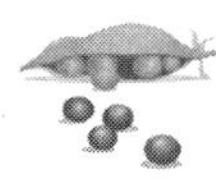

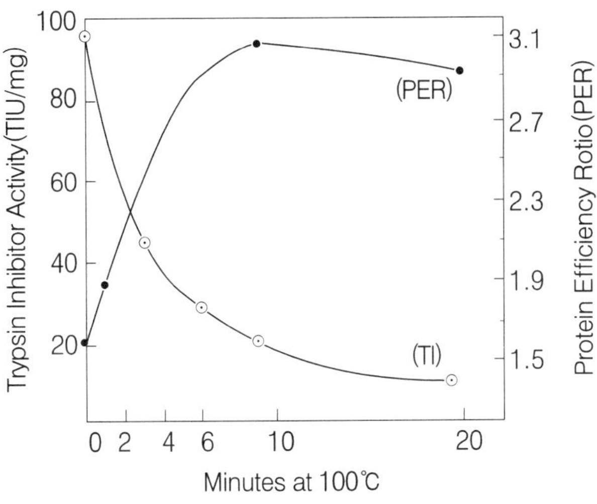

**그림 2-8. 증기 가열이 탈지콩가루의 활성도와
단백질 효율비에 미치는 영향**

콩의 가열을 물에 끓이는 것뿐만 아니라 증기로 가열하거나 볶음, 조리, microwave 가열 등 다양한 가열 방법과 유사한 효과가 있으며 가열 전 콩을 침지시키면 더욱 효과가 있다고 하였다. 충분한 가열 처리는 TI 활성도를 약 90% 감소시키지만 지나친 가열로 단백질의 변성이 일어나 단백질의 용해도를 낮추고, 일부 필수아미노산의 손실을 초래하여 단백질효율비(PER)가 감소한다. 따라서 가열방법의 선택, 가열, 온도, 가열시간의 적절한 조건의 설정이 중요하다.

표 2-7은 가열시킨 콩과 콩단백질 제품들의 TI활성도를 비교한 것으로 생콩을 100으로 하였을 때 20분간 끓인 것은 14정도, 농축과 분리콩단백은 각각 29와 14~18이다(Wolf and Cowan 1975). 가열은 TI 활성을 완전히 제거하지는 못하지만 가열시 thiol 함유 물질(Cystein, N-acetyl-cystein, glutathion)과 sodium sulfate의 첨가는 낮은 온도에서의 가열처리로도 TI를 불활성화를 가능하게 하여준다. 즉 콩을 75℃의 0.03 M sodium sulfate 용액에서 1시간 가열하면 TI가 완전히 불활성화되고 영양적으로도 향상되며 콩에는 sulfite가 잔류하지 않는다고 한다(Friedman and Gumbmann 1986).

표 2-7. 생콩과 익힌콩, 콩단백질 제품들의 trypsin inhibitor활성도 비교

Product	Trypsin Inhibitory Activity TUI/mg	Percentage of Raw Soybeans
Raw soybeans	171.0±3.4	100.0
Boiled soybeans (20 min)	24.3±1.1	14.2
Soy protein concentrate	48.9±1.8	28.6
Soy protein isolate Ⅰ	23.9±1.1	14.0
Soy protein isolate Ⅱ	32.1±0.6	18.8

2) Lectin과 α-amylase inhibitor

렉틴(Lectin)은 적혈구응집소(hemagglutinin)으로도 알려진 것으로 erythrocytes 나 다른 형태의 세포를 응집시키는 능력이 있는 단백질이다. Lectin은 식물의 씨앗들 특히 두류(legume)의 씨앗에 많고 뿌리나 잎, 줄기에도 들어있다. Lectin은 4-hydroxyproline이 비교적 많이 함유되어 있다. 세포를 응집시키는 기작은 세포 표면에 있는 당류와 결합하여 세포와 가교를 형성하기 때문으로 알려져 있다(Cooper et al. 1987).

씨앗에 있는 lectin은 자엽(cotyledon)세포에 다른 단백질들과 함께 존재한다. 콩의 lectin 분자량은 120KDa 정도이고, 30KDa 분자량을 가진 4개의 subunits로 구성되어 있으며 7S fraction에 포함된다. 쥐를 사용한 동물실험에서 lectin은 성장장해를 일으킨다고 하였으며, 날콩을 먹였을 경우의 총 성장장해 현상 중 lectin은 약 25%정도 기여(TI는 약 40%기여)한다고 보고 되어있다(Liener 1953). 콩의 lectins은 췌장의 비대, 혈액 내 insulin의 저하, 장내에서의 disaccharidase와 protease 효소 작용 저해, 철분과 지방질의 흡수방해 등 영양적 정상활동을 방해한다. 그러나 콩 lectin은 trypsin inhibitor와 같이 단백질 구조를 갖고 있어 습기가 있는 가열(습열)처리에 의해 쉽게 파괴되지만 건조한 가열(건열)에서는 비교적 강한 내열성을 가져 충분히 가열하지 않을 경우 콩의 분말 제품에서 lectin이 검출되고 있다.

한편 콩단백질 중에는 protease inhibitor외에 전분의 분해를 억제하는 α-amylase inhibitor가 있어 날콩을 그대로 섭취하면 당뇨의 치료효과가 있다고

전해지고 있다. 이러한 효과는 포도당의 흡수를 감소시키기 때문으로서 당뇨병 환자에게는 이로운 면이 있으나 췌장에서 췌액(pancreatic juice)의 과다 분비를 야기 시키는 원인이 되어 새로운 대사질병을 유발할 가능성이 있다는 것으로 알려져 있다.

3) Lipoxygenase

(1) 불쾌한 냄새의 형성

콩에 함유된 지방질 분해 효소 중 하나인 리폭시제네이스(lipoxygenase, LOX)는 철이 함유된 dioxygenase로 고도불포화지방산(polyunsaturated fatty acids)에 작용하여 공액 불포화 지방산(conjugated unsaturated fatty acid)의 과산화수소를 생성한다. 또한 LOX는 free radical을 형성시켜 다른 성분들을 변화시킨다. LOX는 여러 동식물과 곰팡이에도 존재하지만, 콩의 LOX에 관심을 주게 된 데에는 콩의 LOX가 여러 콩 제품의 불쾌한 콩 비린 냄새 ('greeny' 또는 'beany') 발생과 관계가 있기 때문이다.

콩은 lipoxygenase가 가장 많이 함유된 작물로 알려져 있다. 콩의 LOX는 4개의 isozyme으로 형성되어 있고 각각의 분자량은 100,000정도이다.

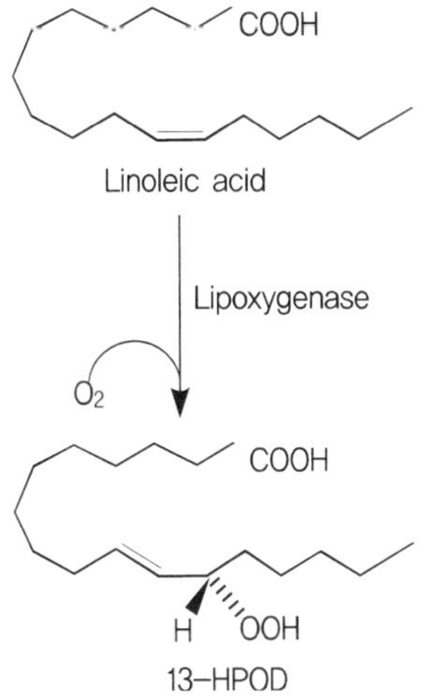

그림 2-9. Lipoxygenase 에 의한 linoleic acid의 산화로 13-hydroperoxy -cis-9,trans-11-octadecadienoic acid(13-HPOD)의 생성

LOX는 lonoleic acid와 다른 다가불포화 지방산을 산소 존재 하에서 과산화(hydroperoxidation)시킨다(그림 2-9). 이때 생성되는 주생성물은 과산화수소이다. 이 반응의 단계는 ①효소의 활성화 ②불포화지방산의 methylenerl(-CH$_2$-)에서 proton의 분리 ③proton이 떨어져 나간 methylene기에 산소가 붙어지면서 과산화물의 생성의 세단계로 이루어진다. 이 반응은 linoleic acid의 C-6와 C-9에서 일어난다고 생각되어 있다. 이러한 초기단계의 생성물은 hydroperoxide lyase에 의해 여러 가지의 aldehydes, ketones, alcohol과 같은 휘발성 물질들이 생성되어 불쾌한 냄새를 갖게 된다(그림 2-10, Robinson et al. 1995).

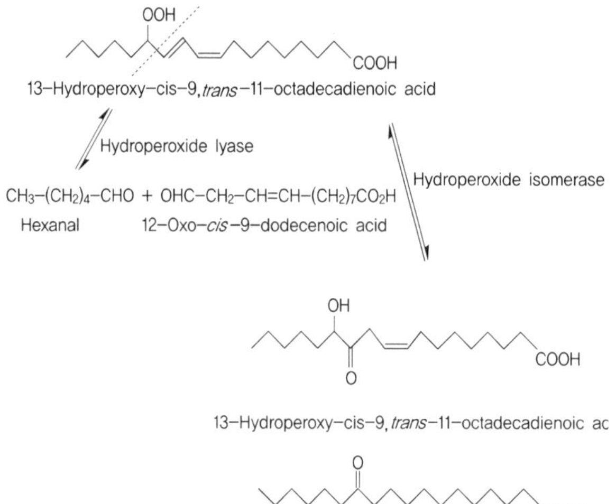

그림 2-10. Hydroperoxide lyases 와 isomerase
작용에 의한 13-HPOD의 분해

이중 hexanal은 threshold level이 대단히 낮은 강한 'greeny' 냄새를 준다.

콩제품의 주된 이취(off-flavor)성분으로 날콩냄새를 가진 n-hexanal은 linoleic acid와 같은 불포화지방산의 과산화수소화 반응으로부터 생성 된다. 방사선 조사를 하였을 때 콩의 n-hexanal 함량에 대한 영향은 다음 표 2-8과 같다(Byun et al. 1995).

표 2-8. 방사선 조사에 따른 콩의 n-hexanal 함량

(n mole/mg protein)

Irradiation dose (kGy)	Incubation time(min)	
	0	60
0	0.067	0.060
5	0.056	0.050
10	0.046	0.041
20	0.102	0.100
40	0.110	0.107
100	0.325	0.330

방사선을 10KGy까지 조사시켰을 때 n-hexanal의 뚜렷한 감소가 있었지만 그 이상의 조사 수 20-100KGy에서는 n-hexanal 생성이 오히려 증가하였다. 이러한 낮은 조사량에서의 n-hexanal 감소는 방사선조사로 lipoxygenase가 불활성화 되었기 때문이며 그 이상 조사에서의 증가는 lipoxygenase불활성화 효과보다 화학반응에 의한 n-hexanal 발생이 더 촉진 되었기 때문이라고 믿어진다. Byun 등(1995)은 이러한 결과에서 적절한 방사선 조사는 10KGy 이하라고 하였다.

(2) Lipoxygenase의 제거

Lipoxygenase(LOX)가 콩기름의 linoleic과 linolenic acid에 작용하여 불쾌한 냄새를 유발하기 때문에 LOX를 불활성화시키거나 제거하기위하여 많은 방법이 연구되었다. LOX는 열에 민감하기 때문에 현재 상업적으로 개발된 방법들은 열을 이용한 방법이다. 콩우유를 제조할 때 콩을 끓는 물로 마쇄하거나(Wilkens et al. 1967) 마쇄 전 콩을 데친 다음 마쇄하면(Nelson et al. 1976) 콩우유의 냄새가 좋아진다고 하였다. Mustakas 등(1969)도 가열 처리한 콩을 마쇄하여 전지콩가루를 만들면 2년을 저장하여도 역겨운 냄새가 일어나지 않는다고 하였다.

그러나 이렇게 LOX를 불활성화 시키기 위한 가열 처리는 콩 단백질의 변성을 일으켜 용해성을 감소시키며 익은 맛이나 탄맛이 생긴다. 그리하여 가열정도를 낮추는 방법이 연구되었다. 즉 콩의 수분함량 조절, 침지액의 pH 조절, 또는 낮은 농도의 alcohol 사용 등이다. Brown 등(1982)은 수분함량을 16~18%로 조절하고 10초정도 증기로 가열하면 LOX의 활성이 99% 감소되고 단백질의 용해성도 70%이상 유지할 수 있다고 하였다. Ethanol을 사용한 경우는 40~60%이상의 ethanol 용액에 콩을 24시간 상온에서 침지시키면 LOX 활성이 99%이상 감소되며 침지온도를 45℃로 높이면 ethanol의 농도를 10~15% 낮추어도 같은 효과가 있고 단백질의 변성을 크게 줄일 수 있다고 하였다(Eldridge et al. 1977). 침지액의 pH에 관하여는 LOX가 pH 6.0에서 안정하므로 pH를 6.0이상이나 이하로 조절하면 LOX의 활성을 낮출 수 있는 것이다. 콩을 침지시킬 때 물의 pH를 pH 8.0이상으로 하고 가열하면 단백질의 용해성도 유지하면서 침지시간을 단축할 수 있고 특히 pH 3.0이하에서 침지시키면 LOX가 비가역적으로 불활성화되고 단백질의 용해성도 70% 유지할 수 있다(Che Man et al. 1989). LOX는 콩을 분쇄하거나 상처를 주면 활성도가 크게 증가하게 되므로 가열처리 시 콩에 상처를 주지 않고 그대로 가열함이 좋다고 하였다.

콩에서 lipoxygenase(LOX)의 제거를 위하여 가열처리나 ethanol 용액에 침지, pH 조정 등은 추출수율의 감소 등 불리한 점과 가공비용이 높아지는 단점이 있다. 그러므로 품종의 개량을 통해서 이룰 수 있다면 가장 이상적일 것이다. LOX의 유전인자 제거를 위한 생명공학적 연구로 콩의 LOX가 제거된 새로운 콩 품종의 개발이 연구되어 왔다. 이러한 LOX가 제거된 새로운 품종은 재배에도 지장을 받지 않으며 가공적성에도 차이가 없을 뿐만 아니라 농축콩단백이나 분리콩단백을 제조하여 저장하였을 때 불쾌한 냄새(off- flavor)가 크게 감소하게 된다. 우리나라에서도 LOX가 불활성화된 진품콩과 진품콩2호를 최근 개발하여 농민들에게 재배를 권장하고 있다(박금룡 등 2000).

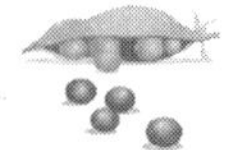

④ 콩단백질의 영양 및 기능성

1) 콩단백질의 영양적 특성

콩은 전 세계적으로 재배하는 농작물중에서 가장 많은 단백질을 생산하고 있다. 콩 단백질은 다른 단백질과 같이 칼로리와 필수아미노산, 질소를 우리에게 공급한다. 단백질의 영양적 품질은 아미노산의 조성, 소화율(digestibility), 체내에서의 이용률에 따라 좌우된다.

(1) 아미노산의 조성 및 필수 아미노산

콩 단백질의 필수 아미노산조성을 이상적인 아미노산 표준 조성과 쇠고기 및 우유단백질들의 조성과 비교하면(표 2-9) 콩단백질은 라이신(lysine) 함량이 비교적 많이 함유되어 있음을 알 수 있다. 육류 식품을 많이 섭취하는 서양인들과는 달리 동양인들은 단백질을 곡물로부터 주로 공급받기 때문에 부족하기 쉬운 lysine을 콩단백질이 보충해 줄 수 있다는 면에서 커다란 의미를 갖는다.

표 2-9. 필수아미노산조성*

필수아미노신	아미노산 표준조성*	콩	백미	쇠고기	우유
Isoleucine	270	336	322	327	407
Leucine	306	482	535	512	626
Lysine	270	395	236	546	496
Phenylalanine	180	309	307	247	309
Methionine	144	84	142	155	156
Threonine	180	246	241	276	294
Tryptophan	90	86	65	73	90
Valine	270	328	415	347	438
단 백 가	100	73	72	83	78

* 단백질 질소 1g당 아미노산 mg

필수아미노산의 조성면에서 콩단백질을 표준조성과 비교하면 methionin을 제외한 필수아미노산 대부분이 표준 구성보다 높거나 비슷하며 특히 lysine은 월등히 높은 함량을 보여주고 있다. 그럼에도 불구하고 단백가가 육류 단백질의 것보다 낮음은 함황아미노산인 메싸이오닌(methionine)이 현저히 낮기 때문이다. 콩우유와 같이 콩만을 사용한 제품에서는 methionine을 강화시켜 공급하는 경우도 있다. 우리나라 식생활의 주식인 쌀밥은 lysine이 부족한 반면 methionine이 비교적 많아 쌀밥과 함께 콩을 섭취하면 필수아미노산이 자연적으로 서로 보충이 된다.

인간에 필요한 아미노산 각각의 양(amino acid requirements for human)은 밝혀진 바 없지만 FAO와 WHO(UN의 Food and Agriculture Organization과 World Health Organization) 그리고 FNB/NAS(미국의 Food and Nutrition Board of National Academy of Science)에서 1990년에 발표한 인간과 쥐, 닭의 필요한 아미노산 조성 값은 표 2-10과 같다.

표 2-10. 취학 전 아동과 성인, 쥐, 닭이 필요로 하는 단백질 1g당 아미노산(mg)의 패턴비교

Amino acid	Preschool[a] (2~3 years)	Adults[a] (≥ 18 years)	Rats[b]	Broiler chickens[c]
Arginine	-	-	50	42
Histidine	19	16	25	19
Isoleucine	28	13	46	27
Leucine	66	19	62	58
Lysine	58	16	75	48
Methionine and cyst(e)ine	25	17	50	32
Phenylalanine and tryrosine	63	19	67	61
Threonine	34	9	42	28
Tryptophan	11	5	12	8
Valine	35	13	50	38
Total	339	127	479	361

[a]: Data from FAO/WHO(1985)   [b]: Data from NRC-NAS(1972)
[c]: Data from Woodham and Deans(1975)

어린이와 성인의 차이는 2~3살 어린이가 한참 성장하고 신체가 발달되는 과정이어서 18세 이상의 어른보다 필수아미노산이 더 많은 단백질이 필요하다. 인간과 동물간의 차이는 대부분의 동물은 인간보다 lysine과 methionin과 같은 필수아미노산을 훨씬 더 많이 섭취하여야하며 사람과는 달리 arginine을 필수 아미노산으로 하고 있어 아미노산 조성에 근거한 단백질의 영양적 품질은 근본적으로 인간과 동물이 다르다.

콩 단백질은 다른 두류(legume) 씨앗들과 같이 함황아미노산이 적어 필수 아미노산인 methionin이 제한 아미노산(limiting amino acid)으로 되어 있다.

표 2-11. 콩품종 2개의 아미노산 조성(mg/g 단백질)비교

Amino Acid	Maple Arrow[a]	OT89-16
Essential		
Cyst(e)ine	25.00±0.67	23.25±1.03
Histidine	34.38±5.65	32.28±4.93
Isoleucine	51.58±0.50	50.05±1.37
Leucine	81.69±0.73	78.83±2.67
Lysine	68.37±1.06	62.06±2.09
Methionine	10.70±0.31	9.64±0.50
Phenylalanine	56.29±0.63	52.62±1.92
Threonine	41.94±1.79	42.05±1.22
Tryptophan	12.73±0.41	12.20±0.47
Tyrosine	41.55±0.64	38.83±1.42
Valine	54.27±0.32	51.08±0.23
Nonessential		
Alanine	40.23±1.11	38.04±2.07
Arginine	77.16±2.35	80.21±4.63
Aspartic acid	68.86±3.39	81.77±4.52
Glutamic acid	190.16±342	200.07±3.34
Glycine	36.72±0.15	35.97±1.23
4-hydroxyproline	1.40±0.02	1.12±0.08
Proline	52.91±2.38	51.76±1.18
Serine	54.05±1.66	58.13±2.12

[a] OT 89-16은 고단백품종이고 Mapple Arrow는 일반 콩 품종임

그러나 lysine 함량이 쌀이나 밀 단백질보다 훨씬 높다. 표 2-11(Zarkadas et al. 1993)은 콩의 두 품종의 아미노산조성을 비교한 것으로 두품종간에는 큰 차이가 없다. 아미노산 중 glutamic acid(Glu)가 가장 많고 Glu와 asparic acid(Asp)는 전체 아미노산의 1/4을 차지하며 lysine arginine(Arg), histidine (His) 등 basic 아미노산은 정체 아미노산의 1/5이다. 콩단백질에는 필수아미노산들이 모두 함유되어 있지만 methionin(Met)과 triptophan(Try)이 제한아미노산으로 되어있다.

(2) 소화율

콩 단백질의 주요성분은 globulin의 일종인 glycinin과 albumin의 일종인 legumelin으로 되어 있으며 이중 glycinin이 대부분이다. 콩제품의 콩 단백질소화율과 단백질효율(PER), 생물가의 비교는 표 2-12와 같다.

표 2-12. 콩과 콩가공제품 단백질의 생물학적인 평가

단 백 질 원	소 화 율(%)	PER	BV
콩, 생 콩	82	0.7	58
끓 인 콩	92	1.3	64
두 부	96	1.8	68
낫 또 (natto)	90	2.6	55
볶 은 콩	78		
유 부	91	-	-
유 바	100		
분 리 콩 단 백	93~97		
섬유상 콩단백	100		
우 유 카 제 인	94~97		
쇠 고 기	91~99		

자료: JSNFS(1984)

가열처리나 발효시키지 않은 생콩의 생물가(BV, biological value)는 58이고 소화율(digestibility)은 82, 단백질 효율(PER)값은 0.7로 쇠고기나 우유 등 육류 단백질보다 소화율이 현저히 떨어진다. 그러나 생콩 단백질의 소화율은 가열 또는 발효 등 가공처리에 의해 현저히 상승되어 끓인 콩은 92, 유바는 100, 분리콩단백과 섬유상콩단백은 100에 근접한다. 이러한 소화율과 단백질효율의 증가의 가장 큰 이유는 단백질 분해 효소의 기능을 억제하는 protease inhibitor 인 trypsin inhibitor가 열처리에 의해 불활성화되거나 발효과정 중 분해되어 trypsin에 의한 단백질 분해가 방해받지 않았기 때문이며, 또 하나의 이유는 구상단백질(globular protein)이 대부분인 콩단백질의 3차원구조가 가열로 펼쳐져 직쇄상이 되면서 장내 단백질 분해효소에 의한 분해가 잘 진행되었기 때문이라고 하였다(Ikeda et al. 1995).

이러한 제안은 볶은콩의 소화율이 낮고 섬유상콩단백이나 콩우유를 가열했을 때 형성된 단백질막인 유바의 소화율이 100%인 것은 좋은 예이다. 볶은콩의 단백질은 볶는 과정에서 단백질이 더 단단한 구상의 형태를 갖게 된다.

단백질의 소화율(digestibility)은 섭취한 단백질 양에 대한 흡수된 단백질 양의 비율(%)로서 단백질 품질의 중요한 지표이다. 단백질의 소화율은 여러 요인에 의해 영향 받는데 생리적 활성 물질의 존재, 가열처리, 단백질의 형태 등이다. 순수한 단백질은 인간과 동물에 소화되고 흡수되어 이용될 수 있지만 자연 상태에서는 다른 물질들과 섞여있어 순수한 단백질은 존재하지 않는다. 콩단백질의 경우 protease inhibitor와 함께 존재하여 콩단백질의 소화에 영향을 주는 것은 잘 알려져 있다.

콩단백질의 소화율에 관하여 생각해야할 사항은

① 가열에 의한 콩단백질 소화율 향상은 주로 protease inhibitor가 불활성화되기 때문이기도 하지만 단백질 분해효소작용에 비교적 저항성이 큰 globular 형태의 콩단백질이 가열에 의해 내부구조가 변하면서 효소의 분해작용을 쉽게 한다(Fukushima 1968).

② Protease inhibitor는 섭취되었을 때 단백질 분해효소의 하나인 pepsin에 의해 얼마간 분해될 뿐만 아니라 위액(gastric juice)에 의해 일부 불활성화 된다. Krogdahl과 Holm(1981)은 pepsin에 의한 분해로 kunitz inhibitor는 약 80%, Bowman-Birk inhibitor는 약 23%의 활성도가 상실된다고 하였다. 또한 이들 inhibitor를 위액에 넣고 incubation시켰을 때 빨리 불활성화 된다고 하였다.

③ 콩단백질의 소화율은 콩의 제품들에 따라 다르다. 단백질 소화율이 가장 높은 것은 유바이고 가장 낮은 것은 볶은 콩가루이다. 이들 제품은 모두 가열처리된 것으로 이러한 소화율의 차이는 protease inhibitor의 영향보다 다른 가열방식에 의한 단백질 구조의 변화가 있었기 때문이라고 여겨진다(Ikeda et al. 1995).

이외에도 단백질 소화율에는 phenolic 화합물이나 phytin 등도 영향을 주어 이들 생리활성 물질을 대부분 제거시킨 분리콩단백은 안 시킨 것보다 단백질 소화율이 높은 것으로 알려져 있다(Ritter et al. 1987).

(3) 영양적 품질(Nutritional quality)

현재 영양학자들이 제시한 단백질의 영양적 품질 평가방법은 여러 가지가 있다. 그 방법들은 일반적으로 화학적 방법, 사람과 동물을 사용한 생체내(in vivo)실험, 단백질 효소(protease)들을 사용한 생체외(in vitro)실험이 있다. 그 중 콩단백질의 품질을 평가하는 대표적 방법들은 아미노산값(amino acid score), 단백질효율(protein efficiency ratio, PER), POCAAS(protein digestibility corrected amino acid score)와 인간을 이용한 생물학적 분석(Bioassay) 그리고 in vitro 방법 등이 있다.

① 아미노산 값

아미노산 값(Amino acid score)은 총 단백질의 아미노산 pattern을 %로 표시하여 인간이나 동물이 필요로 하는 아미노산 pattern과 비교하는 것으로, 필수아미노산 중 가장 적은것을 제한필수아미노산으로 하여 각 동물이 필요로 하는 해당 아미노산의 양에 대한 백분율(%)로 표시한다. 사람이 필요로 하는 아미노산의 pattern은 쥐를 비롯한 동물들의 것과 다르기 때문에 쥐를 기준으로 하면 아미노산 score가 크게 다를 수 있다.

예를 들어 사람에 기준할 때의 콩단백질의 아미노산 가를 100%로 할 때 쥐의 경우 58%가 되어 크게 낮을 수 있기 때문이다. 따라서 아미노산 값은 인간이 필요로 한 아미노산의 pattern에 근거하여 계산하는 노력이 있어야 할 것이다. 이 값의 단백질은 단백질의 소화정도가 포함되지 않은 것이다.

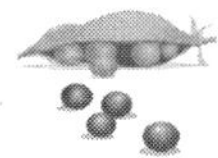

② 단백질 효율(PER)

단백질효율은 어린 쥐를 대상으로 단백질 10%가 함유된 사료를 4주간 먹인 뒤 증가한 체중을 섭취한 단백질의 양으로 나눈 값이다. 이 값은 우유 단백질인 casein을 편의상 2.5으로 하여 비교하며 어린 쥐의 체중 증가량은 흡수된 단백질의 체내 이용과 정비례한다는 가정에서 계산된다.

이 방법에 의해 평가된 콩단백질의 PER값은 2.3(Torun et al. 1981)으로 보고되어 있지만 이 값은 쥐가 사람보다 함황아미노산(methionin과 cystein)을 더 필요로 하기 때문에 이들 아미노산이 적은 콩단백질은 쥐를 이용한 PER 실험에서는 다른 육류단백질보다 불리하게 평가될 수 있다.

③ 단백질 소화율 교정 아미노산 값(PDCAAS)

단백질 소화율 교정 아미노산 값(Protein digestibility corrected amino acid score, PDCAAS)는 아미노산값과 PER의 단점을 보완하기 위하여 개발된 방법으로 이 방법은 인간의 아미노산 요구와 단백질의 아미노산 pattern 및 소화율을 참고로 한 가장 적절한 방법으로 알려져 있다.

$$\text{PDCAAS} = \frac{\text{Amino acid pattern of a protein}}{\text{Amino acid requirments for an organism}} \times \text{digestibility of the protein}$$

표 2-13. 일반 식품 단백질의 단백질 수화율 교정 아미노산 값(PDCAAS)

Protein product	PDCAAS
Peanut meal	0.52
Pea protein concentrate	0.73
Beef	0.92
Isolated soy protein	0.92
Soy protein concentrate	0.99
Egg white	1.00

출처: FAO/WHO(1990)

그러므로 PDCAAS는 소화율을 제한 필수아미노산에 보완시킨 것으로 표 2-13은 여러 단백질들을 이 방법으로 계산한 것이다. 이 표에 의하면 콩단백질은 동물성 단백질과 거의 같은 값을 갖는 것을 알 수 있다(Zarkadas et al. 1993)표 2-13. 일반 식품 단백질의 단백질 수화율 교정 아미노산 값(PDCAAS)

④ 인간대상 생물학적 분석

이 방법은 인간을 포함한 동물을 기준으로 단백질 품질평가를 위하여 개발한 임상실험이다. 인간을 대상으로 한 생물학적 분석(bioassays with human subjects)에서는 일반적으로 성장과 nitrogen balance, diatary nitrogen utilization에 관한 것을 유아, 어린이, 젊은이, 성인으로 나누어 그 값들을 측정한다.

Young(1991)은 이에 관한 연구 결과들을 정리 분석했을 때 콩단백질은 동물성 단백질과 같다는 결과를 발표한 바 있다. 또한 콩단백질에 부족한 mathionine은 젊은이나 성인한테 보충할 필요가 없지만 새로 태어난 간난아이한테는 약간 보충시킴이 성장과 건강에 유익하다고 하였다.

이상의 결과를 종합하였을 때 콩단백질은 그 영양적 품질이 동물성 단백질에 비해 떨어지지 않음을 알 수 있다. 현재까지 콩단백질이 동물성 단백질에 비해 영양적 가치가 약간 적다는 발표들은 인간과 동물이 필요로 하는 아미노산의 조성, 특히 필수아미노산의 필요량 차이를 참고하지 않았던 것이다. 따라서 이 방면의 연구는 계속되어야겠지만 현재까지 발표된 연구 결과만으로도 충분히 콩단백질의 영양적 평가는 수정될 수 있을 것으로 믿어진다.

2) 콩단백질의 기능성

(1) 콜레스테롤(cholesterol) 저하효과

콩단백질의 영양적 가치는 일반적으로 필수아미노산의 구성과 단백질을 섭취하는 대상이 요구하는 필수아미노산의 조성 그리고 단백질의 소화흡수율로서 결정 지워진다. 콩은 품종에 따라 차이는 있으나 35~45%의 단백질을 함유하고 있으며 필수아미노산의 조성과 콩단백질의 소화율은 전술한 바와 같다.

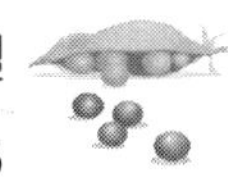

콩 단백질은 아미노산 구성이 좋은 양질의 식물성 단백질이고, 우유에 알레르기반응을 갖거나 유당불내증(lactose intolerance)이 있는 사람들과 특히 유아에 중요한 우유 대체 단백질로 이용되어왔다. 최근 미국 및 선진 여러 나라에서 심장병에 관한 연구가 광범위하게 진행되면서, 동물성 단백질과 지방을 과다하게 섭취할 때 식물성 단백질과 지방을 많이 섭취하는 사람들 보다 심장관련 성인병에 걸리기 쉽다는 연구결과와 함께, 대두 단백질을 섭취할 경우 혈중 cholesterol을 낮추는 효과가 있다는 사실이 증명된 바 있다.

대두 단백질의 효과는 콜레스테롤 대사에서 간의 역할을 조절하여, 콜레스테롤의 합성을 감소시키고, 콜레스테롤을 스테로이드로 전환시킨 다음 배설시키는 기작을 증가시켜 혈중 cholesterol의 함량을 감소시키는 것으로 알려져 있다. 또한 지질과다증 환자들에게 분리대두 단백을 제공한 임상 실험을 실시한 결과, 환자들의 총 콜레스테롤 함량, LDL-콜레스테롤 및 총 혈청 triglyceride를 현저히 감소되었다고 김석민(1986)이 정리하여 발표한 바 있다. 동물과 인간을 대상으로 한 많은 실험에서 동물성 단백질 대신 콩단백질로 대체시켜 섭취시켰을 때 혈액 내의 tolal and low-density lipoprotein(저밀도 지방 단백질, LDL) cholesterol이 감소된다고 발표되어 있다.

미국의 FDA에서도 1999년까지 발표되었던 많은 연구결과를 근거로 하여 콩난백실을 하루에 25g이상 섭취한다면 순환기질환(cardiovascular disease)을 예방할 수 있다는 것을 인정하고 이를 콩제품에 표시하는 것을 2000년에 허락한 바 있다. 이러한 결과는 Anderson 등(1995)의 연구에서도 하루에 콩단백질을 25g, 50g, 75g 먹으면 serum cholesterol이 각각 8.9 mg/dℓ, 17.4 mg/dℓ, 26.6 mg/dℓ 감소한다고 하였다.

(2) Allergenicity

식품 알레르기(allergy)또는 과민성은 식품의 어떤 성분에 대한 비정상적 반응이다. 이러한 반응은 어떤 일부 사람들한테만 일어나는 것으로 알레르기를 일으키는 물질을 알레르겐(allergen)이라 한다. 알레르겐은 인간의 면역 system에서 immunoglobulin E(Ig E) 생성을 유발시키는 데 Ig E는 우리 체내에서 감염된 균이나 병에 저항하는 5가지의 항체 중 하나이다. Ig E는 식품의 알레르겐을 인식하여 이것과 결합한 다음 또 다른 Ig E와 결합하는 연쇄반응을 일으켜, 최종적으로 histamine및 이상한 세포물질을 배출시켜 allergy 증상을 일으킨다. Allergy 증상은 피부의 가려움, 피부발진, 복부통증, 메스꺼움, 구토, 설사 등이고 심한 경우 혈압강하와 사망에 이른다.

콩 성분에 대한 allergy는 성인의 경우 대단히 드물지만 어린아이들한테는 반응이 있는 경우가 있다. 이러한 콩성분에 대한 allergic 반응은 우유나 달걀에의 반응보다는 현저히 적지만 이에 대한 연구가 진행되고 있다. 식품 allergy를 일으킬 수 있는 콩의 성분은 지방질보다 단백질과 관계가 있으며 그중 kunitz trypsin inhibitor와 2S, 7S, 11S globulin에 포함된 일부 단백질이 관여하는 것으로 알려져 있다.

그러나 충분히 가열처리하여 만들어진 콩제품에서는 대부분의 단백질이 변성되어 allergy 반응을 일으키지 않는 것으로 밝혀졌다(Burk et al. 1991). 그러므로 우유에 알레르기 반응을 보이는 유아의 우유대체 식품인 콩우유는 알레르기 문제가 크게 문제되지 않는 것으로 되어있다.

(3) 콩펩타이드의 기능성

콩단백질 뿐 만 아니라 된장, 간장 등 발효식품과 콩 가수분해물에 있는 펩타이드(peptides)들도 항암, 혈압강하, 혈청 콜레스테롤 감소효과가 있는 것으로 밝혀졌다. 이러한 연구는 초기단계이어서 펩타이드의 일차구조나 작용 기작의 구명 등은 밝혀지지 않은 상태이다.

간장, 된장 등 콩 제품은 발효과정 중 미생물에 의해 단백질의 분해가 일어난 제품이다. 따라서 다양한 형태의 단백질 분해물 즉 펩타이드 물질과 유리아미노산이 존재하게 된다. 한국의 재래식 간장을 클로로포름-메탄올 2:1의 용액으로 펩타이드를 분리하고 이를 Sephacryl gel chromatography로 분획하였을 때 Pro, Leu, Val등 소수성 아미노산 비율이 높은 분획에서 백혈병 종양을 억제하는 펩타이드가 존재한다고 이형주(1998)가 발표하였다.

이러한 백혈병의 항암효과는 된장에서 분리한 펩타이드에서도 확인되었고 그 농도는 1mg/ml(0.01%)에서도 65%이상의 억제효과가 in vitro test에서 있었다고 하였다.

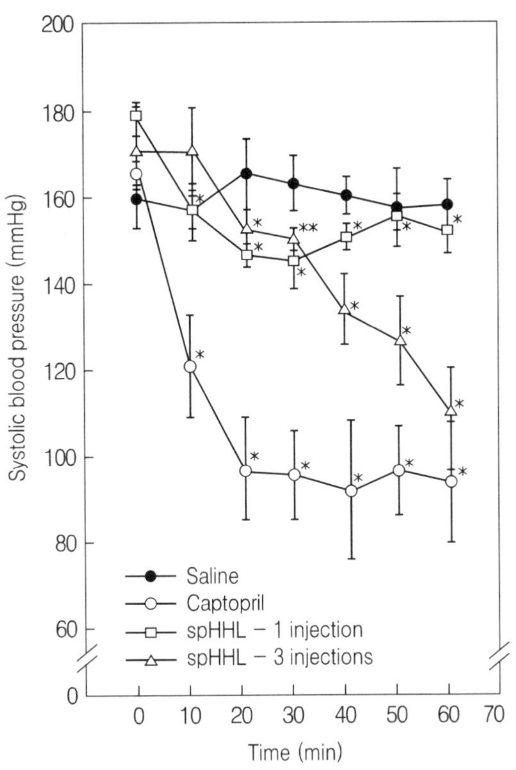

그림 2-11. Tripeptide인 His-His-Leu(HHL)주사가 쥐의 최대 혈압
(systolic blood pressure)에 미치는 영향.

마취시킨 쥐에 5mg/kg, BW의 양으로 1회 또는 3회(20분 간격)주사하고 60분 후 측정 함.
Salline과 captoprill주사와 비교힘.

콩발효제품에 있는 펩타이드는 혈압을 높여주는 안지오텐신전환효소(angiotensin
cinverting enzyme, ACE)을 저해하여 혈압을 낮추어 주는 효과가 있다. 이형주
(1998)는 한국산 된장에서 추출한 저분자 펩타이드의 ACE억제효과는 ACE를
50%억제하는 농도인 ACE IC50 이 in vitro test에서 2.5~8.3 μg/ml로 높은 기
능성을 보여주었다고 하였다. 계속된 연구에서 Shin 등(2001)은 펩타이드의
아미노산 서열(amino acid sequence)이 His-His-Leu(HHL)인 tripeptide라고 보고
하였고(그림 2-11) 이 tripepide를 마취시킨 쥐에 주사한 후 60분 뒤 최내힐압
을 측정하였을 때 1회 주사 시는 최대혈압이 170에서 110정도로, 3회주사시
(20분 간격으로)는 90정도로 낮아졌다고 하였다.

발효식품 외에 콩단백질을 pepsin단백질분해효소로 가수분해 시켜 얻은 펩타이드 중 한 분획은 혈청 콜레스테롤 농도를 낮추어주는 효과가 있었으며 그 효과는 소화율이 낮은 펩타이드이었고 분자량이 1000 dalton정도의 올리고 펩타이드라고 하였다. 또한 쥐를 대상으로 한 실험에서 펩타이드의 표면 소수도가 높을수록 분변으로 배설되는 스테로이드양이 증가하고 혈중 콜레스테롤 농도가 낮아져, 쥐의 담즙염이 소수도가 높은 펩타이드와 결합하여 체외로 방출됨으로서 이러한 효과가 있을 것이라고 이형주(1998)는 제안하였다(그림2-12).

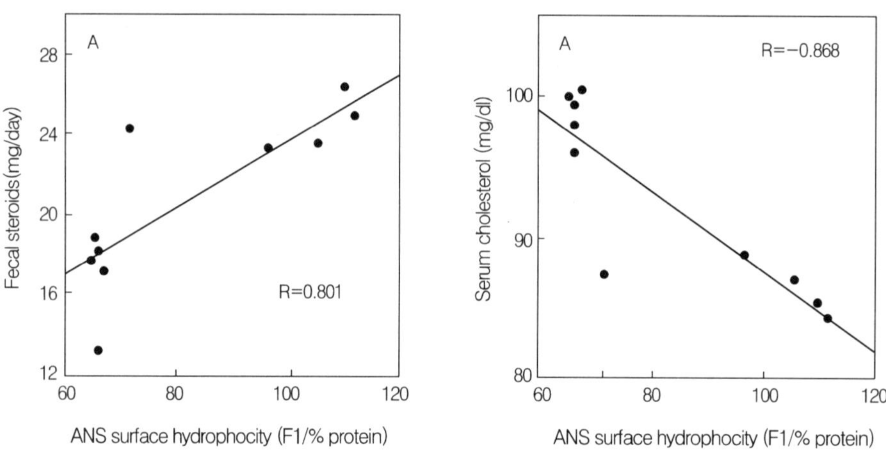

그림 2-12. 펩타이드의 소수도와 쥐의 혈청 cholesterol농도 또는
배설된 분변의 steroid양과의 관계

⑤ 콩기름

Hexane과 같은 유기용매로 추출한 콩의 조지방질(crude oil)은 트리글리세라이드(triglycerides)가 주성분이며 미량 지방질 성분으로는 인지질, 유리지방산, 비 비누화 물질 등이 있으며, 비 비누화 물질로는 tocopherol, phytosterol, hydrocarbon이 있다.

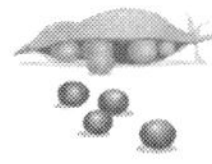

1) 트리글리세라이드(triglyceride)와 지방산(fatty acid)

콩은 단백질뿐만 아니라 약 18~19%의 지방을 함유하고 있어 대표적 고에너지 식품이라고 할 수 있다. 또한 콩지방질의 지방산조성은 불포화지방산이 많으며 특히 필수지방산인 linoleic acid와 linolenic acid의 함량이 전체지방산의 약 60% 차지하고 있다. 불포화지방상이 포화지방산보다 현저히 높아 불포화지방산/포화지방산의 비율은 5.30이다. 이들의 높은 함량은 신진대사에 필요한 지방산을 공급해 줄 뿐만 아니라, 동물성 지질의 과잉섭취에서 오는 콜레스테롤을 낮추어 주며, 결과적으로 동맥경화증의 예방 및 치료에 많은 효과가 있는 것으로 믿어지고 있다.

표 2-14. 콩의 crude oil과 refined oil의 지방질 조성

Components	Unit	Crude oil	Refined oil
Triglycerides	%	95~97	>99
Phosphatides	%	1.5~2.5	0.003~0.045
Free fatty acids	%	0.3~0.7	<0.05
Unsaponifiable matter	%	1.6	0.3
Plant sterols	%	0.33	0.13
Tocopherols	%	0.15~0.21	0.11~0.18
Hydrocarbons	%	0.014	0.01
Trace metals			
Iron	ppm	1~3	0.1~0.3
Copper	ppm	0.03~0.05	0.02~0.06

지방질에는 이러한 필수지방산뿐만 아니라 Vit. E의 활성을 가진 tocopherol이 0.15~0.21% 함유된 것이 특징이다. 이외에 콩기름에는 약 0.33%정도 함유되어있는 sitosterol, campesterol 및 stigmasterol등 식물성 sterol은 불포화 지방산과 함께 혈청 cholesterol을 서하시키는 삭용을 하여 수는 것으로 알려져 있다. 정제된 콩기름에는 3개의 지방산과 1개의 glycerol로 되어 있는 triglycerides가 99%차지하고 있다. 콩의 crude oil과 refined oil의 지방질 조성으

로 정제된 콩기름에는 유리지방산과 hydrocarbon, phosphatides가 미량 존재한다(표 2-14, Pryde 1980).

콩기름의 triglycerides의 지방산 조성을 다른 식용 유지들과 비교한 것은 표 2-15와 같다. 동물성 유지는 포화지방산이 돼지기름에는 약 40%, 소기름에는 약 50%함유되 있는 반면 parm oil을 제외한 식물성 유지에는 5~28%함유되어 있다. Parm oil은 식물성 유지이지만 포화지방산이 약 50%정도로 동물성 유지와 비슷하다. 식물성 유지의 지방산 조성은 불포화 지방산이 많은 것이 특징으로 그 조성은 유지의 원료에 따라 크게 다르다. 옥수수기름과 해바라기씨기름, 홍화(safflower)기름은 불포화지방산 중 linoleic 과 oleic acid가 대부분이며 linolenic acid가 적은 것이 특징인 반면, 콩기름과 유채유는 linolenic acid가 비교적 많이(7.5% 정도)함유되어 있다.

콩기름을 섭취하게 되면 다른 지방질들과 같이 위장 내에서 분비하는 효소에 의해 monoglyceride, 유리지방산, glycerol로 가수분해 된 뒤 장에서 흡수된다. 이들은 여러 경로의 생화학적 과정을 거쳐 체내대사에 이용되는데 중요한 이용과 효과는

① 열량원으로서의 역할을 한다.
② 필수지방산의 공급원이 된다.
③ 혈액 중 지방질의 조정과 지용성 vitamin을 운반해 준다.
④ 세포조직, 특히 세포벽의 구성성분이 된다.
⑤ 혈청의 LDL cholesterol level을 낮추는 효과가 있다.

불포화 지방산 중 linoleic과 linolenic acid는 특히 인간의 건강유지에 반드시 필요한 필수지방산으로, 체내에서 합성할 수 없기 때문에 식품을 통해 섭취해야 하는 지방산이다. 천연 콩기름의 경우 총지방산 중 53%가 linoleic acid이고 8%가 linolenic acid이어서 필수지방산의 우수한 공급원이며 마가린(margarine)과 같이 수소첨가 된 콩기름에도 23%의 linoleic과 3%의 linolenic acids를 갖고 있다.

표 2-15. 식용유지의 지방산 조성비교

Name of fat and oil	Relative Percent								
	Lauric C12:0	Myristic C14:0	Palmitic C16:0	Palmitoleic C16:1	Stearic C18:0	Oleic C18:1	Linoleic C18:2	Linolenic C18:3	Arachidonic C20:0
Soybean oil		0.1	11.0	0.1	4.0	23.4	53.2	7.8	0.3
Canola oil			3.9	0.2	1.9	64.1	18.7	9.2	0.6
Corn oil			12.2	0.1	2.2	27.5	57.0	0.9	0.1
Sunflower oil	0.5	0.2	6.8	0.1	4.7	18.6	68.2	0.5	0.4
Safflower oil		0.1	6.5		2.4	13.1	77.7		0.2
Rapeseed oil		0.1	2.8	0.2	1.3	23.8	14.6	7.3	0.7
Rice bran oil	0.4	0.5	16.4	0.3	2.1	43.8	34.0	1.1	0.5
Peanut oil		0.1	11.6	0.2	3.1	46.5	31.4		1.5
Olive oil			13.7	1.2	2.5	71.1	10.0	0.6	0.9
Palm oil	0.3	1.1	45.1	0.1	4.7	38.8	9.4	0.3	0.2
Cottonseed oil		0.9	24.7	0.7	2.3	17.6	53.3	0.3	0.1
Lard	0.1	1.5	24.8	3.1	12.3	45.1	9.9	0.1	0.2
Beef tallow	0.1	3.3	25.5	3.4	21.6	38.7	2.2	0.6	0.1

출처: Van Den Bergh Ingredients Group, Lisle, IL

필수지방산은 탄소수가 18개이고 불포화기가 2개인 linoleic acid(C18:2n-6)와 3개인 linolenic acid(C18: 3n-3)가 존재하며 사람을 포함한 포유동물이 체내에서 합성할 수 없어 필수지방산으로 알려져 있다. 이 두 지방산은 콩을 섭취하면서 보충이 가능하지만 부족한 경우 성장 장애(depressed growth), 피부병, 피부투과성증가, 지방간, 신장 손상, 전염에 의한 감염의 증가, 재생능력의 감소 증상을 일으키는 것으로 알려져 있다. 이들의 1일 섭취요구량은 1일 필요한 열량의 1~2%정도이다.

2) 인지방질

콩의 지방질 중 인지질(phospholipids)은 전체 지방질의 1~3%함유되어 있다. 인지질 중 레시틴(lecithin)이라고 불리어지는 포스타티딜콜린(phosphatidyl choline)이 약 35%이고 phosphatidyl ethanolamine이 25%, phosphatidyl inositol이 15%, phosphatidic acid가 5~10%이며 나머지는 미량 인지질 성분이다. 그림 2-13은 이들 인지질의 구조식과 생성반응을 보여주고 있다.

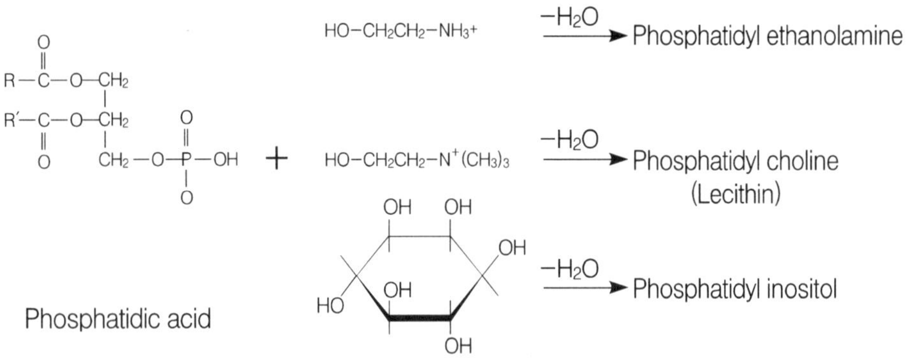

그림 2-13. 콩에 있는 인지질의 생성 반응

Triglycerides와 phospholipids는 비누화 되며 또한 phospholipids는 polar lipids이어서 탈검과정 중 제거된다. Lecithin은 순수한 의미로 phosphatidyl choline이지만 일반적으로 탈검과정 중 제거되는 인지질 전체를 의미하기도 한다.

3) 불포화지방산과 건강

섭취하는 지방질의 형태와 양은 심혈관 질환(cardiovascular disease), 암 등 여러 질환에 영향을 주어 건강한 삶에 영향을 준다. 특히 지방산의 길이(탄소 수)와 불포화기인 이중 결합의 수 그리고 결합형태가 중요하며 이들이 혈액의 콜레스테롤 수준에 미치는 영향은 표 2-16(Vessby 1994)와 같다.

Keys 등(1957)은 섭취한 지방질의 어떤 지방산이 혈청의 cholesterol level에 영향 준다는 것을 처음 제시한 뒤 사람을 대상으로 한 임상 실험을 한 결과 지방질의 포화지방산은 cholesterol level을 2배정도 높여주고 불포화 지방산은 낮춰줌을 밝혀내었다(Hegsted et al. 1965).

표 2-16. 여러 지방산이 혈철 콜레스테롤 수준에 미치는 영향

Fatty acid	Effect on Serum Cholesterol[a]
Saturated	
Caprylic (8:0)	±0
Capric (10:0)	±0
Lauric (12:0)	↑
Myristic (14:0)	↑ ↑
Palmitic (16:0)	↑
Stearic (18:0)	±0
Monounsaturated	
Oleic (18:1 n-9; cis)	↓
Elaidic (18:1 n-9; trans)	↑
Polyunsaturated	
Linoleic (18:2 n-6)	↓
α-Linolenic (18:3 n=3)	↓

일반적으로 혈청내의 low- density lipoprotein(LDL) cholesterol이 증가하면서 심장의 관상동맥질환(coronary heart disease, CHD)의 위험성이 증가하고, high-density lipoprotein(HDL) cholesterol이 증가하면 그 위험성이 감소하는 것

으로 알려져 있다. 초창기의 연구에서는 oleic acid와 같은 monounsaturated 지방산은 cholesterol level을 낮추는데 영향이 없다고 하였지만(Keys et al. 1957), 최근에는 monounsaturated 지방산도 linoleic과 linolenic acids와 같이 혈청의 LDL cholesterol level을 낮추는 효과가 있음이 인정되고 있다(Mensink and Katan 1989).

마가린 제조를 위하여 반드시 하여야하는 고도불포화(polyunsaturated)지방산의 수소화과정은 transisomer를 생성하게 한다. Trans isomer의 양은 tuve type 마가린에는 17%, stick type 마가린에는 25%함유되어 있다. 오랫동안 transisomer가 혈청 cholesterol 농도를 증가시키는지 여부와 관상동맥질환(CHD)에의 영향 주는지에 관한 연구가 진행되었지만 결론은 아직 내려지지 않은 상태이다.

⑥ 콩의 탄수화물

탄수화물(carbohydrate)은 기본적으로 $C_n(H_2O)_m$ 의 화학적 구조식을 갖고 있는 화합물과 그 유도체로서 단당류, 올리고당류, 다당류가 포함된다. 일반적으로 다당류는 전분과 세포벽 구성성분인 cellulose, hemicellulose, pectin 등과 같은 복합탄소수화물로서 전체 불용성 탄수화물 중 이들은 각각 20%, 50%, 30%를 차지하고 있다. 탄수화물은 수용성과 불용성으로 나뉘고 sugar unit가 증가하면서 수용성은 감소한다.

콩에는 단당류와 전분이 미량 존재하는 것이 특징이고 건물량으로 약 35%인 콩의 탄수화물은 sucrose와 올리고당이 10%내외, 복합탄수화물이 25%정도 함유되어 있다. 그러므로 콩 탄수화물의 경제적 가치는 콩기름이나 단배길보다 훨씬 낮아 이들 이용하는 연구는 많이 이루어지지 않고 있다. 콩탄수화물은 탈지대두박에서 단백질을 분리한 뒤의 부산물로 대부분 생산되고 있으며 이들은 사료로 사용되고 있다. 두부나 콩우유 제조과정 중 제거되는 비지는 대부분이 불용성 탄수화물로 건조되어 사료로 이용되고 있다. 최근 콩탄수화물 중 올리고당이 장내 세균 개선효과가 있고 콩의 식이섬유가 혈장(plasma)

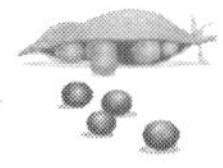

내 cholesterol 함량을 낮추어 주며 대장암 발생을 줄이는 효과가 있음이 밝혀져(Burkitt and Trowell 1975) 연구에 활기를 띠고 있다.

1) 올리고당

콩에는 탄수화물로서 전분이 거의 없는 반면 당질이 10%정도 들어있다. 당류 중에는 단당류로 glucose나 arabinose등 단당류가 미량 들어있는 반면 이당류인 수크로오스(sucrose)가 4~5%, 올리고당(aligosaccharides)인 레피노오스(raffinose)는 1%이내 그리고 스타키오스(stachyose)는 3~4% 함유되어 있다. 콩에 있는 sucrose와 올리고당은 비환원당으로서 fructose, glucose, galactose가 β-fructosidic과 β-galactosidic결합으로 2~4개의 당이 연결되어 있다(그림2-14). 올리고당의 함량은 콩 품종에 따라 큰 차이가 있다.

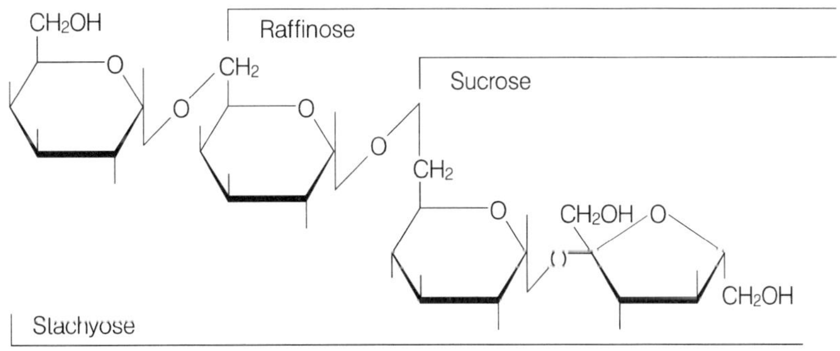

그림 2-14. 콩 올리고당의 화학적 구조

Raffinose와 stachyose는 과거 콩 관련 제품을 우리가 섭취하였을 때 장내에서 가스를 형성하는 현상(flatulance)과 그로 인한 복부의 불편함(abdominal discomfort)이 있어 가스생성인자(flatus factor)로 좋지 않은 물질로 알려져 왔다(Streggerda et al. 1966). 그러나 최근 raffinose와 stachyose는 대장내 유익한 균인 Bifidus 균의 번식을 돕는 당으로 알려져 있다. 또한 콩의 섬유질인 cellulose, hemicellulose, pectin등은 식이섬유(dietary fiber)라고 불리는 것으로 소화는 되지 않으나 그 일부가 장내세균에 의해 분해 되고 나머지는 대부분은 배설되므로 장을 튼튼히 하고 배설을 자극하며 직장암과 결장암의 예방 및 고혈압의 예방에 효과가 있는 것으로 알려져 있다.

인체 내에는 이들의 α-galactosidic 결합을 가수 분해할 수 있는 α-galactosidase가 존재하지 않아 콩올리고당을 섭취했을 때 십이지장이나 소장에서 소화되지 않고 대장으로 가게 된다. 대장에는 α-galactosidase를 갖고 있는 여러 종류의 혐기성미생물이 있어 이들 미생물에 의해 올리고당이 분해된다. 이 때 CO_2, H_2, N_2, methene 등 가스가 생성되며 생성된 gas는 체외로 방출되고 복부는 불편함을 느끼게 된다(Cristofaro et al. 1974, Liener 1994). 올리고당은 동물에 좋지 않은 영향을 주는데 Coon 등(1988)은 올리고당의 존재로 콩사료의 영양적 가치를 크게 저하시킨다고 하면서, 콩사료에서 올리고당을 제거시켰을 때 섬유질의 소화율이 50%향상 된다고 하였다.

올리고당은 trypsin inhibitor나 lectin과는 달리 열에 안정하다. 따라서 가열처리만으로 올리고당을 변화시키거나 제거하는 데는 효과적이지 못하다. 탈지대두박에서 제조한 농축콩단백이나 분리콩단백과 같은 콩단백제품에서 올리고당을 제거시켜야 할 때는 ethanol 용액으로 추출제거함이 효과적이다. 이는 올리고당이 ethanol 용액에 잘 용해되는 반면 단백질은 용해가 안 되는 특성을 이용한 것으로 고품질의 콩단백 제품을 제조하고자 할 때 사용되고 있다(Rackis et al. 1970). 콩단백질제품을 생산할 때 부산물인 sucrose와 raffinose, stachyose 등이 많이 함유된 soy molasses는 폐기 처리하는데 어려움이 있어 유산균으로 발효시켜 lactic acid로 전환시켜준 뒤 소의 사료에 첨가하여 사료의 가치를 높이는데 활용하고 있다.

그 외에 올리고당을 제거시키는 방법으로 발아와 효소를 이용하는 방법이 있다. 발아방법은 콩나물과 같이 발아시킬 때 콩에 있는 효소가 올리고당이 분해 되는 것이며 발효는 미생물에 의해 분해 된다. 발아 방법은 저렴하고 간단하나 발아에 의한 뿌리의 생성과 영양성분의 분해가 함께 일어나는 단점이 있다. 발효는 된장, tempeh, 청국장과 같은 발효제품 제조 시 제거가 된다. 또한 콩우유 제조 시 미생물에서 추출한 α-galactosidase효소제품의 이용이나 요구르트와 같은 제품의 유산균발효를 이용하는 경우가 있다. 우리가 섭취하는 두부는 제조과정 중 많은 양의 올리고당은 순물로 제거되고, 분리콩단백

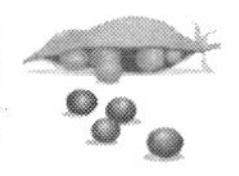

은 제조과정 중 수용성물질로 거의 다 제거되며, 된장, 청국장, 콩나물은 제조 과정 중 효소에 의해 분해 되기 때문에 이들 제품을 섭취할 때는 가스 생성 문제는 없다.

이상과 같이 콩의 올리고당은 우리 신체 내에 불편함을 준다고 할 때 이를 제거하고자 노력해왔지만 최근 올리고당이 우리 건강에 유익한 면이 계속 밝혀지면서 올리고당을 이용하고자 하는 경향으로 바뀌어 지고 있다. 콩 올리고당의 우리 건강에 유익한 면(Takasoye et al. 1990, Tomomatsu 1994)은

① 대장내 유익한 bifidobactria 수를 증가시키면서 부패성 미생물의 번식을 억제한다.
② 유해한 독성분과 효소작용을 감소시킨다.
③ 유해한 균번식을 억제함으로써 설사를 방지하고 균에 의한 short-chain 지방산 생성으로 일어나는 변비를 막아준다.
④ 혈압을 낮추어 주고 독성분제거로 간기능이 보호된다.
⑤ 항암효과가 있고 bifidobacteria 번식으로 장내에서 vitamin을 생성한다.

결과적으로 콩올리고당은 기능성 식품소재로 인정받게 되면서 유익한 성분으로 되어있어 여러나라에서 콩올리고당을 기능성 식품으로 제조·판매하고 있다.

2) 섬유소

콩에 함유된 다당류 인 섬유소는 셀룰로오스(cellulose), 헤미셀룰로오스(hemicellulose), 펙틴(pectin)이 대부분이고 미량의 전분이 있다. 불용성 탄수화물이 가장 많이 존재하는 콩의 부위는 전체 콩의 8%를 차지하는 콩껍질로 여기에는 건물량으로 약 86%가 불용성 탄수화물이다. 또한 전체의 세포벽에 존재하는 다당류의 조성은 pectin이 약 30%, hemicellulose가 약 50%, cellulose가 약 20%로 올리고당과 함께 식이섬유(dietary fiber)로 되어 있다(Kikuchi et al. 1971). 식이섬유란 장내에서 소화는 되지 않지만 현재 육류섭취량이 증가하면서 섬유질 섭취부족에 의한 질병과 밀접한 관계가 있다.

식이섬유는 대변의 양을 증가시키고 LDL콜레스테롤을 낮추어 줄 수 있는 것으로 나타났다. 수용성 섬유소는 높은 수분 보유력으로 인해 장 내 내용물의 점성을 높여 gastric emptying rate, intestinal transit time을 늦추고 (Hanson and Winterfeldt 1985, Harju 1985), 과량의 식이섬유가 미량 영양소 흡수에 문제를 일으킬 수 있다고 하지만 인슐린과 포도당의 반응을 조절하고 쓸개즙의 재흡수를 억제할 뿐만 아니라(Gallaher and Schneeman 1986) 콜레스테롤 합성에 필요한 HMG-Co A reductase 또는 7-α-hydroxylase의 활성을 낮추어 주어(Schneeman and Tinker 1995) 당뇨와 심혈관 질환 예방에 효과적임이 밝혀졌다.

표 2-17(김천희 등 2002)은 여러 콩제품들의 섬유소와 lecithin, saponin 함량을 비교한 것으로 섬유소는 건물량으로 계산했을 때 natto가 가장 많이 함유(43%)되어있고, tempeh나 된장은 그 함량이 낮아 발효 중 분해되었음을 알 수 있다. 분리콩단백과 두부의 함량이 낮은 것은 제조과정 중 불용성 성분으로 제거되었기 때문이다. 총 saponin은 분리콩단백과 natto에 각각 1.65%, 1.39%로 높으며 두부와 두유에는 낮게 함유되어있다. Lecithin에서도 큰 차이가 있어 지방질을 추출하여 제거한 탈지콩가루는 함량이 낮고 발효시킨 된장과 matto, tempeh 에서도 낮음을 알 수 있다.

표 2-17. 여러 콩제품들의 섬유소, lecithin, 총 saponin 함량비교

(% 건량기준)

	fiber			lecithin	saponin
	Insoluble(%)	soluble(%)	total(%)	%	%
Raw soybean	20.70	4.63	25.40	0.58	0.54
Soy milk	2.69	3.96	6.65	0.46	0.49
Solid tofu	14.20	5.90	20.10	1.13	0.60
Soy flour	18.60	5.65	24.30	0.14	0.52
Isolated soy protein	2.12	0.01	3.13	0.63	1.65
Soybean paste	7.74	4.06	11.80	0.02	0.22
Natto	43.00	22.60	65.60	0.10	1.39
Fried Tempeh	5.73	2.12	7.85	0.09	0.02

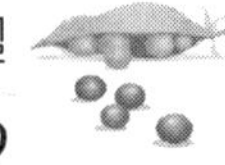

콩의 식이섬유 중 헤미셀룰로오스(hemicellulose)는 장내에서 담즙산을 흡착하여 대변으로 배설시킴으로서 더 많은 cholesterol이 담즙산 합성에 이용 되므로서 혈장콜레스테롤 함량은 감소시키는 것으로 알려져 있다(Jonnalagadda et al. 1993). 콩에는 식이성 섬유가 풍부하게 함유되어 있어 섬유성분 중 cellulose가 33~40%, hemicellulose가 14~33%, lignin이 1~3%로 구성되어있으며 이들 성분이 혈청 콜레스테롤 함량을 저하시키는 것으로 알려져 있다(Ko et al. 1998).

특히 hemicellulose는 혈청 콜레스테롤 함량을 감소시킬 뿐만 아니라 당뇨도 억제시키는 것으로 보고 되어 있다. 당뇨를 유발시킨 쥐에 hemicellulose를 0.5%(H-1)와 1%(H-2)첨가한 식이를 6주간 먹였을 때 혈당이 대조군의 212.8mg/dL에서 H-1은 160.5mg/dL, H-2는 141.0mg/dL로 크게 낮추어 주었다고 보고 되어 있다(표 2-18, 이명예 등 2004) 또한 뇨당도 크게 감소하여 H-2는 대조군의 36%정도로 감소하였다고 한다.

표 2-18. 콩 hemicellulose의 식이가 당뇨를 유발시킨 쥐의 혈당과 뇨당에 미치는 영향

| Group | Feeding weeks after injection of STZ[a] | | | | | |
| | 3 | | 5 | | 7 | |
	BG[b] (mg/dL)	UG[c] (mg/dL)	BG (mg/dL)	UG (mg/dL)	BG (mg/dL)	UG (mg/dL)
Control	132.6	0.78	118.4	0.87	212.8	0.97
H-1[d]	117.4	0.40	117.8	0.55	160.5	0.53
H-2[e]	120.6	0.45	113.8	0.50	141.0	0.35

[a] STZ was injected after feeding diet for 6 weeks.
[b] BG: blood glucose. c UG: urine glucose.
[d] H-1: hemicellulose extracted from soy fiber 0.5%+basal diet.
[e] H-2: hemicellulose extracted from soy fiber 1%+basal diet.

그러므로 탈지대두박에서 분리콩단백 제품을 제조하는 과정 중 많이 생산되는 불용성 다당류는 현재 사료로 사용되고 있지만 장차 식이섬유의 소재로서 여러 가공식품에 이용될 수 있을 것이다.

7 미량성분

콩에는 단백질, 지방질, 탄수화물 등 일반성분외에 vitamin, 무기질, 파이틴 (phytin), phenolic 화합물 등 미량성분이 함유되어 있다. 또한 phosphatidyl-choline(lecithin)이 상당량(약 2%) 함유되어 있는데 이 성분은 체세포의 활동을 돕는다. 최근에는 세포의 노화 예방에도 효과가 있으며 뇌 기능과 관계가 있다는 catecholamines의 전구체인 tyrosine이 많이 함유되어 있어 콩의 섭취가 뇌기능 향상에 효과가 있으리라 하여 많은 과학자들의 관심이 높아지고 있다.

1) 무기질

콩에 있는 회분은 5.8%정도 있고 회분 중 주요무기질은 sulfate, phosphate, carbonate이며 산소가 포함되어 있다. 무기질 중 K가 가장 많이 함유되어 있고 다음에 P, Mg, S, Ca, Cl, Na의 순으로 주요무기원소이다. 이들의 함량은 칼슘이 127mg%, 철분이 7.6mg%로 비교적 많이 함유되어 있다. 콩의 회분은 전체 고형분 중 약 0.2~2.1% 함유되어 있다. 미량원소로는 silicon, iron, manganese, copper 등이 있다. 이들 무기성분들은 주로 단백질과 함께 존재하지만 일부 추출된 지방질에 포함될 수 있으며 콩기름에 철과 구리가 함유되어 있을 경우 산화를 촉진하는 peroxidant로 작용할 수 있으므로 콩기름 품질에 불리한 작용을 할 수 있다.

2) 비타민

콩에 함유된 비타민(vitamin) 중 수용성 비타민으로 중요한 것은 thiamin, riboflavin, niacin, panthothenic acid, folic acid가 있으며 ascorbic acid(Vit C)는 거의 존재하지 않는다. 이들 비타민은 콩기름 추출과정에서 크게 손실되지 않아 thiamin의 경우 84%가, riboflavon의 경우 95%가 탈지대두박에 남아 있으며 이들의 농도는 thiamin이 6.25~6.85 μg/g, riboflavone은 0.92~1.16 μg/g이

존재한다(Fernando and Murphy 1990). 그렇지만 물을 많이 사용하는 콩의 가공제품, 특히 두부의 경우 많은 양의 수용성 비타민이 침지와 압착과정에서 손실된다.

지용성 비타민으로 많이 함유된 것은 Vit A, Vit E이고 Vit D와 Vit K는 거의 없다. Vit A는 vitamin으로서가 아닌 provitamin인 β-carotene으로 존재한다. Vit E는 α-, τ-, δ- tocopherol형태가 콩에 있고 두부 제조 중 30~47%가 손실되지만 고형분당 Vit E의 함량은 콩 자체보다 높아 Vit E를 많이 함유한 중요한 식품으로 된다. 또한 콩기름에는 α-tocopherol 9~12 ㎎/g, τ-tocopherol 74~102 ㎎/g, δ-tocopherol 24~30 ㎎/g의 높은 함량으로 콩의 Vit E는 거의 다 기름으로 이전하게 된다. 콩의 Vit E는 저장 중 손실되는데 콩의 수분함량이 그 손실의 주요 원인이 된다.

8 숙성 및 저장 중 변화

1) 성분의 변화 및 노화

풋콩(green soybean)과 같은 미성숙 콩(immature soybean)을 조리하여 섭취할 경우 성분의 조성은 중요하다. 풋콩은 일반석으로 약 80% 정도 성숙된 콩으로서 단백질과 지방질 함량은 습량기준으로 각각 11~16%, 8~11%이다. 이 때의 풋콩은 황녹색이고 조직이 연하고 삶았을 때 단맛이 있고 맛이 신선하다(5장에서 설명됨). 영양적인 면에서 비타민C와 β-carotene 함량이 높다. Trypsin inhibitor와 phytate, oligo당 함량은 콩품종간에 큰 차이가 있지만 일반적으로 성숙과정 중 증가하는 것으로 보고 되어 있다(Collins and Sanders 1976).

또한 콩의 대표적 기능성 성분인 isoflavone에 관하여는 성숙과정 중 초기의 기간 중 (꽃핀 후 약 45일)까지 malonylgenistin과 genistin은 서서히 증가하다가 그 후 빠르게 증가한다. 이에비해 malonyldaidzin과 daidzin의 증가는 훨씬 완만하며 isoflavone 중 가장 함량이 낮은 malonylglycitin과 glycitin은 거의 변하지 않는 것으로 보고 되어있다(그림2-15, Kudou et al. 1991)

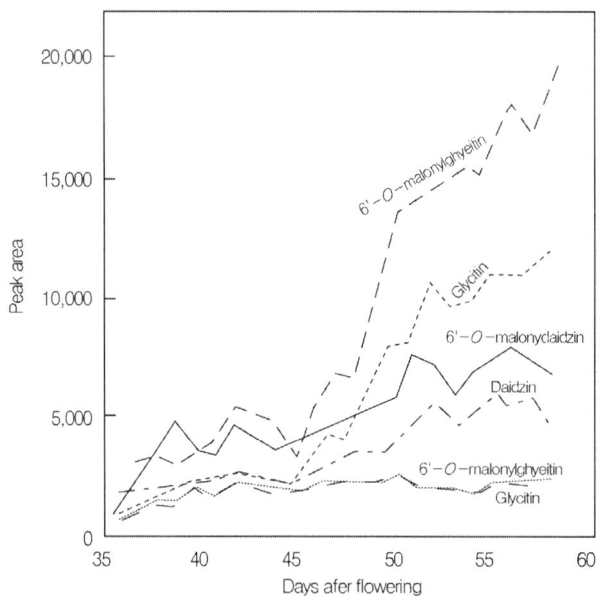

그림 2-15. 성숙과정 중 콩(품종, Maple Arrow)의 isoflavone 함량변화.
건물량 기준으로 한 상대적 값임.

콩은 수확 후 소비될 때까지의 저장과 유통을 하게 되며 이 기간 중 생물학적 노화현상, 미생물의 번식, 화학적 변화 등이 일어나 성분과 색, 기능적 특성, 발아율, 가공제품의 특성 및 수율에 영향을 주는 것으로 알려져 있다. 여러 성분 중 가장 큰 관심을 갖는 성분은 단백질로 콩을 오래 저장 하였을 경우 단백질 추출율에 영향을 주어 두부나 콩우유 제조시 불리한 결과를 준다.

Saio 등(1982)은 저장온도와 상대습도(RH,%)의 4가지 조건(25℃와 50%, 25℃와 85%, 35℃와 50%, 35℃와 85%)에서 콩과 탈지대두분을 4개월간 저장하였을 때 35℃와 85% RH에서 단백질의 추출율(%)의 감소가 가장 많았고 다음은 25℃와 85%, 35℃와 50%, 25℃와 50%의 순서로 차츰 감소 폭이 줄어든다고 하였다(그림2-16). 이 결과는 콩단백질을 물로 추출하였을 때 추출율 감소는 공기의 상대습도에 가장 많은 영향을 받고 저장온도에도 그와 비슷한 영향을 받음을 알 수 있다. 따라서 저장온도와 상대습도, 저장기간은 저장 중 콩의 품질에 가장 큰 영향을 주는 3대 요인이라 할 수 있다. 탈지대두분과 건조된 콩을 비교 하였을 때 탈지대두분이 콩보다 단백질 추출율 감소가 더 빨리 일어나고 있음을 보여주고 있다.

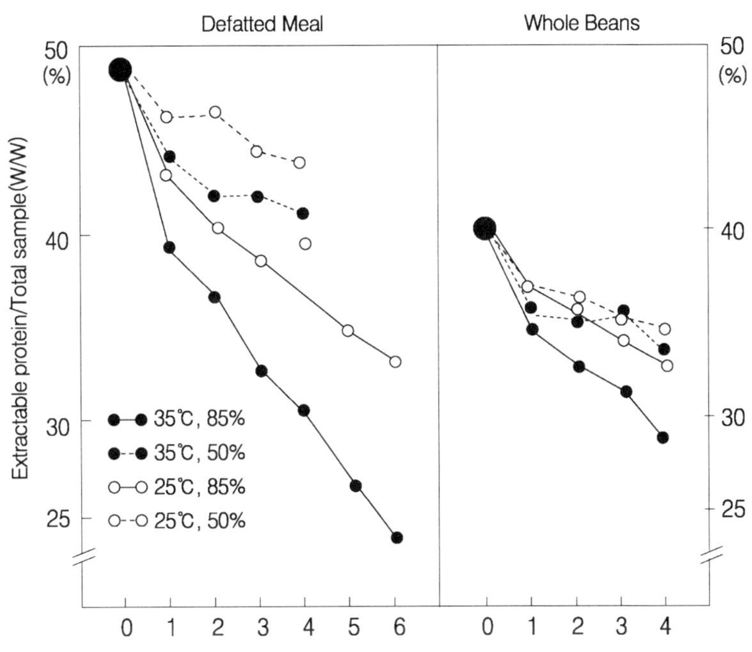

그림 2-16. 저장 중 콩과 찰지대두분의 추출된 단백질 수율의 변화

또한 추출된 단백질을 단백질 종류별(2S, 7S, 11S, 15S)로 변화 경향을 비교
(그림2-17, Saio et al. 1982)하면 35℃와 85% RH에서 6개월간 저장하였을 때
약간 증가한 2S 외의 다른 단백질들은 모두 감소하는 경향을 보였다. 특히 두
부응고에 중요한 7S와 11S단백질의 감소하였다. 이러한 변화경향은 저장 중
분자량이 큰 단백질의 분해가 원인일수 있다고 Yanagi 등(1985)이 제안한 바
있다.

저장 중 콩의 성분 및 가공적성인 기능적 특성의 변화를 일으키는 원인은
생물학적 변화에 기인한 것으로 이러한 현상을 종자(씨앗)의 노화 현상이라
한다. 종자의 노화현상은 씨앗의 색변화, 수침 중 성분의 용출량의 증가, 발
이의 지연과 발이율의 감소가 특징이다. 이러한 노화현상의 원인은 세포막의
지질성분의 산화로 생성되는 과산화물(peroxide)이 단백질 간 또는 지방질 간
의 중합반응을 일으키고, 효소 간에 가교결합을 형성시키며 지방질의 과산화

는 지방질 산화 뿐 만 아니라 세포막에 상처를 주어 세포내의 물질조성에도 영향을 주는 것으로 알려져 있다(Wilson and McDonald 1986).

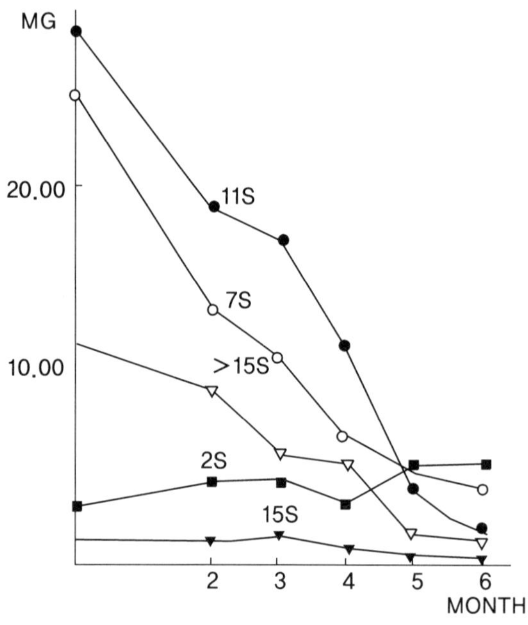

그림 2-17. 저장온도 35℃와 상대습도 85%에서 저장 중 탈지대두분의 추출된 콩단백질 종류별 변화.

단백질 이외의 성분변화에 관하여는 비단백태질소와 유리지방산의 양이 증가하고 당과 유효 lysine, 인지질, 색소가 감소한다. 또한 과산화물가는 증가하고 trypsin inhibitor와 lipoxygenase의 활성도는 감소한다. 저장 중 또 하나의 현상은 콩의 색이 어둡게 되며 물에 침지했을 때 흡수력의 감소와 성분 용출량에 의한 손실이 증가한다.

지방질에도 변화가 있어 추출한 콩기름의 산가(acidity)와 콩의 산도가 증가하게 되는데 산가의 증가는 저장 중 지방질의 가수분해가 일어났기 때문이며 이러한 산도의 증가가 단백질의 추출율 감소에 일부 영향 주었을 것으로 믿어진다(Saio et al. 1982, Thomas et al. 1989).

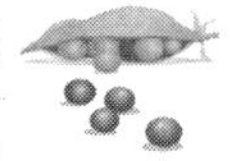

2) 가공제품의 특성변화

저장 중 단백질을 중심으로 한 성분들의 변화는 가공적성과 콩가공제품의 품질에 영향을 준다. 콩우유의 경우 저장을 오래한 콩은 단백질 함량과 총 고형분의 수율이 감소하고 색이 어두워지며 pH가 감소하는 것으로 보고 되어있다(Yoshino et al. 1977, Saio et al. 1980).

또한 단백질과 기름 간에 유화되는 현상도 감소한다. 두부의 경우 두부조직이 연해지고 조직의 균일성과 수분함량도 감소하며 색이 어두워지는 것으로 보고 되어있다(Narayan et al. 1988, Lambrecht et al. 1996). 이러한 보고들은 콩을 저장할 때 온도와 상대습도가 높고 저장기간이 오래되면 수율이 감소하며 관능적 특성이 불리하게 변하게 된다고 하고 있다. 따라서 콩을 저장할 때에는 가능한 한 낮은 온도와 상대습도의 조건에서 저장해야 할 것이다. Agrawal과 Siddiqui(1973)는 콩 저장을 위한 최적조건은 5℃와 11%의 상대습도라고 제안한 바 있다.

9 참고문헌

김석민. 1986. 내두 단백질에 내한 새로운 인식이 시급하나, 한국콩연구회시, 3: 26.

김천회, 박점선, 손헌수, 정재원. 2002. 대두 가공품 1회분량 내 이소플라본, 사포닌, 식이섬유, 대두 올리고당 및 레시틴의 함량-상업용 대두 가공품 1회 분량 당의 생리활성 물질 함량 분석-. 한국식품과학회지. 34(1):96:102.

박금룡, 이영호, 김석동, 홍은희. 2000. 우리나라 콩 품종개발 현황과 21세기 육종전략. 한국콩연구회지 17(1):13~26.

이명예, 김미경, 신진기, 김순동. 2004. 콩 식이섬유로부터 추출한 헤미셀룰로즈의 식이가 Streptozotocin유도 당뇨 흰쥐의 혈당과 혈청 콜레스테롤 함량에 미치는 영향. 한국식품영양과학회지. 33(7):1119~1125.

정동효. 1999. 콩의과학, 대광서림.

이형주. 1998. 콩 식품의 건강 기능성 펩타이드 한국콩연구회지. 15(1). 16-22.

Agrawal, P.K. and Siddiqui, M.N. 1973. Influence of storage temperature and seed moisture on germination, free fatty acud content and leaching of sugars of soybean seeds during storage.Seed Res. 1:75-82.

Anderson, J.W., Johnstone, B.M., Cook-Newell, M.L. 1995. Meta-analysis of the effects of soy protein intake on serum lipids. N. Engl. J. Med. 333: 276.

Birk. Y. 1961. Purification and some properties of a highly active inhibitor of trypsin and α-chymotrypsin inhibitor from soya beans. Biochem. Biophys. Acta 54:378.

Bowman, D.E. 1944. Fractions derived from soybeans and navy beans which retard tryptic digestions of casein. Proc. Soc. EXP. Biol. Med. 57: 139.

Brown, B.D., Wei, L.S., Steinberg, M.P., Villota, R. 1982. Minimizing protein insolubilization during thermal inactivation of lipoxygenase in soybean cotyledons. J. Am. Oil Chem. Soc. 59: 88.

Burkitt, D.P. and Trowell, H.C. (Ed.) 1975. Refinrd Carbohtdrate Foods and Disease, Some Implications of Dietary fuber. Academic Press, London.

Burks, A.W., Williams, L.W., Helm, R.M., Thresher, W., Brooks, J.R., Sampson, H.A. 1991. Ch. 22. Indentification of soy protein allergens in patients with atopic dermatitis and positive soy challenges; determination of change in allergenicity after heation or enzymatic digestion. In Nutritional and Toxicological Consequences of Food Processing. M. Friedman(ED.). pp. 295-307. Plenum Press. New York.

Byun, M.W., Kang, I.J., Hayashi, Y., Matsumura, Y., Mori, T. 1995. Effects of gamma irradiation on soya bean proteins, J. Sci. Food Agric., 66: 55.

Byun, M.W., Yook, H.S., Lee, K.H., Kim, J.O., Cha, B.S. and Kim, W.J. 1999. Effects of gamma irradiation for improvement of physical, chemical and processing properties of soybeans, Korea Soybean Digest 16(2) : 11-34

Cartter, J.L. and Hopper, T.H. 1942. USDA Tech. Bull., p.787.

Catsimpoolas, N. 1969. Isolation of glycinin subunit by isoelectric focusing in ureamercaptoehanol. FEBS Lett. 4: 259.

Che Man, Y.B., Wei, L.S., Nelson, A.I. 1989. Acid inactivation of soybean lipoxygenase with retention of protein solubility. J. Food Sci. 54: 963.

Chernick, S.S., Lepkovsky, S.S., Chaikoff, I.L. 1948. A dietary factor regulating the enzyme content of the pancreas: changes induced in size and proeolytic activity of the chick pancreas by the ingestion of raw soybean meal. Am. J. Physiol. 155: 33.

Collins, J.L. and Sanders, G.G. 1976. Changes in trypsin inhibitory activity in some soybean varieties during maturation and germination. J. Food Sci. 41:168-172.

Coon, C., Akavanichan, O., Cheng, T. 1988. The effect of oligosaccharides on the nutritive value of soybean meal. In Proceedings of soybean utilization alternatives, L. McCann(ED.), p 203-214. University of Minn. St. Paul, MN.

Cooper, J.B., Chen, J.A., van Holst, G.-J. and Varner, J.E. 1987. Hydroxyproline-rich glycoproteins of plant cell walls. TIBS 12:24-27.

Cristofaro, E., Mottu, F., Wuhrmann, J.J. 1974. Involvement of the raffinose family of oligosaccharides in flatulence. Ch. 20. In sugar in nutrition, H. L. Sipple and K. W. McNutt(ED.). Academic Press, New York.

Eldridge, A.C., Warner, K., Wolf, W.J. 1977. Alcohol treatment of soybeans and soybean protein products. Cereal Chem. 54: 1229.

FAO/WHO. 1985. Energy and protein requirements, FAO/WHO nutriton meetings, report series 724. Food and Agriculture Organization/World Health Organization, Geneva.

FAO/WHO. 1990. Energy and protein requirements, FAO/WHO nutriton meetings, report series 51. Food and Agriculture Organization/World Health Organization, Rome.

Fernando, S.M. and Murphy, P.A. 1990. HPLC determination of thiamin and riboflavin in soybeans and tofu. J. Agric. Food Chem. 38: 163.

Friedman, M. and Gumbmann, M.R., 1986. Nutritional improvement of soy flour through inactivation of trypsin inhibitors by sodium sulfite. J. Food Sci. 51(5):1239-1241.

Fukushima, D. 1959. Studies on soybean proteins. I. Water dispersibility of protein of defatted soybean flour as a criterion for degree of denaturation. Bull. Agr. Chem. Soc. Japan. 23: 7.

Fukushima, D. 1968. Internal structure of 7S and 11S globulin molecules in soybean proteins. Cereal Chem. 45: 203.

Fukushima, D. 1969. Denaturation of soybean protein by organic solvents. Cereal Chem. 46: 156.

Gallaher, D. and Schneeman, B.O. 1986. Intestinal interaction of bile acids, phospholipids, dietary fibers, and cholestyramine. Am. J. Physiol. 250:420-426.

German, B., Damodaran, S., Kinsella, J.E. 1982. Thermal dissociation behavior of soy proteins. J. Agric. Food Chem. 30: 807-811.

Green, G.M., Lyman, R.L. 1972. Feedback regulation of pancretic enzyme secretion in rats. Proc. Sci. Exp. Biol. Med. 140: 6-12.

Hanson, C.F. and Winterfeldt, E.A. 1985. Dietry fiber effects on passage rate and breath hydrogen. Am. J. Clin. Nutr. 42:44-48.

Harju, E. 1985. Increase in meal viscosity caused by addition of guargum decrease postprandial acidity and rate of emptying of gastric contents in healthy subjects. Panminerva Med. 27:223-232.

Hashizume, K., Nakamura, N., Watanabe, T. 1975. Influence of ionic strength on conformation changes of soybean proteins caused by heating, and relationship of its conformation changes to gel formation. Agric. Biol. Chem. 39: 1339-1347.

Hegsted, D.M., McGandy, R.B., Myers, M.L., Stare, F.J. 1965. Quantitative effects of dietary fat on serum cholesterol in man. Am. J. Clin. Nutr. 17: 281-295.

Ikeda, K., Matsuda, Y., Katsumaru, A., Teranishi, M., Yamanoto, T., Kishida, M. 1995. Factors affecting protein digestibility in soybean foods. Cereal Chem. 72: 401.

Jonnalagadda, S.S., Thye, F.W., Robertson, J.L. 1993. Plasma total and lipoprotein cholesterol, liver cholesterol and fecal cholesterol excretion in hamsters fed fiber diets. J Nutr. 123:1388-1382.

JSNFS, 1984. Rice, soybean and fish-Scientific approach to staple foods. In Japanese Society of Nutrition and Food Science. M. Fujimaki, G. Inoue and T. Tanaka, (ED.), Kouseikan Publishing, Tokyo,

Kelley, J.J., Pressey, R. 1966. Studies with soybean protein and fiber formation. Ceral Chem. 43: 195.

Kennedy, A.R. 1994. Prevention of carcinogenesis by protease inhibitors. Cancer Res(Suppl.). 54: 1999s-2005s.

Keys, A., Anderson, J.T., Grade, F. 1957. Prediction of serum-cholestrol responses of man to changes in fats in diet. Lancet 2: 955-966.

Kinsella, J.E. 1979. Functional properties of soy proteins. J. Am. Oil. Chemist's Soc.,56:242.

Kikuchi, T.S., Ishil, S., Fukushima, D., Yokotsuka, T. 1971. Food chemical studies on soybean polysaccharides. Part I. Chemical and physical properties of soybean cell wall polysaccharides and their change during cooking. J. Agric. Chem. Soc. 45: 228.

Ko, M.K., Kim, J.I., Moon, J.W., Song, Y.S., 1998. Effects of soy hull on cholesterol metabolism in rats. Korea Soybean Digest. 15:23-30.

Kohyama, K. and Nishinari, K. 1993. Rheological studies on the gelation process of soybean 7S and 11S proteins in the presence of glucono-δ-lactone. J. Agric. Food Chem. 41:8.

Krogdahl, A. and Holm, H. 1981. Soybean proteinase inhibitors and human proteolytic enzymes; selective inactivation of inhibitors by treatment with human gastric juice. J. Nutr. 111: 2045.

Kudou, S., Fleury, Y., Welti, D., Magnolato, D., Uchida, T., Kitamura, K., and Okubo, K. 1991. Malonyl isoflavone glycosides in soybean seeds (Glycine max, Merrill). Agric. Biol. Chem. 55:2227-2233.

Kunitz, M. 1945. Crystallization of a trypsin inhibitor from soybeans. Science 101: 668-669.

Lambrecht, H.S., Nielsen, S.S., Liska, B.J., and Nielsen, N.C. 1996. Effect of soybean storage on tofu and soymilk production.J.Food Quality, 19:189-202.

Liener, I.E. 1953. Soyin, a toxic protein from the soybean. Ⅰ. Inhibition of rat growth. J. Nutr. 49: 527. Liener, I.E. 1953. Soyin, atobic

Liener, I.E. 1994. Implications of antinutritional components in soybean foods. CRC Crit. Rev. Food Sci. Nutr. 34: 31-67.

Lin, M.J., Humbert, E.S. and Sosulski, F.W. 1974. Certain functional properties of sunflower meal products. J. Food Sci. 39: 368.

Liu, K.S., Brown, E.A., Orthoefer, F. 1995. Fatty acid composition whithin each structural part and section of a soybean seed. J. Agric. Food Chem. 43: 381-383.

Mckenzie, H.A. 1967. Milk proteins. Advan. Protein Chem. 22: 55.

Mensink, R.P. and Ktan, M.B. 1989. Effect of a diet enriched with nomounsaturated or polyunsaturated fatty acids on levels of low-density and high-density lipoproteins in healthy women and men. New Engl. J. Med. 321: 436-441.

Messina, M., Messina, V., Setchell, K.D.R. 1994. The simple soybean and your health. Avery Publishing Group, Garden City park, New York.

Mustakas, G.C., Albrecht, W.J., McGhee, J.E., Black, L.T., Bookwalter, G.N., Griffin, E.L. Jr. 1969. Lipoxidase deactivation to improve stability, odor and flavor of full.

Nakamura, T., Utsumi, S., Mori, T. 1986. Mechanism of heat-induced gelation and gel properties of soybean 7S globulin. Agric, Biol. Chem. 50: 1287-1293.

Narayan, R., Chauhan, G.S. and Verma, N.S. 1988. Chages in the quality of soybean during storage.Part2-effect of soybean storage on the sensory qualities of the products made therefrom. Food Chem.30:181-190.

Nelson, A.I., Steinberg, M.P., Wei, L.S. 1976. Illinois process for separation of soymilk. J. Food Sci. 41: 57.

Nielson, N.C. 1985. Structure of soy proteins Ch. 2. In New Protein Foods, Vol 5. Seed storage proteins, A.M. Altschul and H.L. Wilcke(Ed.), pp. 27-64. Academic Press, Orlando, FL.

NRC-NAS. 1972. Nutritonal Requirements of Laboratory Animals. No. 10, 2nd Rev. Ed.

Osborne, T.B. and Mendel, L.B. 1917. The use of soybean as food. J. Biol. Chem. 32:369.

Pryde, E.H. 1980. Composition of soybean oil. Ch. 2. In Handbook of soy oil processing and utilization. S.R. Erickson, E.G. Pryde, O.L. Brekke, T.L. Mounts, and R.A. Falb,(Ed.), p. 13. American Oil Chemists' Society, Champaign, IL.

Rackis, J.J., Honig, D.H., Sessa, D.J., Steggerda, F.R. 1970. Flavor and flatulence factors in soybean protein products. J. Agric. Food Chem. 18: 977.

Rackis, J.J. 1974. Biological and physical factors in soybeans. J. Am. Oil Chem. Soc. 51: 161A.

Rackis, J.J., Smith, A.K., Babcock, G.E., Sasame, H.A. 1957. An ultracentrigugal study on the association-dissociation of glycinin in acid solution. J. Am. Chem. Soc. 79: 4655.

Ritter, M.A., Morr, C.V., Thomas, R.L. 1987. In vitro digestibility of phytate-reduced and phenolics-reduced soy protein isolates. J. Food Sci. 52: 325-341.

Robinson, D.S., Wu, Z., Domoney, C., Casey, R. 1995. Lipoxygenases and the quality of foods. Food Chem. 54: 33.

Saio, K., Nikkuni, I., Ando, Y., Osturu, M., Terauchi, Y., and Kito, M. 1980. Soybean quality changes during model storage stidies. Cereal Chem. 57:77-82.

Saio, K., Kobayakawa, K., and Kito, M. 1982. Protein denaturation during model storage studies of soybeans and meals. Cereal Chem. 59:408-412.

Schneeman, B.O. and Tinker, L. F. 1995. Dietary fiber. Pediatric Clinics of North America. 12(4):825-838.

Shin, Z-I., Yu, R., Park, S-A., Chung, D.K., Ahn, C-W., Nam, H-S., Kim, K-S., and Lee, H.J. 2001. His-His-Leu, an Angiotensin I Converting Enzyme Inhibitory Peptide Derived from Korean Soybean Paste, Exerts Antihypertensive Activity in Vivo. J.Agric. Fodd Chem. 49:3004-3009.

Streggeda, F.R., Richards, E.A., Rackis, J.J. 1966. Effects of various soybean products on flatulence in the adult man. Proc. Soc. Expt. Biol. Med. 121: 1235-1239.

Takasoye, M., Inoue, N., Knuma, C. 1990. Clinical investigation of feces improvements by soybean oligosaccharides. Rinsho Toh Kenkyu(Clinics and Research), (in Japanese). 67: 304-310.

Thomas, R., de Man, J.M., and deMan, L. 1989. Soymilk and tofu properties as influenced by soybean storage conditions. J. Am. Oil Chem. Soc. 66:777-782.

Tomomatsu, H. 1994. Health effects of oligosaccharides. Food Technol. Oct, pp. 61-65.

Torun, B., Viery, F.E., Young, V.R. 1981. Nutritional role of soya protein for humans. J. Am. oil Chem. Soc. 58: 400-406.

Utsumi, S., Kinsella, J.E. 1985. forces involved in soy protein gelation: effect of various reagents on the formation, hardness and solubility of heat-induced gels made from 7S, 11S, and soy isolate. J. Food Sci. 50: 1278-1282.

Van Den Bergh Ingredients Group, Lisle, IL

Vessby, B. 1994. Implications of long-chain fatty acid studes. INFORM 5: 182-185.

Wilkens, W.F., Mattick, L.R., Hand, D.B. 1967. Effect of processing method on oxidative off-flavor of soybean milk. Food Technol. 21: 86.

Wilson,D.O., Jr. and McDonald, M.B. 1986. The lipid peroxidation model of seed ageing. Seed Sci. Technol. 14:269.

Wolf, W.J. 1969. Soybean protein nomenclature: a progress report. Cereal Sci. Today, 14: 75, 76, 78, 129.

Wolf, W.J., Cowan, J.C.(Ed.). 1975. Soybeans as a food source. CRC Press, Cleveland, OH.

Wolf, W.J., Tamura, T. 1969. Heat denaturation of soybean 11S protein. Cereal Chem., 46: 331.

Wolf, W.J., Babcock, G.E., Smith, A.K. 1962. Purification and stability studies of the 11S component of soybean proteins. Arch. Biochem. Biophys. 99: 265.

Woodham, A.A., Deans, P.S. 1975. Amino acid requirements of growing chickens. Br. Poult. Sci. 16: 269-287.

Yanagi, S.O., Galeazzi, M.A.M. and Saio, K. 1985. Properties of soybeans model storage studies. Agric. Biol. Chem. 49(2):525-528.

Yoshino, U., Iwasaki, Y., Okubo, M., and Okuyama, T. 1977. Effect of storage conditions on soybean protein. J. Jap. Soc. Food Sci. Technol. 24(10):526-529.

Young, V.R. 1991. Soy protein in relation to human protein and amino acid nutrition. J. A.. Diet. Asso. 91: 828-835.

Zarkadas, C.G., Yu, Z., Voldeng, H.D., Minero-Amador, A. 1993. Assessment of the protein quality of a new high-protein soybean cultivar by amino acid analysis. J. Agric. Food Chem. 41: 616-623.

제 3 장. 생리활성물질

① 콩의 주요 기능성 성분

콩은 양질의 단백질과 필수지방산 비율이 높은 지방질 등 우수한 영양성분 외에도 다양한 생리활성을 가진 기능성 물질들을 함유하고 있다. 특히 영양 저해인자(antinutritional factor)나 불쾌한 냄새성분으로 알려졌던 물질들이 오히려 암이나 고혈압, 당뇨병 예방등 여러 생리적 활성을 갖고 있어 콩의 가치는 더욱 높아지고 있다. 콩의 내표적 기능성 물실로는 표3-1과 같이 isoflavone, phytic acid, trypsin inhibitor, saponin, pinitol, 콩 올리고당 등이 있고 콩 단백질과 그 가수분해물이 건강에 유익한 효과를 갖고 있다(Anderson and Wolf 1995, 성미경 1996, Stephen 1997). 이들 생리활성물질은 암, 동맥경화, 골다공증, 당뇨 등 만성질환의 예방 및 일부 치료 효과가 있는 것으로 증명되고 있으며, 장내의 유익한 미생물의 번식을 돕고, 음주 후 혈중 알콜 농도의 조절작용도 밝혀지고 있다(Kim et al. 2002, Zhang et al. 2003).

② Isoflavone

콩의 기능성물질 중 가장 많은 관심을 받고있는 isoflavone에 대해 식품과학자들이 처음 관심을 갖게 된 것은 isoflavone이 콩 가공식품을 섭취하였을 때 신맛, 떫은 맛, 쓴맛등 불쾌한 뒷맛(aftertaste)을 주는 성분으로 알려져 있어 이를 제거하고자 하는 노력을 하면서부터였다(Huang et al. 1981, Okubo et al. 1992). 영양관련 분야에서의 처음 관심은 무기질 대사에 장애를 일으키고 쥐의 성장을 억제한다는 면에서였지만 그 후의 연구의 결과는 그렇지 않음이 밝혀진 바 있다(Magee 1963). 그 뒤 isoflavone의 항산화력과 진균억제능력 (antifungal activity)이 밝혀지고(Naim et al. 1976, Pratt and Birac 1979), 더 중요한 항암효과가 증명되면서(Bartholomew and Ryan 1980, Verdeal et al. 1980) 콩의 가장 중요한 기능성 성분으로 인정되기 시작하였다. Isoflavone은 구조적으로 2개의 benzyl ring이 3개의 carbon bridge로 연결된 flavonoids의 일종이다. Isofalvone의 만성질환에의 기능성은 4장에서 자세한 설명이 있다.

표 3-1. 콩의 기능성 성분과 그 효과

Isoflavone (M.W.500~600)	Genistein Genistin	· 유방암, 전립선암, 대장암, 자궁암 등의 억제작용 · tyrosine protein kinase(암세포의 증식 신호전달에 중요한 역할)저해 · 암의 증식에 필요한 혈관 신생 저해 · 동맥경화 예방, LDL-cholesterol감소, HDL-cholesterol 증가
	Daidzein Daidzin	· 골다공증 예방 · 음주욕구 저하 · 음주 후 급격한 혈중 알콜농도 상승 억제
올리고당 (M.W. 504~666)		· 장내균총 개선 · 콜레스테롤, 중성지방 감소 · Bifidobacterium 증식 향상
Phytic acid (M.W. 660)		· 유방암 및 피부암의 생성 저해 · 심장병 낮추는 효과
Saponin		· 혈중 cholesterol 감소 · 항암효과, 면역증진효과항산화능력 · 노화예방
Bowman-Birk trypsin Inhibitor (M.W. 7,900)		· 장암, 간암, 구강암, 대장암, 폐암 등에 대해 예방효과 · 당뇨병 예방
Peptides		· 항암성, 항고혈압성, 항혈전활성 · Angiotensin Converting Enzyme(ACE)저해
Pinitol		· 혈당강하효과 · 혈중 cholesterol 감소

1) 구조, 종류 및 화학적 특성

콩과 콩제품에는 heterocyclic phenol 성분인 isoflavone이 배당체(glycosides)와 비배당체(aglycone)의 형태로 함유되어 있으며, 섭취 후 사람이나 동물의 장에 존재하는 미생물에 의해 비배당체인 genistein과 daidzein등으로 전환되면서 여러 가지 생리활성을 갖게 된다(Arjmandi et al. 1998). In vivo 및 in vitro 연구에 의하면 isoflavone은 항암(Elliott et al. 2000), 항산화(Kim et al. 1999), 항염증(Koh et al. 1998), 동맥경화 예방(Messina and Messina 2000), 심장병 예방(Honore et al. 1995), 골다공증 예방(Frost and Jeo 1992) 등의 효과가 있으며, 항산화 효과(Ruiz-Larrea et al. 1997)에도 관여한다고 보고 된 바 있다.

특히 콩의 isoflavone은 여성호르몬인 estrogen과 같은 steroid 호르몬과의 구조적 유사성을 갖고 있어 phytoestrogen으로 불리 우고 있으며 유방암과 같은 호르몬과 관련 있는 암 발생에서 estrogen이 receptor에 결합하는 것을 방해시켜 항암성을 갖는 것으로 알려져 있다(Messina et al. 1994).

콩 중의 isoflavone은 주로 배당체(glycosides) 형태로 존재하는데, 비배당체(aglycone)형태인 genistein을 섭취한 경우와 배당체인 genistin을 섭취한 경우에 이들의 체내 대사는 약간의 차이가 있다. Isoflavone은 배당체 형태보다 aglycone 형태가 흡수율이 높고 생리활성도 강하므로 aglycone 형태로의 전환 및 그들의 함량 증가는 생체 내 이용성 측면에서 매우 중요하다. 그러나 실험동물을 이용한 흡수속도는 genistein이 genistin보다 더 빨리 흡수되나 체내에 흡수된 총량, 즉 생체이용성에 대한 임상검사에서는 거의 차이가 없는 것으로 알려있다. 배당체 형태의 isoflavone은 섭취된 후 β-glycosidase 효소에 의해 당이 제거되어 비배당체인 aglycone 형태로 흡수되거나, 장내 미생물에 의해 비배당체로 전환되며 흡수된 isoflavone은 간에서 glucuronide나 sulfate형태로 전환되어 소변으로 배설된다고 보고되어 있다(그림 3-1, Hutchins et al. 1995).

또한 isoflavone의 반감기(혈청의 isoflavoneshd도가 50%로 되는)가 약 6시간으로 알려져 있고 섭취된 isoflavone은 약 30~50%가 흡수된다고 한다. 일반적으로 혈청의 isoflavone은 식사 후 하룻밤 지난 다음 측정한 값들 이어서 보고된 동양인들의 평균 isoflavone혈청농도인 500nmol/L은 식사 후 보다 낮게 측정되었을 가능성이 높다고 하였다(King and Bursill 1998, Lu et al. 1996).

Flavonoids는 광범위한 식물체에 존재하지만 isoflavone은 chalcone isomerase라는 효소가 있는 식물에서만 생성되기 때문에 제한된 몇몇 식물에만 존재한다. 그 중 콩은 isoflavone을 가장 많이 함유한 식물로 어떤 콩에는 건물량으로 3mg/g이나 들어있다. 콩에 있는 isoflavone은 3가지 종류와 4가지 화학적 형태를 갖고 있는 총 12개의 isomer로 되어있다(그림 3-2).

이들 isomer 중 중요한 것은 genistein(4′,5,7-trihydroxyisoflavone)과 daidzein(4′,7-dihtdroxyisoflavone) 그리고 이들의 β-glycosides(glucose가 A ring의 7번째 탄소에 붙어있는)이다.

일반적으로 콩에는 daidz(e)in보다 genist(e)in이 더 많이 함유되어 있다. 세 번째 isoflavone은 glycitein(7,4′-dihydroxy-6-methoxyisoflavone)과 이의 glycoside인 glycitin이다(Murphy et al. 1999).

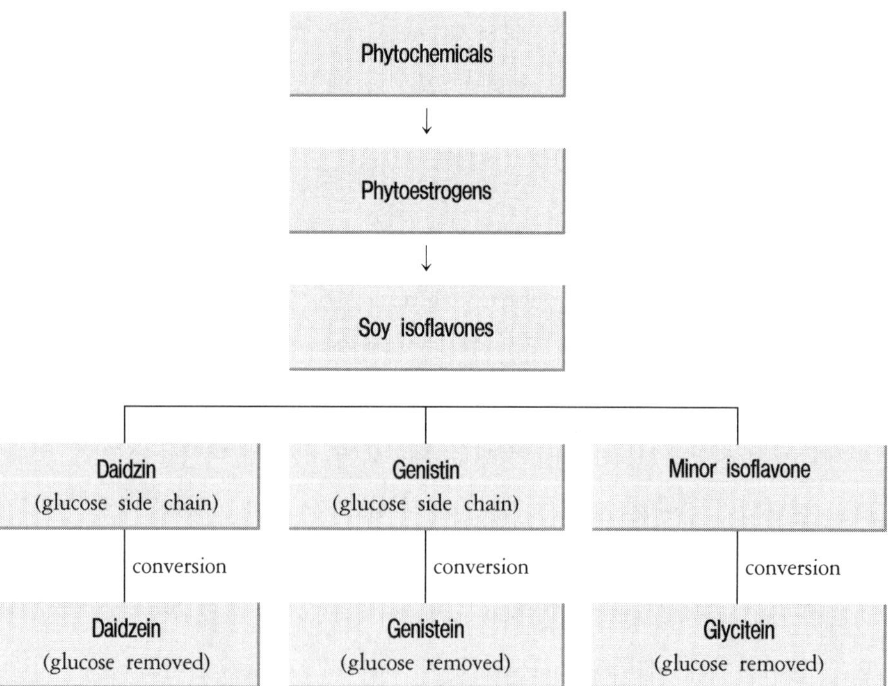

그림 3-1. 장내에서의 콩 isoflavone의 대사경

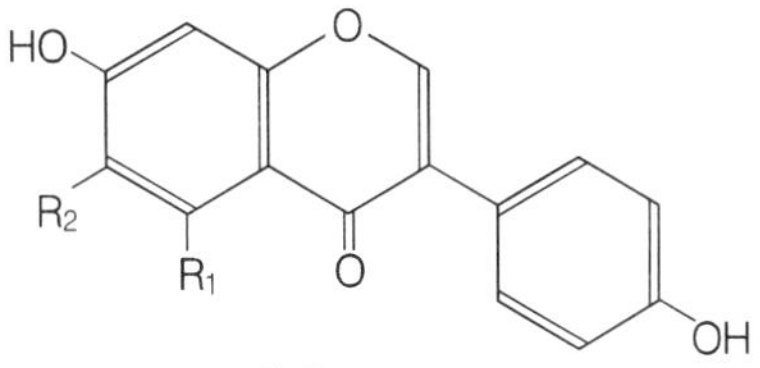

Aglycones

R₁	R₂	Compounds
H	H	daidzein
OH	H	genistein
H	OCH₃	glycitein

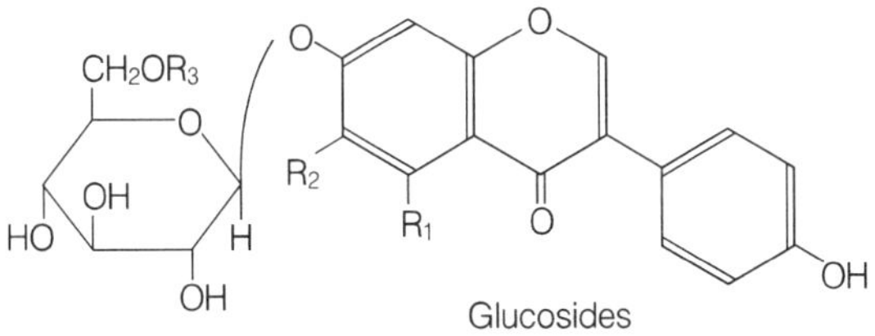

Glucosides

R₁	R₂	R₃	Compounds
H	H	H	daidzin
OH	H	H	genistin
H	OCH₃	H	glycitin
H	H	COCH₃	6″−O−Acetyldaidzin
OH	H	COCH₃	6″−O−Acetylgenistin
H	OCH₃	COCH₃	6″−O−Acetylglycitin
H	H	COCH₂COOH	6″−O−Malonyldaidzin
OH	H	COCH₂COOH	6″−O−Malonylgenistin
H	OCH₃	COCH₂COOH	6″−O−Malonylglycitin

그림 3-2. Chemical structure of 12 isoflavone isomers found in soybeans.

Isoflavone 중 다이드제인(daidzein), 제니스테인(genistein), 글리시테인(glycitein)은 비배당체(aglycone) 형태이고, 여기에 glucose 한 분자가 β-glucosidic bond로 결합된 것은 제니스틴(genistin), 다이드진(daidzin), 글라시틴(glycitin)의 배당체(glycoside)형태이다. 이들 배당체에 acetyl이 붙어있는 acetylglucoside 형태는 6″-O-acetyldaidzin, 6″-O-acetylgenistin, 6″-O-acetylglycitin이라 불리며, malonyl기가 붙은 malonylglucoside 형태는 6″-O-malonyldaidzin, 6″-O-malonylgenistin, 6″-O-malonylglycitin이라 한다(Kudou et al. 1991, Eldridge and Kwoler 1983, Wang and Murphy 1996).

표 3-2. 미국에서 재배되는 일본과 미국산 콩품종들의 isoflavone 함량비교(μg/g)

Isoflavone	Keburi		Kuro diazu		Raiden		American varieties, 1989			
	1991	1992	1991	1992	1991	1992	Prize	HP204	LS301	XL72
Daidzein	1	4	tr	tr	tr	tr	38	4	10	12
Genistein	9	8	8	7	11	8	33	15	16	45
Glycitein	21	19	tr	12	22	20	20	19	19	21
Daidzin	91	96	80	37	115	53	780	196	442	148
Genistin	179	136	174	128	237	148	806	330	562	481
Glycitin	68	50	66	42	96	73	68	63	64	97
6″-O-malonyldaidzin	562	322	375	222	407	242	709	349	752	198
6″-O-malonylgenistin	1232	670	1187	717	1191	723	1342	945	1558	1042
6″-O-malonylglycitin	127	70	111	60	183	111	87	94	92	118
6″-O-acetyldaidzin	12	tr	1	tr	2	tr	tr	tr	tr	tr
6″-O-acetylgenistin	tr	2	tr	tr	tr	4	1	1	1	2
6″-O-acetylglycitin	41	33	37	35	40	34	tr	36	33	37
Total	2343	1411	2041	1261	2305	1417	3886	2053	3551	2201

* tr : trace

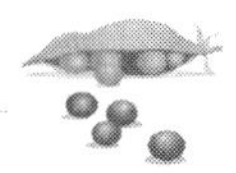

최근 Wang과 Murphy(1994)는 일본과 미국산 콩의 isoflavone을 측정한 결과 (표 3-2) isoflavone의 함량은 품종에 따라 큰 차이가 있으며 같은 품종이라도 재배할 때의 기후조건(재배년도), 재배지역에 따라 차이가 있다고 하면서 기후조건이 재배지역보다 더 큰 영향을 준다고 하였다. Tsukamoto 등(1995)은 재배시의 온도영향을 조사한 결과 온도가 높으면 isoflavone 함량이 감소한다고 하였다. 이들의 결과에 의하면 품종에 따라서 총 isoflavone 함량은 1.26~3.88mg/g의 범위를 보였고 12개의 isoflaovne isomer 중에서 6″-O-malonylgenistin과 genistin, 6″-O-malonyldaidzin과 daidzin이 주로 많이 존재한다고 하였다.

표 3-3. 추출온도와 추출시간을 달리하였을 때 지엽과 배축의 isoflavone함량 비교

(mg/100g, 건량기준)

Isoflavone	Room Temp. 24 hr		80℃, 15 hr	
	Hypocotyl	Cotyledon	Hypocotyl	Cotyledon
Daidzein	102	33	35	11
Genistein	35	48	16	14
Glycitein	nd	nd	15	nd
Daidzin	320	45	838	145
Genistin	118	80	246	210
Glycitin	485	nd	1004	nd
6″-O-malonyldaidzin	423	70	8	3
6″-O-malonylgenistin	144	117	4	nd
6″-O-malonylglycitin	445	nd	11	nd
6″-O-acetyldaidzin	2	2	57	8
6″-O-acetylgenistin	105	1	39	1
6″-O-acetylglycitin	6	nd	89	nd
Total	2185	396	2362	392

* nd : not detected

또한 isoflavone은 콩의 부위에 따라 큰 차이가 있을 뿐만 아니라 isoflavone 측정 시 추출온도 및 시간도 영향을 준다. 표 3-3은 자엽(cotyledon)과 배축(hypocotyl)

을 추출조건에 따라 분석한 결과(Kudou et al. 1991)로 추출시의 온도와 시간이 측정된 결과에 차이를 주고 있음을 알 수 있다. 또한 isoflavone의 함량(건량기준)은 배아가 자엽보다 5.5~6.0배 더 많이 함유되어 있다. Isoflavone 중 기능성이 있는 daidzin, genistin, daidzein, genistein 등 4종류의 isoflavone 함량을 비교할 때 배아에 있는 이들의 함량은 자엽의 함량보다 2.8~3.0배 더 높다. 콩 표피에는 isoflaovne이 거의 존재하지 않는다. 그러나 콩의 자엽이 전체 콩의 약 90%를 차지하고 배아는 약 2%정도이기 때문에 자엽에 있는 총 isoflavone은 콩 전체량의 80~90%에 해당한다. Isoflavone의 추출온도 및 시간은 isoflavone의 추출정도에 영향을 줄뿐만 아니라 높은 온도(80℃)에서의 추출은 일부 isoflaovne이 변화했을 가능성이 높다.

Isoflavone은 우리가 섭취할 수 있는 식물 중 몇몇 식품에만 존재하며 그 중 콩이 가장 많은 양을 함유하고 있다. 콩에는 건물량으로 2~4mg/g 함유되어 있으며 genistein/daidzein의 비율은 약 2.0이다. 그러나 콩의 isoflavone함량은 품종에 따라 약 8배의 차이가 있는 것으로 보고 되어 있다. 따라서 콩가공제품의 isoflavone함량은 품종이 많은 영향을 주며, 또한 가공 중 이들 함량이 변한다(Wang and Murphy 1996). 콩 발효식품 중 이 비율은 miso가 1.43, tempeh가 1.82이고 비발효식품인 탈지콩가루는 1.30, 콩우유는 1.21이며 두부는 1.35~ 2.04로 두부에 따라 큰 차이가 있다(Coward et al. 1993). 일반적으로 비발효 콩제품에는 배당체형태의 isoflavone이 더 많고 발효식품에는 aglycone이 훨씬 더 많이 함유되어 있다(Wang and Murphy 1994). 콩우유 한 cup이나 두부 반 cup이면 isoflavone이 30 mg정도 들어있고 이 양은 인간이 isoflavone의 효능을 갖는 하루 양으로 충분한 량이라 한다.

한편 우리가 isoflaovne을 섭취했을 때 장내 미생물에 의해 daidzein은 dihydro-daidzein, O-desmethylangolesin 등으로 변하며 genistein은 생리적 활성이 없는 ρ-ethylphenol로 전환된다고 하였다(Setchell et al. 1984, Kelly et al. 1995).

2) 흡수 및 대사

Isoflavone은 흡수된 뒤 혈액과 소변(urine)중에 glucuronide로 주로 존재(약 90%)하며 3~5%정도는 sulfate로 존재한다. Xu 등(1994)은 체중 1kg당

isoflavone을 0.7, 1.3, 2.0mg되게 콩식품을 젊은 여성이 섭취시켰 때 6.5시간 후 혈액 중 genistein과 daidzein 농도는 1.53, 2.29, 4.39μmol/ℓ 가 된다고 하였고, 24시간 후에는 처음 최고 농도의 10%정도로 감소한다고 하였다. 이 결과는 isoflavone 섭취후 24시간이 경과하면 인체 내에 있는 isoflavone이 거의 다 없어지고 있음 을 알 수 있다.

인체 내에서 흡수될 때의 isoflavone 형태에 관하여 Brown(1988)은 콩에 주로 함유된 glycosides는 인체 내에 β-glucosidase가 없어 aglycone으로 전환시킬 수는 없으나 장내 미생물에 의해 aglycone으로 되어 흡수를 향상시킬 수 있다고 하였다. 그러나 이와 다른 의견도 있어 Hollman 등(1995)은 flavonoids의 glucose 형태가 glucose가 제거된 aglycone보다 더 잘 흡수된다는 보고도 있다. 또한 콩우유에 있는 isoflavone이 분리콩단백에 있는 것보다 더 잘 흡수가 된다고 하면서 Coward 등(1996)은 그 이유가 콩우유에는 배당체(glycosides)가 대부분이지만 분리콩단백에는 malonylglucosides나 acetylglucosides 형태로 많이 존재하기 때문일 것이라 하였다. 즉 이들은 배당체가 acetylglucosides나 malonylglucoside보다 β-glucosidase에 의해 가수분해가 더 잘되기 때문이라 하였다.

3) 생리적 활성

처음 isoflavone의 생리적 활성의 기능성에 관해 관심을 갖기 시작한 것은 isoflavone이 여성 hormon인 estrogen과 같은 활성을 가졌다는 점이었다. 1950년대에는 가축의 성장촉진제로서의 가능성을 검토하던 중 Folman과 Pope(1966)는 암컷 쥐에 genistein을 주사했을 때 estrogen 분비를 자극하는 uterine의 무게가 감소했다고 하면서 antiestrogen 역할을 한다고 하였다. 그러나 이러한 genistein과 estrogen과의 관계는 한동안 관심을 끌지 못하다가 1995년 Mäkelä 등이 쥐 실험에서 합성한 estrogen을 먹인 쥐는 uterin 무게가 감소하였으나 estrogen을 주지 않은 쥐는 uterin 무게가 증가했다는 결과를 발표하면서 연구가 다시 시작되었다.

이들은 또한 폐경기전의 에스트로젠(estrogen)이 많은 여성에게는 antiestrogen으로서, 폐경기후의 estrogen이 적은 여성에게는 estrogen 역할을 하는 물질로서 (estogenic) 작용할 수 있다는 가능성을 제시한 바 있다. Isoflavone의 antiestrogen

활동은 isoflavone의 구조가 estrogen과 유사한 면이 있어 estrogen receptor에 경쟁적으로 결합하기 때문이며 estrogen으로의 역할은 genistein이 daidzein보다 높다고 하였다. Estrogen receptor에의 상대적 친화성은 in vitro test에서 estrogen의 1/50밖에 안되지만 콩 식품을 섭취하였을 때 혈액 속 isoflavone 함량이 estrogen보다 약 1000배 높기 때문에 estrogen 관계의 효력은 충분히 있을 수 있다고 하였다(Martin et al. 1978).

또한 genistein과 daidzein을 첨가했을 때 in vitro test에서 성 hormon과 결합하는 globulin의 생성이 증가했다는 발표가 있다(Lonkovaara et al. 1995). Fujimoto 등(1995)은 estrogen의 효력의 일부가 tyrosine protein kinase의 활성에 의해 이루어지기 때문에 genistein의 antiestrogenic 효과는 tyrosine protein kinase의 활성을 저해하는 것과 관계가 있다고 하였다.

콩 isoflavone의 기능성은 항암효과가 밝혀지면서 항암기작에 대한 연구가 시작되었다. Genistein이 암세포의 성장을 돕는 tyrosine protein kinase의 활동을 방해함이 Peterson과 Barnes(1993)에 의해 밝혀져 항암능력에 관한 연구가 활기를 띄게 되었다. 그 뒤 여러 연구자들은 암 발생을 억제하는 콩의 성분으로서 isoflavone이 주로 관여함에 의견을 같이 하였다. 이러한 효능을 가진 isoflavone과 같은 식물체의 기능성 물질들을 phytochemical이라 하게 되었다. Phytochemical은 영양소로 분류되고 있지는 않지만 비타민이나 무기질과 같이 인간의 건강에 큰 도움을 주는 미량물질로 되어 있다.(Isoflavone의 기능성은 4장에서 자세히 설명됨).

콩에는 비배당체인 genistein과 daidzein보다 배당체인 daidzin, genistin으로 대부분 존재한다(Choi and Sohn 1998). 콩에 함유된 isoflavone은 세포의 성장과 조절에 영향을 주어 암 방지 및 치료에 효과가 있는 것으로 알려져 있는데, isoflavone은 estrogen과 같은 기능을 약간 가지고 있으며 isoflavone의 호르몬적 특성은 상황에 따라 estrogen의 대항제(antagonist) 또는 길항제(agonist)로 작용할 수 있는 양면성이 있는 것으로 밝혀지고 있다.

콩 isoflavone의 estrogen 작용은 주로 genistein이 관여하는 것으로 알려져 있다. Genistein은 잠재적 항 estrogen 효과를 지닐 뿐만 아니라 발암과 관계된 몇 가지 중요효소를 억제하는 기능을 가진다. Genistein은 유방암 또는 전립선암 등에 대하여 항암성을 보이며, 또한 estrogen 활성을 갖고 있어 골다공증 예방의 한 방법으로도 효과를 볼 수 있다고 알려져 있다(Arjmandi et al. 1995).

즉 대부분의 유방암 세포는 estrogen을 필요로 하는데 genistein은 폐경 전 여성에게 항 estrogen 활성을 갖게 함으로써 호르몬, 세포대사를 통해 유방암과 관련된 estrogen의 작용을 감소시킨다. 이밖에 갱년기 여성에게는 폐경이 후 혈중 estrogen 농도가 떨어지면서 뼈의 형성과 용해 사이의 균형이 깨어져 골다공증이 생기므로 estrogen치료로 골다공증을 예방할 수 있다는 연구 보고도 있다(Bennick et al. 1992, Peterson and Barnes 1993, Setchell et al. 1984, Takano et al. 1993).

또한 isoflavone은 tyrosin protein kinase와, DNA topoismerase Ⅱ의 작용을 방해하고 estrogen 수용체에 약하게 결합하여 세포증식을 감소시키고 세포분화를 결합시킴으로써 암 예방 및 치료효과가 있다(Lee and Sang 2001). 만성질환의 예방과 치료에는 주로 aglycone type인 genistein(0.15%), daidzein(0.007%)이 주로 관여한다.

아시아 사람보다 칼슘 섭취량이 3~4배 많은 서양에서 골 밀도가 낮고 골절 환자 발생률이 4~5배 높은 것은 아시아 사람들이 콩과 같은 isoflavone 함량이 많은 음식을 섭취하는 것에 기인하는 것으로 알려져 있다. 실제로 isoflavone은 estrogen의 1/1000~1/10000 정도의 낮은 활성을 나타내며, 갱년기 이 후 estrogen이 부족한 여성에게 나타나는 갱년기 장애 및 골다공증 예방의 한 방법으로 콩의 daidzein과 genistein등 isoflavone 섭취가 중요한 예방의학적 방법으로 대두되고 있다(Lee and Sang 2001). 그 외에 genistein은 소변과 대변을 통해서 체내에 축적된 cadmium의 배설을 촉진시켜 중금속 독성에 의한 골 대사 장애를 완화시킬 수 있다는 보고(Shim et al. 2005)가 발표된 바 있다.

콩 및 콩 가공 식품에 항암성 및 면역성 강화 등 새로운 생리적 기능성이 알려지면서 콩의 식품학적 가치가 증가하고 있으며, 특히 콩 isoflavone이 지니고 있는 체내에서의 생물학적 효능 및 작용 기전과 관련된 연구가 집중되어 있는 만큼 콩 및 콩 가공 식품의 isoflavone 함량 향상 연구는 중요한 과제로 남아있다.

4) 가공의 영향

콩의 가공조건과 가공제품에 따라 isoflavone 함량에는 큰 차이가 있다(표 3-4, Coward et al. 1993). 발효되지 않은 비발효제품에서는 β-glycosides와 malonic 또는 acetic acid가 ester결합(esterified)된 malonyl-, aceytyl-glucosides가 주로 존재하지만 발효제품에서는 aglycone(unconjugated)형태가 더 많이 존재한다. 콩기름에는 isoflaovne이 측정되지 않아 콩기름추출과정 중 isoflaovne 전부가 탈지대두박으로 이전되고 있음을 알 수 있다. 발효콩제품의 경우 그 함량이 크게 감소하는데 이는 콩을 발효시킬 때 밀, 쌀, 보리 등을 첨가하므로 건물량 당 isoflavone 함량이 상대적으로 적어지기도 하지만 삶을 때의 유출 및 미생물에 의한 isoflavone 분해의 가능성이 있다고 하겠다. 미생물에 의한 분해 가능성은 된장이나 miso, 간장 등의 isoflavone을 측정하였을 때 glucoside 형태보다 aglycone 형태가 더 많이 측정되어 발효과정 중 β-glucosidase에 의해 가수분해되어 glucose가 분리되었음을 알 수 있다.

일반적으로 isoflavone은 가공이나 조리 중 열에 의해 파괴되지 않지만 isoflavone의 형태가 변하면서 각각의 isoflavone isomer들의 함량과 총량이 변한다. 가공이나 조리 중 isoflavone의 감소는 주로 물에 isoflavone이 용출되어 버려지기 때문이다. Barnes 등(1994)은 가열처리가 최소한으로 된 탈지콩가루의 경우 isoflaovne으로 6′-O-malonylglucoside conjugate가 대부분인 반면 콩우유나 두부와 같이 100℃ 근처에서 가열처리를 많이 한 식품에서는 glucosides 형태가 대부분 이라하였다. 따라서 malonylglucosides는 열에 불안정하여 가열에 의해 해당된 glucosides로 변하고 있음을 알 수 있다. 그 결과 ester 결합을 하고 있던 malonyl기나 acetyl기가 분리되면서 methyl malonate 또는 methyl acetate와 isoflavone의 glucosides가 생성된다고 하였다. 그러나 isoflavone자체는 열에 상당히 안정하여 화학적 골격구조는 변하지 않는다(Coward et al. 1998).

김천회 등 (2002)은 우리나라에서 시판되고 있는 콩과 가공제품들(콩우유, 두부, 콩가루, 분리콩단백, 된장, tempeh, natto)의 isoflavone과 saponin, 식이섬유, 콩 올리고당, 레시틴의 함량을 측정하여 보고한 바 있다. 표 3-5(김천회등 2002)은 isoflavone함량을 비교한 것으로 건물량으로 환산한 값들에 큰 차이가 있음을 알 수 있다. Isoflavone함량이 가장 많은 콩제품은 생대두분말(489 mg%)이었고 다음은 나토→두부→콩우유→분리콩단백→된장의 순이었으며 tempeh(25.9 mg%)가 가장 낮았다고 하였다. 이러한 차이는 가공방법 특히 발효에 의해 함량에 변화를 줄 수도 있었지만 각 제품에 사용된 원료콩의 품종과 저장기간 차이의 영향도 많았을 것이라 하였다. 그러나 이들의 결과에서 뚜렷이 부여 주는 것은 발효제품에서 glucoside에 대한 aglycone의 함량비율이 상대적으로 높음을 알 수 있다. 특히 이들 제품 중 당을 이용하는 미생물인 Aspergillus sp. 와 Rhizopus sp. 곰팡이로 발효된 된장과 temph는 aglycone/glucoside의 비율이 1.18과 0.70으로 높은 반면, 주로 단백질 효소로 분해하는 Bacillus subtilis 균을 이용한 natto 제품에서는 그 비율이 0.04로 비발효식품과 유사하였다고 하였다.

두부와 tempeh 제조중의 소실을 측정하였을 때(Wang and Murphy 1996) 두부에서는 응고과정(44%)에서, tempeh에서는 침지(12%)와 가열(49%)과정에서, 분리콩단백에서는 알카리 조건하에서의 단백질 추출과정(53%)에서 많은 손실이 있는 반면 지방질 추출이나 탈피과정에서는 손실이 거의 없는 것으로 보고 되어 있다(표 3-6). Wang과 Murphy(1996)는 또한 tempeh나 콩우유, 두부 제조과정 중 malonyldaidzin과 malonylgenistin은 침지와 익힘 중 감소하여 침지와 가열이 영향 준다고 하였다. 한편 발효시킨 콩제품에는 발효미생물의 β-glucosidase에 의해 배당체형태가 비 배당체형태(aglycone)로 전환되어 tempeh의 경우 daidzein과 genistein이 특히 증가하였고 이들의 증가는 isoflaovne 중 glucosides 형태가 번식된 곰팡이의 효소에 의해 가수분해 된 결과라고 하였다.

분리콩단백질 제품에서는 총 isoflavone 함량이 크게 감소하였지만 daidzein과 genistein은 증가하여 단백질 추출을 위한 알칼리 처리가 isoflavone에 영향을 주었으리라고 생각하고 있다. 농축콩단백에서 수용성 탄수화물(주로 올리고당)의 제거를 위하여 70~90% ethanol 수용액으로 추출할 경우가 있는데 이때 수용성 탄수화물과 함께 많은 양의 isoflavone(약 65%)이 손실된다. 그 이유는 Isoflavone이 70~80% ethanol 수용액에 가장 잘 용해되기 때문이다. 그러나 수용성 탄수화물을 제거할 때 중성 pH의 뜨거운 물로 추출하면 isoflavone의 손실을 최소한으로 할 수 있다고 하였다.

표 3-4. 여러 콩제품들의 isoflavone 함량

(mg/g)

콩 제 품	배당체		비배당체		Total	D/G Ratio	비배당체(%)	
	Genistin	Daidzin	Genistein	Daidzein			Genistein	Daidzein
Asian Primary Soy Materials								
Soy milk	0.130 (1.680)	0.103 (1.337)	0.007 (0.098)	0.011 (0.141)	0.252 (3.256)	0.83	5	10
Tofu[b]	0.249 (1.215)	0.121 (0.591)	0.031 (0.151)	0.016 (0.077)	0.417 (2.031)	0.49	11	12
Tofu[c]	0.269 (2.087)	0.200 (1.513)	0.015 (0.116)	0.015 (0.113)	0.494 (3.827)	0.74	5	7
Soy flour	0.741	0.582	0.015	nd	1.338	0.77	2	0
Soy powder	1.148	0.582	0.014	nd	1.748	0.50	1	0
Soy nuts	1.390	0.853	0.066	0.054	2.363	0.62	5	6
Processed or Fermented Asian Soy Products								
Tempeh	0.113 (0.296)	0.040 (0.103)	0.164 (0.434)	0.113 (0.298)	0.430 (1.130)	0.55	59	74
Miso	0.043 (0.064)	0.035 (0.054)	0.497 (0.745)	0.345 (0.516)	0.920 (1.379)	0.70	92	91
Rice miso	0.198 (0.353)	nd nt	0.136 (0.242)	0.071 (0.127)	0.404 (0.721)	0.21	41	100
Barley miso	0.155 (0.258)	0.142 (0.235)	0.239 (0.396)	0.185 (0.306)	0.721 (1.195)	0.83	61	57
Shiromiso soup mix	0.267	0.163	0.170	0.108	0.708	0.62	39	40
Akamiso soup mix	0.319	0.540	0.17	0.136	0.882	0.79	35	35
Soybean paste	0.078 (0.160)	0.044 (0.090)	0.251 (0.514)	0.197 (0.404)	0.570 (1.168)	(0.73)	76	82
Soybean paste/rice	0.066 (0.106)	0.085 (0.136)	0.108 (0.174)	0.103 (0.166)	0.362 (0.582)	(1.08)	62	55

* 모든 값(mg/g)은 습량기준이며 (   )안은 건량기준임

D/G= (daidzin +daidzein)/(genistin + genistein)

표 3-5. 우리나라의 여러 콩제품들의 isoflavone함량비교

(mg/100g건물량)

	Malonyl(mg)			Acetyl(mg)			Glucoside(mg)			Aglycone(mg)			Total
	Daidzin	Glycitin	Genistin	Daidzin	Glycitin	Genistin	Daidzin	Glycitin	Genistin	Daidzein	Glycitein	Genistein	
Raw soybean	137.40	0.69	169.50	2.26	19.50	1.70	26.03	0.29	39.26	0.75	0.20	0.84	398.50
Soymilk	7.26	0.16	15.20	1.39	0.02	1.71	39.50	1.51	67.70	1.64	0.28	1.76	138.10
Solid Tofu	69.80	7.57	87.70	3.53	0.40	3.46	26.50	7.53	36.10	1.91	0.64	2.05	247.30
Soy flour	163	3.60	222.90	2.51	0.04	2.38	34.80	2.32	50.70	2.90	0.53	3.45	489.10
Isolated soy protein	10.70	2.21	25.60	2.44	0.30	4.31	17.10	3.99	40.60	1.22	0.68	2.29	109.70
Soybean paste	0.96	0.90	0.82	2.92	1.86	2.89	11.30	1.28	12.60	15.10	7.36	19.70	30.80
Natto	0.53	0.29	0.58	1.87	0.71	3.05	120.30	36.60	132.10	2.76	2.17	7.07	308.30
Fried Tempeh	0.35	0.87	0.83	3.50	0.19	5.19	1.08	0.24	2.96	4.28	0.87	5.56	25.90

표 3-6. 콩우유, 두부, 템페, 분리콩단백 제조과정 중 isoflavone의
함량과 손실의 물질수지.

Type of Soyfood	Step Processing	Resulting Products	Total Isoflavones (mg)
Soymilk and tofu			
		Raw soybeans	217.2
	Soaking	Soaked soybeans	196.8
		Soaking water	1.0
	Cooking	Cooked slurry	227.2
	Filtrating	Soymilk	194.8
		Okara	25.9
	Coagulating	Tofu	70.8
		Whey	95.4
Tempeh			
		Raw soybeans	117.9
	Soaking	Soaked soybeans	104.1
		Soaking water	trace
	Dehulling	Dehulled soybeans	97.0
		Seed hulls	1.6
	Cooking	Cooked soybeans	39.3
		Cooking water	trace
	Fermentation	Tempeh	27.9
Soy protein isolate			
		Soybean flour	30.0
	Deffatting	Defatted soy flour	31.7
		Soybean oil	0.7
	Alkaline extraction	Aklaine soluble	17.8
		Alkaline insoluble	15.8
	Acid precipitation	Protein isolate	14.5
		Whey	3.3

* 사용한 콩품종은 vinton 81이었으며 사용된 원료의 양은 콩우유에 600g의 콩, tempeh에 100g의 콩, 분리콩단백에 50g의 콩분말이었음.

③ 올리고당

1) 구조 및 종류

올리고당이란 단당이 3~10개 정도 결합한 oligomer로 분자량이 300~2,000 범위인 저분자 물질이다. 올리고당 중 체내 효소에 의해 분해 되지 않고 흡수가 되지 않는 난소화성 올리고당을 기능성 올리고당이라 하고 있다. 콩에 함유되어 있는 콩 올리고당은 저 칼로리 감미료로서 장내 미생물의 생육을 촉진시키는 기능을 가지고 있다(Choi et al. 1995a).

콩에는 2당류로 sucrose, 올리고당으로는 래피노오스(raffinose)와 스타키오스(stachyose)가 주로 존재하며(그림 3-3), 이중 raffinose와 stachyose는 sucrose분자에 α-1, 6 결합으로 galactose가 1개 또는 2개 결합되어 있다. 인체에는 이들 올리고당을 분해 할 수 있는 α-galactosidase 효소가 없어 난소화성 저칼로리 올리고당이 된다.

이러한 올리고당은 여러 식물체에 매우 광범위하게 분포되어 있으나 특히 콩에는 많이 함유되어 있어 sucrose가 3~8%, raffinose 0.1~0.9%, stachyose 1.4~4.1% 정도 존재한다(Hymowitz et al. 1972). 난소화성 올리고당인 raffinose 와 stachyose는 단맛이 있어 저칼로리당으로도 사용되고 있다.

특히 raffinoseas stachyose는 장내 유익균의 생육을 촉진시키는 기능과 식이섬유와 유사하게 콜레스테롤과 중성지방을 감소시켜주는 효과가 보고 되어 있어 기능성 식품소재로서도 인정받고 있다(Kennedy et al. 1985, Kuo et al. 1988, 正井輝久 1990).

콩에 함유된 올리고당은 1.5~5%범위로 콩의 품종과 생산지 또는 재배환경에 따라 차이가 많으며 가공방법에 따른 제품 간에도 차이가 크다. 표 3-7(김천회 등 2002)는 한국에서 시판되고 잇는 콩제품들의 올리고당 함량을 건물량기준으로 비교한 것으로 그 함량에 큰 차이가 있음을 알 수 있다 비발효제품인 콩우유와 콩가부의 올리고당 함량은 높고 발효제품인 된장과 나토는 낮으며, 제조과정 중 수용성 당을 제거시킨 분리콩단백은 낮음을 알 수 있다.

Stachyose

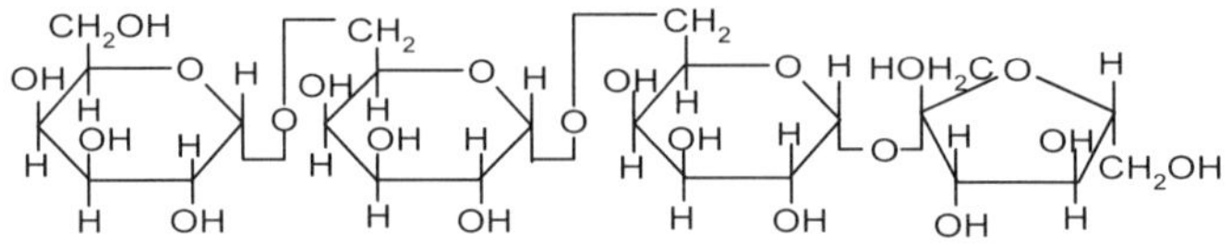

Raffinose

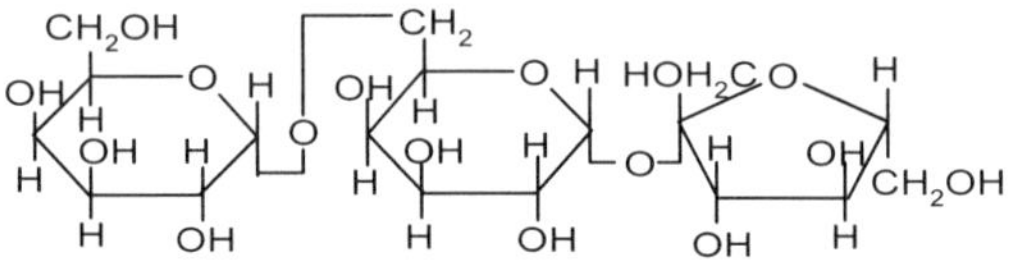

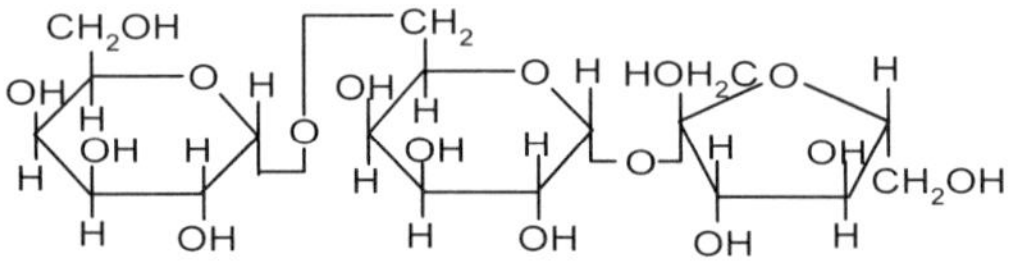

Raffinose

그림 3-3. 콩 올리고당의 구조

표 3-7. 여러 콩제품들의 올리고당 함량비교

(% 건량기준)

	Raffinose	Stachyose	Total
Raw soybean	0.51	2.24	2.75
Soy milk	0.36	2.23	2.59
Solid tofu	0.15	0.41	0.56
Soy flour	0.42	2.45	2.87
Isolated soy protein	0.08	0.11	0.19
Soybean paste	0.16	0.02	0.18
Natto	0.25	0.09	0.34
Fried Tempeh	0.05	0.12	0.17

2) 장내 세균에의 영향 및 기능성

콩의 올리고당에 대한 관심은 처음 미국 등의 서구에서 난소화성이며 장내 혐기성 미생물에 의해 가스가 발생되어 장내 가스 발생물질(flatulence factor)로 우리에게 불리한 물질이라고 알려져 왔지만 최근 연구에서는 올리고당의 섭취가 장내 가스 생성과는 관계가 없다는 보고도 발표된바있다. 장내에서 생성된 가스는 CO_2, H_2, N_2, methane 등으로 장내 세균 조성에 따라 다르다고 하였다(Cristofaro et al. 1974, Liener 1994).

콩의 올리고당은 효소에 의해 제조된 올리고당보다 소량으로도 장내 유익한 균인 비피더스균(Bifidobacteria)의 증식효과가 크다는 연구결과가 있고 또한 효소에 의해 제조되지 않고 콩 또는 콩가공부산물에서 제조할 수 있다하여 최초로 미국 FDA의 GRAS승인을 받음으로서 식품소재로의 이용이 급속도로 증가하게 되었다(正井輝久 1990, 목철균 등 1995). 콩 올리고당은 인체 내 효소에 의해 분해 흡수되지 않고 대장에 도달하면 장내 유익균인 비피더스균에 의해 선택적으로 이용되어 이 균의 생육을 촉진시키지만 대표적인 장내 유해균인 Clostridium perfringens 등의 생육은 억제된다. 올리고당의 Bifidobacteria 증식효과는 효소로 합성된 fructo 올리고당의 3.0g, galacto 올리고당의 2.0-2.5g에 비해 콩 올리고당은 2.0g 으로 상대적으로 낮다. 따라서 콩 올리고당은 적은 양으로도 다른 올리고당과 같은 효과가 있다고 할 수 있다 (Tomomatsu 1994).

더욱이 콩올리고당은 천연물이고 오랫동안 섭취해오던 식품의 한 성분이기에 안정성이 높고 독성이나 아급성 독성의 실험결과 이상이 없는 것으로 확인되어있다. 유해균의 번식억제는 비피더스균의 대사물질로 생성되는 초산, 젖산 등 저급지방산과 미생물의 생육 저해효과가 있는 bifidin에 의한 것으로 알려져 있다. 비피더스균은 또한 외부의 병원성 미생물의 감염을 억제하고 장내 독성을 나타내는 암모니아와 같은 대사산물과 해로운 효소의 생성을 억제하며, 간의 독성물질해독기능을 보호한다. 그리고 비피더스균에 의한 저급지방산의 생성은 대장 운동의 촉진과 변의 수분함량을 증대시켜 변비를 예방하며 대장암 발생률을 감소시키는 효과도 있다고 한다(Tomomatsu 1994).

또한 콩의 올리고당은 콜레스테롤의 대사산물인 담즙산의 배설을 촉진시키고, 장관에서 콜레스테롤의 흡수를 억제함으로서 혈중 콜레스테롤의 농도를 낮추는 효과가 보고 되어 있다. 이외에도 올리고당의 섭취로 혈압이 감소된다는 보고와 대장암의 발병율이 낮아진다는 보고도 있으나 이 효과는 좀 더 확인연구가 필요한 상태이다.

④ Phytate

1) 구조 및 화학적 특성

Phytate는 파이트산(phytic acid) 또는 파이틴(phytin)으로도 불리우는 화합물로 화학적 구조는 inositol hexaphosphoric acid에 Ca, Mg, K가 결합되어 있는 염이다. Phytate는 일반적으로 inositol에 6개의 인이 결합한 구조를 가진 inositol hexaphosphate로 곡류 및 두류 등에 존재하며 식물 세포내에는 1개에서 6개까지의 인이 결합된 형태의 분자(inositol mono-, di-, tri-, tetra-, penta-, hexa-phosphate) 들이 있다(그림 3-4). 영양학적으로 phytic acid는 무기물과 단단한 결합체를 형성함으로서 주요무기물의 흡수를 방해하기 때문에 영양저해물질로 되어있다. 그러나 최근 phytic acid의 항암효과가 밝혀지면서 기능성물질로서의 관심이 증가하고 있다.

Phytic acid의 기능성은 지방질의 산화를 감소시킴으로써 암과 심혈관 질환 유발을 억제 시킬 뿐만 아니라 담석류 치료 및 콜레스테롤 저하 효과를 나타낸다고 하였다(Kim et al. 1996). Phytic acid의 항암효과는 발암률에는 영향을 주지 않으나 암조직의 크기를 유의적으로 감소시키고 세포분열속도도 정상세포와 같은 수준으로 감소시키는 것으로 알려져 있다.

즉 암의 발생 단계 중 initiation stage 보다는 promotion stage에서 그 저해작용을 나타낸다. 이러한 phytic acid의 항암기전은 다음의 몇 가지 이론으로 정리된다. 첫째, phytic acid의 항산화작용에 의한 항암효과이다. 즉 phytic acid는 그 구조상 철 이온과의 결합이 매우 쉬운데 철은 공존하는 화합물을 산화시켜 free radical 화합물을 형성하고 이는 DNA변이 및 암화로 연결되게 된다. 둘째로 phytic acid는 Mg, Zn등 세포 분열에 필요한 미량원소들과 결합함으로해서 암세포의 분열도 둔화시키는 역할을 한다. 셋째로는 phytic acid는 세포의 신호 전달 체계를 변화시킴으로 해서 암세포의 성장을 지연시키는 기능도 가지고 있다고 알려져 있다(성미경 1996).

콩에 있는 phytate의 양은 콩의 품종, 측정방법에 따라 차이가 있으나 건물량으로 1.00~1.47% 함유되어있어, 콩 전체 phosphorus의 51~57%를 차지하여 콩 phosphorus의 주공급원이다(Lolas et al. 1976). 탈지대두분에는 1.42%, 분리콩단백에는 1.52% 함유되어 있다.

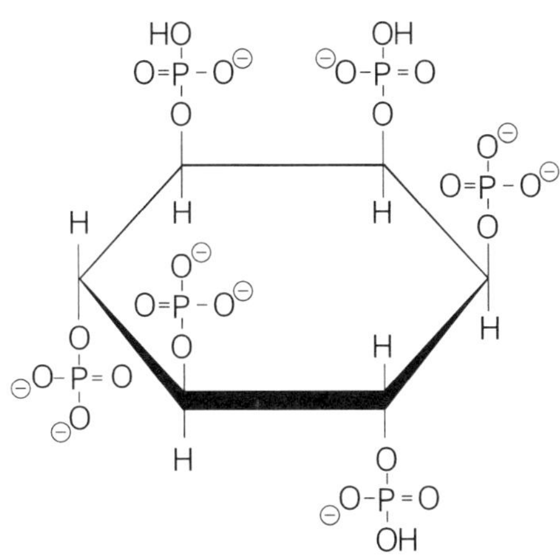

그림 3-4. Structure of phytic acid.

2) 무기물 흡수저해 및 생리적 활성

다른 식물 씨앗과 마찬가지로 콩에서도 발아를 위한 대사에 phytate가 인의 공급원으로 사용된다고 믿어지고 있다. 동물에 단백질 보충을 위하여 phytate가 함유된 콩사료를 섭취시키면 몇몇 무기질 원소의 요구량이 증가하게 되는데 그 이유가 Ca^{++}, Mg^{++}, Zn^{++}, Fe^{++}와 결합된phytic acid의 용해성이 크게 낮아져 장내에서의 흡수에 지장을 주기 때문이라 하였다.

이러한 무기질의 흡수장애는 사람을 상대로한 임상시험에서도 밝혀진 바 있다(Young and Janghorbani 1981). 그러나 이러한 의견은 phytate를 제거시킨 콩제품에서도 무기물의 요구량이 높았다고 한 결과(Mason et al. 1993)도 있어 콩섭취에 따른 무기물 요구량의 증가는 phytate뿐만 아니라 다른 성분, 즉 섬유질과도 관계가 있을 것이라는 제안도 있어 연구가 계속 진행 중이다.

3) 조리 및 가공에의 영향

Phytate는 무기물과의 결합뿐만 아니라 알칼리 pH에서 음전하를 가진 단백질과는 Ca, Mg 결합에 의해, 등전점 이하의 pH에서는 양전하를 가진 단백질과 중화에 의해 결합하는 특성을 갖고 있다.

즉 phytate는 어느 단백질과도 결합하는 능력을 갖고 있어 장내에서 단백질 소화효소와 결합하여 그 활성을 억제시킬 수 있을 뿐만 아니라(Vaintroub and Bulmaga 1991) 콩단백질의 등전점, 용해성 등 기능적 특성에도 영향을 주는 것으로 알려져 있다(Chen and Morr 1985). 또한 phytate를 거의 제거한 콩단백질은 pH 4.8~5.0에서 가장 낮은 용해성을 보여 단백질 추출 시 단백질 추출율을 감소시킨다. 이는 일반 콩단백질이 pH 4.2~4.5에서 가장 낮은 용해성을 보인 것과 큰 차이가 있다.

그러나 일반 콩 단백질의 등전점 범위인 pH 4.2~4.5에서 phytate가 적은 이 단백질은 높은 용해도를 보이며 pH 3.0에서 가장 높은 용해도를 갖고 있다(그림 3-5, Chen and Morr 1985).

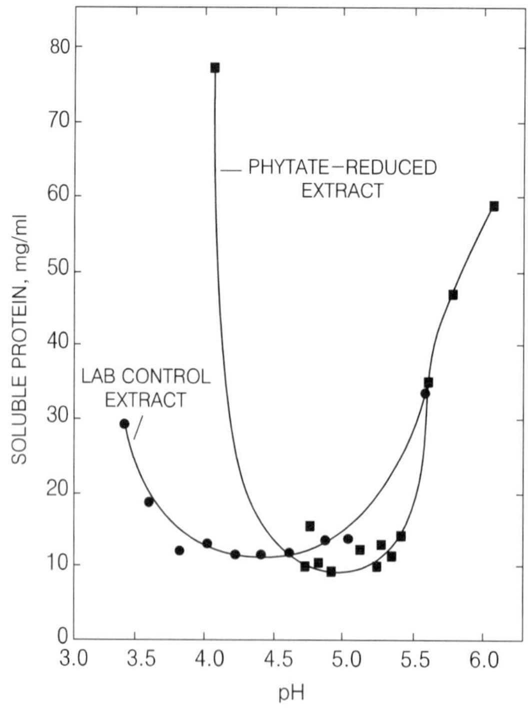

그림 3-5. 일반 콩단백질과 phytate를 제거한 콩단백질의
pH에 따른 단백질 용해도 비교.

Phytate의 존재는 다른 두류종자들과 같이 콩에서도 조리에 어려움(hard-to-cook)을 준다. 일반적으로 높은 온도와 습도에서 오래 저장한 콩은 익힘시간이 오래 걸리는데 그 이유가 저장 중 phytate 함량이 감소되면서 phytate와 결합하고 있었던 Ca^{++}, Mg^{++} 등 2가 이온이 해리되어 콩 조직의 세포벽과 결합함으로써 세포의 용해성을 떨어뜨리기 때문이라고 생각되어져 있다. 즉 콩의 익힘 현상은 콩 표면 근처에 있는 중간 박막층(middle lamella)의 pectic물질들이 익힘 중 용해되어 조직에서 분리되는 것과 관계가 있다고 믿어지는데 Ca^{++}이나 Mg^{++}의 세포벽과 결합이 pectic 물질의 분리를 방해하기 때문이라고 생각되어지고 있다. 일반적으로 콩은 다른 두류의 종자보다 익힘시간이 오래 걸려 콩 이용에 어려움은 주고 있지만 그 원인은 아직 밝혀진 바가 없다.

4) Phytate의 제거

무기물의 흡수와 단백질의 소화에 영향을 주는 phytate의 제거 또는 감소시키는 연구는 과거 많이 이루어져 있다. 이러한 경우 식품가공에서 가장 많이 사용되는 100℃내외의 가열처리는 trypsin inhibitor나 lectin, lipoxygenase를 불활성화 시키지만, phytate에는 거의 영향이 없는 것으로 밝혀졌다. Liu(1986)는 콩을 증기로 가열하거나 끓였을 때 phytate가 약간 감소하였지만 유의성이 없다고 하였으며, 콩을 침지한 뒤 끓이면 반대로 phytate 함량이 크게 증가한다고 하였다. Liu는 그 이유를 침지과정 중 phytate가 단백질과 결합된 상태에서 분리되어 분석을 위한 과정 중 더 많이 추출되었기 때문이라고 한 바 있다. 그러나 가열온도를 115℃로 높여 4시간 고압솥에서 가열하면 phytate가 거의 다 파괴된다. 그러나 이러한 고온에서의 가열처리는 콩에 있는 아미노산과 비타민 등의 파괴가 있어 적절하지 않다(Rackis 1974).

상온에서의 침지는 효과가 없지만 침지온도를 50℃에서 16시간 침지시키면 phytate 함량이 26%정도 감소되는데 이 감소는 50℃에서의 침지과정 중 열에 약한 세포벽이 파괴되면서 세포내에 있는 phytase가 세포밖으로 나와 phytate를 분해시켰거나 phytate가 용출되어 손실되었을 가능성이 높은 것으로 알려져 있다(Chang et al. 1977). 또한 콩을 발아시켰을 때 phytase가 활성화되어 phytate 함량이 감소했다는 보고가 있다(Chen and Pan 1977, Sattar et al.

1990). 콩을 5일간 발아시켜 콩우유를 만들었을 때 phytase의 작용으로 phytate가 37%정도 감소하였으며 수용성 Zn, Mn이 약간 증가하였다고 Kim 등(1984)이 보고하였다(표 3-8). 그 외에 콩의 발효과정 중 phytate가 감소되는데 tempeh의 경우 곰팡이인 Rhizopus oligosporus에 의해 phytate가 가수분해되어 30~60% 감소되는데 탈지콩가루를 Aspergillus ficcum으로 발효시키면 현저히 감소된다는 연구가 있다(Sutardi and Buckle 1985, Nelson et al. 1968).

표 3-8. 발아가 콩우유의 인 화합물에 미치는 영향

Time (Days)	Phytic acid (mg)	Phosphorus(mg)			Phytate P (%)	Inorganic P (%)	Organic P other than phytate(%)
		Total	Phytate	Inorganic			
0	1264.3	642.5	347.1	31.3	54.0	4.9	41.1
1	1190.8	624.1	326.9	69.3	52.4	11.1	36.5
2	1155.6	609.1	317.2	72.8	52.1	12.0	36.1
3	942.7	588.4	258.8	98.3	52.0	16.7	42.6
4	861.6	592.0	236.5	103.3	44.0	17.5	42.6
5	742.4	599.0	203.8	135.0	34.0	22.5	43.4

mg of total phytic acid and phosphorus in soymilk prepared from 100g dry soybean germinated.

⑤ Saponin

1) 구조

사포닌(saponin)은 식물체에서 steroid나 triterpenoid aglicon(sapogenin)을 갖고있는 조직형성물질 중 하나로 올리고당들과 결합되어 있는 당복합체(배당체)이다.

콩을 포함한 다양한 나무와 꽃 등 약 500여종의 식물이 saponin을 함유하고 있는 것으로 알려져 있으며 콩에는 약0.5%정도 함유되어 있다(Fenwick and Okenfull 1981). 화학적 특성은 이중 극성을 가지고 있어 열에 안정하며 쓴맛과 아린 맛을 갖고 있어 콩 관련 식품의 맛에 좋지 않은 영향을 준다.

Saponon의 화학적 구조는 출처에 따라 큰 차이가 있으며 콩에 있는 saponin의 구조는 그림 3-6과 같다(Stephen 1977).

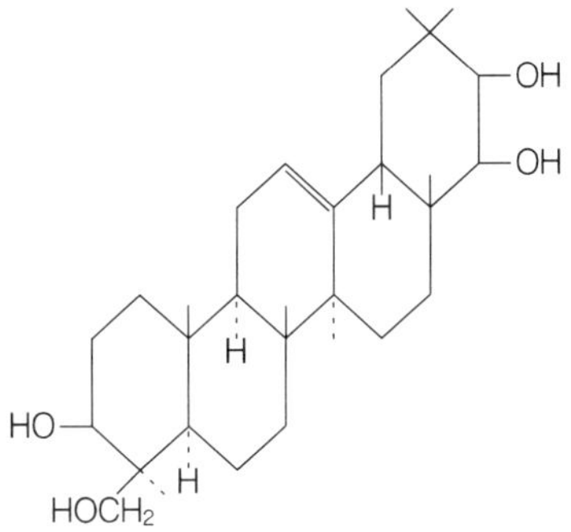

Soyasapogenol A

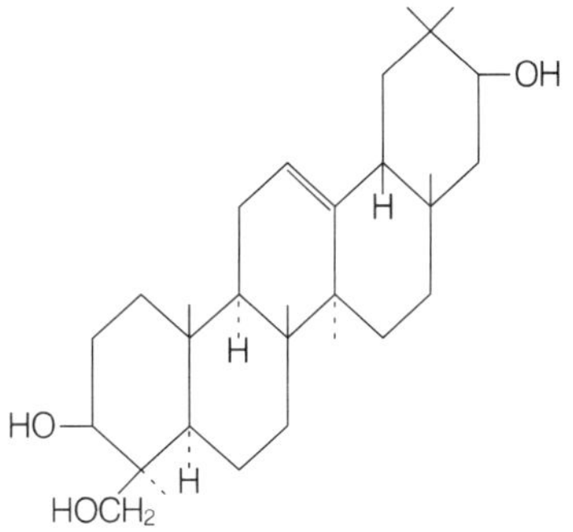

Soyasapogenol B

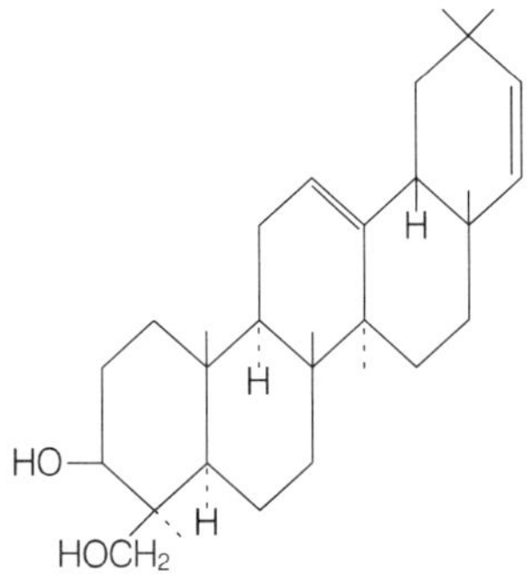

Soyasapogenol C

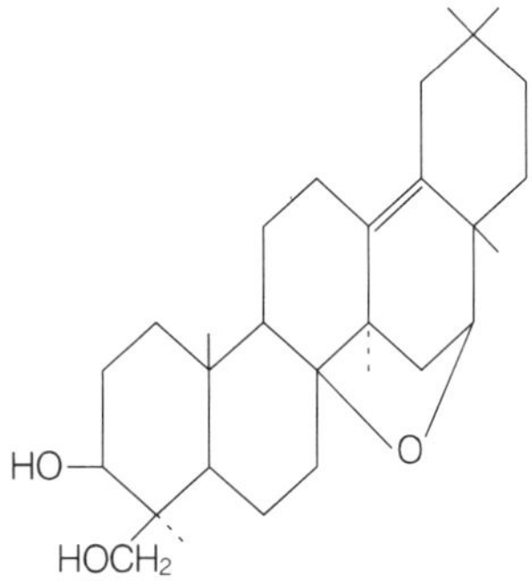

Soyasapogenol D

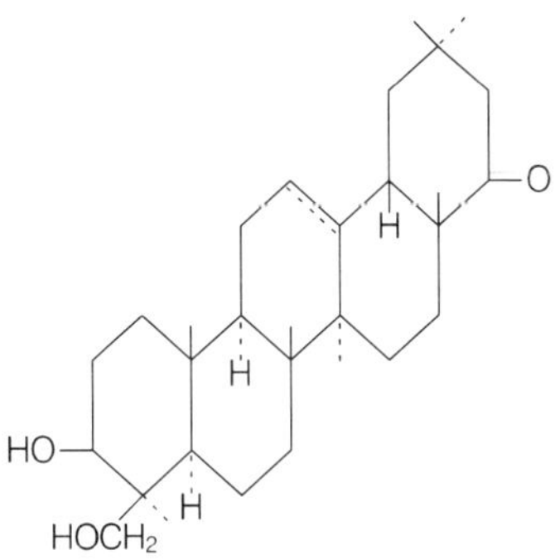

그림 3-6. 콩 saponin의 구조

2) 생리적 활성

Saponin은 일반적으로 적혈구막을 파괴하는 용혈작용 등 동물에 좋지 않은 영향을 주는 것으로 알려져 있지만 콩 saponin의 생리적 활성은 인삼의 saponin 과 같이 용혈작용이나 독성은 없는 것으로 밝혀져 있다(Birk and Peri 1980). 그리고 친수성과 친유성을 지니고 있어 콩 saponin은 체내에서 지방의 흡수, 합성 그리고 산화를 억제하며, 지방의 분해를 촉진함으로써 노화방지 및 면역 반응을 자극하며 항암 작용이 있는 것으로 알려졌다(Tokuda et al. 1991). 또한 Saponin은 화학적으로 콜레스테롤과 유사하여 일부는 위장관내에서 콜레스테롤과 결합하여 콜레스테롤의 소장 흡수를 억제하고 콜레스테롤 산화를 방지하며, 담즙산과 반응하여 담즙산의 배설을 증가시켜줌으로서 콜레스테롤 흡수를 억제하는 것으로 알려져 있다(Carroll and Kurowska 1993). 그렇지만 이러한 cholesterol저하효과는 상당히 낮아 의미는 적다고 하였다(Potter 1995).

콩 saponin은 이외에도 장의 막과 반응하여 결장(colon)암을 감소시키는 작용이 있고(Sung et al. 1995) 자유라디칼과 결합하여 이를 제거하는 항산화 효과를 가진다. 또한 인체면역결핍바이러스(HIV)에 대한 saponin의 억제 효과가 있어, HIV 질병에 의한 암 형성을 억제하기 때문에 항암작용과도 관련이 있다고 하였다(Stephen 1977). 이러한 기능성이 보고 되어 있지만 전반적으로 isoflavone이나 콩단백질, trypsin inhibitor와 비교할 때 그 효능은 미약하다고 하였다.

⑥ Pinitol

1) 구조

Pinitol(3-O-methyl-chiro-inositol)은 1990년대 초 Kennington 등(1990)과 Ortmeyer 등(1993)이 당뇨병 환자들의 소변을 검사한 결과 이들의 소변에는 chiro-inositol의 함량이 일반 건강한 사람들보다 현저히 낮다는 사실을 발견하고 그 이유가 myo-inositol을 chiro-inositol로 전환하는 기능이 결핍되어있기 때문이라고 한 바 있다. 또한 chiro-inositol을 외부에서 투여하면 혈당이 조절될 수 있다고 발표하였다(Ortmyer et al. 1993).

그 후 Bates 등(2000)은 자연계에 주로 존재하는 chiro-inositol 형태의 피니톨(pinitol)에도 같은 혈당강하효과가 있음이 밝혀지면서 pinitol을 혈당강하 소재로 관심을 가지게 되었다. Pinitol은 콩류나 솔잎 등에 포함되어 있는 천연 혈당강하 성분으로서 myo-inositol의 이성체인 chiro-inositol의 3번 탄소에 methyl기가 붙은 ether 화합물이다(그림 3-7).

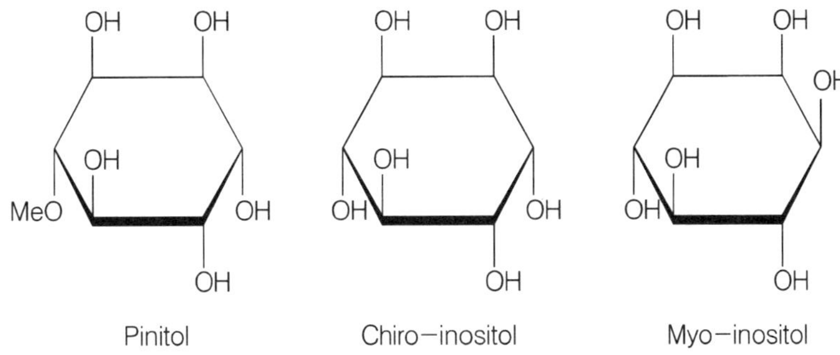

그림 3-7. Pinitol의 구조(Bates et al. 2000)

Chiro-inositol 물질이란 염산으로 가수분해하면 chiro-inositol이 생산되는 모든 성분을 지칭하는 것으로 chiro-inositol과 그 화합물, pinitol과 그 화합물이 포함된다. Chiro-inositol을 많이 함유하고 있는 식물은 콩류와 소나무로서 콩은 콩과 콩잎, 탈지대두, 대두배아에 특히 두부생산 시 얻어지는 두부순물에 많이 함유되어있다. 일반적으로 건조한 기후조건에서 재배된 콩에 chiro-inositol 물질의 함량이 높다. 소나무의 경우 솔잎과 소나무 속껍질에 많이 함유되어있고, 콩의 경우에는 chiro-inositol 성분 중 30~40%가 pinitol의 형태로, 40~50%가 galactose와 pinitol이 결합된 galactopinitol 형태로, 나머지 10~20%가 chiro-inositol 형태로 존재하며, chiro-inositol은 galactose와 결합하여 galactinol 형태로 존재한다(표 3-9, Schweizer et al. 1978). 이러한 chiro-inositol은 힝당뇨효과가 있는 것으로 알려저 있다.

표 3-9. 식물자원이나 그 가공품 중의 Chiro-inositol 성분 함량

(건량기준)

식물자원 혹은 그 가공품	Chiro-inositol 성분 함량(g/kg)
콩	4.36
콩 잎	8.25
탈 지 대 두	6.45
대 두 배 아	7.05
두부순물(고형분 기준)	20.00
솔 잎	6.70
소 나 무 속 껍 질	4.29

2) 생리적 활성

건장한 사람의 경우, 혈중의 포도당이 세포 내로 운반되기 위하여 췌장에서 생성된 인슐린(insulin)이 세포막 내에 존재하는 insulin receptor와 결합하여 phospholipase C와 phospholipase D를 활성화시킨다. 활성화된 이들 효소는 glycosyphosphatidylinositol (GPI)를 가수분해하여 inositolphophoglycan(IPG) insulin mediator와 diacylglyceride (DAG)를 생성한다(Romero et al. 1988). IPG insulin mediator는 2종류가 있는데, 하나는 myo-inositol과 glucosamine을 함유하는 mediator 이고 다른 하나는 chiro-inositol과 galactosamine을 함유하는 mediator이다. 이중에서 chiro-inositol mediator는 pyruvate dehydrogenase (PDH) phosphatase와 glycogen synthetase(GS) phosphatase를 활성화시킴으로써 당대사를 촉진한다. 제2형 당뇨병환자의 경우 IPG insulin mediator의 구성성분인 chiro-inositol(CI)의 생합성에 결함이 발생하여 혈당조절이 잘되지 않을 경우로 외부로부터 CI를 섭취하면 포도당대사에서 혈당조절 기능이 정상화가 될 수 있다고 하였다(Laner 1994). 또한 당뇨병중 중요한 합병증 중 하나인 심혈관계 질환에서 pinitol이 총 cholesterol의 증가와 HDL-cholesterol의 감소를 조절함으로서 합병증 예방과 치료에도 사용될 수 있다고 보고 되어 있다(표 3-10, 신용철, 전영중 2003).

표 3-10. 제 2형 당뇨병환자에 대한 pinitol의 장기 투여 효과

	Pinitol		
	섭취전	섭취후	변화
공복정맥혈당(mg/dl)	157.0	126.8	-30.2
공복모세혈관 혈당(mg/dl)	152.4	123.1	-29.3
공복 insulin 농도(μU/l)	16.8	14.1	-2.7
총 cholesterol(mg/dl)	204.9	197.7	-7.2
HDL-cholesterol(mg/dl)	43.3	47.0	+3.7

* n=30 투여량= 1.2g/일, 13주간

3) 제조방법

Pinitol의 제조방법으로는 대두추출액이나 두부순물과 같이 올리고당 등 당

성분과 저분자단백질 및 peptides, 기타 저분자물질들이 함께 포함된 용액으로
부터 분리하는 방법으로 지올라이트(zeolite)를 사용하는 방법, 양이온교환수지
를 사용하는 방법, 음이온교환수지를 사용하는 방법 등이 있다. 대두나 두부
순물 중에는 절반 이상의 pinitol 성분이 galactopinitol형태로 존재하므로 pinitol
의 회수율을 높이기 위해서는 먼저 적당한 galactosidase를 사용하여 galactose를
분리하고 pinitol 형태로 전환시켜야 한다. 그 후에 특정흡착제를 이용한 크로
마토그라피 방법으로 pinitol을 다른 당류, 단백질, 지방, 염류 등 타성분들로부
터 분리시킨 후 농축, 건조함으로써 50%이상의 pinitol 함량을 가진 높은 농도
의 pinitol을 만들 수 있다. 95% 이상의 pinitol 함량을 가진 고순도 제품은 결
정화 공정을 거쳐 제조하게 된다(신용철, 전영중 2003).

⑦ 기능성 물질 제조 및 이용

식품원료에서 기능성물질을 분리하여 사용하고자 할 때 몇 가지 거쳐야 할
단계가 있다. 먼저 기능성물질의 기능성을 생체외(in vitro) 및 생체내(in vivo)
실험에서 확인하고 독성이 없음을 증명해야 하며 두 번째는 사용할 원료가
저렴하고 항상 공급이 가능해야 한다. 세 번째는 기능성 물질의 추출 또는
분리방법을 확립하여 제조가 가능해야 한다.

이러한 면에서 콩의 기능성 물질의 분리는 이러한 제조 조건들이 충족되었
다고 할 수 있다. 그 이유는 콩의 isoflavone이나 올리고당은 그 기능성이 확실
하며 분리하고자 하는 원료가 콩단백질제품 제조 중의 부산물이거나 두부 제
조시의 부산물 또는 폐기액이 될 수 있어 저렴할 뿐만 아니라 원료의 조달이
항상 가능하기 때문이다. 또 하나의 장점은 콩원료 에서의 기능성 물질의 분
리는 순도를 높여야하는 노력을 하지 않아도 된다는 점이다.

즉 분리 하고자 하는 콩의 기능성 물질에는 그 물질과 분자의 크기, 용해성 등
물리적특성이 유사한 다른 기능성 물질들이 함께 존재하기 때문에 순도를 높임
은 오히려 유익한 다른 기능성 물질들의 손실을 가져올 우려가 있기 때문이다.
Isoflavone의 경우 분자량이 콩의 올리고당인 raffinose나 stachyose와 비슷하고 물
보다는 알코올 용액에 잘 용해되는 성질을 갖고 있음은 좋은 예라 할 수 있다.

1) Isoflavone의 제조

콩에서 isoflavone의 분리 및 제조를 위한 적절한 원료는 콩 가공 중에 발생하는 부산물 또는 폐기물을 이용하는 것이 원료비가 낮을 뿐만 아니라 폐기물의 재활용 면에서 중요하다. 특히 재활용되는 물질이 가치가 높은 기능성 성분일 때에는 더욱 그 경제적 가치가 크다 하겠다. Isoflavone은 수용성 성분으로 올리고당이나 peptieds, phyate, saponin과 유사한 용해성을 가져 콩가공시 폐기되는 수용액에 함유되어 있다. 예를 들어 콩 가공을 위해 콩을 수침시킬 때의 수침액, 두부 제조시의 순물은 폐수로서 처리되고 있으나 기능성 성분이 많이 함유되어 있다.

또한 콩단백 제품 즉 농축콩단백이나 분리콩단백, 가수분해 콩단백 등을 탈지대두박으로부터 분리하여 제조할 때 발생하는 여액에도 isoflavone, 올리고당 등 기능성 성분이 함유되어 있다. 이외에도 콩기름이나 콩우유 가공산업에서 가장 먼저하게되는 과정인 탈피공정에서 제거되는 콩껍질에는 배아(배축)가 포함되어 있으며 콩배아에는 높은 함량의 isoflavone(자엽보다 약 5배 높음)이 함유되어 있다(조성빈 2000).

Isoflavone은 황갈색의 불쾌한 쓴맛을 갖고 있어 처음에는 off-flavor(異臭)의 성분으로 연구되어 왔던 것이 여러 생리적 활성이 증명되면서 현재에는 만성질환에 가장 유익한 성분 중 하나로 인정받고 있다. 콩에서의 isoflavone 분리제조는 올리고당의 경우와 같이 콩식품 가공 중에 발생하는 부산물 또는 폐기물에서 제조함이 원료비의 절감뿐만 아니라 고부가가치의 기능성 소재를 생산한다는 면에서 중요한 의미를 갖는다.

Isoflavone의 추출을 위하여 처음 80% methanol을 사용하였던 것(Coward et al. 1993)이 현재는 건강 안전상 ethanol을 사용하고 있다. 산업적으로 isoflavone의 제조는 추출과 분리방법을 사용하고 있다. 탈피과정에서 발생되는 배아(배축, 씨눈, hypocotyl)를 원료로 사용할 경우 isoflavone의 추출부터 시작하게 되며 액상의 원료를 사용할 경우는 추출과정 없이 막분리 및 농축 방법(membrane conceontration)을 사용할 수 있다. 액상의 원료는 두부 제조시의 두부순물이나 콩을 침지 시킬 때의 침지액을 원료로 할 수 있다.

(1) 배아의 이용

콩기름 추출 전 단계인 탈피과정에서 나온 콩껍질에는 배아와 파쇄된 자엽
이 포함되어 있어 배아와 자엽을 송풍분리(pneumatic separation)하여 isoflavone
을 용매로 추출하고 흡착제를 사용하여 더 분리하면 20~30%농도의 isoflavone
을 제조할 수 있다(그림 3-8).

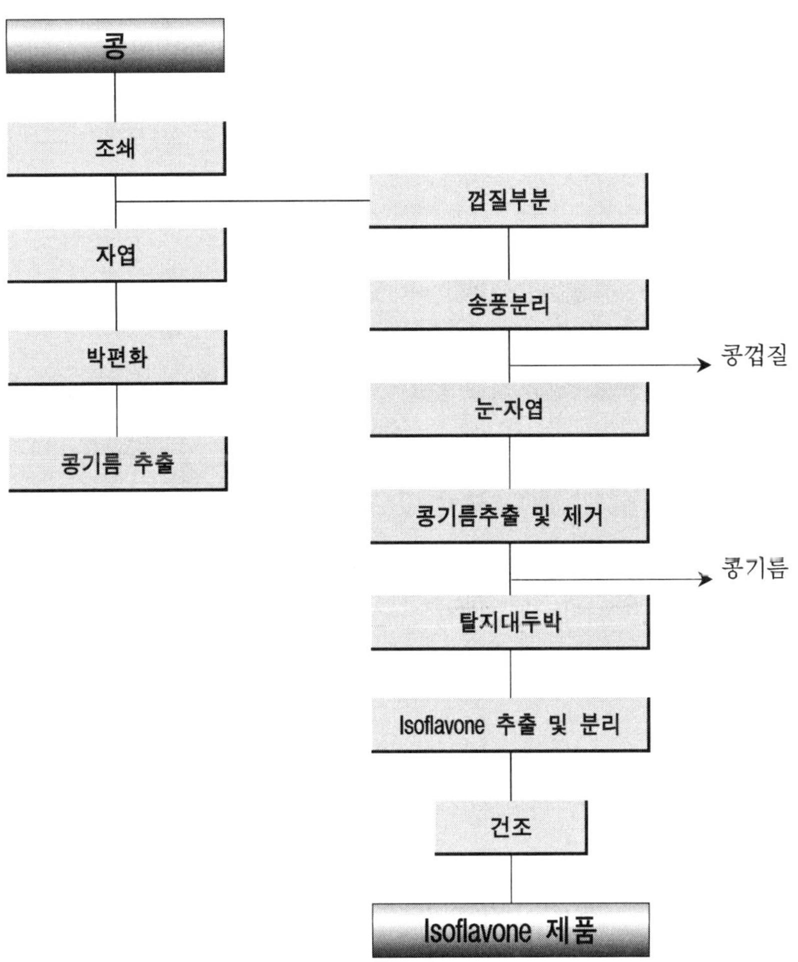

그림 3-8. 탈피과정에서의 콩껍질 부산물을 활용한 isoflavone 제조 과정

Isoflavone의 추출용매는 70~80%의 ethanol을 주로 사용하며 추출효과를 높
이기 위하여 초음파장치(ultrasonicator)를 이용하기도 한다. 원료는 가능한 한

표면적을 넓히기 위하여 미세하게 분쇄하여야 한다. 추출 시 pH 4.0으로 조절하여 단백질을 침전시킨 뒤 추출하고 원심분리 한 상등액을 한외여과 시키면 isoflavone 함량을 높일 수 있다. 한외여과막 통과액을 흡착수지에 흡착시킨 뒤 용매로 탈착시키면 isoflavone의 순도를 더 향상시킬 수 있다고 한다(그림 3-9). 각 공정별 isoflaovne의 함량은 다음 표 3-11과 같다(Lee et al. 2003)

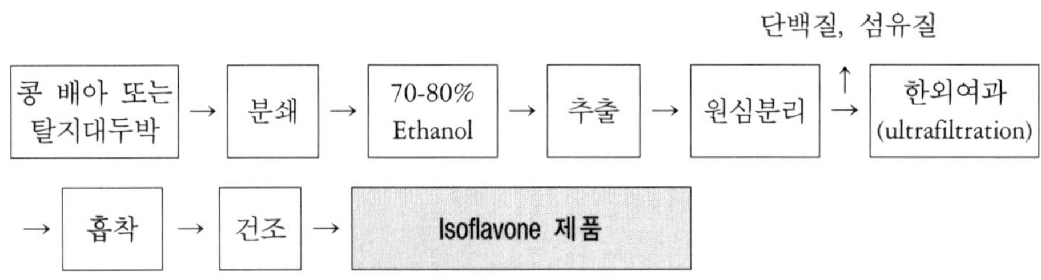

그림 3-9. 추출방법에 의한 배아로부터 isoflavone 생산 공정

표 3-11. 제조공정별 isoflavone 농도

Step	Process	함량 (mg/100g)
1	추출공정	5,600
2	단백질제거 공정	9,000
3	Ultrafiltration 공정	13,000
4	흡착공정	21,000

(2) 순물의 이용

두부순물이나 콩의 침지액에서 isoflavone의 분리를 위하여 막 분리 농축(membrane concentration)을 할 때 막의 종류는 마이크로여과(MF, microfiltration), 한외여과(UF, ultrafiltration), 나노여과(NF, nanofiltration)와 역삼투(RO, reverse osmosis)의 막(menbrane)사용이 가능하다. Isoflavone이나 올리고당과 같은 물질의 분리는 NF로 분리·농축함이 사용 압력이 RO보다 낮아 경제적일 뿐만 아니라 NF의 분자량 cut-off가 180 dalton 정도이어서 분자량이 500-600인 isoflavone의 분리가 가능하다. Kim 등(2005)은 두부순물에 포함된 isoflavone을 분리하고자 NF를 사용하였으며, 분리과정은 다음 그림 3-10과 같이 먼저 부유물질 이나 분자량이

큰 물질을 MF로 제거하고 UF로 저분자 단백질 등 분자량이 10k dalton 내외 물
질을 분리제거 한 뒤 최종적으로 NF로 UF통과액에서 isoflavone을 회수하는 것이다.

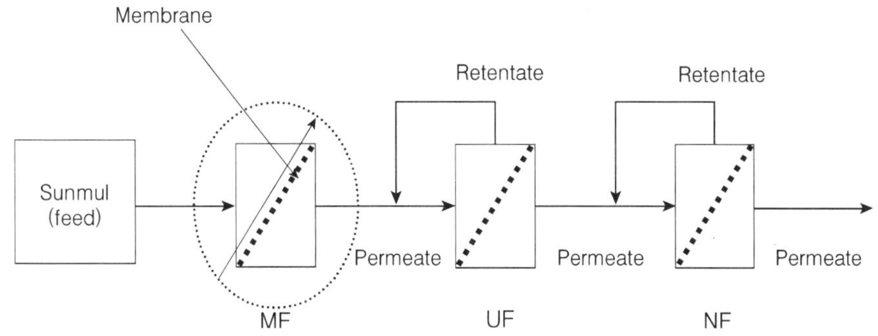

그림 3-10. 막이용 분리기술에 의한 두부순물의 isofalvone 분리

표 3-12. 막분리에 의한 UF와 NF 농축액의 isoflavone과
올리고당의 농도 및 회수율

	Sunmul	UF retentate (VCF)		NF retentate (VCF)	
		6	10	6	10
Isoflavone (μg/g)	1671.80	1218.26	1090.11	318.21	2152.51
Total isoflavone yield (%)	-	18.39	11.49	76.44	49.43
Oligosaccharide (g/g)	0.354	0.248	0.047	0.461	0.500
Total oligosaccharide yield (%)	-	17.93	12.77	71.69	54.44

표 3-13. MF, UF, NF 막 분리후 통과액의 COD와 BOD

(ppm)

	Sunmul	Permeate		
		MF	UF	NF
COD	8,419	7,428	5,292	114
BOD	4,090	2,600	398	77

그 결과 UF retenate외 NF retenate에서 회수된 isoflavone은 순물에 있는 총량의
95% 이상이었다고 보고하였다(표 3-12). 또한 이 과정에서 NF를 통과하여 버려지
는 물은 화학적 산소요구량(chemical oxygen demand, COD)나 생화학적 산소요구량

(biochemical oxygen demand, BOD)가 크게 낮아져 수질오염에 거의 영향이 없어 두 부공장에서의 폐수처리비용이 약 30%정도 절약된다고 하였다(표 3-13).

(3) Isoflavone을 이용한 제품

콩에서 isoflavone을 분리한 제품은 미국과 일본의 경우 30% 정도의 순도를 갖는 제품이 판매되고 있으며 우리나라에서도 20~30%순도의 제품이 생산 판매되고 있다. 미국에서는 탈지대두박에서 농축 또는 분리 콩단백질 제품을 제조하는 과정에서의 부산물을 활용하고 있고 우리나라에서는 콩기름 제조 시 탈피과정에서 부산물로 발생되는 배아와 파손된 자엽을 이용하거나 두부제조 과정 중 발생되는 순물에서 분리하는 방법이 사용되고 있다. 이렇게 분리한 isoflavone은 분말로 제조하여 다양한 식품에 첨가하거나 tablet, capsule형태로 시판되고 있다.

2) 올리고당의 제조

콩의 올리고당은 장내 유익한 균의 증식을 도울 뿐만 아니라 단맛을 갖고 있어 이용범위가 넓다. 단맛은 전체 당 성분의 40~50% 설탕이 주로 갖고 있으며 stachyose와 raffinose도 설탕의 약 22%정도의 단맛을 갖고 있어 단맛에 기여한다. 특히 콩의 올리고당은 청량감을 갖고 있어 상쾌한 단맛을 주며 140℃의 가열처리에도 분해가 일어나지 않고 산에도 안정하여 가공식품에 이용하는 데에도 어려움이 없다. 콩의 올리고당은 다양한 식품에 이용할 수 있으며 이용 가능한 식품은 표 3-14와 같다(Choi et al. 1995b).

콩 올리고당의 생산은 원가의 절감 측면에서 콩가공 시 발생되는 부산물을 활용함이 경제적이다. 농축콩단백이나 분리콩단백 제품을 생산할 때 버려지는 여과액, 콩우유나 두부 제조 공장에서 콩을 침지한 후 버려지는 침지액, 두부 제조 시 압착 과정에서 발생되는 순물등은 훌륭한 콩 올리고당의 원료가 될 수 있다. 콩 올리고당의 분리 제조는 올리고당의 순도를 얼마나 높일 수 있느냐에 따라 공정이 다를 수 있으나 순도를 높일수록 처리 비용이 높아진다 하겠다. 콩에 함유된 물질 중 올리고당과 유사한 분자량과 용해성을 갖는 것들은 일반적으로 유익한 기능성 성분이 많아 올리고당을 순수분리하지 않아도 건강상 유익한 제품이 될 것이다. 콩올리고당의 대표적 제조법을 소개하면 다음과 같다.

표 3-14. 콩 올리고당의 이용가능 제품

분 류	응 용 가 능 한 제 품
유 제 품	유산균음료, 발효유, 분유
음 료	청량음료, 과즙음료, 스포츠음료, 커피음료, 알콜음료, 두유음료, 분말음료
건강음료	영양드링크, 액기스드링크, 미용음료, 허브드링크
과 자	캔디, 검, 쵸코릿, 쿠키, 크래커, 케익
냉 과	아이스크림, 샤베트, 아이스캔디
디 저 트	프림, 젤리
빵	식빵 외
잼	잼, 소스
기 타	저칼로리 감미료, 건강식품, 수산연제품, 벌꿀제품

(1) 탈지대두박의 이용

콩에서 콩기름을 추출한 다음 남는 부산물에는 단백질, 섬유질, 당이 주로 함유되어 있다. 이 중 단백질은 약 50%, 당은 약 15%이이서 탈지대두박에서 농축콩단백이나 분리콩단백과 같은 콩 단백질 제품을 세조할 때 단백질 이외의 수용성물질들은 액상의 훼이(whey)에 포함되어 버려지거나 건조하여 사료로 이용되고 있다. 훼이에의 주성분은 콩 올리고당이 고 등전점에서 침전되지 않은 저분자 단백질과 천연 색소물질, 무기질, 추출되고 남은 지방질 일부, 기능성 성분 등 기타 저분자 물질들이 포함되어 있다.

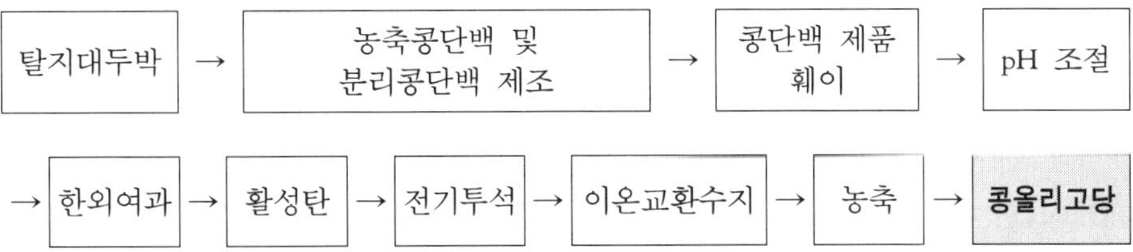

그림 3-11. 탈지대두박을 이용한 올리고당 제조 과정

콩단백제품 훼이의 고형분농도는 탈지대두박에서 콩 단백질제품들을 제조할 때 첨가하는 물의 양에 따라 다르다. 훼이에서 콩 올리고당의 제조를 위한 일본의 칼피스사에서 개발한 제조과정은 그림 3-11과 같다.

이 과정은 콩단백제품을 제조한 뒤의 훼이의 pH는 4.0~4.8의 범위를 갖고 있어 한외여과에 적절하도록 중화시킨다. 침전되지 않은 단백질은 한외여과로 제거하고 천연색소와 peptides 등은 활성탄에 흡착시켜 제거하며 전기투석과 이온교환수지로 올리고당이외의 물질을 더 제거하면 콩 올리고당이 거의 순수하게 분리하게 된다. 이 방법은 여러 가지 개선한 방법이 개발되어 있다. 그 중 인산(phosphoric acid)을 첨가하여 pH를 3.0 이하로 조절하는 방법은 올리고당을 분해 시키지 않으면서도 단백질, 천연색소 등 오염물질을 효과적으로 제거할 수 있다고 하였다(그림 3-12).

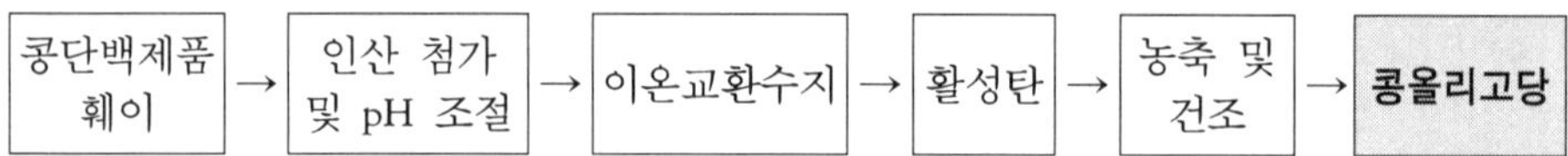

그림 3-12. 인산화에 의한 올리고당 제조 과정

이 외에도 콩단백제품 훼이에서의 올리고당 회수를 ethanol, methanol, isopropanol 등 알코올 용매로 추출하는 방법도 제시된 바 있다. 이 방법은 올리고당이 알코올 용액에 잘 용해되는데 반하여 단백질은 용해가 안 된다는 성질을 이용하는 것으로 알코올의 농도와 pH를 단백질 등전점 부근으로 조절하면 콩단백질의 함량은 최소한으로 유지하면서 올리고당은 최대한으로 회수할 수 있는 장점이 있다. 그러나 이 방법에서도 올리고당의 순도를 높이기 위하여는 활성탄이나 이온교환수지를 사용하는 과정이 필요하다.

(2) 두부순물의 이용

두부순물은 단백질을 응고시킨 다음 두부를 성형시킬 때 나오는 액으로 두부 훼이(whey)라고도 할 수 있다. 여기에는 응고되지 않은 저분자 물질들이 용해되어 있으며 고형분에는 30~40%를 차지하는 올리고당이 주성분이고 저분자 단백질, peptides, 지방질 isoflavone, saponin, phytates, 유리아미노산 등이 함유되어 있다. 순물의 고형분함량은 2~3%이어서 알코올과 같은 유기용매로 추출함은 용매의 사용량이 많아 비경제적이다. 순물에서의 올리고당 회수는 분리와 농축기능이 있는 한외 및 나노여과(ultra and nanofiltration)의 막분리농축방법(membrane concentration)이 효과적이며 그 과정은 그림 3-13과 같다.

이 과정에서의 micro 여과는 부유물질과 큰 분자량 물질을 제거하며 한외여과(UF)에서는 분자량이 10K dalton 정도의 물질을 제거하게 된다.

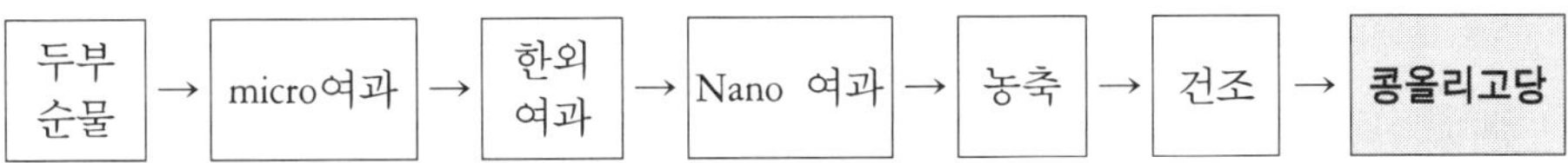

그림 3-13. 두부순물에서의 올리고당 분리 및 농축

한외여과를 통과한 액은 분자의 크기가 150~300 dalton정도까지의 작은 물질들을 회수할 수 있는 nano 여과로 분리하여 농축하게 된다. 콩의 올리고당은 320~650 정도의 분자량을 갖고 있어 nano 여과에서의 회수가 가능하다.

이러한 막분리 및 농축방법에 의해 회수된 물질들은 올리고당 외에 isoflavone과 peptides 등 저분자 물질들이 함유되어 있으며 여기서 고순도의 올리고당을 얻고자 할 때에는 앞의 활성탄과 같은 흡착제 또는 이온교환수지의 활용이 필요하지만 올리고당외의 대부분 저분자물질은 건강에 유익한 기능성 성분이거나, 영양성분이어서 구태여 더 분리하지 않아도 훌륭한 기능성 소재라 할 수 있다.

(3) 침지액의 이용

콩우유나 두부를 제조할 때 콩을 물에 침지하여 불리게 되는데 침지하는 동안 침지액에는 콩에 있는 수용액 성분이 일부 용출하게 된다(Kim et al. 1990). 용출되는 주성분은 수용성 단백질과 당 성분으로 당은 올리고당이 대부분이다.

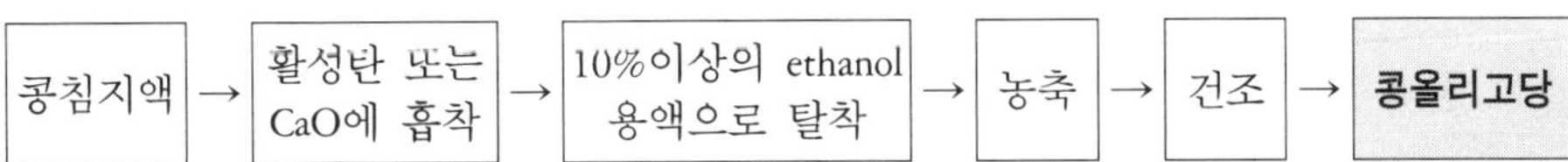

그림 3-14. 콩 침지액을 이용한 올리고당 제조 과정

정식품 연구소에서는 두유 생산 시 열수로 연속 침지하는 과정 중 폐기되는 침지액(고형분 함량 2~3%)에서 올리고당을 회수하는 방법을 제시한 바 있으며 그 공정은 그림 3-14와 같다(Choi et al. 1995a).

이 방법은 고형분 농도가 낮은 침지액에서 올리고당을 회수하는데 효과적이다. 활성탄의 사용은 활성탄에 올리고당이 선택적으로 흡수되는 성질과 ethanol에 의해 쉽게 탈착되는 특성을 이용한 것이고 산화칼슘(CaO)에 흡착시킴은 당이 CaO와 Ca-saccharide를 형성하게 되고 여기에 CO_2를 주입시키면 당이 해리되는 특성을 이용한 것이다.

특히 산화칼슘 첨가 시 $CaCl_2$을 첨가하면 올리고당의 회수율을 80%까지 향상시킬 수 있다고 하였다(Choi et al. 1995b,그림 3-15).

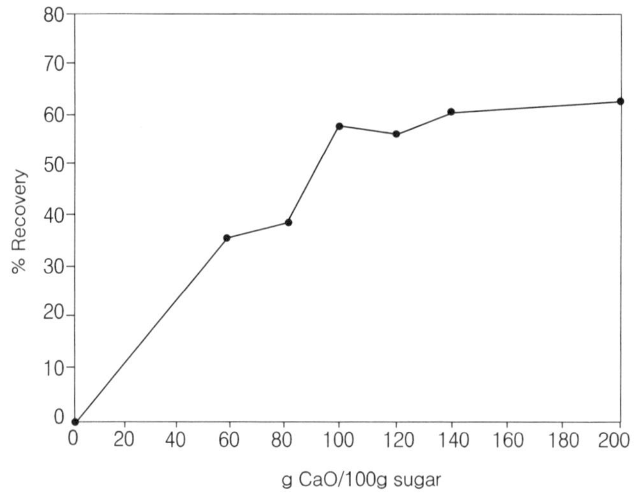

그림 3-15. Steffen 방법에 의한 CaO 처리가
콩올리고당의 회수율에 미치는 영향

(4) 올리고당의 조성 및 조정

콩에 함유된 올리고당은 전체 고형분의 약 10%정도로 그 함량과 조성 비율은 콩품종과 수확시기에 따라 차이가 있다. 일반적으로 콩의 주요 올리고당인 sucrose, raffinose, stachyose의 비율은 50:10:40 또는 55:10:35로 sucrose가

stachyose보다 많고 raffinose는 적게 함유되어 있다. 이 중 sucrose는 인체내에서 소화되므로 난소화성인 stachyose나 raffinose와 같이 대장내의 유익한 균인 Bifido 균의 증식향상에는 효과가 적다.

따라서 raffinose의 함량을 높이고 sucrose의 조성비율을 줄이는 방법으로 α-galactosidase를 이용하면 stachyose의 galactose 한개를 분리시켜 raffinose의 함량을 향사시킬 수 있다는 보고가 있다(橋本博之 1989). 또한 invertase 효소로 처리하면 raffinose나 stachyose에는 영향주지 않으면서 sucrose를 glucose와 fructose로 분해시켜 콩올리고당의 조성을 개선시킬 수 있다고 하였다.

3) Pinitol의 제조

Pinitol의 제조방법으로는 저분자 기능성 물질들이 함유된 대두추출액이나 두부순물 용액으로부터에서 분리하는 방법으로 지올라이트(zeolite)를 사용하는 방법(US patent 1984), 양이온교환수지를 사용하는 방법(US patent 1992), 음이온교환수지를 사용하는 방법(US patent 1996) 등이 있다. 대두나 두부순물 중에는 절반 이상의 pinitol 성분이 galactopinitol형태로 존재하도 있다. Pinitol의 회수율을 높이기 위해서는 먼저 galactosidase를 사용하여 galactose를 분리하고 pinitol 형태로 전환시켜야 한다. 그 후에 특정 흡착제를 이용한 chromatography 방법으로 pinitol을 다른 당류, 단백질, 지방, 염류 등의 성분들로부터 분리시킨 후 농축, 건조함으로써 고형분 중 pinitol이 50%이상인 pinitol제품을 만들 수 있으며 95% 이상의 고순도 제품은 그림 3-16(신용철, 전영중 2003)과 같은 결정화 공정을 거쳐 제조한다.

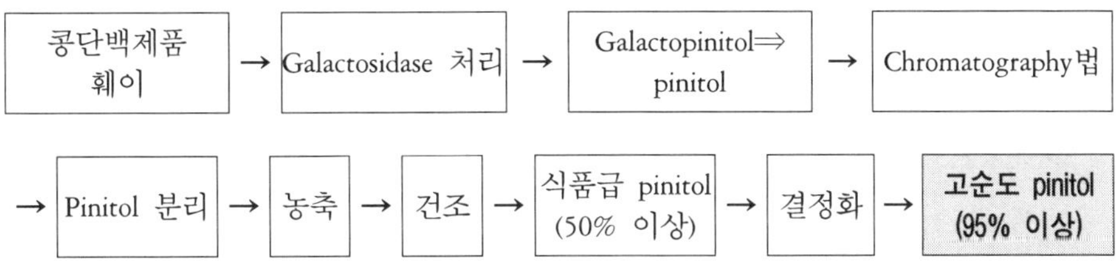

그림 3-16. 콩으로부터 pinitol의 분리과정

Pinitol은 대두뿐만 아니라 동물용 항생제인 kasugamycin을 분해하여 제조할 수 있으며(日本特許公開 1996), 이성체인 myo-inositol을 원료로 하여 미생물작용에 의하여 chiro-inositol로 변환시킬 수도 있다고 하였다(日本特許公開 2001). 또한 Bougainvillea라는 식물의 잎으로부터 추출하는 방법(Narayan et al. 1987), 소나무 속껍질로부터 추출하는 방법(Anderson 1953)등이 보고 되어 있다.

8 참고문헌

橋本博之. 1989. 大豆 올리고당의 改質法. 日本特許出願公開 平 1-153693

김천회, 박점선, 손헌수, 정재원. 2002. 대두 가공품 1회분량 내 이소플라본, 사포닌, 식이섬유, 대두 올리고당 및 레시틴의 함량-상업용 대두 가공품 1회분량 당의 생리활성 물질 함량 분석-. 한국식품과학회지. 34(1):96:102.

목철균, 구경형, 박동준, 김남수, 손헌수. 1995. 대두올리고당 생산을 위한 대두침출액의 한외여과. 한국식품과학회지. 27: 181.

성미경. 1996. 대두의 항암효과에 관한 고찰. 한국콩연구회지. 13: 19.

신용철, 전영중. 2003. 대두에서 분리한 피니톨의 혈당강하 효과, 식품과학과 산업, 36: 56

日本特許公開. 1996-20550. 北興化學工業(株)

日本特許公開. 2001-8694. 北興化學工業(株)

正井輝久. 1990. 대두 올리고당의 개발과 함량의 전망. New Food Industry. 32: 5.

조성빈. 2000. 콩 부산물에서의 isoflavone 추출과 분리에 관한 연구. 세종대학교 석사학위논문

Anderson, A. 1953. Pinitol from sugar pine stump wood. Ind. Eng. Chem. 45: 593.

Anderson, R.I. and Wolf, W.J. 1995. Compositional changes in trypsin inhibitors, phytic acid saponins and isoflavones related to soybean processing. J. Nutr. 125: 581.

Arjmandi, B.H., Alekel, L., Hollis, B.W., Amin, D., Stacewicz-Sapuntzakis, M., Guo, P., Kukerja, S.C. 1995. Dietary soybean protein prevents bone loss in an ovariectomized rat model of osteoporosis. J. Nutr. 126: 161.

Arjmandi, B.H., Birnbaum, R., Goyal, N.V., Getlinger, M., Juma, S., Alekel, L., Hasler, C.M., Drum, M.L., Hollis, B.W., Kukrega, S.C. 1998. Bone-sparing effect of soy protein in ovarian hormone- deficient rats is related to its isoflavone content. Am. J. Clin. Nutr. 68(Suppl.): 1364S.

Barnes, S., Kirk, M., Coward, L. 1994. Isoflavone and their conjugates in soy foods: extraction conditions and analysis by HPLC-mass spectrometry. J. Agric. Food Chem. 42: 2466.

Bartholomew, R.M. and Ryan, D.S. 1980. Lack of mutagenicity of some phytoestrogens in the Salmonella/mammalian microsome assay. Mutat. Res. 78: 317.

Bates, S., Jones, R.B., Bailey, C.J. 2000. Insulin-like effect of pinitol, Brit. J. phamacol., 130:1944.

Bennick, M.R., Gaynor, R.I., Buzzell, D.C., Mac, T., Armstrog, R.J. 1992. The effects of shading on kaempferol content and leaf characteristics of five soybean lines, Physiol Planta., 86: 279.

Birk, Y., Peri, I. 1980. Saponins(2nd ed). pp. 161-182. Academic. New York. USA.

Brown, J.P. 1988. Hydrolysis of glycosides and esters. In Role of the Gut Flora in Toxicity and Cancer, J.R. Roland(E.D), pp. 109-144. Academic Press, San Diego, CA.

Carroll, K.K., Kurowska, E.M. 1993. Soy consumption and cholesterol reduction: Review of animal and human studies. J. Nutr. 125: 594s.

Chang, R., Schwimmer, S., Burr, H.K. 1977. Phytate: removal from whole dry beans by enzymatic hydrolysis and diffusion. J. Food Sci. 42: 1098-1101.

Chen, B.H.Y., Morr, C.V. 1985. Solubility and rorming properties of phytate-reduced soy protein isolate. J. Food Sci. 50: 1139-1142.

Chen, L.H., Pan, S.H. 1977. Decrease of phytates during germination of pea seeds(Pisum sativum). Nutr. Rep. Int. 16: 125

Choi YB, Kim, KS, Lee KH, Sohn SH. 1995a. Development of soy oligosaccharides, Korean soybean digest. 12: 68

Choi YB, Kim KS, Sohn HS. 1995b. Recovery of soy oligosaccharides using calcium oxide. Korean J. Food Sci. Technol. 27: 225

Choi, Y.B., Sohn, H.S. 1998. Isoflavone content in Korea fermented and unfermented soybean foods, Korea J. Food Sci. Technol., 30: 745.

Coward, L., Barnes, N.C., Setchell, K.D.R. and Barnes, S. 1993. Genistein, daizein, and their β-glycoside conjugates: antitumor isoflavones in soybean foods from American and Asian diets. J. Agric. Food Chem. 41:1961-1967.

Coward, L., Kirk, M., Albin, N., Barnes, S. 1996. Analysis of plasma isoflavones by reversed-phase HPLC-reaction ion monitoring-mass spectrometry. Clin. Chem. 247: 121.

Coward, L., Smith, M., Kirk, M., Barnes, S. 1998. Chemical modification in isoflavones in soyfoods during cooking and processing. Am. J. Clin Nutr. 68:1486S-1491S.

Cristofaro, E., Mottu, F., Wuhrmann, J.J. 1974. Involvement of the raffinose family of oligosaccharides in flatulence. Ch. 20. In Sugar in Nutrition, HL Sipple and KW McNutt(Ed.). Academic Press, New York.

Eldridge, A.C., Kwoler, W.F. 1983. Soybean isoflavones ; effect of environment and variety on composition, J. Agric. Food chem., 31: 394.

Fenwick, D.E., Oakenfull, D. 1981. Saponin content of soybeans and some commercial soybean products. J. Sci. Food Agric. 32: 273.

Folman, Y. and Pope, G.S. 1966. The interaction in the immature mouse of potent oestrogens with coumestrol, genistein and other utero-vaginotrophic compounds of low potency. J. Endocrinol. 34: 215.

Frost, H.M., Jeo, W.S.S. 1992. On the rat model of human osteopenias andosteoporosis. Bone Miner. 18: 227.

Fujimoto, J., Ichigo, S., Hori, M., morishita, S., Tamaya, T. 1995. Estrogen induces c-Ha-ras expression via activation of tyrosine kinase in uterine endometrial fibroblasts and cancer cells. J. Steroid Biochem. Mol. Biol. 35: 25.

Hollman, P.C.H, de Vries, J.H.M., van Leeuwen, S.D., Mengelers, M.J.B.,

Katan, M.B. 1995. Absorption of dietary quercetin glycosides and quercitin in healthy ileostomy volunteers. Am. J. Clin. Nutr. 62: 1276.

Honore, E.K., Williams, J.K., Anthony, M.S. and Clarkson, T.B. 1995. Effects of dietary soy isoflavones on coronary vasodilation, and neointimal formation after illiac artery balloon injury in atherosclerotic monkeys. Presented at Third International Conference on Phytoestrogens Little Rock, Arkansas, Dec. 3-6.

Huang, A.S., Hsieh, O.A.L., Chang, S.S. 1981. Characterization of the nonvolatile minor constituents responsible for the objectionable taste of defatted soybean flour. J. Food Sci. 47: 19.

Hutchins, A.M., Slavin, J.L., Lampe, J.W. 1995. Urinary isoflavonoid phytoestrogen and lignin excretion after consumption of fermented and unfermented soy products, J. Am. Diet Assoc. 95: 545.

Hymowitz, T., Collins, F.I., Panczner, J., Walker, W.M. 1972. Relationship between the content of oil, protein, and sugar in soybean seed. Agron. J. 64: 613.

Kelly, G.E., Joannu, G.E., Reeder, A.Y., Nelson, C., Waring, M.A. 1995. The variavle metabolic response to dieraty isoflavone in humans. Proc. Soc. Expt. Biol. Med. 208: 40.

Kennedy, I.R., Mwandemele, O.D., Mcwhirter, K.S. 1985. Estimation of sucrose, raffinose and stachyose in soybean seeds. Food Chem., 17: 85.

Kennington, A.S., Hill, C.R., Craig, J., Bogardus, C., Raz, I., Ortmyer, H.K., Hansen, B.C., Romero, G. 1990. Low urinary chiro-inositol excretion in non-insulin-dependant diagetes mellitus. N. Eng. J. Med. 323: 373.

Kim, W.J., Kim, N.M. and Sung, H.S. 1984. Effect of germination on phytic acid and soluble minerals in Soymilk. Korean J. Food Sci. Technol. 16(3). 82-86.

Kim, Y.O., Jung, H.O., Rhee, C.O. 1990. Changes of texture, soluble solids and protein during cooking of soybeans. Korean J. Food Sci. Technol. 22: 192

Kim, Y.H., Kim, S.D., Hong, F.H., Ahn, W.S. 1996. Physiological function of isoflavones and their genetic and environmental variations in soybean, Korean J. Crop Sci., 41: 25.

Kim, H.J., Bae, K.H., Lee, H.J., Eun, J.B., Kim, M.K. 1999. Effect of hesperidin extracted from tangerine peel on Cd and lipid metabolism, and antioxidative capacity in rats. Korean J. Nutrition. 32: 137-149.

Kim, C.H., Park, J.S., Sohn, H.S., Chung, C.W. 2002. Determination of isoflavone, total saponin, dietary fiber, soy oligosaccharides and lecithins from commercial soy products based on the one serving size. Korean. J. Food Sci. Technol., 34 : 96.

Kim, H.H., Cha, B.S., Kim, W.J. 2005. Recovery and drying of isoflavones and oligosaccharides from tofu sunmul by membrane concentration. Korea soybean digest. 22: 25.

King, R.A., Bursil, D.B. 1998. Plasma and urinary kinetics of soybeans daidzein and genistein after a single soy meal in humans. Am. J. Clin Nutr. 67:867-72.

Koh, Y.D., Oh, S.I., Lee, M.S., Kang, C.M., Kwak, C.S., Seong, S.C., Park, S.C. 1998. The effect of estrogen on antioxidant enzymes in bone of ovariectomized rats. J. of Korean orthop. Assoc. 33: 148.

Kudou, S., Fleury, Y., Welti, D., Magnolato, D., Uchida, T., Kitamura, K. 1991. Malonyl isoflavone glycosides in soybean seeds(Glycine max Merrill), Agric. Biol. Chem., 55: 2227.

Kuo, T.M., Vanmiddlesworth, J.F., Wolf, W.J. 1988. Content of raffinose oligosaccharides and sucrose in various plant seeds, J. Agric Food Chem., 36: 32 .

Laner, J. 1994. Multiple pathways in insulin signaling-fitting the covalent and allosteric puzzle pieces together, Endocrine J. 2: 167.

Lee, D.S., Sang, Y.B. 2001. Effects of dietary mixture of isoflavone on osteoporosis, Korea. J. Biotechnol. Bioeng., 16: 420.

Lee, K.H., Chung, H.K., Han, J.H., Sohn, H.S. 2003. Soy isoflavone: current usage and production. Korea Soybean Digest. 20: 28

Liener, I.E. 1994. Implications of antinutritional components in soybean foods. CRC Crit. Rev. Food Sci. Nutr. 34:31.

Liu, K.S. 1986. Effects of processing and maturation on certain antinutirional factors in soybeans. MS thesis. Michigan State University, East Lansing, MI.

Lolas, G.M., Palamidas, N., Markakis, P. 1976. The phytic acid total phosphorus relationship in barley, oats, soybeans and wheat. Cereal. Chem., 53: 867.

Lonkovaara, M., Carson, M., Palotie, A., Adlercreutz, H. 1995. Regulation of sex hormone-binding globulin production by isoflavonids and patterns of isoflavonoid congugation in HepG2 cell cultures. Steroids 60: 656.

Lu, L.J., Lin, S.N., Grady, J.J., Nagamani, M., Anderson, K.E. 1996. Altered kinestics and extent of utinary daidzein and genistein excretion in women during chronic soya exposure. Nutr Cancer. 26:289-302.

Magee, A.C. 1963. Biological responses of young rats fed diets containing genistin and genistein. J. Nutr. 80: 151.

Mäkelä, S.L., Pylkkänen, L.H., Santti, R.S.S., Adlercreutz, H. 1995. Dietary soybean may be antiestrogenic in male mice. J. Nutr. 125: 437.

Mason, A.C., Weaver, C.M., Kimmel, S., Brown, R.K. 1993. Effect of soybean phytate content on calcium bioavailabiliy in mature and immature rats. J. Agric. Food Chem. 41: 246.

Messina, M., persky, V., Setchel, K.D.R. and Barnes, S. 1994 Soy intake and cancer rist : a review of the vitro and in vivo data. Nutr. cancer 21:113

Messina, M., and Messina, V. 2000. Soyfood, soybean isoflavones, and health: a brief overview. J. Ren. Nutr. 10: 63.

Murphy, P.A., Song, T., Buseman, G. et al. 1999. Isoflavones in retail and institutional soy foods. J. Agic. Food Chem. 47:2697-704.

Naim, M., Gestetner, B., Bondi, A. and Birk, Y. 1976. Antioxidative and antihemolytic activities of soybean isoflavones. J. Agric. Food Chem. 24: 1174-1177.

Narayan CR, Joshi DD, Mujumdar AM, Dhekne VV. 1987. Pinitol; A new anti-diabetic compound from the leaves of Bougainvillea spectabilis, Curr. Sci. 56: 139

Nelson, T.S., Shieh, T.R., Wodzinski, R.L., Ware, J.H. 1968. The availavility of phytate phosphorus in soybean meal before and after treatment with a mole phytase. Poult. Sci. 47: 1842.

Okubo, K., Iijima, M., Kobayashi, Y., Yoshikoshi, M., Uchida, T., Kudou, S. 1992. Components responsible for the undesirable taste of soybean seeds. Biosci. Biotechnol. Biochem. 56: 99-103.

Ortmeyer, H.K., Bodkin, N.L., Lilley, K., Larner, J., Hansen, B. 1993. Chiro-inositol deficiency and insulin resistance. Endocrinol. 132: 640.

Peterson, G., Barnes, S. 1993. Genistein inhibition of the growth of human breast cancer cells; independence from estrogen receptors and the multidrug resistance gene, Biochem. Biophys. Res. Comm., 17: 661.

Potter, S.M. 1995. An overview of proposed mechanisms for the hypocholesterolemic effect of soy. J. Nutr. 125: 606s.

Pratt, D.E. and Birac, P.M. 1979. Source of antioxidant activity of soybean and soy products. J. Food Sci. 44: 1720-1722.

Rackis, J.J. 1974. Biological and physical factors in soybeans. J. Am. Oil Chem. Soc. 51: 161.

Romero, G., Lutterll, L., Rogol, A., Zeller, K., Hewlett, E., Larner, J. 1988. Phosphatidylinositol-glycan anchors of membrane proteins ; Potential precursors of insulin mediators. Science, 240: 509.

Sattar, A., Neelofar,, Akhta, M.A. 1990. Irradiation and germination effects on phytate, protein, and amino acids of soybeans. Qual. Plant. Plant Foods Hum. Nurt. 40: 185.

Setchell, K.D., Borriello, R., Hulme, P., Kirk, D.N., Axelson, M. 1984. Nonsteroidal estrogens of dietary origin ; possible roles in hormone dependent disease, Am, J. Clinical Nutr., 40: 569.

Shim, J.Y., Cho, Y.M., Kim, Y.K., Lee, H.O., Om, A.S. 2005. Effects of soy isoflavones on detoxification of cadmium. Korean Soybean Digest. 22: 19.

Stephen, H. 1977. Soya ; The health food of the next millenium, Korea

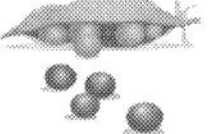

soybean digest, 14: 91.

Sung, M.K., Kendall, C.W.C., Koo, M.M., Rao, A.V. 1995. Effect of soybean saponins and gypsophilla saponin on growth and viability of colon carcinoma cells in culture. Nutr. Cancer. 23: 259.

Sutardi, Buckle, K.A. 1985. Reduction in phytic acid levels in soybeans during tempeh production, storage and frying. J. Food Sci. 50: 260.

Takano, T., Takata, H., Tada, S., Nishiyama, 1993. Amino N : Genistein a tyrosine kinase inhibitor, blocks the cell cycle progression but not Ca2+ influx induced by bay k8644 in fgtl-5 cells, Biochem. Biophys. Res. Comm., 190(3): 801.

Tokuda, H., Konoshima, T., Lozuka, M., Kimura, T. 1991. Inhibition of 12-o-tetradecanyl phorbol-13-acetate-promoted mouse skin papilloma by saponins. Oncology. 48:77.

Tomomatsu H. 1994. Health effects of oligosaccharides. Food Technol. Oct. 48: 61.

Tsukamoto, C., Shimada, S., Igita, K., Kudou, S., Kukubun, M., Okubo, K., Kitamura, K. 1995. Factors affectiong isoflaovne content in soybean seeds: changes in isoflavones, saponins, and composition of fatty acids at different temperatures during seed development. J. Agric. Food Chem. 43: 1184-1192.

US patent. 1984. 4,482,761. Union Carbide

US patent. 1992. 5,096,594. Ravinowitz.Israel

US patent. 1996. 5,482,631. Louisiana State University

Vaintraub, I.A., Bulmaga, V.P. 1991. Effect phytate on the in vitro activity of digestive enzymes. J. Agric. Food Chem. 39: 859.

Verdeal, K., Brown, R.R., Richarson, T., Ryan, D.S. 1980. Affinity of phytoestrogens for estradiol binding proteins and effect of coumesterol on growth of 7,12-dimethylbenz(a)anthracene-induced rat mamary tumors. J. Natl. Cancler Inst. 64: 258-290.

Wang, H.J., Murphy, P.A. 1994. Isoflavone composition of American and Japanese soybeans in Iowa: effects of variety, crop year and location. J. Agric. Food Chem. 42: 1674-1977.

Wang, H.J., Murphy, P.A. 1996. Mass balance study of isoflavones during soybean processing, J. Agric Food Chem., 44: 2377.

Xu, X., Wang, H.J., Murpy, P.A., Cook, L.A., Hendrich, S. 1994. Daidzein is a more bioavailable soymilk isoflavone than is genistein in adult women. J. Nutr. 124: 825.

Young, V.R., Janghorbani, M. 1981. Soy protein in human diets in relation to bioavailability of iron and zinc: a brief review. Cereal Chem. 58: 12.

Zhang, Y.C., Albrecht, D., Bomser, J. 2003. Isoflavone profile and biological activity of soy bread. J. Agric. Food Chem., 51: 7611.

제 4 장. 만성질환의 예방과 치료효과

콩은 2천여년 전부터 동북아시아를 중심으로 재배하고 섭취해오던 영양식품원료로 이를 조리하는 방법과 가공하는 방법이 발달해 왔다. 된장, 간장, tempeh, miso 등 발효콩제품과 두부, 콩우유, 유바 등 비발효 제품이 그 예이다. 또한 최근 콩기름 산업이 발달되면서 부산물인 탈지대두박을 이용한 여러 콩단백 제품이 개발되어 이용되고 있다. 이러한 콩가공 제품들에는 단백질이 풍부하고 콩기름이 많이 함유되어 있어 처음에는 영양식품으로서의 가치가 크게 평가되었지만 최근 콩에 함유된 여러 생리활성 물질들이 노인성 질환인 만성질환의 예방에 탁월한 효과가 있음이 밝혀져 이에 관한 연구가 크게 진전되고 있다.

특히 콩에 미량 존재하는 isoflavone이 그 대표적 예이며 그 밖에 saponin, pinitol, phytate 등도 만성질환예방에 기여하고 있다. 이들 성분들을 기능성 성분 또는 phytochemical이라하고 암, 고혈압, 동맥경화, 골다공증, 당뇨, 조직의 산화를 억제하는데 효과가 있다. 콩의 당성분인 올리고당은 대장 내 유익한 균을 번식시켜 장의 건강유지에 도움을 줄 뿐 만 아니라 콜레스테롤 흡수의 억제, 변비예방 등 효과가 있다. 이들 여러 기능성 성분 중 isoflavone은 그 효과가 탁월하여 많은 연구가 이루어지고 있다. 콩의 기능성에 관한 연구는 처음 미국의 영양학자들이 많은 관심을 갖기 시작하였다. 그들은 미국인의 가장 큰 사망원인인 심혈관 질환과 암 발생율이 동양인들과 큰 차이가 있음을 발견하고 그 차이가 콩의 섭취와 관련있을 것이라고 생각하게 되면서 일본과 미국의 대학들, 그리고 미국의 국립보건연구소(NIH)에서 많은 연구를 집중적으로 하게 되었다.

① 항암효과

콩 제품 섭취와 암 발생위험간의 관계를 1990년 중반까지 발표된 생체외실험(*in vitro* test)과 생체내실험(*in vivo* test) 결과들 그리고 세계 여러 지역의 암 발생 자료 등을 정리한 Messina 등(1994)은 콩의 섭취가 암 발생을 억제한다는 결론을 갖기에는 그 자료들이 미흡하나 그 가능성은 높다고 하면서 연구를 좀 더 체계적이며 분석적 실험을 하여야 한다는 과제를 남겼다. 그 들은 또한 암 발생이 비교적 적은 아시아인들의 식습관 속에 두부, 장류, 콩나물 등 콩음식이 항상 포함되어 있음을 발견하고 콩음식의 섭취가 호르몬 의존성 (hormon-dependent) 암이나 호르몬 비의존성(hormon-indipendent) 암발생을 모두 억제하는데 관계가 있다고 하였다. 그들이 검토했던 암의 종류는 폐암, 결장암, 유방암, 위암, 전립선암 등이었다.

1) 항암

콩에 함유된 항암 능력(anticarcinogenic activity)이 있는 기능성 물질들은 isoflavone, phytate, protease inhibitor, saponin, phytosterol 등 이라고 밝혀진 바 있다(Messina and Barnes 1991). 이들 콩의 항암 물질 중 isoflavone 특히 genistein이 여러 암세포의 성장을 억제하며 in vitro에서의 IC_{50}값(암세포를 50% 성장 억제시킬 때 필요한 농도)이 2~10 μg/ml로 상당히 낮다고 하였다. 또한 genistein은 호르몬 의존성과 호르몬 비의존성암세포 모두에 효과가 있는 것으로 밝혀졌다. Genistein의 항암효과는 항산화 능력에 의한 것(Wei et al. 1993)이라고도 하지만 genistein이 tyrosine protein kinase와 DNA topoisomerase

II와 같은 암세포 성장에 signal transduction에 관여하는 효소들의 활동을 방해하기 때문이라는 의견도 제시되어 있다(Ogawara et al. 1986, Akiyama et al. 1987, Markowits et al. 1989).

암세포의 성장을 억제하는데 필요한 농도(IC50)를 생체외실험에서 제시한 5~40 μM(2~10 μg/ml)은 콩음식을 많이 섭취하는 사람들의 혈청의 isoflavone 농도(5~6μM)보다 높다. 그러나 이미 발표된 genistein의 항암능력을 감안할 때 생체 내(in vivo) 실험에서의 IC50은 생체 외(in vitro)의 경우보다 훨씬 낮을 수 있음을 추측할 수 있으며 이러한 추측은 동물과 임상실험에서 앞으로 밝혀져야 할 과제이다. 이 문제에 관해서 Farnsworth(1996)는 genistein의 많은 양이 혈액 중 sex hormone binding globulin(SHBG)와 결합하고 있고, 결합된 genistein은 저하시켜야 할 목표 세포에 다다르게 되면 분리되어 활동하기 때문에 실제로 암세포에 접근한 genistein의 농도는 더 높을 수 있다고 하였다. 또한 상피세포의 성장을 억제시키는데 필요한 genistein의 농도는 낮은 농도에서도 가능하기 때문에 상피세포의 성장억제로 항암효과를 볼 수 있다는 의견도 있다(Peterson et al. 1995). Genistein이 낮은 농도에서도 항암효과가 있을 수 있다는 또 다른 의견은 genistein과 daidzein이 암세포 성장저해에 상승효과가 있을 수 있다는 것이다.

2) 유방암

유방암(breast cancer)은 여성에게 일어날 수 있는 암 중 가장 확률이 큰 암이다(미국의 경우 여성 9명중 1명). 콩과 유방암에 대한 관심은 콩음식을 자주 섭취하는 일본 여성의 유방암 발생률이 미국 여성의 1/4정도라는 사실에서 시작되었다고 한다(American Cancer Society 1994). 그래서 콩의 isoflavone이 유방암 발생을 억제할 것이라는 생각과 함께 아세아인들의 높은 혈중 isoflavone 농도와 유방암간의 관계를 연구하게 되었다. 이보다 3~4년 전 Singapore의 Lee 등(1991)은 콩음식을 섭취한 여성들 중 폐경기전의 여성들에게는 유방암 위험이 크게 감소한 반면 폐경기 후의 여성들에게는 그렇지 않았다고 한 보고를 하여 콩과 유방암관계를 제시한 바 있다. 이러한 콩-유방암

관계는 그 후 많은 연구가 계속되어 유사한 결론과 그렇지 않은 결과로 발표되었지만 전체적 연구발표는 폐경기전의 여성들에게는 유방암 발생 억제에 효과가 있다는 연구가 더 많았고(Hirose et al. 1995) 그 효과는 콩의 isoflavoned의 estrogenic activity와 관계가 있다고 하였다(Petrakis et al. 1996).

Isoflavone은 혈중농도에 따라 에스트로젠(estrogen)과 비슷하게 유방암세포의 성장을 촉진하기도 하고 억제하기도 하는 것으로 밝혀졌다(Pagliacci et al. 1994, Wang et al. 1996, Hsieh et al. 1998). Estrogen이 존재하지 않은 생체내 실험에서 genistein은 낮은 농도(10nM~2μM)에서는 estrogen-sensitive 유방암 세포의 성장을 자극하지만, 그 농도가 2μM이상에서는 유방암 세포의 성장이 억제되었다는 결과가 발표되면서, genistein의 낮은 농도에서는 estrogen과 경쟁적으로 작용을 한다고 한다(Zava and Duwe 1995). 이와 유사한 보고에서 Dee 등(1997)은 isoflavone의 농도가 10nM~10μm일 때 유방암 세포의 estrogen 수용체의 발현을 증가시켜 유방암세포의 성장을 촉진하지만 25μm~100μm범위에서는 암세포의 tyrosine protein kinase와 topoisomerase의 활성을 억제시켜 유방암성장이 억제된다고 하였다.

3) 전립선암

전립선암(prostate cancer)은 남성에게 가장 많이 일어나는 암 중 하나이다. 미국의 경우 남성이 이 암에 걸릴 확률은 1:11(American Cancer Society, 1994)이지만 세계적으로는 지역에 따라 발생율에 큰 차이가 있다. 그 예로 일본남성의 전립선암 발생율은 미국인의 약 반 정도이고 발생하는 나이도 미국 남성보다 훨씬 높다. 식습관에서 두부를 일주일에 5번 섭취하는 사람과 1번 섭취하는 사람간의 전립선암 발생율을 비교할 때 다섯번 먹는 사람은 한번 먹는 사람의 1/5정도라고한 발표도 있다(Severson et al. 1989).

콩음식의 전립선암 억제에 관한 연구는 1995년 MäKelä등이 9개월간 콩을 먹인 동물의 prostatic dysplasia 발생 경우가 안 먹인 동물보다 반 이상 줄어들었다고 발표한 바 있다. Peterson과 Barnes(1993)들은 생체 외 실험에서 제니스테인(genistein)이 전립선암세포 생성과 관계있는 androgen receptor의 성장을 억제하며 이때 관여하는 효소 중 하나인 5 α-reductase의 activity를 감소시킨다고 하였다. 동물 실험에서도 Schleicher 등(1996)은 genistein을 50mg/kg bw 만큼 먹였을 때 prostate carcinoma cell을 이식시킨 쥐의 prostate tumor 발생율이 크게 저하된다고 하였다. 그 외 여러 연구들도 유사한 결과를 보여 genistein이 전립선암 발생을 억제할 수 있다는 가능성을 더욱 높여주고 있다. 그러나 화학물질에 의해 발생한 전립선암의 억제 뿐 만 아니라 자연적으로 발생한 전립선암의 억제에 대해서도 계속 연구를 하여야 할 과제이다.

4) 그 밖의 암

콩에 있는 isoflavone의 항암효과는 isoflavone 12개 성분 중 주로 genistein에 대해 주로 연구되었고 그 효과가 증명되어 왔다. 물론 genistein이 가장 효과적인 항암능력이 있다고 믿어지고 있지만 다른 isoflavone들인 daidzein, genistein, daidzin에 관해서도 자세한 검토가 이루어져야 할 것이다. 특히 이들이 함께 존재할 때의 상승효과에 관한 검토는 흥미로울 것이다. 또 하나는 genistein과 같은 암세포 성장을 방해하는 물질이 암의 치료에 이용될 수 있느냐하는 것이다. 즉 암의 치료를 위해 사용되는 여러 항암제와 함께 genistein을 함께 투여했을 때 항암제의 치료 효과가 상승될 수 있다면 genistein의 중요성은 더욱 부각될 것이다. 이러한 연구는 Takeda 등(1994)과 Jing 등(1993) 몇 몇 연구자들이 연구를 한 바 있지만 아직도 많은 연구가 더 필요하다. 이들은 항암제에 genistein을 첨가했을 때 leukemia 세포 등 암세포 성장 억제의 효과를 높일 수 있다고 보고한 바 있다.

② 골다공증과 뼈의 건강

골다공증(osteoporosis)은 노년기에 접어들면서 가장 많이 발생하는 만성질환의 하나로 골밀도의 감소에 의해 뼈에 충격이 가해지면 뼈 조직에 손상이 기는 노인병 중 히니이다. 통계적으로 노인 여성이 더 일찍 그 중상이 발생되고 대퇴골의 손상빈도가 많으며 골절사고 중 노인여성이 전체 노인들의2/3을 차지하고 있다고 한다(Cooper et al. 1992). 골다골증을 유발시키는 주요 원인 중 하나는 단백질을 많이 섭취하면 소변 중 칼슘의 배설이 증가하는 것으로 알려져 있지만(Wachman and Bernstein. 1968), 단백질 식품으로 콩 식품의 섭취는 육류식품의 섭취보다 그 증상이 적게 일어나는 것으로 알려져 있다.

육류단백질을 많이 섭취하는 경우 식물성 단백질보다 methionine과 cysteine 등 함황 아미노산이 많이 함유되어 있어 대사과정에서 sulfate와 수소를 발생시켜 회분을 산성으로 변하게 한다고 한다. 이에 관련된 연구는 단백질에 methionine을 강화시켰을 때 소변의 pH가 낮아지고 소변에 배출된 칼슘양이 증가되었다는 보고가 있다(Remer and Manz. 1994). 또한 함황아미노산은 신체 내에서 알카리성을 유지하고 있는 골격계를 산성으로 전환시켜 뼈에서의 칼슘(Ca) 용출을 증가시키며, 결과적으로 소변을 통한 칼슘배설을 증가시킴으로써 일어나는 증상을 육류단백질의 칼슘과잉뇨(hypercalciuric)증상이라 하며 골다공증을 더 빨리 유발시키게 된다.

함황아미노산과 골다공증 관계에서 콩 단백질에 있는 methionin과 cystein의 함량이 육류단백질의 것들보다 적어 소변에의 칼슘 배설량이 비교적 적다(Green and Kleeman. 1991).

콩 단백질의 함황 아미노산(methionine과 cysteine) 양을 다른 단백질들과 비교하면 단백질 100g당 콩은 2.96g이고 우유는 3.38g, 쇠고기는 3.42g이다. Methionine이 2.8g/100g 들어있는 우유의 유청(whey)을 단백질원으로 섭취한 후 4시간 뒤 소변 중 calcium/creatinine의 비율을 측정하였을 때 그 비율이 45% 증가하였고, 콩 단백질(1.3gmethionine/100g 단백질)을 섭취하였을 때에는 4시간 후 그 비율의 증가가 3%로 크게 낮았다고 한다(Anderson et al. 1987). 이와 유사한 실험에서 Breslau 등(1988)은 동물성 단백질을 섭취한 후 소변 중 배설된 칼슘은 하루에 150mg인데 비하여 콩단백질을 섭취한 사람은 103mg 칼슘/일 이어서 칼슘배설량이 30%이상 낮아져 함황아미노산과 골다공증 간의 관계를 확인하여 주었다. 따라서 동물성 단백질의 많은 소화 흡수는 뼈 조직에서의 칼슘 손실을 증가시키므로 단백질급원을 콩단백질 식품으로 바꾸어주면 뼈의 건강 유지에 도움되는 것을 증명해 주고 있다. 특히 격심한 운동을 계속하는 운동선수들은 일반인보다 단백질 섭취량이 많은데 이들은 더욱 콩단백질의 섭취비중을 높여주어야 하고 또한 골다공증이 일어나고 있는 노인들은 더욱 더 육제품보다 콩 관련 식품의 섭취에 관심을 가져 뼈조직의 건강을 유지하도록 하여야 할 것이다.

콩의 isoflavone이 뼈의 건강유지에 도움이 되는 것에 관하여 뼈의 재흡수 (bone resorption)을 억제하는 데에 처방되는 ipriflavone과 isoflavone의 화학구조가 유사할 뿐만 아니라 isoflavone이 ipriflavone의 신체 내에서 대사과정 중 생성되는 대사 물질 중 하나로 알려져 있어서 뼈의 건강 유지를 위한 isoflavone의 효과에 대한 신빙성이 더욱 높아가고 있다(Brandi 1992). 이와 관련된 연구로 Arjmandi 등(1995)은 쥐에 콩사료를 주었을 때 콩을 먹이지 않는 쥐보다 생성된 뼈의 양이 증가하였다는 보고를 하였고 Blair 등(1996)도 동물실험에서 genistein이 뼈의 재흡수를 50% 방지하는데 필요한 IC_{50}의 양이 $3\mu M$이라고 하여 우리가 일상 섭위하는 콩의 양으로도 효과가 있음을 알 수 있었다. 이와 유사한 결과로 Fanti 등(1996)은 쥐 실험에서 genistein이 뼈의 밀도(골밀도)를 증가시켰다고 하면서 그 이유는 뼈의 재흡수를 방해하였기보다 뼈의 형성을 촉진시킨 결과라고 하였다. Erdman 등(1996)은 폐경기후의 여성들에게 6개월간 매일 40g의 분리콩단백(isoflavone이 단백질 1g당 2.25mg 함유됨)을 섭취시켰을 때 40g의 casein을 섭취시킨 노인여성보다 뼈의 무기질 농도가 현저히 증가하였다고 하였다.

이와 같이 콩단백질과 콩의 isoflavone이 골다공증을 예방하고 뼈조직의 건강유지에 큰 도움이 된다는 것을 알 수 있지만 이러한 결론은 좀 더 많은 연구로 그 기작과 효과를 확인할 필요가 있다. 특히 콩음식 섭취에 의한 결과는 콩의 칼슘함량이 동물성 고기보다 더 많을 뿐 만 아니라, 두부의 경우 칼슘을 응고제로 사용하기 때문에 칼슘이 더욱 현저히 높아 이들이 뼈의 건강에 도움 주었을 경우를 배제할 수 없다 하겠다. 콩에 phytate와 oxalate가 칼슘흡수를 저해하는 것으로 알려져 있지만 흡수되는 칼슘양은 다른 육제품들 보다 많은 것으로 알려져 있다.

Isoflavone 섭취가 뼈의 무기질 함량을 증가시켰다는 김민선과 이연숙 (2005)의 연구 보고가 있다. 이들은 난소를 절제한 흰쥐에 식이 중 칼슘수준은 낮게(0.1%) 또는 정상(0.5%)으로 하고, isoflavone 첨가수준(0, 80, 160 ppm)을 달리하였을 때 혈청 칼슘농도와 대퇴골 및 요추골의 무게는 isoflavone에 의해 영향을 받지 않았지만 isoflavone 80ppm은 이들 뼈의 칼슘농도를 증가시켰다고 하였다.(그림 4-1, 김민선, 이연숙 2005).

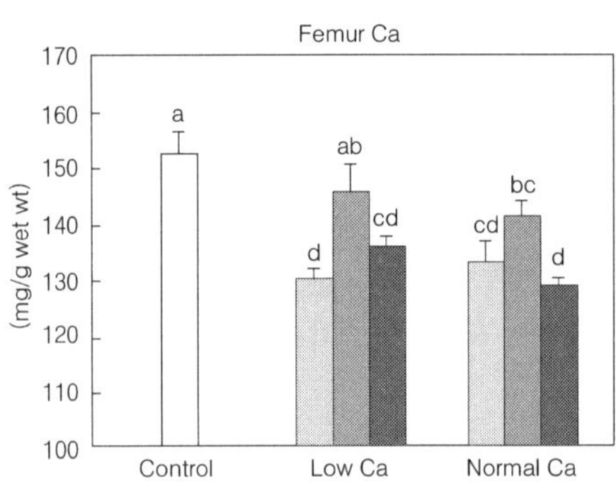
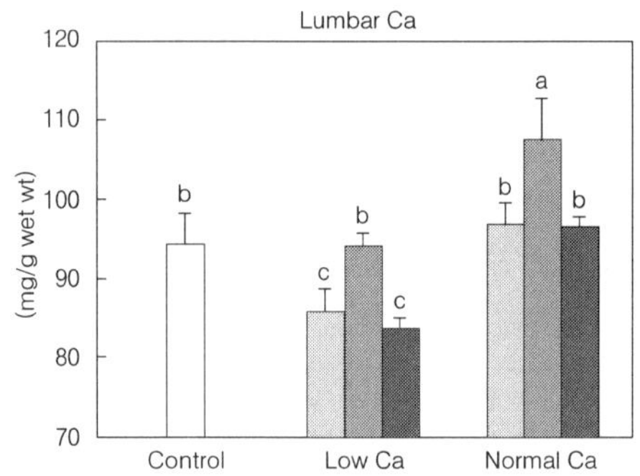

그림 4-1. 식이 중 isoflavone이 대퇴골(femur)과 요추골(lumbar)의 칼슘함량에 미치는 영향

즉 난소절제를 하고 저 칼슘식이를 급여했을 때 식이에 isoflavone 80ppm에서 대퇴골의 칼슘함량 증가가 뚜렷하였고, 요추골에서는 정상 칼슘식이에서 저 칼슘식이보다 더 현저히 칼슘 농도를 증가시켰다고 하였다. 반면 isoflavone첨가농도를 160ppm으로 높였을 때에는 뼈의 칼슘 농도 증가에 효과가 없었다고 하면서 첨가농도가 영향주고 있다고 하였다. 이러한 Ca 농도증가효과는 뼈의 칼슘 손실을 억제시키며 그 기작은 estrogen과는 다른 기전으로 골손실을 막는 것일 거라는 제안을 하였다.

③ 신장질환(kidney Disease)

신부전(腎不全, remal failure)중의 특징은 사구체 여과속도(glomerular filtration rate, GFR)의 감소로 영양학에서는 섭취한 단백질이 전반적인 신장(콩팥)의 성능과 GFR에 영향주는 것으로 알려져 있다. 신장투석을 하는 환자들에게는 단백질 양을 0.6~0.8g/kg 체중으로 낮춘 식이요법을 권장하고 있지만, 육단백질

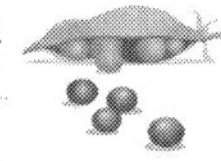

을 콩단백질로 바꿀 경우 단백뇨 환자들의 회복과 신장질환 발생예방에 효과가 있는 것으로 알려져 있다(D'amico et al. 1992). 단백뇨 환자들을 채식과 콩으로 식사 시킬 경우 소변 중 단백질과 혈청 중 저밀도 지방단백질 콜레스테롤(low density lipoprotein-cholesterol, LDL-C)농도가 정상인 수준으로 감소된다고 하였다. 그러나 이 결과는 채식과 콩 식사는 전체적 단백질 섭취량이 육식을 많이 하는 사람보다 적어 결과의 신빙성이 낮다고 하였지만 그 뒤 콩단백질과 육단백질의 양을 같이 한 실험에서 유사한 결과를 얻어 콩단백질과 신장질환 간의 유익한 관계가 증명되었다(Kontessis et al. 1995). 이때 개선된 신장의 성능은 GFR의 향상, 콩팥에의 혈청 흐름의 개선, 그리고 albumin 함량의 감소 등 이었다. 콩단백질의 콩팥의 혈청 중 cholesterol 감소효과는 신장질환이 동맥경화증(atherosclerosis)과도 유사성이 있어 동맥경화의 예방에도 효과있음이 인정되고 있다.

④ 심장질환

정상적인 혈중 cholesterol 함량은 100~150mg/dl 인데 240mg/dl 이상이면 심장질환(heart disease)의 위험성이 큰 것으로 알려저 있다. 일반적으로 포화지방이 cholesterol 함량을 높여주어 결과적으로 심장질환을 일으킨다고 보고있지만, cholestrol 농도에 영향주는 요인은 그 농도를 높여주는 포화 지방 외에도 수용성 섬유질과 콩단백질이 cholesterol을 낮추어 주는 효과가 있는 것으로 보고되어있다(Glore et al. 1994, Carroll. 1991, Anderson et al. 1995).

1) 콩단백질(soybean protein)

콩단백질이 혈중 cholesterol 농도를 낮추어 주는 효과에 관한 것은 1967년(Hodges et al. 1967)에 처음 발표된 적이 있지만 그 후 큰 관심을 끌지 못하다가 1991년(Carroll 1991)에 와서야 동물과 인간을 내산으로 한 연구가 진행되기 시작하였고, 그 뒤 많은 결과가 발표되었다(Anderson et al. 1995). 그 때 발표된 내용들은 콩단백질제품(분리콩단백, 조직콩단백)을 하루에 47g 정도 섭취하였을 때 혈중 LDL-cholesterol의 감소는 평균 12.9%이었고 triglycerides는 10.5% 감소하였다고 하였다. 또한 이러한 감소는 저지방, 저 cholesterol식사를 하였을 때와 비슷한 결과라 하였다. 혈중 low density lipoprotein과 cholesterol (LDL-C)을 낮추기 위한 식이요법에서는 high density lopoprotein-cholesterol (HDL-C)도 낮추어 지기 때문에 LDL-C/HDL-C 비율에 영향을 주지 않으나 콩단백질을 섭취하였을 경우에는 LDL-C만 감소시키기 때문에 이들 비율이 건강상 유익한 방향으로 변한다고 하였다.

영양학 분야에서는 혈중 cholesterol을 1%낮추어 주면 심장질환 위험이 2% 정도 감소한다고 알려져 있다. 그러나 최근 심장질환 위험의 감소율이 2%가 아니라 3~4%감소하는 것으로 발표되었다(Law et al. 1994). 따라서 콩단백질의 섭취로 LDL-cholesterol이 감소된 정도인 약 13%를 감안한다면 심장질환 발생율은 50%나 억제시킬 수 있다는 결론이 나온다. 이러한 결론으로 2000년에 미국 식약청(FDA)에서도 이 결과를 받아들여 하루 25g의 콩단백질 섭취는 심혈관질환(cardiovascular disease)을 예방할 수 있다는 표기를 허용한 바 있다. 콩단백질 섭취에 의한 LDL-cholesterol 혈중 농도 감소효과는 실험방법에 따라 얼마간의 차이가 있다. Verrillo 등(1985)은 하루 30g의 콩단백질을 육류단백질 대신 섭취하였을 때 cholesterol 혈중농도가 25% 감소했다고 하면서 이 수치는 cholesterol을 저하시키는 처방약의 효과와 비견할만한 결과라고 하였다. Potter 등(1993)은 25%감소보다 더 큰 효과 즉 cholesterol 농도를 673mg/dl에서 228mg/dl로 감소시켰는데 그들은 고지방식으로 4주간 섭취하게 하여 cholesterol 농도를 높인 뒤 콩단백질을 하루 50g씩 4주 섭취시켰을 때 그러한 결과를 보였다고 하였다.

현재까지는 이러한 콩단백질의 콜레스테롤(cholesterol) 감소효과(hypocholesterolemic effect)가 어떻게 일어나는지 신체내의 기작에 대해선 명확히 밝혀진 바 없다. 그러나 몇 가지 제안된 기작 중 insulin : glucagon 비율의 감소와 thyroxine의 증가가 그 이유였다는 제안(Potter. 1995)이 유력하다. 그 외에 아미노산을 콩단백질의 조성대로 섭취시켰을 때 cholesterol 감소효과는 있었지만 콩단백질로의 섭취보다는 효과가 적어 아마도 콩단백질 외의 어떤 성분이 관여하였을 것이라는 제안도 있었다(Huff et al. 1977).

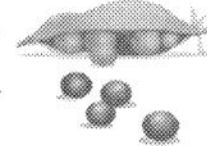

2) Isoflavone

콩단백질이 혈액의 cholesterol 농도를 낮추어 주어(hypocholesterolemic effect) 심장질환의 위험을 50%이상 감소시켜 줄 수 있다는 연구결과는 앞에서 설명하였다. 그러나 여러 연구에서 콩에도 콩단백질 외에도 몇몇 기능성 물질들이 콩단백질과 같은 효과를 보여줌이 밝혀졌다. 그 중 효과가 있는 물질은 isoflavone, saponin, phytic acid 등이며 이 중 isoflavone이 가장 큰 효과가 있다고 하였다(Potter. 1995). Anthony 등(1996)은 붉은털 원숭이(rhesus monkey)한테 콩사료를 주었을 때 isoflavone이 hypocholesterolemic 능력이 많음을 제시하였다. 또한 암컷 원숭이 실험에서 isoflavone 섭취가 HDL-cholesterol(HDL-C)의 증가와 관계가 있다고 하였다.

혈중 cholesterol과 심장질환과의 관계는 이미 밝혀져 있지만 cholesterol의 산화가 더 직접적인 관계가 있다고 하였다. 그 예로서 심근경색환자의 경우 50%는 혈중 cholesterol농도가 위험 수위는 아니었고 20%는 200mg/dl로 안전 범위에 있었음이 통계적으로 밝혀져 심근경색을 일으키는 것은 cholesterol함량(농도)보다 cholesterol의 산화가 주요 원인이라고 하였다(Kannel. 1995). 그 . 결과 cholesterol의 산화를 억제함이 심장질환의 위험을 막아줄 수 있다는 사실에 의견을 같이 하고 있다. 이러한 관점에서 콩의 섭취가 cholesterol의 산화를 억제시켜 심장질환의 위험을 감소시킴을 의미한다 하겠다. 실제로 in vitro 실험에서 LDL-cholesterol산화를 구리로 촉진시켰을 때 콩의 isoflavone이 그 산화를 반(50%)으로 감소시켰다고 보고가 있다(Kanazawa et al. 1995). 이러한 isoflavone의 항산화 능력 외에도 genistein은 혈소판응고를 막아주고 평활근(smooth muscle)을 증식시켜준다고 하였다.

콩의 섭취가 순환기질환(cardiovascular disease)과 심근경색 등의 심장질환을 예방하는데 콩 단백질과 isoflavone이 큰 역할을 함이 밝혀졌다. 한국인을 비롯한 동양인은 콩 음식이나 콩가공제품섭취에 익숙하여 우리가 관심을 갖고 섭취하면 콩단백질을 25g이상 섭취하는데 큰 어려움이 없다고 하겠다. 그러나 그렇지 못한 서양인이나 그 외 다른 지역 사람들에게는 콩음식의 충분한 섭취가 어려우므로 isoflavone이 많이 함유된 콩단백질 음식의 섭취로 심장병 예방을 이루도록 해야 할 것이며 그 예로 isoflavone 함량이 콩 자체보다 2~3 배 높은 분리 콩 단백을 이용한 식품이 좋은 음식이 될 것이라 생각된다.

생체 내의 콜레스테롤은 간세포에서 acetyl-CoA를 전구체로하여 여러단계를 거쳐 생합성 되는데, 콜레스테롤 합성량은 초기단계에서 HMG-CoA(3-hydroxyl methyl glutaryl-CoA)가 mevalonate로 전환되는 반응을 촉매하는 효소인 HMG-CoA reductase의 활성에 의해 조절되는 것으로 알려져 있다. 송영선과 권태완(2000)은 콩과 청국장을 고혈압을 유발시킨 쥐에 먹였을 때 HMG-CoA reductase활성이 익힌콩은 콩식이를 주지 않은 대조군(110.4 μmole/min/mg)의 42%, 청국장은 6%로 감소하였다고 보고하였다(그림 4-2).

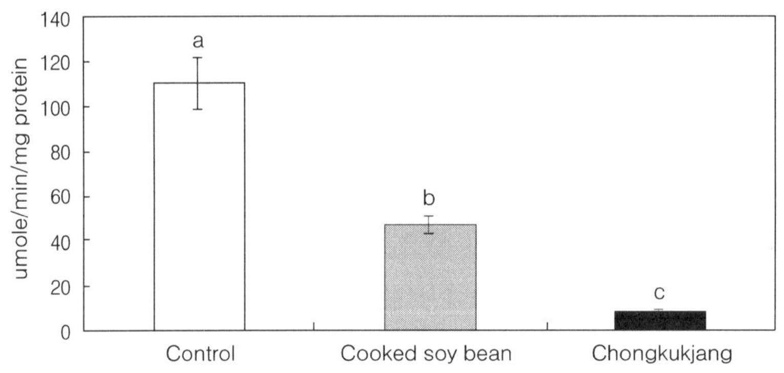

그림 4-2. 고혈압 흰쥐의 HMG-CoA reductase 활성에 미치는 익힌콩과 청국장 식이의 비교

또한 LDL산화억제 효과를 TBARS 형성억제로 비교하였을 때 된장과 청국장의 효과가 가장 좋았다고 하였다. 특히 청국장의 ethylacetate와 물의 추출물의 효과가 높았다고 하면서 ethylacetate추출물의 phenolic acids를 분석한 결과 항산화물질로 알려진 genistic acid, vanillic acid, chlorogrnic acid 등이 함유되어 있었다고 하였다. 콩과 청국장에 분리한 isoflavone을 항산화제인 β-carotene, DL-α-tocopherol, BHT와 LDL항산화능을 비교하였을 때 (그림 4-3) BHT 다음으로 genistein의 항산화효과가 크다고 하였다(송영선, 권태완 2000).

혈전 용해능에 관련하는 효소는 일본 낫토(natto)에 혈전용해능물질이 있다는 사실이 1980년에 밝혀지면서 nattokinase로 불리 우게 되었다. 납두는 우리의 청국장과 유사한 콩발효제품이다. 납두의 경우 100~200g을 사람에게 먹였을 때 4~8시간이던 euglobulin lysis time이 절반으로 줄어들고, euglobulin fibrinolytic activity가 최대에 도달하여 nattokinase의 활성이 증명된 바 있다 (Teede et al. 1999).

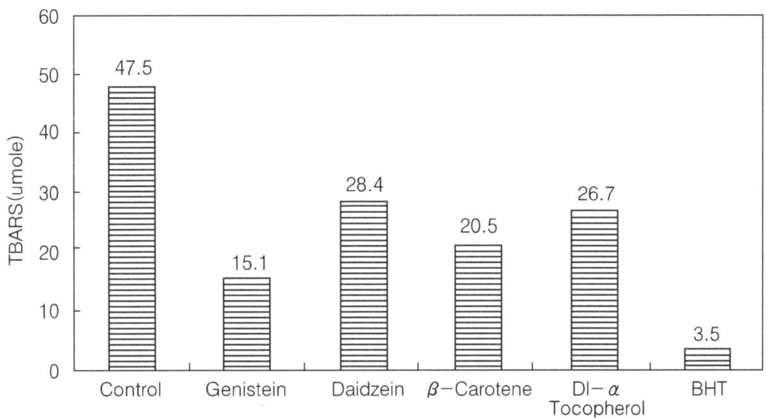

그림 4-3. Isoflavone과 항산화제들(4μ g/ml) TBARS 형성으로 측정한 LDL산화능억제효과비교

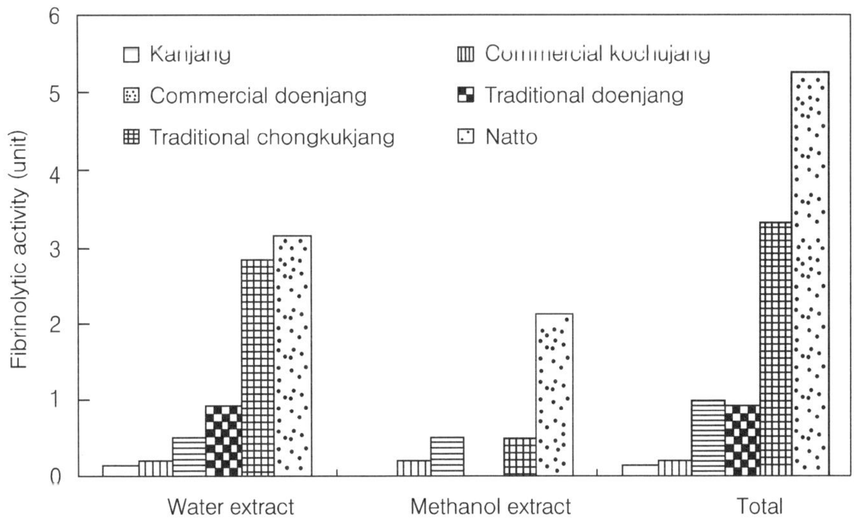

그림 4-4. 콩발효제품들의 물과 methanol추출물이 fibrinolytic activity로 측정한 혈전용해능 비교

우리나라의 간장, 된장, 청국장, 고추장 등 대표적 전통 발효 콩제품을 일본의 납두(natto)와 비교한 혈전용해능 실험에서 청국장의 물 추출물은 납두의 혈전용해능과 비슷하게 가장 높았고, 된장은 청국장의 1/3수준이었다고 발표된바 있다(그림 4-4, 송영선 권태완 2000). 이러한 결과에서 콩에는 나타나지 않았던 혈전용해능이 청국장에 높이 측정됨은 청국장이 발효되면서 형성되는 물질이 관여했을 것이라 하였다.

5 기타 질병에의 영향

1) 폐경기 증상

여성의 폐경기 증상(night sweats, hot flashes)을 완화시켜주는 콩의 효과에 관해서는 일본 여성들이 북미 여성들보다 폐경기 증상이 약 1/3로 낮다는 1994년 조사 자료에서부터 시작되었다. 일본의 폐경기 여성들은 북미지역 여성들보다 콩음식의 섭취가 많다는데에 착안하여 Baird등 (1995)이 여성들에게 isoflavone 165mg이 함유된 콩식품을 4주간 섭취시켰을 때 estrogen 감소에 기인한 증상이 없어졌다고 보고한 바 있다.

그러나 Murkies 등(1995)은 하루 콩 음식을 45g 섭취시킨 결과 폐경기 증상의 감소(약 20~25%)가 밀가루 음식을 섭취한 여성들과 큰 차이가 없다고 하여 그 결과를 의심하였다. 이러한 연구자들 간의 차이는 계속 발표가 되어 콩의 효과에 대해 많은 논란이 진행 중이다.

2) 갑상선질환

갑상선 이상 현상에의 Isoflavone 관여 여부에 관하여는 연구자들 간에 논란이 있어왔다. 1960년대 초 까지는 콩이 유아나 동물에 갑상선질환을 일으킨다고 보고된 연구가 있었다(Hydrovitz 1960, Pinchera et al. 1965, Block et al. 1961). 갑상선 hormon은 에너지, 당질, 단백질, 지질, 비타민대사 등에 관여하는 hormon으로 혈중 양이 감소하면 갑상선자극 hormon에 의해 합성이 증가되어 혈중량을 정상적으로 유지하게 된다. 갑상선 hormon합성에 주로 역할하는 효소는 thyroid peroxidase(TPO)로 알려져 있다. TPO의 활성이 억제되면 갑상선 hormon의 합성이 잘 이루어지지 않는데 최근 Divi 등(1997)은 isoflavone이 TPO를 억제한다는 연구를 발표한 바 있다. 이들은 genistein의 phenol기가 TPO의 불활성화와 관계가 있다고 하면서 그 이유가 TPO의 tyrosine 요오드화 반응을 genistein이 차단하기 때문이라 하였다. 그러나 이때 요오드가 충분히 혈액 속에 존재하면 genistein의 TPO억제방응은 일어나지 않는다고 하였다.

또한 in vitro 실험에서 TPO와 isoflavone만 존재할 때에는 TPO활성에 변화를 주지 않았으나 여기에 과산화수소(H_2O_2)가 첨가되면 TPO활성 억제작용이 일어나지 않았음을 보고하였다. 따라서 요오드의 혈중량이 정상인 사람인 경우에는 갑상선 호르몬에 이상현상이 일어나지 않았음을 알 수 있었다고 하면서 요오드의 결핍은 genistein과는 관계없이 갑상선 hormon합성이 저하된다고 하였다.

6 참고문헌

김민선, 이연숙. 2005. 난소절제 흰쥐의 골격대사에 대한 식이 칼슘과 대두 이소플라본의 섭취효과. 한국식품영양과학회지. 34(6):833-839.

송영성, 권태완. 2000. 콩과 콩제품의 콜레스테롤 저하 효과. 식품산업과 영양. 5(2), 36-41.

Akiyama. T., Ishida, J., Nakagawa, S., Ogawara, H., Watanabe, S., Itoch, N.M., Shibuya, M., Pukami, Y. 1987. Genistein , a specific inhibitor of tyrosine-specific protein kinases. J. Biol. Chem. 262: 5592.

American Cancer Society. 1994. Cancer Facts and Figures, Atlanta, GA.

Anderson, J.J.B., Thomsen, K., Christiansen, C. 1987. High protein meals, insular hormones and urinary calcium excretion in human subjects. Ch 1. In Osteroporosis, C. Christiansen, J.S. Johansen, and B.J. Riis(Ed.), pp. 240-245. Nrrhaven A/S, Viborg, Denmark.

Anderson, J.W., Johnstone, B.M., Cook-newell, M.L. 1995. Meta-analysis of the effects of soy protein intake on serum lipids. N. Engl. J. Med. 333:276.

Anthony, M.S., Clakson, T.B., Hughes, C.L. Jr., Morgan, T.M., Burke, G.L. 1996. Soybean isoflavone improve cardiovascular risk without affecting the reproductive system of peripubertal Rhesus Monkeys. J. Nutr. 126:43.

Arjmandi, B.H., Alekel, L., Hollis, B.W., Amin, D., Stacewicz-Sapuntzkis, M., Guo, P., Kukerja S.C. 1995. Dietary soybean protein prevents bone loss in an ovariectomized rat model of osteoporosis. J. Nutr. 126: 161.

Baird, D.D., Umbach, D.M., Lansdell, L., Hughes, C.L., Setchell, K.D.R., Weingerg, C.R., Haney, A.F., Wilcox, A.J., McLachlan, J.A. 1995. Dietary intervention study to assess estrogenicity of dietary soy among postmenopausal women. J. Clin. Endocrinol. Merabol. 80:1985.

Blair, H.C., Jordan, S.E., Perterson, T.G., Barnes, S. 1996. Variable effects of tyrosine kinase inhibitors on avian osteoclastic activity and reduction of bone loss in overiectomized rats. J. Celluar Biochem. 61: 629.

Block, J.R., Mandl, R.H., Howard, H.W., Bauer, C.D., Anderson, D.W. 1961. The curative action of iodine on soybean goiter and the changes in the distribution of iodoamino acids in the serum and in thyroid gland digests. Arch. Biochem. Biophys. 93:15-24.

Brandi, M.L. 1992. Flavonoids: biochemical effects and therapeutic applications. Bone and Mineral 19(suppl), S3.

Breslau, N.A., Brinkley, L., Hill, K.D., Pak, C.Y.C. 1988. Relationship of aminal protein-rich diet to kidney stone formation and calcium metabolism. J. Clin. Endocronol. Metabol. 66: 140.

Carroll, K.K. 1991. Review of clinical studies on cholesterol-lowering reponse to soyprotein. J. Am. Diet. Assoc. 91:820.

Cooper, C., Campion, G., Melton, L.J. 1992. Ⅲ. Hip fractures in the elderly; a worldwide projection. Osteoporosin Int. 2:285.

D'amico, G., Genile, M., Manna, G., Fellin, G., Ciceri, R., Cofano, F., Prtrini, C., Lavarda, F., Perolini, S., Porrini, M. 1992. Effect of vegetarian soy diet on hyperlipidaemia in nephrotic syndrome. Lancet 339:1131.

Dee, C., Foster, J.S., Ahamed, S., Wilmalasena, J. 1997. Dietary estrogens stimulate human breast cells to enter the cell cycle. Environ. Health Perspect. 105S:633-636.

Divi, R.L., Chang, H.C., Doerge, D.R., 1997. Anti-thyroid isoflavones from soybean: isolation, characterization and mechanisms of action, Biochem. Pharmacol. 54(10):1087-96.

Erdman, J. Jr., Stillman, R.J., Lee, K.F., Potter, S.M. 1996. Short term effects of soybean isoflavones on bone in postmemopausal women. Poster presentation: the 2nd International Symposium on the Role of Soy in Preventiong and Treating Chronic Disease, Brussels, Belgium, Sept. 15-19.

Fanti, P., FAugere, M.C., Gang, Z., Schmidt, J., Cohen, D., Malluche, H.H. 1996. Systematic adminstration of genistein partially prevents bone loss in ovariectomized rats in a non-estrogen-like machanism. Im The Abstracts of the 2nd International Symposium on the Role of Soy in Preventing and Treating Chomic Disease, p.20. Brussels, Belgium, Sept. 15-18.

Farnsworth, W.E. 1996. Roles of estrogen and SHBG in prostate physiology. The Prostate 28: 17.

Glore, S.R., Van Treeck, D., Knehans, A.W., Guild, M. 1994. Soluble fiber and serum lipids: a literature review. J. Am. Diet Assoc. 94:425.

Green, J., Kleeman, C.R. 1991. Role of bone in regulation of systemic acid-base balance.Kidney Int. 39:9.

Hirose, K., Tajima, K., Hamajima, N., Inoue, M., Takezaki, T., Kuroisha, T., Yoshida, M., Tokudome, S. 1995. A large-scale, hospital-based case-control study of risk factors of breast cancers according to memopausal status. Jpn. J. Cancer Res. 86:146.

Hodges, R.E., Krehl, W.A., Stone, D.B., Lopez, A. 1967. Dietary carbohydrates and low cholesterol diets; effects on serum lipids of man. Am. J. Clin. Nutr. 20:198.

Hsieh, C.Y., Santell, R.C., Haslam, S.Z., Helferich, W.G. 1998. Estrogenic effects of genistein on the growth of estrogen receptor-positive human breast cancer (MCF-7) cells in vitro and in vivo. Cancer Res. Sep. 58(17):3833-8.

Huff, M.W., Hamilton, R.M.G., Carroll, K.K. 1977. Plasma cholesterol levels in rabbits fed low fat, cholesterol-free, semi-purifed diets: effects of dietary protein, protein hydrolysates and amino acid mixtures. Atherosclerosis 28:187.

Hydrovitz, J.D. 1960. Occurrence of goiter in an infant on a soy diet. N. Eng. J. Med. 262:351-353.

Jing, Y., Nakaya, K., Han, R. 1993. Differtiation of promyelocytic leukemia cells HL-60 induced by daidzein in vitro and in vivo. Anticancer Res. 13:1049.

Kannel, W.B. 1995. Range of serum cholesterol values in the population developing coronary artery diseases. Am. J. Cardiol. 76:69C.

Kannazawa, T., Osanai, T., Zhang, X-S., Uemura, T., Yin, X-Z., Onodera, K., Oike, Y., Ohkubo, K. 1995. Protective effects of soy protein on the peroxidizability of lipoproteins in cerebrovascular diseases. J. Nutr. 125(suppl):639S.

Kontessis, P., Bossinakou, I., Sarika, L., Iliopoulou, E., Papantoniou, A., Trevisan, R., Roussi, D., Stipsanelli, K., Grigorakis, S., Souvatzoglou, A. 1995. Renal, metabolic and hormonal reaponses to proteins of different origon in normotensive, nonpro- teinuric type I diabetic patients. Diabetes Care 18:1233.

Law, M.R., Wald, N.J., Wu, T., Hacksaw, A., Bailey, A. 1994. Systematic underesti- mation of association between serum cholesterol concentration and ischaemic heart disease in observational studies: data from the BUPA study. Br. Med. J. 308:363.

Lee, H.P., Gourley, L., Duffy, S.W., Esteve, J., Day, N.E. 1991. Dietary effects on breast-cancer risk in Singapore. Lancet 337:1197.

Mäkelä, S.L., Pylkkänen, L.H., Santti, R.S.S., Adlercreutz, H. 1995. Dietary soybean may be antiestrogenic in male mice. J. Nutr. 125: 437.

Markowits, J., Linassier, J., Posseé, P., Couprie, J., Pierre, J., Jacquemin, A., Saucier, J-M., Le Pecq, J-B., Larsen, A.K. 1989. Inhibitory effects of the tyrosine kinase inhibitor genistein on mammalian DNA topoisonerase Ⅱ. Cancer Res. 49:5111.

Messina, M.J. and Barnes, S. 1991. The role of soy products in reducing risk of cancer. J. Natl. Cancer Inst. 83:541.

Messina, M., Messina, V., Setchell, K.D.R. 1994. The simple soybean and your health. Avery Publishing Group, Garden City park, New York.

Murkies, A.L., Lombard, C., Strauss, B.J.G., WIlcox, G., Burger, H.G., Morton, M.S. 1995. Dietary flour supplementation decreases post-menopausal got flushes: effect of soy and wheat. Maturitas 21:189.

Ogawara, H., Akiyama, T., Ishida, J., Watanabe, S., Suzuki, K. 1986. A specific inhibitor for tyrosin protein kinase from Pseudomonas. J. Antibiot. Tokyo 39:606.

Pagliacci, M.C., Smacchia, M., Migliorati, G., Grignani, F., Riccardi, C., Nicoletti, I. 1994. Growth inhibitory effects of the matural phytoestrogen genistein in MCF-7 human breast cancer cell. Eur. J. Can. 30(11):1675-1682.

Peterson, G., Barnes, S. 1993. Genistein and biochanin a inhibit the growth of human prostate cancer cells, but not epidermal growth factor receptor tyrosine autophosphorylation. The Prostate 22:335.

Peterson, G., Kirk, M., Ji, G-P., Barnes, S. 1995. Metabolism decreases the growth inhibitory effect of genistein in human mammary epithelial cells. Poster Abstr 72. American Instute for Cancer Research, Washington DC. Step. 1.

Petrakis, N.L., Barnes, S., King, E.B., Lowenstain, J., Wiencke, J., Lee, M.M., Miike, R., Kirk, M., Coward, L. 1996. Stimulatory influence of soy protein isolated on breast secretion in pre-and postmenopausal woman. Cancer Epidemiology Biomarkers prevention. 5:785.

Pinchera, A., MacGillivray, M.H., Crawford, J.D., Freeman, A.G. 1965. Thyroid refeactoriness in an athyreotic cretin fed soybean formula. N. Eng. J. Med. 265:83-87.

Potter, S.M. 1995. An overview of proposed mechanisms for the hypocholesterolemic effect of soy. J. Nutr. 125:606S.

Potter, S.M., Bakhit, R.M., Essex-sorlie, D., Weigartner, K.E., Chapman, K.M., Nelson, R.A., Prabhudesai, M., Savage, W.D., Nelson, A.J., Winter, I., Erdman, J.W. Jr. 1993. Depression of plasma cholesterol in men by consumption of bakes products containing soy protein. Am. J. Clin. Nutr. 58:501.

Remer, T., Manz, F. 1994. Estimation of the renal net acid excreton by adults consuming diets containing variable amounts of protein. Am. J. Clin. Nutr. 59:1356.

Schleicher, R., Zheng, M., Zhang, M., lamartiniere, C.A. 1996. Genistein inhibition of prostate cancer cell growth and metastasis in vivo. In The Abstracts of the 2nd International Syposium in the Role of Soy in Preventing and Treating Chronic Disease. p. 47. Brussels, Belguum. Sept 15-18.

Severson, K.J., Nomura, A.M.Y., Grove, J.S., Stemmermann, G.N. 1989. A prospective study of demongrphics, diet, and prostate cancer among men of Japanese ancestry in Hawaii. Cancer Res. 49:1857.

Takeda, Y., Nishio, K., Nhtani, H., Saiho, N. 1994. Reversal of multidrug resistance by tyrosine-kinase inhibitors in a non-P-glycoprotein-mediatied multidrug-resistant cell line. Int. J. Cancer 57:229.

Teede, H.J., Dalais, F.S., Kotsopoulos, D., Liang, Y.L., Davis, S.R. and McGrath, B.P. 1999. Soy protein supplementation improved lipid profiles and blood pressure: A double-blind, randomized placebo-controlled study in men and post-menopausal women. 3rd international symposium on the role of soy in preventing and treating chronic disease. p.25, Oct.31-Nov.3, Washington D.C., USA.

Verrillo, A., Teresa de, A., Giarrusso, P.C., LaRocca, S. 1985. Soybean protein diets in the management of Type II hyperlipoproteinaemia. Atherosclerosis 54:321.

Wang, T.T.Y., Cathyamoorthy, N., Phang, J.M. 1996. Molecular effects of genistein on retrogen receptor mediated pathways. Carcinogenesis. 17(2):271-275.

Wachman, A., Bernstein, D.S. 1968. Diet and osteoporosis. Lancet May I :958.

Wei, H., Wei, L., Frenkel, K., Bowen, R., Barnes, S. 1993. Inhibition of tumor promoter-induced hydrogen peroxide formation in vitro and in vivo by genistein. Nutr. Cancer 20:1.

Zava, D.T. and Duwe, G. 1995. Estrogenic bioactivity of phytoestrigens in human breast cancer cells in monolayer culture. J. Nutr. 3S:807S.

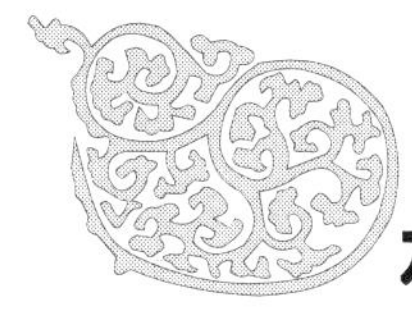

제 5 장. 비발효 가공제품

콩의 비발효 가공제품은 마쇄, 분리, 가열, 응고, 발아, 산절임 등 비발효가 공방법을 사용하여 제조한 제품으로 대표적 제품이 두부와 콩우유이며, 콩나물, 유바, 비지, 볶은 콩과 콩가루, 익힌 풋콩, 초콩등이 있다. 이러한 비발효 콩제품들의 다양성은 오랫동안 콩을 섭취하여 온 한국, 중국, 일본, 인도네시아, 필리핀 등 동북 및 동남아시아 지역에서 발달되어 있으며 비발아 콩제품을 정리한 것은 표 5-1과 같다(Liu 1999).

① 두부

1) 역사

두부(Dubu, soybean curd)는 오래전부터 중국, 한국, 일본 등지에서 제조하여 섭취하여 왔던 단백질 이용 제품으로 단백질뿐만 아니라 지방질과 당질이 함유된 대표적 콩이용 비발효 식품이다. 두부는 농불성 단백질의 공급이 부족한 이들 국가에서는 귀중한 단백질공급 식품으로 우리 식단에 중요한 위치를 차지하여 왔다.

표 5-1. 비발효 콩제품의 종류

콩제품	제품명			제조 및 특징
	중 국	일 본	기타 국가	
콩우유 (두유, Soymik)	Doujang Dounai ,Douru	Tonya		콩을 수침한 다음 물을 넣고 마쇄한 뒤 불용성 성분을 제거하고 가열살균 한 것. 우유와 유사함
두부 (Dubu)	Doufu (Toufu)	Tofu	Tahu(인도네시아) Taufoo(말레이지아) Tokua(필리핀)	콩우유를 응고제나 산으로 응고시킨 뒤 성형한 것. 탁한 흰색. 가공방법에 따라 단단함이 틀림
콩나물 (Kongnamool, Soy sprout)	Huangdouya Daodouya	Daizu no moyashi		햇볕이 없는 조건에서 콩을 발아시켜 뿌리를 성장시킨것. 연황색임
비지 (Biji, Soypulp)	Douzha	Okara	Tempeh gembus (인도네시아)	콩우유나 두부를 제조할 때 제거한 불용성 물질들. 식이섬유가 많음
유바 (두부피, Yuba)	Doufupi Fuzhu	Yuba	Fuchok(필리핀)	콩우유를 가열할 때 표면에 형성된 막을 걷어낸 것. 연황색의 우유색
익힌 풋콩 (Cooked sweet bean)	Qingdou Maodou	Edamame		미성숙 콩으로 조직이 연하고 녹색임.
볶은 콩 (Roasted soybean)	Chaodadou	Iri-mame		콩을 볶은것, 조미를 한 경우도 있음.
볶은 콩가루 (Roasted soy powder)	Chaodoufen Doufen	Kinako	Bubuk kedelai (인도네시아)	볶은 콩을 마쇄한 분말. 황색이고 고수한 맛이 있음.
초콩 (Pickled soybean)				콩을 양조식초에 장시간 절인 다음 건조하고 분쇄함.

두부가 문헌상으로 나타나기 시작한 것은 지금으로부터 약 2100년 전인 중국의 한나라 회남왕(淮南王) 때에 두부를 처음 만들었다는 기록이 있어 두부제조법의 시조를 회남왕으로 보고 있으며, 우리나라에 전래돼 온 시기는 분명치 않으나 고려 말 이색(李穡)의 시(詩)에 산사(山寺)와 향촌에 두부국과 지진두부의 언급이 있어 두부제조는 고려 말 이전이었으리라는 추측이 일반적이다. 일본의 경우에는 임진난(壬辰亂) 이후에 우리나라 두부제조법이 일본으로 전해졌다는 기록이 있어 근세(近世) 일본의 두부제조 기술 정착에 우리나라 영향을 컸을 것으로 생각된다. 이렇게 긴 역사와 전통을 가진 두부가 현재까지 변치 않고 전래된다는 것은 두부만이 갖고 있는 고유의 단백한 맛과 조직특성 때문이라 할 수 있다(장지현 1993).

2) 두부제품종류 및 제품별 생산량

두부의 종류는 일반두부류와 가공두부류로 나눌 수 있다. 표 5-2는 우리나라와 외국에서 생산되는 두부를 정리한 것으로 일반두부류에는 성형시의 압착정도에 따른 두부의 수분함량이 주요 특성이 되며 가공두부에서는 튀김, 건조, 부재료의 첨가, 영양강화, 콩 성분의 이용, 제조방법에 의해 그 종류가 다양하다. 우리나라에서 주로 생산·판매되고 있는 두부는 순두부, 일반 두부, 연두부의 세 종류이다.

가장 많이 섭취하는 일반 두부는 탁한 흰색에 두부 특유의 담백한 맛을 갖고 있으며, 비교적 단단하면서 약간의 탄력성이 있고 조직이 거친 것이 특징이다. 한편 연두부는 그 조직이 균일하며 매끄러운 표면을 갖고 있는 장점이 있으나 조직이 지나치게 연하며, 순두부는 견고성이 연두부 보다는 단단하지만 일반 두부보다 많이 약하다. 과거의 순두부는 조직이 거친 형태였으나 최근의 순두부는 조직이 매끄럽고 균일한 형태를 갖고 있다.

두부 품질의 향상 및 제품의 다양화는 맛과 텍스쳐, 색, 저장성에 따라 생각할 수 있다. 두부의 맛에는 치즈와 같이 발효된 맛, 고기 맛, 고소한 맛 등을 가미하고, 텍스쳐는 탄력성과 견고성에 변화를 주며, 색은 튀김 시 일어나는 연한 갈색, 녹차의 색 등을 주어 두부의 다양한 제품(표 5-2)을 개발할 수 있다.

표 5-2. 두부류의 종류

분류	종류	특 징
일반두부류	일반두부	콩에서 얻은 두유를 응고 시킨 것, 고형분이 12%이상
	연두부, 순두부	고형분 함량이 6% 이상인 두부
	경두부	일반두부를 압착하여 고형분이 22%이상인 것
	압착 연두부	연두부 조직과 같이 한 압착두부
	만두 두부	일반두부에서 고형분을 22% 내외되게 탈수시킨 것
	비단두부	두유에서 유장을 분리하지 않고 응고시킨 것
	전두부	전지대두분을 이용하여 콩 전체성분을 응고시킨 두부
	충전두부	두유를 응고제와 동시에 포장용기에 충전한 후 가열한 것
	인스턴트 두부	두유를 분무 건조 후 응고제를 첨가한 것으로 물을 붓고 가열하면 두부가 되는 것
가공 두부류	유부	3~5%의 두유에서 얻어진 생지두부를 튀긴 것
	튀김 두부	두부의 표피만 기름에 튀긴 것(유탕처리)
	건조두부	일반두부를 압착 시켜 건조한 것
	동결건조 두부	두부를 동결건조 시킨 것
	계란 연두부	계란을 생란으로 10%이상 첨가하여 응고시킨 것
	군 두부	두부의 표피를 구운 것
	어육 두부	어육의 열 응고성을 이용하여 두부와 혼합 응고시킨 것
	강화 두부	비타민, 미네랄 등을 두유에 첨가한 것
	발효 두부	두부를 발효시켜 보존성을 늘린 것
	야채 두부	두유에 야채 등을 넣고 가열하여 응고시킨 것
	두부햄, 두부소세지	두부에 조직 콩단백, 고기맛 소스, 유화제, 결착제 등을 첨가하여 육제품과 유사하게 만든 두부
	조미 두부	두부를 조미한 것
	분리대두단백두부	분리대두단백을 이용하여 단백질 함량을 조정한 두부
기타 두부류	유바	가열한 두유 상층에 형성된 피막을 걷어내어, 성형한 것
	콩묵	묵과 같은 형태의 겔(gel)형성 두부

그 예로서 동결 두부, 튀김 두부, 건조 두부, 군두부, 유부, 유바, 콩묵 등 텍스처 특성을 바꾼 두부와 발효 두부, 두부 치즈와 같이 맛에 변화를 준 두부가 있다. 또한 야채 두부와 두부 소세지와 같이 채소나 고기맛을 첨가하여 텍스처와 맛을 조절한 두부가 있으며, 인스턴트 두부와 같이 신선한 두부를 가정에서 직접 만들어 먹게 하는 제품도 있다. 이들 중 얼림 두부, 기름 튀김 두부, 건조 유바 및 인스턴트 두부는 저장성을 높이는 효과가 있다.

우리나라의 두부제품별 생산량(표5-3)은 1999년에 일반 두부가 약 86%정도 차지하고 있으며, 포장순두부는 6.98%, 연두부 5.55%, 유부 0.61%, 기타 0.75%로 일반두부가 국내 시장의 대부분을 차지하고 있다(한국식품연감 2002).

표 5-3. 두부 제품별 생산량(1999년)

(unit : 톤)

	원료 사용량	제품 생산량	비 율(%)
일 반 두 부	116,047	348,000	86.64
포 장 순 두 부	5,155	28,000	6.98
연 두 부	4,640	22,300	5.55
유 부	2,580	2,460	0.61
기 타	450	900	0.22
계	128,872	401,660	100

3) 영양성분

일반두부의 일반성분과 미량성분은 제조방법과 콩품종에 따라 어느 정도 차이가 있지만 식품성분표(2001)에 발표된 이들 성분의 함량은 표 5-4, 5-5와 같다. 일반적으로 수분 함량은 80~85%, 단백질은 약 9.0%, 지방질은 약 5.5%, 당질은 1.5% 내외로 고형분 중 단백질이 약 40%나 되는 고단백 식품이다. 지방질과 당질은 단백질과 결합되어 있거나 응고된 단백질 조직 내에 수분과 함께 존재 하고 있다(식품성분표 2001).

순두부와 연두부는 수분함량이 90%정도로 일반두부의 83%보다 높지만 튀김두부는 43%정도로 현저히 낮다. 순두부와 연두부의 높은 수분함량은 두부성형 시의 압착에 의한 탈수과정이 생략되었기 때문이며 튀김두부의 낮은 수분 함량은 튀김에 의한 수분의 손실 및 증발작용에 의한 것이다. 튀김두부의 높은 지방질은 튀김 중 지방질의 흡수가 있어 31%정도로 많이 함유되어 있음을 알 수 있다. 냉동두부에서의 일반성분이 특히 높은 것은 두부의 냉동 후 해동에 의한 탈수와 건조과정에서 수분함량이 낮아지고 고형분 함량이 높아졌기 때문이다.

탄수화물에서의 당질은 수용성이기 때문에 두부의 수분과 함께 일부 잔류하게 되지만 섬유질은 불용성이어서 비지의 제거 과정에서 제거되었기 때문에 낮게 측정된 것이다. 무기질의 경우 두부에서 칼슘이 높게 측정된 것은 칼슘 응고제 첨가에 의한 것이며 인은 phytate가 잔류되었기 때문이다. 또한 냉동두부에서의 당질의 낮은 함량(건물량 기준으로 할 때)은 해동 시 탈수현상으로 탈수액에 당질이 포함되어 손실되었기 때문일 것이다.

표 5-4. 두부제품의 일반성분(식품성분표 2001)

	수분 (%)	단백질 (g)	지방질 (g)	탄수화물(g)		회분 (g)
				당질	섬유소	
일 반 두 부	82.8	9.3 (54.1)	5.6 (32.6)	1.2 (7.0)	0.2 (1.2)	0.9 (5.2)
냉 동 두 부	8.1	50.2 (54.6)	33.4 (36.3)	5.3 (5.8)	0.2 (0.2)	2.8 (3.05)
순 두 부	90.4	4.7 (49.0)	3.2 (33.3)	1.0 (10.4)	0.1 (1.0)	0.6 (6.25)
연 두 부	91.0	5.2 (57.8)	2.4 (26.7)	0.7 (7.8)	0.1 (1.1)	0.6 (6.7)
튀 김 두 부	42.9	20.4 (35.7)	31.0 (54.3)	3.8 (6.7)	0.1 (0.2)	1.8 (3.2)
비 지	82.8	3.5 (20.3)	1.5 (8.7)	3.4 (19.8)	8.3 (48.3)	0.5 (2.9)

* 100g 당 함량(습량기준)
(   )값은 건물량 100g 당 함량임

표 5-5. 두부제품의 무기질과 비타민 함량(식품성분표 2001)

	무기질(mg)					비타민(mg)			
	칼슘	인	철	나트륨	칼륨	A	B₁	B₂	Niacin
일반두부	126 (733)	140 (814)	1.5 (8.7)	5 (29.0)	90 (523)	0	0.03 (0.17)	0.02 (0.12)	0.2 (1.16)
냉동두부	590 (642)	710 (773)	9.4 (10.2)	8 (8.7)	32 (35)	-	0.02 (0.02)	0.03 (0.03)	-
순 두 부	48 (500)	67 (698)	0.8 (8.3)	6 (62.5)	95 (990)	0	0.02 (0.21)	0.02 (0.21)	0.2 (2.08)
연 두 부	62 (689)	74 (822)	1.4 (15.6)	5 (55.6)	95 (1,056)	0	0.02 (0.22)	0.03 (0.33)	0.3 (3.33)
튀긴두부	295 (517)	275 (482)	4.6 (8.0)	17 (29.8)	153 (268)	0	0.05 (0.09)	0.02 (0.04)	0.3 (0.5)
비 지	66 (384)	25 (145)	2.3 (13.4)	46 (267)	113 (657)	0	0.07 (0.4)	0.03 (0.2)	0.4 (2.3)

* 100g 당 함량(습량기준)
( )값은 건물량 100g 당 함량(건량기준)

4) 제조원리

(1) 마쇄 및 단백질의 추출

마쇄시의 온도는 단백질의 변성, 단백질의 추출수율에 영향을 줄 뿐만 아
니라 제조한 두부의 견고성에도 영향 주는 것으로 알려져 있다. 마쇄시의 온
도와 두부 견고성간의 관계에서 Obata와 Matsuura(1993)는 마쇄온도를 0℃에
서 50℃로 높였을 때 두부의 견고성이 감소했다고 하면서 단백질의 소수성범
위에는 영향이 없으면서 SH- group이 감소하였다고 보고하였다(그림 5-1,
5-2). 따라서 두부의 견고성은 SH- group의 양과 관계가 있으며 SH- group의 감
소는 lipoxygenase(LOX)가 영향을 준다고 하는 보고가 있다(Obata et al. 1996).
Obata 등(1996)은 LOX를 첨가하여 마쇄온도를 28℃로 하였을 때 SH- group
이 현저히 감소하였으나, 온도를 2℃로 하여 LOX의 활성을 억제하면 SH-
group이 그대로 있어 LOX의 영향을 증명한 바 있다. 그러므로 마쇄시의 온도

는 LOX의 활성을 보이는 온도 이하로 함이 좋다고 하였다. 물론 높은 온도에의한 LOX의 불활성시킴도 가능하겠지만 마쇄시의 높은 가열은 콩단백질의 변성으로 추출수율이 낮아지는 단점이 있다.

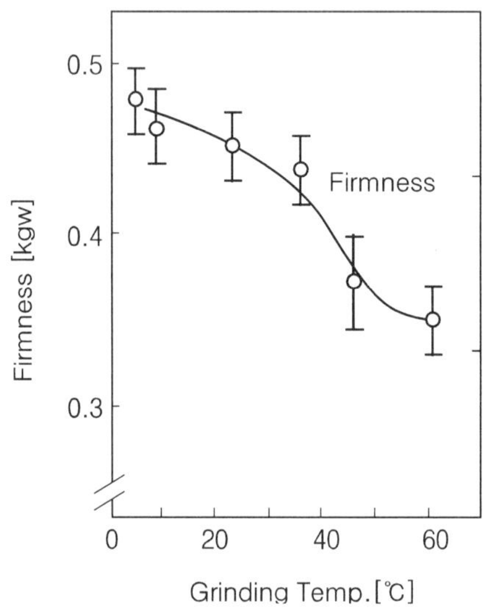

그림 5-1. 콩의 마쇄온도가 두부의 단단함에 미치는 영향

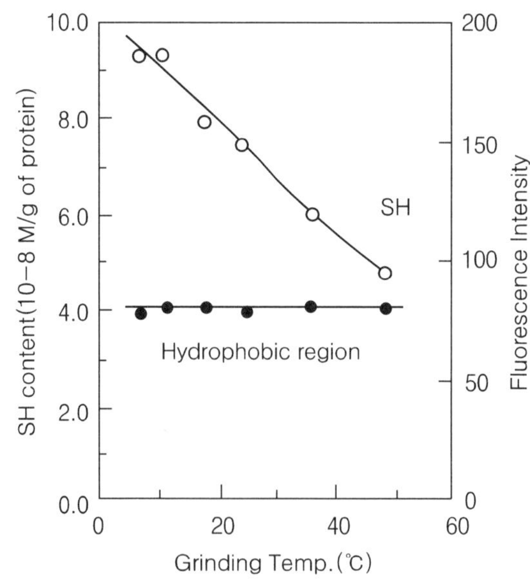

그림 5-2. 콩의 마쇄온도가 콩우유의 SH-함량 및 소수성범위에 미치는 영향

　콩에 있는 수용성단백질을 추출하는 방법으로는 중국의 명대와 청대, 우리
나라의 18세기에는 불린 콩을 물과 함께 마쇄하여 그 즉시 압착, 착유한 소
위 '생추출법'이 이용되었고, 일본의 17세기 후반부터는 마쇄된 콩즙 전체를
가열하여 익힌 후 압착 착유하는 '가열추출법'이 이용되었다는 기록이 있다.
또한 생추출방법에서 온수를 사용하는 온탕추출법이 중국, 일본 등의 일부지
역에서 사용되고 있어, 두부제조를 위한 단백질 추출방법은 생추출법, 온탕
추출법, 가열추출법이 옛 부터 사용되어 왔음을 알 수 있다(그림 5-3, 한국식
품연감 2002).

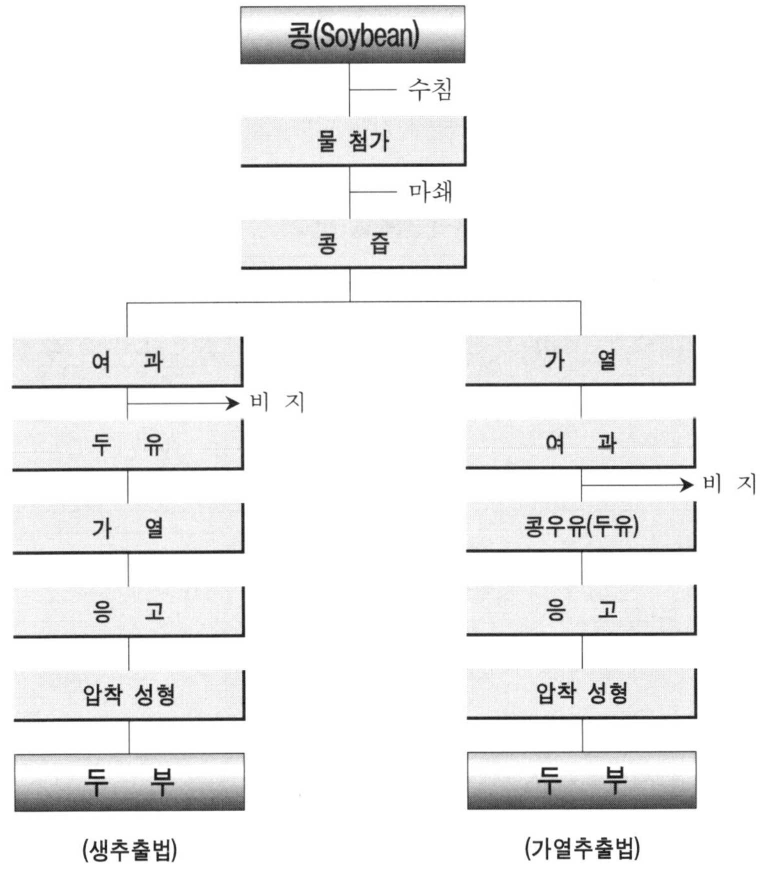

그림 5-3. 생추출법과 가열추출법의 제조 공정

현재 우리나라에서는 콩의 수용성 단백질 추출을 위하여 일반적으로 수침 후 마쇄하고, 마쇄한 콩죽은 여과하기 전에 끓이는 가열추출법을 사용하고 있다. 이 가열추출법은 고형분과 단백질의 추출 수율을 향상시키고 콩에 있는 트립신 저해제를 불활성화하여 소화에 도움을주며 또한 lipoxygenase를 불활성화시켜 불쾌한 냄새발생을 억제하고, 그 밖의 여러 가지 효소를 불활성화 시키면서 어느 정도의 살균 효과가 있는 장점이 있다.

그러나 가열 온도가 너무 높거나 가열을 오래하게 되면 표5-6과 같이 단백질 변성에 의한 수율의 감소와 지방의 산패로 인한 두부 맛의 변질 그리고 조직이 단단해지는 단점이 있다. 반면 가열 온도가 너무 낮으면 트립신 저해제가 남게 되어 두부의 영양상 문제가 된다. 따라서 여과하기 전 콩즙의 가열은 증기를 직접 주입하여 100℃로 높인 다음 10분간 유지 하는 것이 고형분이나 단백질의 추출수율을 높이는데 적당한 것으로 되어있다.

표 5-6. 가열 조건에 따른 성분의 추출율 비교

일반성분	가열온도(℃)(가열 시간 10분)				가열시간(분)(가열 온도 100℃)			
	90	100	110	120	5	10	20	40
고 형 분	61.5	62.6	61.9	59.3	59.8	62.3	60.2	59.2
조 단 백	80.2	81.2	79.9	76.3	78.5	81.2	80.3	79.5
조 지 방	69.2	74.5	73.2	67.1	68.2	73.1	70.4	69.2

(2) 응고 원리

두부제조시의 단백질 응고는 세단계로 이루어진다고 보고 있다. 첫 번째는 콩단백질의 가열로 SH- group이 증가하는 단계이며 두 번째는 수용성 콩단백질 내부에 존재하고 있던 소수성 부위가 가열과정 중 단백질 변성으로 단백질 분자 표면에 나오게 되는 단계, 그리고 세 번째로 음전하를 갖고 있는 소수성부위가 중화되면서 응집되는 단계로 알려져 있다.

이러한 과정에서 콩우유(두유)의 가열은 단백질의 영양적 특성을 향상시키고 LOX에 의한 콩비린 냄새를 감소시키는 효과 외에도 단백질을 변성시켜 응고제에 의한 콩단백질 응고반응을 시키는데 도움을 준다. Saio(1979)는 콩 우유(두유)를 가열시키면 콩 단백질의 SH-group이 증가하면서 sulfhydryl-disulfide interchange reaction에 의해 점성이 높은 풀(paste)과 같은 형태로 된 다고 하면서, 지나친 가열은 SH-group을 산화시켜 gel형성능력이 감소한다 고 하였다. 가열하는 과정 중 SH-group은 최고점에 도달한 후 감소하게 되 므로 10분 정도의 끓임이 가장 적절한 것으로 보고 하였다(Watanabe et al. 1964).

두부응고에 주로 관여하는 7S와 11S globuln의 가열에 대한 반응은 차이가 있다. 11S globulin은 가열 중 SH-group이 증가하여 두부를 만들었을 때 견고 성과 응집성, 탄력성을 증가시키지만 7S는 SH-group이 증가함에도 불구하고 두부의 텍스쳐 특성에는 영향이 거의 없는 것으로 보고 되어 있다(Saio 1979). 또한 7S는 가열한 것이나 안한 것 모두 글루코노델타락톤(glucono-δ-lactone, GDL)에 의해 gel을 형성하지만 11S는 가열한 것만이 단단한 gel을 형성할 수 있다고 하였다(Hashizume et al. 1975).

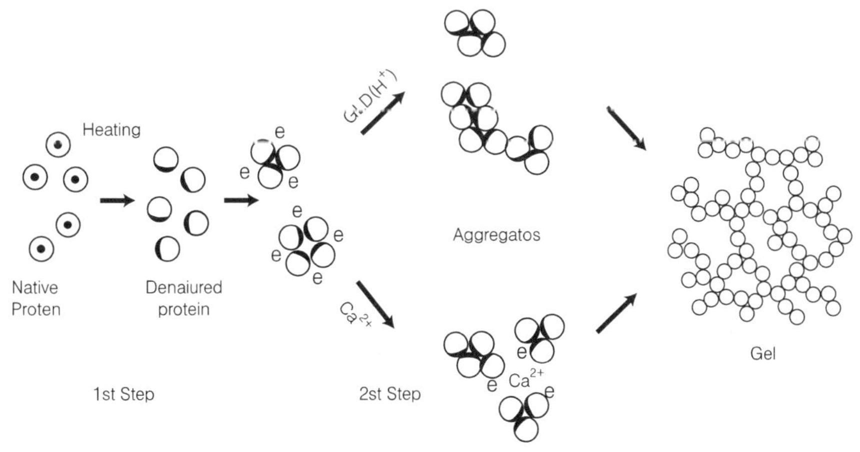

그림 5-4. GDL과 CaSO4에 의한 콩단백질의 gel형성기작.

콩단백질의 gel형성기작에서 Kohyama등(1995a)은 gel형성단계를 두 단계로 설명하면서 가열로 소수성부위의 표면이동으로 콩단백질 분자는 음전하를 갖게 되고 그 다음은 GDL(glucono-δ-lactone)에서의 수소나 칼슘염에서의 칼슘

이온에 의해 중화되면서 단백질이 응집된다고 하였다. 이때 대부분의 소수성 단백질은 중화된 상태로 바뀌어 진다고 하였다(그림 5-4). 가열에서 단백질의 disulfide bond(S-S)의 형성은 그 과정이 대단히 느리게 진행되므로 응고에의 기여는 거의 없다는 보고와 SH-group의 감소와 관계가 있으므로 영향이 있다는 의견이 있어 아직은 확실치 않은 상태다.

(3) 응고제의 종류

두부를 제조할 때 응고제는 두부의 품질과 수율을 고려하여 선택하게 된다. 응고제로서 황산칼슘($CaSO_4$), 염화칼슘($CaCl_2$), 염화마그네슘($MgCl_2$) 등 칼슘 또는 마그네슘염과 GDL(glucono-δ-lactone)과 글루콘산(gluconic acid)와 같은 산 그리고 alkaline 또는 neutral protease와 같은 단백질 분해 효소가 있으나 효소이용은 현제 두부제조에 사용되고 있지 않다.

① 염형태의 응고제

염형태의 응고제중 가장 많이 사용되고 있는 것은 황산칼슘($CaSO_4$)이다. $CaSO_4$는 오래전(2000년전)부터 사용해왔던 것으로 알려져 있다. 옛날에는 $CaSO_4$가 주로 함유되어있는 gypsum이라는 백색의 돌을 달군 다음(가열) 빻아서 응고제로 사용했는데 지금도 이 돌에서 $CaSO_4$를 분리하여 자연 응고제를 사용하고 있다. Nigari라고 불리 우는 응고제는 우리나라의 간수와 같은 것으로 바닷물에서 소금을 제거한 분말이다. 여기에는 염화마그네슘($MgCl_2$)가 주로 함유되어 있으며 정제한 것을 사용하기도 한다. 이들 칼슘이나 마그네슘염들은 두부의 품질과 수율, 첨가하는 방법 등에 차이가 있고 장단점이 다르다.

응고제로서 $CaSO_4$, $CaCl_2$, $MgSO_4$, $MgCl_2$ 를 비교하면 $CaSO_4$으로 만든 두부는 다른 것들보다 조직이 부드럽고 탄력이 있으며 보수력과 수율이 좋은 것으로 알려져 있다(Tsai et al. 1981). 그러나 물에 녹지 않아 첨가할 때 물에 조심히 섞어 넣어주더라도 단백질과의 응고반응이 균일하게 되지 않아 두부를 만들었을 때 두부조직이 균일하지 않는다는 점과 맛이 nigari로 만든 두부보다는 구수한 맛이 적으며, 두부를 저장하였을 때 응고력이 감소하는 단점이 있다. 그러므로 $CaSO_4$로 응고시킬 때에는 첨가한 뒤 30초정도 잘 저어서 응고시켜야한다.

$CaCl_2$나 $MgCl_2$등 chloride염은 $CaSO_4$에 비해 훨씬 더 단단한 두부를 만들고 조직이 거칠은 단점이 있다. 그러나 물에 잘 녹아 첨가할 때 편리하고 응고를 위한 양이 $CaSO_4$의 반 정도인 장점이 있다(Lu et al. 1980). $MgCl_2$를 주로 함유한 nigari는 두부 맛이 좋고 수율이 높은 편이나 단단함이나 탄력성이 떨어지고 응고가 빨리 일어나므로 응고시킬 때의 높은 기술이 요구된다. 이렇게 응고제로서의 염들은 장단점이 달라 단일염 보다는 복합염을 만들어 사용하거나 GDL과 같은 다른 형태의 응고제와 혼합하여 단점을 보완하고 있다.

② 산형태의 응고제

산형태의 응고제로서 대표적인 것은 GDL(glucono-delta-lactone, lactone이라고도 불림)이며 그 외 lactic acid, acetic acid등이 있다. GDL의 경우 염으로 응고시키는 칼슘이나 마그네슘염들과는 달리 H^+을 가진 유기산으로서 콩단백질을 응고시킨다. GDL은 옥수수전분을 발효시켜 포도당(glucose)을 만든 뒤 산화시켜 만든 것이다. GDL은 물에 용해가 잘되며 1% GDL의 pH는 처음의 3.6에서 2시간 후 2.5로 서서히 낮아진다.

GDL은 두부의 응고제로 사용되는 것 외에도 유가공에서 pudding이나 cottage cheese를 제조할 때 사용되기도 하는 화합물이다. GDL-두부는 염형태의 응고제로 만든 두부보다 텍스쳐 특성이 부드럽고 연하며 조직이 균일하다. GDL을 두부응고제로 사용할 경우 가장 큰 장점은 차가운 콩우유에 첨가하고 포장용기에 넣은 다음 뜨거운 물에 담그면 서서히 응고가 진행되어 어느 정도의 살균효과도 얻을 수 있고 유통기간을 연장할 수 있는 것이다.

이러한 제조과정의 특성으로 응고 후 압착 성형과정이 필요 없어 압착 시 나오는 순물의 처리문제가 없고 또한 순물에 함유된 영양 및 기능성 성분을 전부 이용하게 되는 또 하나의 장점이 있다. GDL은 또한 $CaSO_4$등 다른 염형태의 응고제와 혼합하여 사용함으로서 견고성을 높일 수도 있다. 그러나 영양적인 면에서 칼슘염을 사용할 때의 Ca 섭취량 향상은 기대할 수 없고 단단한 두부를 원하는 우리 소비자들에게는 칼슘염과 함께 사용해야하는 단점이 있다.

그 외의 산형태의 응고제는 lacic acid, acetic acid, citric acid등 유기산으로 이들의 사용이 검토된 바는 있으나 맛이 비교적 좋고 조직이 연한 lactic acid외에는 두부제조에는 적절치 않은 것으로 되어있다.

③ 효소의 이용

단백질 분해 효소를 이용해 콩단백질을 응고시키려는 연구는 행해진바 있지만 아직까지는 만족할만한 결과는 얻지 못하고 있다. 검토한 protease들은 papain과 미생물에서 분리한 acidic, neutral, alkaline proteinase들로 모두 콩단백질을 응고시키는 능력은 증명된바있다. 단백질 분해 효소와 사용시 $CaCl_2$나 $MgCl_2$를 함께 처리하면 응고능력이 향상된다. 그러나 두부를 만들었을 때에는 두부의 품질이 크게 떨어지고 맛도 좋지 않아 실용화하기는 어렵다.

다만 alkaline protease와 neutral protease만이 부드러운 두부를 만들어 주어 가능성이 있다고 보고 되어있다(Murata et al. 1987, 1988). 효소두부는 pH2~10의 범위와 20~80℃의 온도범위에서 유화안정성이 높고, 물에 잘 용해되기 때문에 두부 이외의 용도로도 여러 식품에 이용할 수 있을 것이다(그림 5-5, Marata et al. 1988).

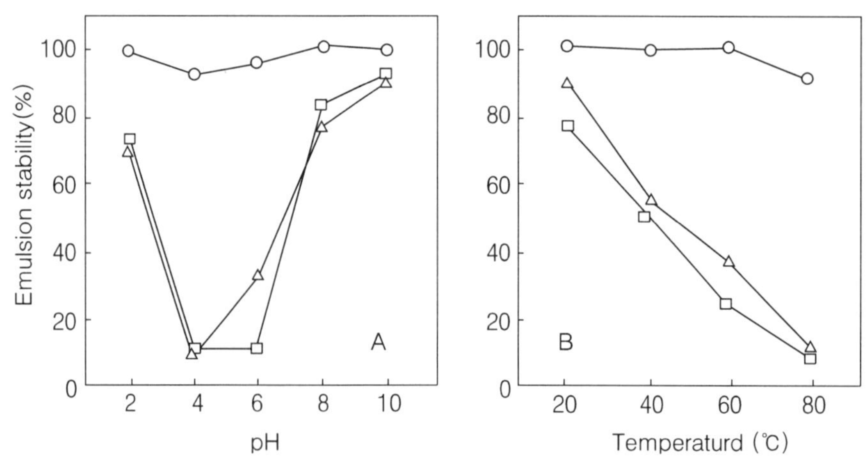

그림 5-5. 두부의 유화안정성에 미치는 pH와 온도의 영향.

* pH의 영향은 20℃에서, 온도의 영향은 pH 7에서 실험한것임.

(4)응고조건

두부의 품질로서 가장 중요한 것은 단단함과 연함, 조직의 균일성, 탄력성 등의 텍스쳐 특성이며 두부의 향미도 중요하다. 수율은 제조된 두부의 부피와 무게를 의미한다.

응고제 선택 시 유의해야할 사항은 ①응고제의 형태와 응고특성, ②응고에 필요한 응고제의 농도 또는 양, ③응고제를 첨가할 때의 콩우유 온도, 응고제가 물에 잘 녹는지 여부, 첨가하는 방법 등 이다.

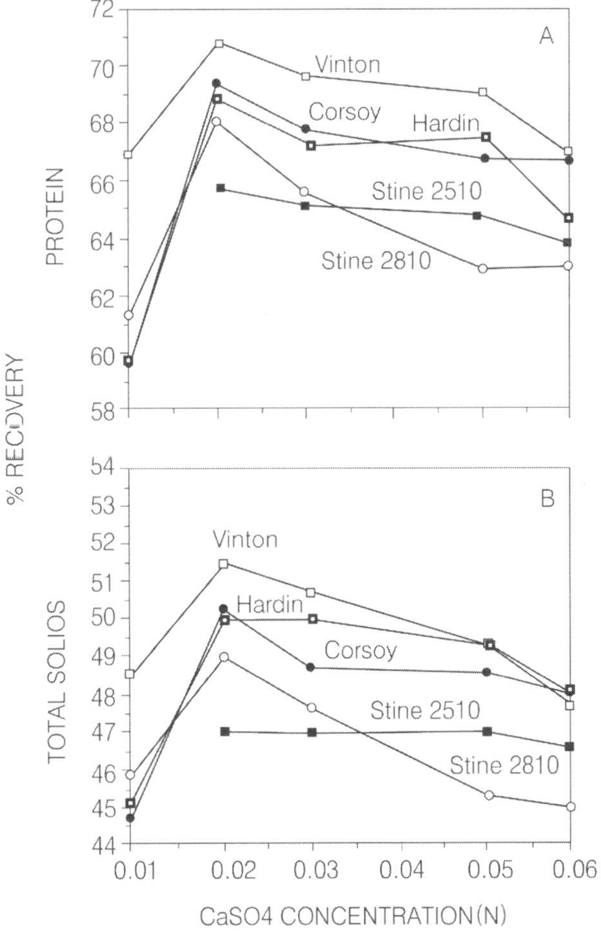

그림5-6. CaSO₄농도가 품종별 두부의 고형분 및
단백질 수율에 미치는 영향.

① 응고제 양과 농도

두부를 제조할 때 사용하는 응고제의 양은 두부의 품질과 수율에 큰 영향을 주므로 적절한 양(또는 농도)의 설정은 대단히 중요하다. 응고제의 첨가량은 콩의 건물량 무게 또는 콩우유의 부피를 기준으로 표시한다.

첨가한 응고제가 적절하였을 경우 순물(dubu whey)은 맑고 약한 노란색을 띄우고 단맛이 있지만 과량 첨가되면 순물의 첨가된 노란색이 진해지고 쓴맛을 갖게 되며 만든 두부의 조직은 거칠어진다. 반면 첨가된 응고제 양이 적으면 순물이 탁하여 응고되지 않은 콩우유가 보이게 된다.

응고에 필요한 응고제의 농도는 콩의 품종과 응고제 종류에 따라 차이가 있다. $CaSO_4$의 경우 $CaSO_4$의 농도와 두부에 회수된 고형분 및 단백질 수율 간에는 상반되는 관계가 있다는 보고가 있다(그림 5-6. Sun and Breene 1991).

즉 $CaSO_4$농도가 증가하면서 처음에는 고형분과 단백질의 수율이 빠르게 증가하여 최고점에 도달하였다가 서서히 감소하는 경향을 보였다. $CaSO_4$의 과량첨가는 수율뿐 만아니라 텍스쳐 특성에도 영향을 주어 두부조직이 단단해 지고 부숴지기 쉬운 경향을 보인다고 Sun과 Breene(1991)이 보고하였다(그림 5-7).

전반적으로 콩우유에 $CaSO_4$를 0.02N되게 첨가하는 것이 고형분과 단백질 수율을 얻을 수 있었고 만들어진 두부는 연하고 잘 부숴지지 않는다고 하였다.

이러한 첨가량의 영향은 응고제의 종류, 콩의 품종 외에도 첨가시의 콩우유의 온도, 첨가할 때의 교반하는 방법과 시간이 영향을 준다. 따라서 좋은 두부를 만드는 것은 기술자의 숙련된 방법이 크게 좌우한다고 하겠다. 두부를 자동화 기계장치로 제조할 때에는 모든 응고 조건이 설정되어야 하므로 electric conductivity, rotational viscosity, torque force, particle size distribution등 여러 조건을 계속 측정함으로서 적절한 응고제 첨가농도와 방법을 일정하게 하여 좋은 품질의 두부를 제조할 수 있다.

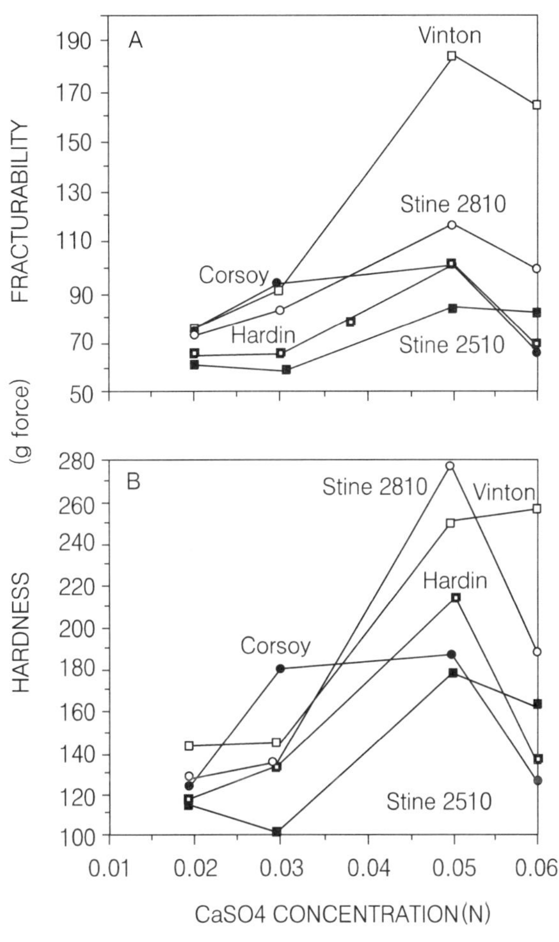

그림5-7. CaSO₄의 농도가 품종별 두부의 부서짐성과 단단함에 미치는 영향.

② 콩우유의 온도와 첨가방법

두부를 응고시킬 때의 첨가방법은 응고제의 첨가량 또는 농도와 함께 중요
한 응고조건중 하나이다. 그 중 응고제 첨가시의 콩우유 온도는 두부의 수율,
응고속도, 텍스쳐특성에 큰 영향을 준다. 일반적으로 온도가 너무 높으면 단
백질의 활성에너지가 많아져서 응고가 빨리 일어나게 되고 응고된 단백질의
망이 작게 되며 물의 흡수량(보수력)이 감소하고, 두부가 단단해지면서 수율
이 떨어지게 된다. 반면 콩우유 온도가 너무 낮으면 응고가 불완전하게 진행
되어 두부조직이 지나치게 연하게 되며 두부의 형태유지가 힘들게 된다. 적
절한 콩우유 온도의 선택은 응고제의 종류, 첨가방법, 원하는 최종 두부제품

의 특성에 따라 다르게 된다.

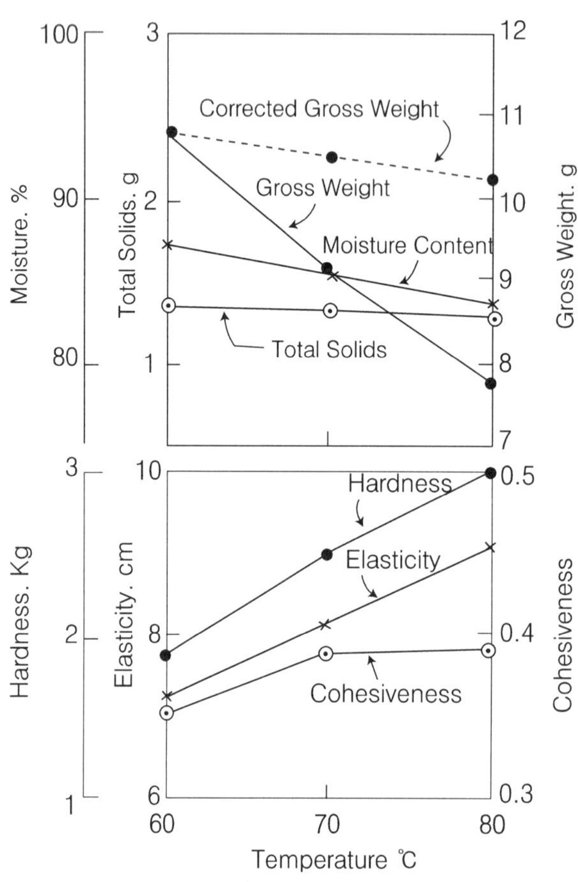

그림 5-8. 응고온도가 두부의 수분함량과 수율 및
텍스쳐 특성에 미치는 영향

이에 관한 연구로 $CaCl_2$를 응고제로 할 경우 $CaCl_2$의 농도를 0.02M로하고 콩우유의 온도를 60~80℃로 하면 온도가 증가하면서 두부의 무게와 수분함량은 감소하지만 고형분수율은 변화가 없다고 하였다.

또한 온도의 증가는 두부의 단단함과 탄력성을 증가시킨다고 Wang과 Hesseltine(1982)이 보고한바 있다(그림 5-8). 이와 유사한 실험에서 Beddows와 Wong(1987b)은 적절한 콩우유의 온도는 70~80℃범위로 상에서는 두부가 단단하고 거칠어진다고 하였다.

응고제의 첨가방법은 과거 응고제 수용액을 콩우유에 한꺼번에 부어 넣어왔다. 그러나 응고제를 첨가하는 방법이 응고물 형태에 영향을 주어 수율과 두부의 단단함 등 텍스쳐 특성에 영향을 준다고 생각되어 이에 대한 연구를 하였다. 그 결과 응고제($CaSO_4$)를 넣고 교반시켜 주는 것은 응고된 것을 부수어 주기 때문에 30초 이상의 교반은 불리한 것으로 알려져 있다. 비단두부(기누고시두부)를 만들 때 응고제를 첨가한 직후 빠르게 섞어 주는 것(250rpm)은 두부에 단백질과 고형분의 회수율을 증가시키나 250rpm이상에서는 두부가 단단해지는 경향이 있다고 하였다. 반면 250rpm이하에서는 두부가 부드러워지나 고형분과 단백질 회수율이 감소한다고 하였다(표 5-7, Beddow and Wong 1987c).

표 5-7. $CaSO_4$를 첨가한 뒤의 교반속도가 비단두부의 품질특성과 수율에 미치는 영향

Stirring rate(rpm)	Analysis of tofu		Conversion (bean to tofu)		Ratio water: protein	Penetr -ation (mm)	Appearance
	Soild (%)	Protein(%)	Soild(%)	Protein(%)			
0	13.9	7.59	25.6	33.9	11.3	5.6	Even,watery
100	14.9	8.65	25.7	37.0	9.9	5.1	Soft,watery
150	11.2	6.55	28.5	38.4	13.7	5.0	Soft,watery
200	12.3	6.85	31 1	41.8	12.9	4.5	Even,watery
250	14.9	8.63	45.6	63.5	9.6	4.2	Smooth,good
350	15.7	9.11	45.4	63.6	9.3	3.9	Smooth,even
500	16.7	9.63	46.6	64.8	8.6	3.6	Coarse with holes
1000	16.8	10.4	44.1	65.6	8.0	3.4	Coarse with holes

이와 유사한 결과로 $CaSO_4$나 nigari를 응고제로 하여 두부를 만들 때 교반속도를 285 rpm으로 높이하면 두부의 단단함과 탄력성이 증가되고, 교반을 5~25초간 하면 두부수율이 좋았으나 30초 교반시켰을 때는 그 수율이 현저히 감소했다는 보고도 발표되어 있다(Hou et al. 1995)

또 하나의 응고조건은 응고시킨 뒤의 정치시간이다. 응고는 응고제를 넣는 순간부터 일어나나 응고의 완성을 위해서는 시간이 필요하다. 일반적으로 정치시간이 짧으면 응고가 완전히 일어나지 않은 단점이 있고 너무 오래되면

응고액의 온도가 떨어지면서 두부를 성형할 때 어려움을 준다. 비단 두부의 경우 정치시간은 30분 내외가 적절하지만 정치시간이 짧아질수록 두부가 단단해져서 10~15분 놓아둔 비단두부는 단단해진다. 일반두부의 경우 응고 후의 시간을 30분정도 놔두었다가 성형작업을 하고 있다.

또 하나의 조건은 응고된 단백질을 두부틀에 넣고 압착시켜 성형(molding)시킬 때의 압력과 시간으로 두부의 단단함(견고성)과 수율에 영향을 준다. 성형 시 나오는 액이 순물(Dubu whey)이다. 성형시의 조건은 성형시의 온도, 압력, 시간으로, 응고된 액의 온도가 너무 높으면 응고가 잘 뭉쳐지지 않고 수분이 두부조직 내부에 많이 남게 되며 너무 낮으면 응고형태가 거칠어지고 물이 너무 쉽게 빠져나온다. 일반적으로 응고된 액의 온도는 68~70℃가 적절한 것으로 되어있다. 성형 시 높은 압력은 두부 단백질의 젤 상태를 파괴시킬 뿐 만 아니라 단단한 두부를 만든다.

특히 지나친 탈수로 두부표면이 거칠어지고 더욱 단단해 진다. 따라서 압력을 가할 때는 두부내부의 수분이 적당히 빠져나오도록 하여 전체 수분함량이 균일하도록 조절함이 중요하다. 재래식 일반두부에서는 약 15분 간 압착시키고 있다. 압착압력을 0.186Pa에서 0.744Pa로 증가시키면 수분함량이 82%에서 60%로 감소하고 두부의 수율로 40%감소한다고 발표된바있다(Gandhi and Bourne 1988).

③ 그 외의 조건들

두부의 수율과 품질에 미치는 그 밖의 조건들은 콩 재배시의 기후조건과 토양 등 환경조건에 의한 콩의 성분 차이, 응집된 단백질의 크기, 그리고 pH와 이온강도 등이 있다. 같은 품종이라고 하더라도 다른 환경조건은 11S(glycinin)와 7S(β-conglycinin)의 함량에 영향을 준다고 보고 되어있다(Murphy and Resrrection 1984). 응고제 첨가 후 응집된 단백질의 크기는 그 크기가 클수록 두부의 단단함을 증가시켜주는 것으로 알려져 있으며 7S 단백질 보다는 열에 의해 변성된 11S 단백질이 두부의 단단함에 주로 관여한다고 보고 되어 있다(Saio 1979).

또한 콩우유의 pH와 이온강도는 단백질의 응고물 형성과 그 안정성에 영향을 미치는데 그 이유는 수소이온이 Ca이온과 경쟁적으로 단백질과 결합하기 때문에 pH가 낮거나 수소이온이 많을 경우 단백질의 aspartic acid나 glutamic acid와 같은 아미노산에 있는 carboxyl group이 Ca^{2+}과 결합하는 것을 방해한다. 수소이온 뿐 만아니라 소금(NaCl)도 물속에서 Na^+과 Cl^-으로 분리되기 때문에 Na이온이 칼슘결합을 방해하는 것으로 알려져있다(Appirao and Rao 1975). 11S 단백질의 경우 pH 3이하에서는 Ca^{2+}과 결합이 거의 일어나지 않는다. pH 3~7의 범위에서는 pH가 7에 접근하면서 Ca^{2+}과의 결합이 직선적으로 빠르게 증가하지만, 그 이상의 pH에서는 결합의 증가가 일어나지 않는다고 하였다(Kroll 1984). 그러므로 콩에서 추출한 콩우유는 pH범위가 6.4~6.6이므로 칼슘과의 단백질 결합은 최대한 범위 내에서 일어나고 있음을 알 수 있다. 따라서 낮은 pH(pH 4 이하)에서의 단백질 응고는 Ca이나 Mg등의 응고제에 의한 것이라기보다 수소이온에 의한 응고가 주로 일어나고 있다하겠다.

이러한 영향인자들 외에도 오래 저장된 콩은 수율이 낮고 좋지 않은 품질의 두부를 생산한다. 이러한 장기간 저장한 콩의 단점을 개선하기 위하여 50~120V의 전기로 2~10시간처리하면서 침지한 결과 두부수율이 20%까지 향상되고 품질이 좋아졌다는 보고(Mettussin et al. 1992)가 있으며, 방사선처리를 하면 침지시의 수화속도와 수율이 향상된다는 연구가 있다. 특히 방사선 처리되는 조사량에 크게 영향 받아 2.5~5.0KGy의 낮은 조사량에서는 향상이 되지만 조사량을 10~20KGy로 높이면 오히려 수율이 감소하고 두부가 더 단단해진다고 하였다(Byun et al. 1995)

5) 제조방법

두부의 제조원리는 콩에서 물로 추출한 단백질을 응고시킨 뒤 일정한 형태로 성형시키는 것이다. 한국의 식품의약품안전청(KFDA)에서도 '식품의 기준 및 규격'에 따른 두부의 정의에 '대두를 원료로 하여 얻은 대두액에 응고제를 가하여 응고시킨 것을 말한다'라고 규정하고 있다. 이 과정에서 단백질은 물로 추출하게 되므로 수용성 단백질을 분리하게 되며, 분리된 단백질 수용액 즉 콩우유에는 단백질이외에 수용성인 당류, 지방질 그리고 비타민, 무기질, phytate 등 일반성분과 미량성분들이 포함된다. 당류와 지방질은 두부 응고에는 직접 관여하지는 않으나 두부의 텍스쳐 특성에 영향준다. 단백질의 응고는 두부제품의 종류에 따라 달라지게 되며 이때 두부의 수율, 조직의 텍스쳐 특성을 고려하여 응고제를 선정한다. 성형은 응고된 것을 압착하는 압력과 시간에 따라 그 단단함에 차이가 있게 된다.

이러한 원리에 의해 만들어진 두부는 제조조건, 제조 후의 처리, 향신료 등 첨가물에 따라 두부가 다양해지며, 대표적인 두부제품들의 제조방법은 다음과 같다.

(1) 일반두부

일반 두부의 주요 제조 과정은 그림 5-9와 같이 콩을 물에 충분히 불려 마쇄한 뒤 끓인 다음 이를 여과하여 불용성 성분을 비지로 제거하고 얻어진 콩우유에 응고제를 넣어 응고시킨 후 압착한 것이다. 여과 과정 중 불용성 단백질과 고분자 탄수화물 및 상당량의 지방질이 비지로서 제거되며 나머지의 지방과 당은 수용성 단백질을 응고시킬 때 두부 속에 포함되게 된다. 원료로 사용되는 콩의 화학적 성분과 물리적 성질은 두부의 수율 및 품질에 많은 영향을 줌으로 이를 검토하면 다음과 같다. 두부는 단백질의 응고로 두부가 형성되기 때문에 콩의 단백질함량 특히 수용성 단백질이 높을수록 높은 두부 수율을 얻을 수 있다. 또한 응고에 관여하는 콩 단백질의 7S와 11S 단백질 함량과 비율이 두부 품질에 영향을 주므로 총 단백질에 대한 이들의 함량과 이들 단백질 간의 비율을 검토해야 할 것이다.

① 원료

두부는 단백질의 응고로 제조되는 것이므로 콩의 단백질 함량이 많고 수용성 단백질의 비율이 높은 콩이 콩우유의 수율을 증가시켜 결과적으로 두부수율이 향상된다. 전체 단백질 중 수용성 단백질의 비율은 질소용해도(nitrogen solubility index, NSI)로 표시되며 NSI는 콩의 품종, 경작시의 환경조건, 저장기간에 의해 영향을 받는다.

일반적으로 콩단백질 중 수용성은 약 90%, 불용성은 약 10%인 것으로 보고 되어있다. 특히 응고에 관여하는 콩 단백질은 7S와 11S 단백질이 관여하게 되므로 이들의 함량비율이 낮거나 이들 단백질이 효소에 의해 분해 되면 자연히 응고가 잘 일어나지 않게 된다. 따라서 콩 품종과 저장기간은 원료선택에 중요한 조건이 된다.

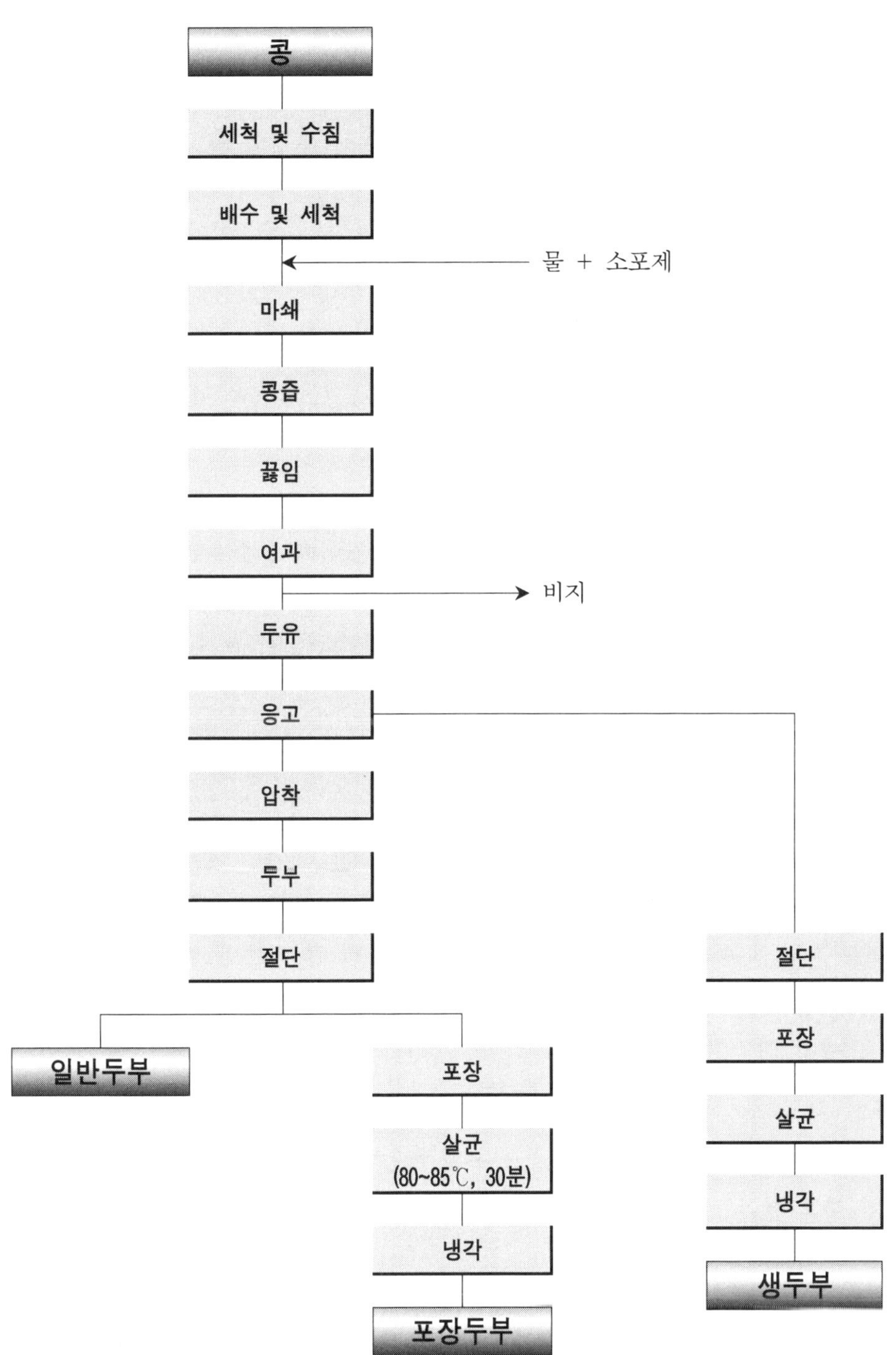

그림 5-9. 일반 두부의 제조 방법

또한 탄수화물 중 raffinose와 stachyose 등 올리고당은 섭취하였을 때 장내에서 가스를 발생시키게 하므로 이들의 함량은 적을수록 좋으며, 칼슘, 인, 철 및 아연 등과 결합하여 무기물의 **흡수**를 방해하는 phytic acid와 단백질의 소화를 억제하는 트립신 저해제의 함량도 적을수록 두부의 영양적 품질을 향상시켜 주는 것으로 알려져 왔다.

그러나 이들 물질이 장의 건강과 항암, 고혈압 예방 등 각종 만성질환의 예방효과가 증명되어 있다. 특히 콩의 올리고당은 대장내의 유익한 균인 bifidus 균의 증식을 돕기 때문에 우리 건강에 유익한 성분으로 되어있으며 불쾌한 맛을 갖고 있는 isoflavone은 암과 고혈압, 골다공증에 효과가 높아 함량을 높이기 위한 콩품종의 개량 노력이 있다.

콩의 물리적 성질 중 수침시 **흡수특성**은 두부제조 과정 중 침지시간과 관계가 있으므로 **흡수속도**가 높은 콩이 유리할 것이며 **흡수속도**는 콩표피와 자엽조직의 치밀성과 관련이 있다. 또한 콩의 표피색은 용출되어 두부색에 영향을 준다. 따라서 두부제조를 위한 품종의 선택은 이러한 물리화학적 가공적성을 검토해야한다.

② 수침

일반적으로 콩의 오랜 저장은 콩의 수분흡수와 익힘 속도를 느리게 한다. 그러므로 두부 제조용 콩은 저장 기간이 짧고 **흡수** 속도가 빠른 콩이 유리하다. 수침 전 콩은 돌조각과 이물질을 제거하고 철 파편은 자석으로 제거한 다음, 물로 잘 씻은 후 콩무게의 2~3배 물에 담구 어 수침시킨다. 수침 시간은 여름에는 3~4시간, 봄·가을은 5~6시간, 겨울에는 12~13시간이 적당하다. 그러므로 침지시의 **흡수** 속도는 물의 온도가 높을수록 빨라지므로 침지는 따뜻한 물에서 하는 것이 좋으나 효소분해 및 미생물의 번식이 우려되므로 상온 또는 그 이하에서 이루어진다.

③ 마쇄

콩의 마쇄 목적은 세포를 파괴시켜 세포 내에 있는 수용성 물질, 특히 단백질을 최대한으로 추출하고자 하는 과정으로서 콩을 미세하게 마쇄할수록 추출율이 높아진다. 물에 불림이 충분치 않아 수화가 덜된 콩은 미세하게 마쇄하였을지라도 마쇄된 입자가 수분을 계속 흡수하여 입자가 커지게 되므로 단백질 추출율이 상대적으로 적어져 두부 수율이 감소된다. 또한 마쇄할 때 일어나는 마찰열은 단백질의 열변성을 초래하여 단백질 추출 수율을 감소시키기 때문에 온도가 너무 올라가지 않도록 주의해야 한다. 마쇄할 때 물의 첨가를 많이 하면 수용성 물질의 추출율이 높아지나 끓일 때의 연료비와 물 사용량이 많아져 물 첨가량은 콩무게의 8~10배가 적당한 것으로 되어 있다.

마쇄시의 물 첨가량은 건조한 콩에 대한 첨가한 물의 양의 비율을 의미하는 것으로 콩우유(두유)의 농도와 직접적인 관계가 있으며 침지, 마쇄, 끓임 시에 관여한다. 일반적으로 콩우유의 농도는 refrectometer로 °Brix를 측정한다. 콩우유에 있는 물의 양은 전체적으로 비지에 포함된 물을 빼 주어야하기 때문에 그 양을 감안하면 첨가한 물의 약 90%가 된다.

마쇄시 물첨가 비율이 낮을 경우 두부의 수율과 응집성이 감소하고, 두부는 더 단단해지며 탄력성이 있고 거칠어진다고 알려져 있다(Cai and Chang. 1995). 반면 물첨가량이 많으면 두부에 회수된 단백질의 양이 감소하여 적절한 물 첨가 비율은 10:1(물:콩)일 때 두부에의 단백질 회수율이 가장 좋다고 보고 되어 있다(그림 5-10).

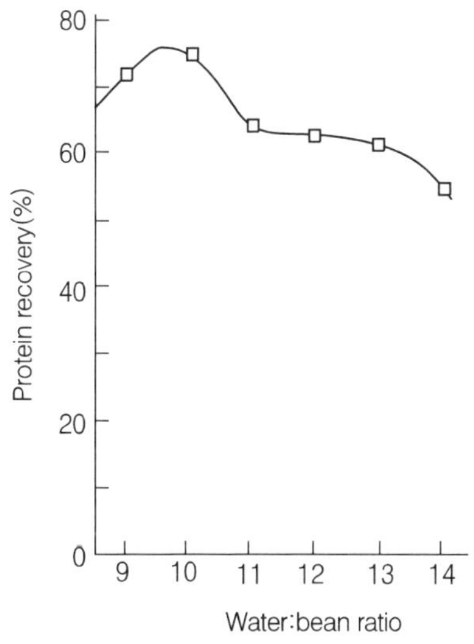

그림 5-10. 물의 첨가비율(물:콩)이 두부에 회수된 단백질(%)에 미치는 영향

④ 비지의 제거

콩죽에서 비지를 분리 제거시켜 콩우유를 만드는 방법은 압착 여과법, 진공 여과법, 원심 분리법이 있다(표 5-8). 압착법은 예전부터 사용되어 오던 재래식 방법으로 과거에는 무거운 물체로 압착시켰으나 현재는 유압 압착기를 사용하고 있다. 압착법은 콩우유를 대부분 회수할 수 있고 콩우유의 단백질 농도가 높은 장점이 있으나, 여과포가 파열되는 경우가 있으며, 진공 여과법은 미세한 입자가 통과되는 단점이 있다. 그러므로 콩을 미세하게 마쇄하였을 경우에는 연속 작업이 가능한 원심 분리법이 효과적이다. 또한 압착여과법은 단백질의 회수율이 높은 것이 장점이나 진공여과법에 비하여 두부가 약간 더 거칠은 것이 단점이다.

비지를 제거시킨 콩우유는 응고제를 넣기 전 가열하며 응고를 위한 적절한 온도는 90℃내외로 알려져 있다. 콩우유를 가열할 때 콩의 albumin단백질에 의해 거품이 발생하여 작업에 어려움을 주므로 거품을 제거하거나 소포제 첨가에 의해 거품 형성능을 억제한다. 일반적으로 사용하는 소포제는 monoglyceride, hydrogenated vegitable oil, emulsifying silicone oil 등으로 식용이 가능한 소포제(antifoaming agent)를 사용하고 있다. 또한 거품 제거 방법으로 강압, 응축, 탈기 기술이 개발되어 사용하고 있다.

표 5-8. 비지 분리 방법의 비교

분 리 방 법	진공 여과법	압 착 법	원심 분리법
콩우유 온도	85℃ 이상	80℃ 이하	80℃ 이하
비지 - 수분	85%	80%	87%
단백질 함량	4%	6%	6%
작 업 능 률	초기 여과가 빠름	초기 여과가 느림	연속 작업 가능
두 부 품 질	면이 곱고 탄력이 있음	거칠고 탄력이 없음	거칠고 탄력이 없음

⑤ 응고

단백질 응고를 위한 응고제의 종류는 텍스쳐 뿐만 아니라 두부의 수율과 맛에도 큰 영향을 주는 주요 인자이다. 현재 주로 사용하는 응고제는 염화칼슘($CaCl_2$), 황산칼슘($CaSO_4$), 염화마그네슘($MgCl_2$), 글루코노델타락톤(glucono-δ-lactone), 글루콘산칼슘(calcium gluconate)등이 있다. 이들 응고제의 특성은 표 5-9와 같다.

 염화칼슘은 수용성이어서 작업하기에 편리하고 응고가 신속히 일어나는 장점이 있으나, 두부를 만들었을 때 보수력이 낮아 수율이 떨어지며 두부의 텍스쳐가 거칠고 단단한 것이 단점이다. 황산칼슘은 보수력이 비교적 높아 두부 수율이 염화칼슘보다 높으며 탄력이 있고 부드러운 것이 장점이나 이 응고제는 물에 녹지 않아 첨가할 때 불편한 것이 단점이다. 한편 글루코노델타락톤은 응고된 단백질의 망상 구조가 균일하여 조직이 부드러우며, 보수력이 좋아 수율이 가장 높으나 조직이 너무 연하고 신맛이 약간 있는 단점이 있다. 신맛은 글루코노델타락톤이 물에 용해되었을 때 글루콘산(gluconic acid)으로 분해 되기 때문이다.

표 5-9. 두부 응고제의 특성 비교

응 고 제	온도(℃)	용해성	장 점	단 점
염 화 칼 슘 ($CaCl_2 \cdot 2H_2O$)	75~80	수용성	·응고시간이 빠름 ·보존성이 양호함 ·압착 시 물이 잘 빠짐	·수율이 낮음 ·두부가 거칠고 견고함
염 화 마그네슘 ($MgCl_2 \cdot 6H_2O$)	75~80	수용성	·응고시간이 빠름 ·압착 시 물이 잘 빠짐 ·맛이 좋음	·두부가 거침 ·수율이 낮음
황 산 칼 슘 ($CaSO_2 \cdot 2H_2O$)	80~85	불용성	·두부의 색상이 좋음 ·조직이 연하고 탄력성 있음 ·수율이 높음	·사용이 불편함 (더운물에 희석하여 사용)
글루코노델타락톤 ($C_6H_{10}O_6$)	85~90	수용성	·사용이 편리함 ·응고력이 우수함 ·수율이 높음	·신맛이 약간 있음 ·조직이 대단히 연함

 글루코노델타락톤의 단점을 보완한 응고제인 글루콘산칼슘(calcium gluconate)은 사용 시 안정하여 분해 염려가 없고, 수율과 텍스쳐가 우수하며 황산

칼슘과의 혼합 사용도 가능하나 다른 응고제에 비하여 비싼 가격이 단점이다. 천일염 제조 시 얻어지는 간수는 주성분이 $MgCl_2$로서 두부제조에 옛부터 오랫동안 사용되어 왔으나 최근에는 간수에 오염 물질 등의 존재로 위생상의 문제가 될 수 있어 현재 공업적으로는 거의 사용되고 있지 않다.

따라서 현재 두부 제조 시 주로 사용되고 있는 응고제는 무기응고제인 황산칼슘으로서 가격이 싸고 제품의 수율이 좋아 일반두부 제조시의 응고제로 제일 많이 사용되고 있다. 황산칼슘 이외의 염화칼슘은 유부제조용으로, 염화마그네슘은 일반두부의 맛 개선용으로 쓰이고 있으나, 황산칼슘에 비해 보수력이 떨어지고 두부의 수율에도 영향을 미치기 때문에 포장두부에 주로 사용되고 있다.

유기응고제인 글루코노델타락톤(glucono-delta-lactone, GDL, lactone이라고도 함)은 냉각시킨 두유에 GDL을 용해시킨 후 가열시켜 응고시키는 것으로 포장연두부 및 포장순두부용으로 사용되고 있다. 따라서 응고제는 두부의 성질과 수율 그리고 소비자 기호성을 고려하여 선택해야 된다. 응고시킬 때 관여하는 조건으로서는 응고제 첨가시의 콩우유 온도, 고형분의 농도 그리고 저어주는 방법 등이 있는 데, 일반적으로 콩우유의 농도가 너무 높으면 저어줄 때 응고된 단백질이 부서지기 쉽고, 온도가 70℃ 이하가 되면 응고가 잘 형성되지 않아 85~90℃ 정도가 적당한 것으로 알려져 있다.

응고된 두부는 압력을 가하여 탈수와 성형을 시킨 다음 소비자 판매 단위로 절단하게 된다. 성형할 때의 압력은 두부의 수율, 텍스쳐에 영향을 줄 뿐만 아니라 수분 함량과 관계가 있으므로 압력의 정도와 시간은 적당히 조절해야 한다. 일반적으로 압착은 서서히 증가시키는 것이 탄력성 있는 두부가 형성되며 수율도 비교적 높은 것으로 알려져 있다.

(2)두부 제조의 자동화

두부는 일반적으로 콩의 정선 → 세척 → 침지 → 마쇄 → 비지제거 → 가열 → 응고제 첨가 → 압착성형의 공정을 거쳐 제조하고 있다. 이러한 과정으로 두부를 제조할 경우 7~13시간 소요되며 과정 중 콩의 침지 시간이 6~12시간으로 가장 많은 제조시간을 차지한다. 침지시간은 계절에 따라, 즉 침지수의 온도에 따라 큰 차이가 있어 여름에는 6시간, 겨울에는 12시간 콩을 불리게 된다. 다음으로 긴 가공시간은 비지 제거 후 가열하는 시간과 응고제를 첨가하여 응고시킨 후 응고물을 완숙시키는 시간, 압착성형시의 시간으로 이들 과정의 전체 시간은 60분 이상이 필요하다. 이러한 일반적 제조방법은 시간과 노동력을 많이 필요로 하고 일정한 품질유지와 대량생산을 어렵게 한다.

이러한 관점에서 두부제조의 자동화 장치의 개발이 필요하게 되었으며 가장 어려움을 주는 공정은 콩의 침지와 응고 후의 성형과정이라 할 수 있다. 현재 두부제조에 자동화 기계장치는 1990년 대 초반부터 제조공장에서 사용하게 되었고 이 장치는 계속 발전되고 있다. 그림 5-11과 그림 5-12는 김경아 등(2005)이 개발한 것으로 비교적 규모가 작은 두부 공장에서 사용할 수 있는 자동 system이다. 이 장치는 콩의 세척부터 마쇄, 비지제거, 응고, 압착성형까지 연속적으로 제조할 수 있도록 한 것이다. 그림 5-11은 콩의 세척부터 마쇄까지의 자동화 과정으로 자동세척은 투입되는 콩을 일정한 속도로 나선기어를 따라 이동하면서 반대방향에서 오는 세척수에 의해 이물질의 제거와 콩표면을 세척시켜 준다. 이때 나선기어의 회전속도(RPM)는 비지제거 후의 콩우유 농도에 영향을 준다. 즉 회전속도가 빠름은 콩 마쇄시의 투입량이 많아지게 되고 결과적으로 콩우유의 농도(°Brix)가 증가하게 된다. 세척된 콩은 물을 첨가하여 1차 분쇄를 하게 되는데 분쇄정도는 직경 1mm정도이다.

이렇게 분쇄된 것은 표면적이 넓어져 2차의 마쇄를 위하여 이동하게 되면서 분쇄된 콩은 자동적으로 충분히 수화된다. 비지를 제거한 콩우유는 그림 5-12와 같이 증기의 직접투입(direct steam injection)방법에 의해 100℃까지 빠르게 온도를 높여준 다음 5분간 유지시켜 trypsin inhibitor의 불활성화와 어느 정도의 미생물을 살균시킨다. 응고제 혼합기에서는 응고제 용액이 자동으로 일정량이 주입되고 교반시켜 콩단백질을 응고시킨다. 압착성형기에서는 압착력과 시간을 조절하여 두부의 단단함을 조절한다. 이때 응고제로는 GDL과 CaSO4, 소금을 68:36:28의 비율로 첨가함이 좋은 두부를 생산한다고 김경아 등(2005)이 보고하였다.

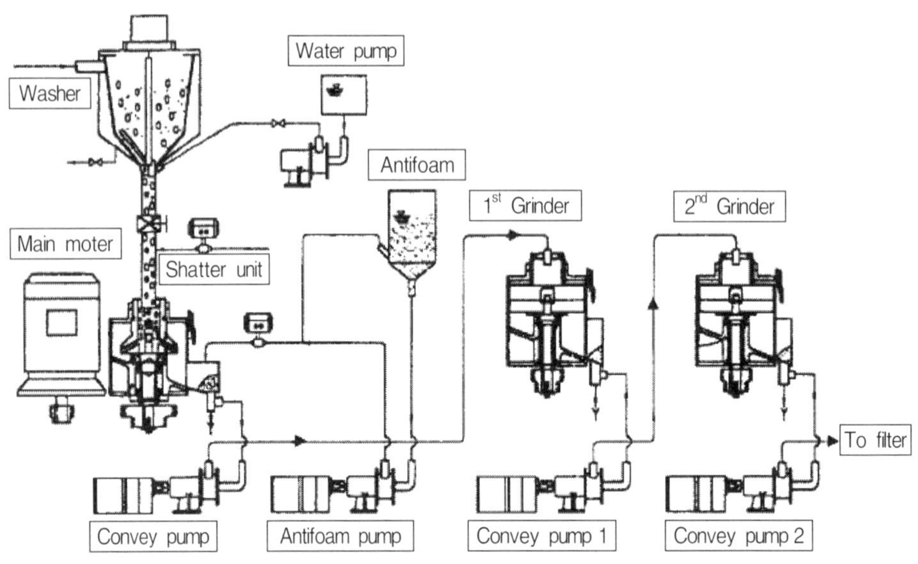

그림 5-11. 두부 제조시 세척에서부터 마쇄까지의 자동화 system 공정.

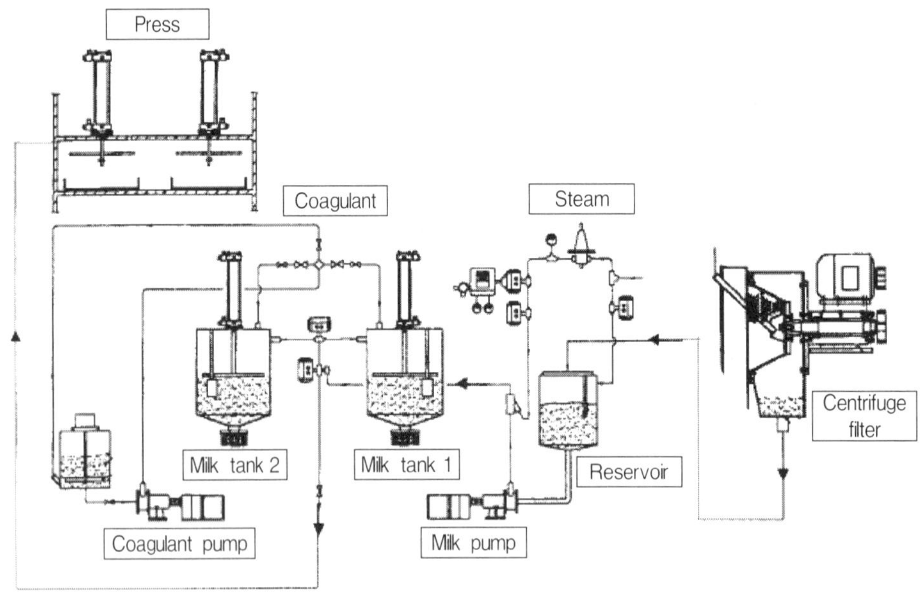

그림 5-12. 두부 제조시 비지제거에서부터 압착성형까지의 자동화 system 공정.

이러한 방법으로 두부를 제조할 때 표 5-10과 같이 두부의 제조시간이 45분으로 단축되어 재래식 제조방법의 7~13시간에 비해 크게 감소하고 연속적

두부 제조가 가능하였다고 하였다.

**표 5-10. 제래식 방법과 자동화 system으로 두부를 제조시
각 과정별 소요시간 비교**

	재래식 방법	자동화 system
세 척	6시간(여름), 12시간(겨울)	-
분 쇄	5분	
마 쇄	-	15분
비지제거	5분	
끓 임	20분	
응 고	15분	15분
압착성형	15분	15분
전 체	7~13시간	45분

(3)순두부

 순두부는 과거 숨두부라고도 불렸던 것으로 두부 제조 과정 중 압착 성형 과정을 생략한 두부이다. 그래서 과거에는 뭉게구름과 같이 응고시킨 응고물을 그내로 비닐봉지에 담아 판매 하던 것이 발달하여 현재의 매끄럽고 연한 순두부를 제조하게 되었다. 현재의 순두부 제조원리는 비지를 제거한 콩우유를 냉각시켜 글루코노델타락톤(glucono-δ-lacton)을 주로한 응고제를 응고에 필요한 양만큼 첨가하고 잘 섞은 다음 포장지에 넣고 90℃정도의 뜨거운 물에 넣고 가열하면 응고되는 현상을 이용한 것이다.

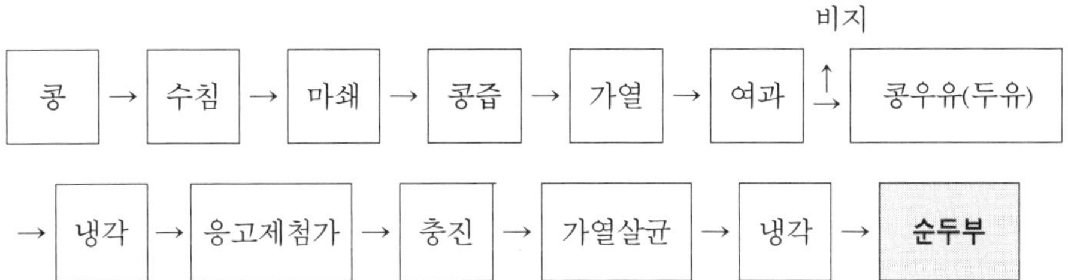

그림 5-13. 순두부의 제조과정

이는 응고제를 넣었을때 낮은 온도에서는 응고가 일어나지 않으나 가열하면 응고되는 단백질의 응고 특성을 사용한 것으로 제조과정은 그림 5-13과 같다. 순두부의 수분함량은 약 90%, 단백질은 4.7%, 지방질은 3.2%, 당분은 1.0% 이며 그 외의 미량성분들과 무기질은 건물량으로 두부와 비슷하다.

(4) 전두부

두부 제조 시 큰 문제점은 부산물인 비지와 순물의 처리이다. 비지는 불용성물질로 제거된 것이며 순물은 두부를 압착 성형할 때 흘러나온 액이다. 비지는 섬유질과 불용성단백질이 주성분이고 순물은 저분자 수용성단백질과 올리고당, 기능성 물질이 함유되어 있다(구경형, 김우정 1999). 이들을 제거함은 건강유지에 유익한 여러 성분들의 손실이 될 것이다. 그러므로 콩의 전체 성분을 이용한 전두부의 제조 기술은 산업적 폐기물의 발생을 줄이고, 두부의 수율을 높이며, 콩의 영양성분과 여러 기능성 생리활성 물질들을 전부 섭취할 수 있기 때문에 일반 두부보다 영양 면에서나 경제적면에서 훨씬 더 유익한 두부제품이 된다.

전두부는 섬유소와 불용성 단백질을 주로 한 비지의 불용성 물질이 두부 조직에 함유되게 됨으로 조직이 거칠고 조직의 균일성이 부족하며 일반두부에 비해 관능적 기호도가 낮은게 단점이다(심재진 등 2003). 그러나 최근 전두부의 텍스쳐 특성의 개선을 위하여 많은 연구가 진행된 결과 전두부의 텍스쳐가 일반두부와 유사할 만큼 발전되어 소비자의 관심이 높아가고 있다. 전두부의 제조과정은 그림 5-14와 같다.

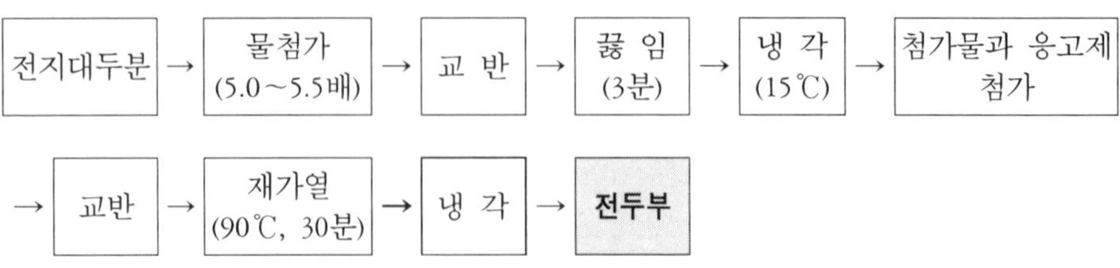

그림 5-14. 전두부의 제조과정

전두부의 원료는 콩을 수침시키고 마쇄하는 일반두부의 처음 과정과는 달

리 200~300 mesh의 미세한 전지대두분을 사용한다. 전지대두분에 물을
5.0~5.5배 첨가하고 교반하여 잘 분산시킨 다음 약 3분간 끓인 후 15℃ 정도
로 냉각시킨다. 그 후 적당량의 응고제를 첨가하고 교반시켜 잘 혼합시킨 다
음(응고현상은 일어나지 않음) 90℃에서 약 30분간 재 가열 시키면 응고되기
시작한다. 이를 냉각시키면 전두부가 형성된다. 응고제의 첨가는 응고에 필
요한 양 만을 첨가하여 과량의 응고제가 남지 않도록 하여야 한다. 전두부
제조를 위한 응고제의 최소 소요량은 표 5-11과 같다(천준호 2001).

표 5-11. 대두분 분산액의 응고를 위한 응고제의 최소 소요량

응　　고　　제	최소 소요량(g/g 전지대두분)
$CaCl_2 \cdot 2H_2O$	0.024
$MgCl_2 \cdot 2H_2O$	0.028
$CaSO_4 \cdot 2H_2O$	0.036
G.D.L	0.034
Ca-gluconate	0.048
$G.D.L.+CaCl_2 \cdot 2H_2O$	0.026
$G.D.L.+MgCl_2 \cdot 2H_2O$	0.030
$G.D.L+CaSO_4 \cdot 2H_2O$	0.044
$CaSO_4 \cdot 2H_2O+CaCl_2 \cdot 2H_2O$	0.036
$CaSO_4 \cdot 2H_2O+MgCl_2 \cdot 2H_2O$	0.026
$CaSO_4 \cdot 2H_2O+Ca\text{-}gluconate$	0.055

　응고를 위해 필요한 응고제의 양은 여러 응고제 중 $CaCl_2 \cdot 2H_2O$가 가장 적
은 양이 소요되며 Ca-gluconate가 가장 많은 소요량을 나타내므로 응고제에
따른 첨가량은 달라지게 된다. 또한 대두분 분산액을 100℃에서 3분간 끓이
고, 냉각 후 응고제를 첨가한 다음의 재가열은 90℃에서 30분간 함이 전두부
의 거친 텍스쳐를 개선하는데 도움이 된다고 하였다(천준호 2001). 또한 전두
부 제조시 가열 후 냉각시킨 대두분 분산액에 난백이나 alginate, dextrin,
carageenan 등 응고에 도움이 되는 첨가물을 첨가하고 응고제를 넣으면 전두

부의 균일성과 탄력성 등 텍스쳐 특성이 향상 된다고 하였다(표 5-12). 첨가물 중 carageenan 첨가가 전두부의 견고성과 껌성, 부서짐성 등의 텍스쳐에 가장 큰 향상 효과를 보였으며, egg white나 alginate가 첨가된 전두부도 첨가하지 않은 전두부에 비해선 texture 특성이 향상됨을 보여 주고 있다.

표 5-12. 응고제와 첨가물의 첨가가 전두부의 텍스쳐특성에 미치는 영향

첨 가 제	텍 스 쳐				
	견고성(g)	응집성	탄력성	껌성(g)	부서짐성(g)
무 첨 가	317.61	59.32	88.56	204.07	181.73
Sodium alginate	330.22	66.66	90.14	248.49	223.95
Dextrin	337.78	51.36	93.19	177.58	166.43
Carageenan	756.11	40.99	105.76	260.00	275.82
Xanthan gum	321.52	52.41	91.62	170.35	156.18
Egg white	343.60	59.21	89.54	204.84	182.94

(5) 충전두부

일반적으로 재래식 판두부의 경우 유통과정에서 미생물이 빠르게 번식하여 유통기간이 1일 정도로 짧고, 포장된 두부의 경우도 완전히 살균하지 않아 저온 유통을 하여도 7일 정도의 비교적 짧은 유통기간을 갖고 있다(박나영 등 2005). 따라서 포장두부의 저장 시 침지액의 pH를 조정하거나 소금 또는 보존료를 두부침지액에 첨가하는 방법, 포장 후 가열살균 등이 이용되고 있지만 유통기간 연장에는 제한적이다(Doston et al. 1977). 그리하여 저장 및 유통기간을 3개월 이상 연장할 수 있고 취급하기 편리한 충전두부(packed Dubu)가 개발되었다(이갑상 등 1990, 이인우 1988).

충전두부의 제조 원리는 살균된 두유를 응고제와 함께 포장용기에 충전하여 그대로 응고시켜 만드는 방법이다. 이때 두유는 고형분 농도가 높아 응고시켰을 때 일반두부와 같은 수분함량을 갖게 되도록 조절할 수 있으며 제조과정은 다음 그림 5-15와 같다.

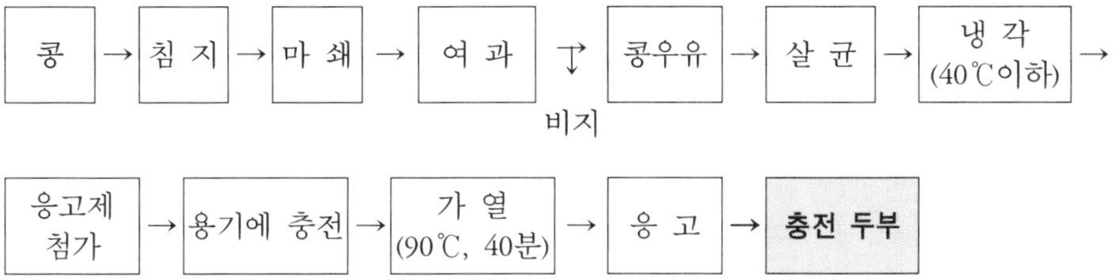

콩 → 침 지 → 마 쇄 → 여 과 ⇵ 콩우유 → 살 균 → 냉 각 (40℃이하) →

비지

응고제 첨가 → 용기에 충전 → 가 열 (90℃, 40분) → 응 고 → **충전 두부**

그림 5-15. 충전두부의 제조 공정

콩을 침지시킨 후 마쇄할 때 가수량을 콩무게의 5~6배로 하여 충전두부의 수분 함량을 조절하고 비지를 제거한 뒤 콩우유를 끓여 살균시킨다. 살균 후 40℃이하로 냉각시키고 냉각한 콩우유에 응고제를 첨가하고 즉시 포장용기에 충전한다. 저온에서의 응고제 첨가는 포장용기에 충전할 때 응고가 일어나지 않도록 함이다. 콩우유와 응고제 혼합액을 충전한 직 후 밀봉한 다음 90℃이상의 열수조에 약 40분간 담가 가열하면 응고되어 충전두부가 만들어진다. 이렇게 제조한 충전두부는 두부가 포장용기 내에 빈틈없이 채워지게 된다. 사용되는 응고제는 주로 GDL (glucono-delta-lactone)을 포함한 혼합응고제이며 다양한 포장용기의 사용이 가능하다.

충전두부의 제조에는 두유에 응고제를 혼합하여 용기에 충전할 때까지 응고가 일어나지 않도록 하는 것이 중요하다. GDL은 냉각한 두유에 혼합하면 응고를 일으키지 않고 있다가 가열에 의해 gluconic acid로 가수분해가 되면서 응고를 일으키기 때문에 충전두부의 응고제로 사용할 수 있다. 일반적으로 GDL만으로 응고시킨 두부는 조직이 연하고 깨어지기 쉬우며 일반 두부보다 신맛이 있어 황산칼슘 등을 혼합하여 사용하는 경우가 많다. 응고제를 첨가한 두유를 포장용기에 밀폐한 후 가열하기 때문에 보존성이 있고 취급하기 쉽다. 이때 두유는 끓이거나 초고온 단시간 살균하게 되며 GDL을 무균 충전시켜 90℃이상에서 가열하여 응고시켰기 때문에 상온에서 3개월 이상 보존이 가능하다.

(6) 분리콩단백 두부

현재 콩의 세계적 이용은 주성분인 단백질의 이용보다 콩기름 생산에 주로 사용되고 있다. 콩기름 추출 시 부산물인 탈지대두박에는 50% 정도의 단백질이 함유되어 있고 이를 가공한 탈지 대두분의 양은 2002년에 약 13,195만톤 이고, 이중 단백질 양은 약 6,500만톤 정도의 막대한 양이지만 그 대부분이 사료로 이용되고 있는 실정이다(Soya & oilseed Bluebook 2004). 탈지대두분에서 단백질만을 분리한 분리 콩단백은 단백질함량이 90%이상으로 고급 단백질 식품의 재료로 이용될 수 있다.

우리가 식탁에서 즐겨 섭취하는 일반 두부는 일반적으로 콩을 침지시킨 뒤 마쇄 → 끓임 → 여과하여 얻어진 콩우유를 응고시키고 압착, 성형하여 제조하여 왔다. 이 방법에 의하여 만들어진 두부는 저장성이 낮고 수용성 영양소와 기능성 성분이 침지와 압착과정 중 손실되는 단점이 있다.

분리 콩단백을 원료로 한 두부 제조는 콩의 침지, 마쇄, 여과의 과정이 필요치 않아 두부 제조 공정의 단축과 제조 과정을 연속적으로 할 수 있으며, 비지가 생기지 않는 장점이 있다. 또한 지방질과 수용성 탄수화물을 배합량을 조절하여 두부의 품질 향상을 모색할 수 있고 이들의 농도를 조절할 수 있어 성형 시 압착과정을 생략 할 수 있는 장점이 있다(고순남, 김우정 1992). 또한 분리콩단백(ISP)로 두부를 제조하게 되면 환경오염원이 되는 콩의 침지액과 순물의 폐수처리비용과 물 사용량이 절약되어 두부의 생산 비용을 경감시킬 수 있다.

분리 콩단백 두부의 제조는 압착식 두부와 비압착식 두부로 제조 할 수 있다. 압착두부의 제조(그림 5-16)는 분리 콩단백에 콩기름과 dextrin을 혼합하고 물(분리콩단백무게의 약 7배)을 첨가한 뒤 교반한 다음 약 3분간 끓인다. 가열한 후 90℃로 냉각시켜 응고제를 첨가하여 단백질을 응고시킨 후 압착하여 분리콩단백 두부를 제조한다. 비압착식 두부의 제조(그림 5-17)는 약 7~8배의 물을 첨가하여 농도가 높은 단백질용액을 만들어 6분간 끓인 뒤 40℃이하로 냉각 한다. 냉각한 단백질액에 응고제를 첨가하고 잘 교반시킨 다음, 85℃에서 45분간 재가열하고 냉각하면 두부가 형성이 되어 압착과정을 생략하게 된다. 두부의 형성을 일정크기의 용기에서 하면 충전두부를 제조할 수 있다.

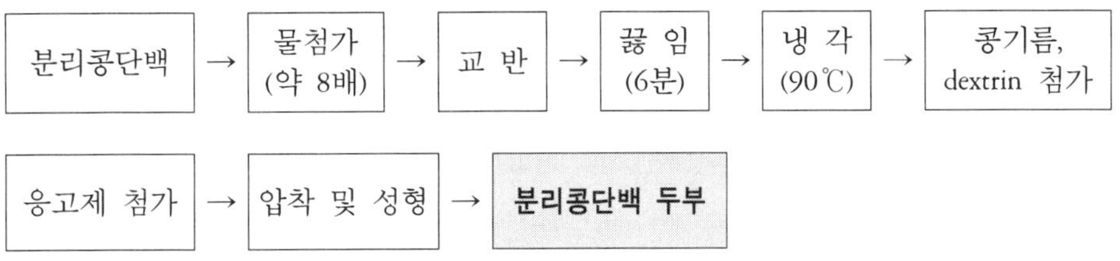

그림 5-16. 압착식 분리콩단백 두부의 제조 과정

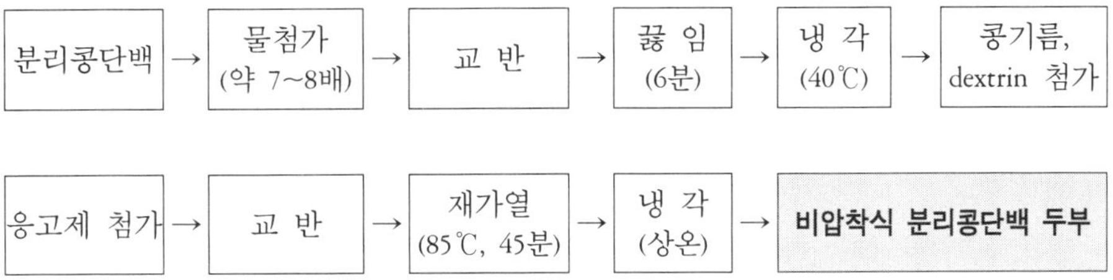

그림 5-17. 비압착식 분리콩단백 두부의 제조 과정

비압착 두부의 제조에서는 압착에 의한 탈수과정이 없으므로 분리콩단백
분산액의 수분함량이 두부의 단단함에 큰 영향을 주는 요인이다.

표 5-13. 비압착 두부제조시 수분 침가량에 따른 관능적 평가

물/ISP (v/w)	관능적 특성			
	견 고 성	균 일 성	부드러움성	이수현상
6.0	+	+	++	++
6.5	++	++	+++	++
7.0	++++	++++	+++	+
7.5	+++++	+++++	+++	+
8.0	+++++	+++++	+++	+
8.5	+++	+++	+++	++++

표 5-13은 수분첨가량에 따른 비압착 두부의 관능적 특성에 관한 깃으로 6
배와 6.5배의 수분 첨가는 조직이 균일하지 못하고 거친 반면, 7~8배 첨가
시는 연두부와 같은 매끄럽고 비교적 단단한 조직을 형성하며 두부표면에 수

분이 스며 나오는 이수현상도 적다. 그이상의 수분 첨가 시에는 두부의 형태는 형성되나 약한 물리적 충격에도 조직이 부서지고 이수량도 많다. 따라서 비압착 두부의 수분 첨가량은 비교적 견고성, 탄력성 등 물리적 특성이 좋은 7~8배의 수분을 첨가하는 것이 비압착 분리콩단백 두부를 제조하는데 적당하다고 하였다(구경형, 김우정. 1994).

그러나 이 두부는 조직이 비교적 거칠고, 단단함과 응집성이 일반두부 보다 부족하다. 그러므로 분리콩단백두부 제조 시 끓이고 냉각한 콩단백질액에 콩기름을 25%, dextrin을 15% 첨가한 다음 교반시키고 응고제를 첨가한 후 재가열을 85℃에서 30~45분하면 두부의 텍스쳐가 일반두부와 유사하면서 더 균일하고 부드러운 분리콩단백 두부를 제조할 수 있다고 하였다 (표 5-14, 구경형, 김우정 1994, 김동원 등 1994).

표 5-14. 비압착식 두부제조를 위한 콩기름과 dextrin첨가량 그리고 85℃에서의 재가열 시간에 따른 두부 텍스쳐에의 영향

가열 시간 (분)	Oil(%) Dextrin (%)	20			25			30		
		견고성 (g)	응집성	껌성 (g)	견고성 (g)	응집성	껌성 (g)	견고성 (g)	응집성	껌성 (g)
15	0	130	0.23	30.07	166	0.15	24.97	159	0.18	28.68
	15	137	0.14	19.25	153	0.13	19.69	149	0.14	19.24
	30	138	0.15	20.87	168	0.16	25.44	175	0.15	29.90
30	0	168	0.17	32.06	236	0.17	39.43	230	0.16	25.87
	15	145	0.13	19.25	223	0.24	54.84	184	0.16	27.30
	30	156	0.15	27.85	205	0.17	33.55	164	0.19	30.96
45	0	169	0.17	31.45	240	0.16	39.46	217	0.15	32.78
	15	182	0.21	31.13	233	0.18	41.87	193	0.11	21.13
	30	166	0.16	27.02	211	0.18	37.40	205	0.17	35.24

(7) 인스턴트 두부

인스턴트 두부(instant dubu)는 두부의 구입이 용이하지 않은 곳이나 신선한 두부를 직접 만들어 섭취하고자 하는 소비자를 위하여 개발된 제품이다. 제조 원리는 콩우유를 만든 뒤 분무 건조시켜 분말 두유를 만들고 이에 응고제를 혼합한 것이다. 인스턴트 두부의 제조는 그림 5-18과 같이 불용성인 비지를 제거하고 제조하는 방법과 제거하지 않고서 제조하는 두 가지 방법이 있다(김길환 1982).

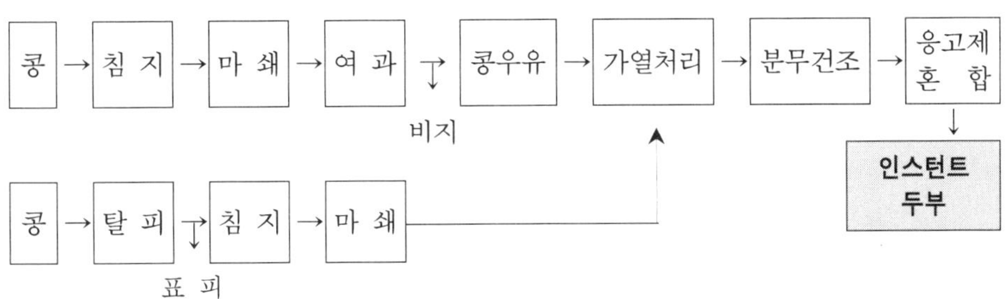

그림 5-18. 인스턴트 두부 제조 과정

비지를 제거한 방법은 일반두부의 경우와 같이 콩을 침지하고 마쇄한 다음 여과하여 비지를 제거한 콩우유를 65℃에서 30분간 가열한다. 이를 분무건조 시키고 콩우유분말에 적당량의 응고제를 혼합시키면 인스턴트 두부분말이 된다. 섭취 시에는 두부분말에 적당량의 물을 부어 잘 섞어준 다음 가열하면 응고되어 두부가 된다. 비지를 제거하지 않고 제조하는 방법은 콩을 깨끗이 세척한 다음 저온(60~70℃)에서 젖은 콩을 건조시킨 뒤 큰 입자로 파쇄하여 콩 껍질을 제거하고, 물에 다시 침지시켜 충분히 불린 다음 미세하게 stone mill로 마쇄한다. 마쇄한 콩죽은 비지를 제거한 경우와 같이 65℃에서 약 30분간 가열한 다음 분무 건조시켜 분말 두유를 만든 뒤 응고제를 혼합시켜 제조한다.

(8) 동결 두부

동결두부(frozen dubu)는 오래전 중국의 추운 산간지방에서 만들어 섭취한 것으로 알려져 있다. 재래식 두부와 같이 압착한 두부를 겨울에 얇게 썰어 밖에서 얼린 다음 더운물에 녹여 탈취시킨 뒤 건조시킨 것으로서, 보통 두부와 다른 씹힘성이 있는 조직을 갖고 있으며 장기간 저장할 수 있는 특징이 있다. 동결두부의 조직은 두부에 수분이 얼었다가 녹으면서 조직이 수축되지 않고 그대로 남아 있게 되어 스폰지와 같이 *海綿狀*(해면상)을 가지며 녹은 얼음물(해동액)의 압착탈수와 건조로 인하여 수분함량이 낮고 단백질과 다른 영양소의 함량이 상대적으로 높아진다. 건조한 뒤 다양한 맛의 조미액에 담갔다가 정형시키면 여러 가지 맛과 육류의 조직감을 느낄 수 있는 두부제품이 된다.

동결두부는 예로부터 가정에서 주로 가공하여 식용화 하였으나 최근 공업적으로 생산하게 되었으며 그 제조 공정은 그림 5-19와 같다.

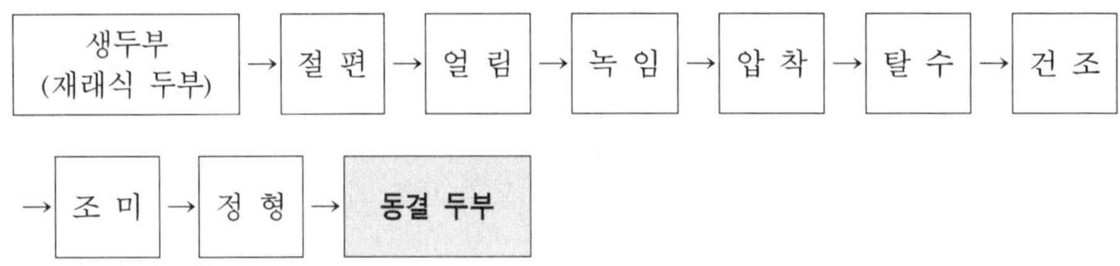

그림 5-19. 동결두부의 제조 과정

가정에서 제조하는 방법은 외부온도가 -1~-5℃일 때 얇게 썬 생두부를 바깥 바람이 잘 통하는 장소에 높고 하룻밤(10-12시간) 얼린다. 냉동은 얼음 형성이 서서히 일어 날수 있도록 -2~-5℃에서 얼리는 것이 얼음 크기가 크며, 해동 후 건조시키면 구멍이 큰 다공질의 조직을 얻을 수 있다. 동결시킨 두부는 얼음을 녹인 다음 물을 빼고 짚으로 쌓아서 햇볕에 말리면 수분함량이 약10%인 동결두부를 얻을 수 있다.

공업적인 얼림 두부의 제조는 생 두부를 10℃ 내외의 찬물에 2일 쯤 담가두어 조직을 단단하게 한 다음 칼로 얇게 썰어 -10℃의 냉장고에서는 6시간, -18℃에서는 약 3시간 얼린다. 그 후 -3~-1℃ 범위의 냉동실에서 약 3주일 숙성시킨 후 흐르는 물에 얼음을 녹인다. 그 다음 압착기로 물을 제거하고 100℃에서 가능한 한 단시간에 건조시킨 후 다시 50℃와 40%의 습도 조건하에서 약 7시간 저장하면서 얼림 두부의 조직을 조절하는 것이 특징으로 되어 있다. 이러한 얼림 두부는 그 조직감이 조직 대두 단백제품(textured soyprotein) 보다 우수하며 텍스쳐는 얼림 속도와 숙성 및 건조 방법에 따라 조절 할 수 있다. 또한 조미액과 건조방법에 따라 여러 가지 맛과 텍스쳐 그

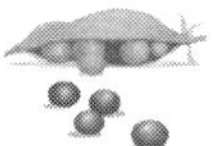

리고 연한 갈색의 색상을 가진 제품을 얻을 수 있다.

동결두부의 화학적 조성은 수분이 10% 내외, 단백질이 54%, 지방 26%, 탄수화물 7%, 회분 3%로서 수분 함량이 적어 오랫동안 저장 할 수 있는 고단백 영양 식품이다.

(9) 기름 튀김 두부

두부를 기름에 튀겨 섭취하는 방법은 오래된 가정 조리법 중의 하나로, 튀기는 동안 두부에 지방이 침투하여 영양가가 증가될 뿐만 아니라 맛, 텍스쳐, 색이 변하여 기호성이 향상되고 저장기간이 연장된다. 이러한 가정 조리 방법을 이용하여 공업적으로 제조한 두부가 기름 튀김 두부(fried dubu)이며, 생양과 유양의 두 종류가 있다.

생양은 생두부를 그대로 강하게 압착한 뒤 식용유에 튀겨 제조한 것이고, 유양은 보통 두부를 얇게 썰어 기름에 튀긴 것이다. 생양 제조용 생두부는 비지를 제거한 콩우유를 약 50℃까지 냉각시킨 뒤 응고제를 첨가하여 응고시키고, 높은 압력으로 압착시켜 낮은 수분 함량의 단단한 두부를 사용한다.

그 이유는 두부에 수분이 많으면 기름에 튀길 때 두부 속의 수분이 기름에 튀길 때 높은 온도로 튀어 나오게 되어 작업상 위험할 뿐만 아니라 내부 조직이 거칠게 되기 때문이다. 기름에 튀길 때는 110~120℃의 식물성 기름에서 1차 튀긴 뒤 다시 180~200℃에서 두부의 표면이 엷은 황자색이 될 때까지 튀기면 향미가 향상되고 텍스쳐가 닭고기 튀김과 같이 좋은 조직감을 갖게 된다.

또한 섭취하기 전에 기름에 다시 튀겨 먹으면 향미와 조직감이 더욱 좋아진다. 압착 두부는 튀기는 과정 중 높은 온도에서의 가열로 두부의 수분 함량이 감소되며 또한 식물성 기름(유채류, 낙화생유 또는 콩기름)을 사용하여 튀기게 되므로 불포화 지방산이 높은 지방질이 침투되어 단백질뿐만 아니라 필수 지방산을 공급하는 높은 칼로리의 영양 두부가 된다. 튀김 두부의 단백질 함량 범위는 10~18%이며 지방질의 함량은 튀긴 조건에 따라 달라지게된다.

(10) 비단 두부

비단(silken)두부는 기누고시(kinugoshi)두부라고도 하는 것으로 콩우유를 85~90℃로 가열한 뒤 응고제를 넣고 3~5초간 저어 준 다음 20~30분간 방치하였다가 냉장시켜 서서히 응고시킨 것이다. 기누고시 두부는 보통 두부와 달리 압착시키지 않았기 때문에 압착시킬 때 유실되는 지방질, 당류, 비응고성 단백질, 비타민 등 영양 성분이 그대로 두부에 남게 되며 텍스쳐가 매끄럽고 부드럽다. 또한 수분함량이 너무 높고(90% 이상) 단단함이 연두부보다 약하며 커드형 요구르트와 같이 연한 것이 특징이다.

일본에서는 glucono-δ-lactone(GDL)과 염화칼슘, 황산칼슘 등을 사용하여 응고제에따라 여러 가지 기누고시 두부를 제조하며 주로 GDL을 사용한다. 응고제를 첨가할 때 과일즙 또는 생강즙 등을 첨가하여 다양한 맛의 두부를 만들기도 한다. 제조 과정 중 콩우유에 응고제를 잘 혼합시킨 다음 다시 가열하였다가 냉장고에서 응고시키면 2~3개월의 저장이 가능하다.

(11) 유바

유바는 일본에서 yuba, 중국에서 doufupi 라고도 하는 것으로 씹힘성이 있는 일종의 조직 콩단백 제품이다. 약 1000년전 중국의 어느 사찰에서 콩우유를 서서히 가열할 때 표면에 형성되는 얇은 막을 건져내어 건조하거나 또는 그대로 섭취한 일종의 가열응고 두부제품으로 차를 마실 때 차 음식으로 즐겨 먹던 것이다.

유바의 제조 과정은 침지시킨 콩을 마쇄할 때 물을 적게 첨가하여 고형분 함량이 높은 콩우유를 제조한 다음 표면적이 넓고 깊이가 낮은 유바 제조 솥에 넣고 80~90℃에서 서서히 가열하면 5~7분 후에 얇은 막이 형성하게 된다. 이 막을 가는 막대기로 건져 내어 걸어놓거나 가열기의 선반에 놓고 건조한다. 이러한 얇은 막은 유바의 색이 연한 붉은색 또는 적갈색을 띠게 될 때까지 약 7분 간격으로 10~20번 정도 건져 낸다.

일반적으로 콩우유가 약 반정도로 감소하게 되면 연한 적갈색이 나타나게 되는 데, 적갈색을 띤 막으로 만든 유바는 조직이 부스러지기 쉽고 신선한 향미가 감소되므로 새로운 콩우유로 바꿔줌이 좋다. 그러므로 처음 제조한 유바가 가장 좋은 제품으로 향긋한 향미와 유연한 조직의 텍스쳐를 갖고 있다.

유바의 종류는 건조 정도에 따라 구별하는 데, 건조하지 않은 것은 생유바라 하며 약 반 정도 건조한 것은 반건조 유바, 그리고 수분 함량이 8~9% 되게 건조한 것은 건조 유바라 한다. 건조 유바의 일반 성분 조성은 수분이 8~9%이고 단백질이 건물량으로 58%정도이며, 지방질은 27%, 수용성 탄수화물(주로 올리고당)은 14%, 회분은 2%로 단백질과 지방질의 함량이 높은 것이 특징이다.

유바는 거의 100% 소화되는 단백질과 함께 지방질 함량이 높아 영양적으로 우수한 식품으로 일반 가정에서는 임산부의 영양 식품으로 사용되어 왔다. 또한 콩의 기능성 성분이 함유되어있어 심혈관질환과 고혈압, 당뇨병이 있는 환자에게도 권장할 수 있는 좋은 식품이다.

그러나 유바를 계속 건지게 되면 단백질과 지방질의 함량이 감소하고 탄수화물과 회분이 증가하여 영양적 품질이 저하되므로 처음에 몇 번 건진 것들이 좋은 유바라 할 수 있다. 또한 처음의 것들은 우유빛색과 부드러운 맛, 씹힘성을 갖고 있지만 후반기에 건져낸 것 들은 붉은색이 있고 잘 찢어지며 응집성이 낮아져 건조했을 경우 잘 부서진다.

유바는 제조하는 사람의 경험에 따라 품질에 차이가 많으므로 기술을 많이 필요로 하는 제품이다. 유바의 맛은 신선한 생유바가 가장 좋으나 저장성이 낮고, 건조한것은 저장성이 좋으나 신선한 맛이 없고 부숴지는 단점이 있다. 건조 유바의 형태는 유바를 여러장 겹쳐서 접거나 둥글게 말은 것, 잎이나 꽃 모양으로 절편한 것 또는 닭 오리등의 동물 형태로 만든 것, 햄이나 소세지형태 등 여러 형태로 제조하여 판매하고 있다. 또한 건조유바나 반건조유바를 넣고 조리할 때에는 물에 담그어 충분히 수화시킨 다음 조리하여야 한다.

유바는 다른식품을 쌀 때, soup이나 식품을 조리할 때 등 여러 가지로 이용할수 있고 유바를 사용한 제품은 특별한 식품으로 팔리고 있다.

① 유바의 형성원리

유바 제조시의 막 생성기작은 이 분야 연구자들의 큰 관심을 불어왔다. 유바의 단백질함량이 유바 제조전 콩우유의 단백질함량(건물량기준)보다 높은 것을 참고할 때 막형성은 주로 단백질이 관여하며 지방질이나 탄수화물(이 경우 주로 올리고당)은 유바의 텍스쳐와 향미에 기여함을 알 수 있다. 또한 유바 제조시 80~90℃의 약한 가열은 콩우유의 표면을 건조시키는 효과가 있어 표면의 단백질 농도가 증가되면서 단백질의 분리과정이 일어난다고 보고되어 있다(Wu and Bates 1972). 유바의 형성과정은 콩우유에 용해되어 있던 단백질이 가열로 변성되면서 단백질의 삼차원적구조가 부분적으로 펼쳐지고 소수성을 띄게되면서 단백질이 표면으로 이동하는 현상이 일어난다. 표면에서의 수분증발은 소수성 단백질의 농도증가와 이들 단백질간의 반응을 일으켜 불안정하게 되면서 엷은 막이 형성된다. 이때 친수성단백질은 콩우유 내부로 들어가고 소수성단백질은 계속 표면으로 이동하면서 막 형성이 더 발달되어 표면근처에서는 고체와 액체간에 층을 이루는 계면(interface)이 발생한다. 계속적인 가열로 형성된 막은 증발로 조직이 단단해지며 두꺼워져 유바가 생성된다고 Okamoto(1978)가 발표한 바 있다.

유바의 생성원리는 단백질간의 상호반응(protein-protein interaction)에 의한 것으로 dissulfide bond, hydrogen bond, hydrophobic bond가 막의 삼차원적 구조 형성에 기여한다. 이때 단백질의 SH group과 소수성 측쇄가 가열로 표면에 노출되고 표면에서의 수분증발로 이들 간의 간격이 좁혀지면서 위의 세가지 bond가 일어나는 것으로 믿어지고 있다(Farnum et al. 1976, Okamoto 1978).

② 유바의 제조조건

유바의 형성은 단백질의 물리화학적 상호반응에 의해 일어나는 것으로 막 형성 시 영향인자는 가열온도, 콩우유의 pH, 콩우유의 농도, 7S와 11S단백질의양 등이다. 가열온도는 최소한 60℃이상이 되어야하며 82℃내외가 적절한 것으로 알려져 있다. 이보다 높은 온도근처 에서는 유바 막에 구멍이 생기고 색이 어두워지며 수율이 감소한다. 반면 60℃ 근처의 낮은 온도에서는 막형성이 느리게 진행되고 불완전하며 수율도 감소한다(Shi and Ren 1993).

콩우유의 pH영향은 콩우유의 pH인 6.7보다 높은 알카리성에서 막 형성이 잘되며, pH 6.2이하, 특히 pH4.5내외의 등전점 근방에서는 단백질 용해도가 감소하여 막 형성이 현저히 감소한다. 알카리 용액에서의 pH영향은 pH 10.5인 경우 소수성단백질간의 반발로 막 형성이 일어나지 않고, pH 9.0일 때에는 가장 많이 생성되지만 색이 어두워진다. 그러므로 가장 좋은 콩우유의 pH는 7.0~8.0범위라고 하였다. 높은 pH에서 색이 어두워지는 것은 콩우유에 있는 올리고당과 단백질간의 마이야르반응(Maillard reaction)반응이 알카리성 pH에서 더 잘 일어나기 때문이다.

콩우유의 지방질과 탄수화물은 막형성에 관여하지 않으므로 단백질의 함량은 중요하다. 일반적으로 콩우유의 단백질 함량은 5%정도, 고형분은 9%미만이 적절한 것으로 되어있다. 이보다 높은 농도에서는 gel이 형성되어 막의 형성을 방해하며 단백질/지방질 비율이 1.0보다 낮을 경우 기름진 막이 형성되므로 이 비율은 1.0이 적절하다고 보고 되어 있다(Wu and Bates 1972, 1973). 또한 콩단백질 중 7S와 11S에 관하여 Okamoto(1978)는 11S 단백질은 부드럽고 투명한 막을 형성시키나 7S 단백질은 주름살이 많은 반투명 막을 형성시키며 11S단백질이 7S보다 질기고 탄력성이 좋은 막을 만들어 준다고 하였다.

(12) 유부

유부(aburaage)는 일본에서 처음 제조된 것으로 알려져있다. 15세기경 두부를 튀겼다는 기록이 있으며 1800년대 중반에 유부초밥에 관한 것이 '수정만고'라는 일본 자료에 있다고 한다(천장석 2001). 유부는 압착 탈수한 두부를 200℃내외의 식물성 기름에 튀겨 맛과 영양을 향상시킨 제품이다. 영양적인 면에서는 기름에 튀겼으므로 지방질이 높아져 약 33%가 되며 수분함량은 감소하여 44%가 된다. 단백질함량도 수분함량 감소로 상대적으로 높아져 18% 정도 된다. 따라서 열량도 두부의 4배 이상 높은 388kcal/100g 으로 고 칼로리 식품이 된다(표 5-15, 채수규 1998). 그 외의 영양성분들도 두부에 비하여 상대적으로 높고, 제조 시 식물성기름의 사용으로 콜레스테롤이 거의 없으며 불포화 지방산이 많다. 맛에 있어서는 튀김으로 고소한 맛이 많고 텍스쳐 특성이 질기면서도 씹힘성이 있고 표면은 연한 갈색이며, 튀김과정 중 수분의 손실로 조직이 다공질로 된다.

제조방법

유부는 1950년대까지 가내공업으로 제조하여 왔던 것이 발전하여 공장규모로 제조하게 되었으며 그 제조방법은 그림 5-20과 같다(천장석 2001). 원료인 콩은 단백질 함량잉 높을수록 좋으며 비교적 낮은 온도와 습도(15℃와 상대습도 60%이하)에서 저장한 콩이 유부수율과 품질에 좋다.

콩의 수침은 두부제조시의 조건과 같으며 일반적으로 15~17℃에서 18~20시간 침지한다. 과잉의 수침은 수용성 성분의 용출이 많아지고 유부의 팽창이 나빠져 표피막이 단단하게 되며 유부의 해면상조직 형성이 잘 안되어 뭉침현상이 보이게 된다.

수침한 콩의 마쇄는 수용성단백질을 용출시켜 회수하기 위한 것으로 물 첨가량은 원료 콩 무게의 10배 정도 하면 단백질 회수율이 80%정도 된다. 마쇄한 콩즙(두즙)은 증기를 직접 주입하여 빠르게 100℃로 높인 다음 약 10분간 유지시킨다. 이때 소포제를 첨가하여 거품형성을 억제하며 pH조절을 한다. 가열이 끝나면 즉시 냉수를 넣어 콩즙의 온도를 70℃까지 낮추고 여과시켜 비지를 제거한 다음 얻어진 콩우유(두유)에 응고제를 넣고 응고시킨다.

이때 콩우유의 고형분 농도는 3~5%가 적당하며 응고온도는 60~70℃이다. 응고제는 일반적으로 황산칼슘($CaSO_4$), 염화마그네슘($MgCl_2$), 염화칼슘($CaCl_2$)의 혼합응고제를 사용한다. 응고 시의 응고온도가 너무 높으면 튀김 시 잘 부풀지 않고 온도가 낮으면 튀김 후 유부의 신장성이 낮아지고 두부와 같은 조직이 남게 된다. 두유의 pH는 6.4~6.6 범위로 응고 후의 pH는 5.8~6.0이 적당하고 이보다 낮으면 팽창성이 감소된다고 한다(천장석 2001).

응고 후 응고물은 자동 성형기로 보내져 압착 성형 시킨다. 이때 압착시 두부의 온도는 55℃이상을 유지하도록 하여 응고가 완성되도록 해야 한다.

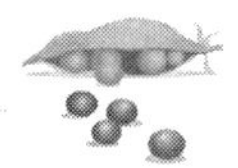

압착 후의 생지(두부)는 두께가 0.8~1.0cm, 수분함량은 75~80%가 되도록 조절하며 적당한 크기로 절단한다. 절단한 생지는 콩기름, 채종유에서 튀기며 이때의 온도는 160~170℃이다.

튀김 중 수분이 손실되면서 두부조직 내에는 작은 기포가 생기게 되어 위로 뜨게 되는데 뜬 두부는 기름 속에 잠겨 있도록 해야 한다. 튀김을 마치면 유부가 되는데 그 조직은 해면상의 팽창된 형태를 갖으며 최종적으로 송풍건조시켜 제품으로 한다.

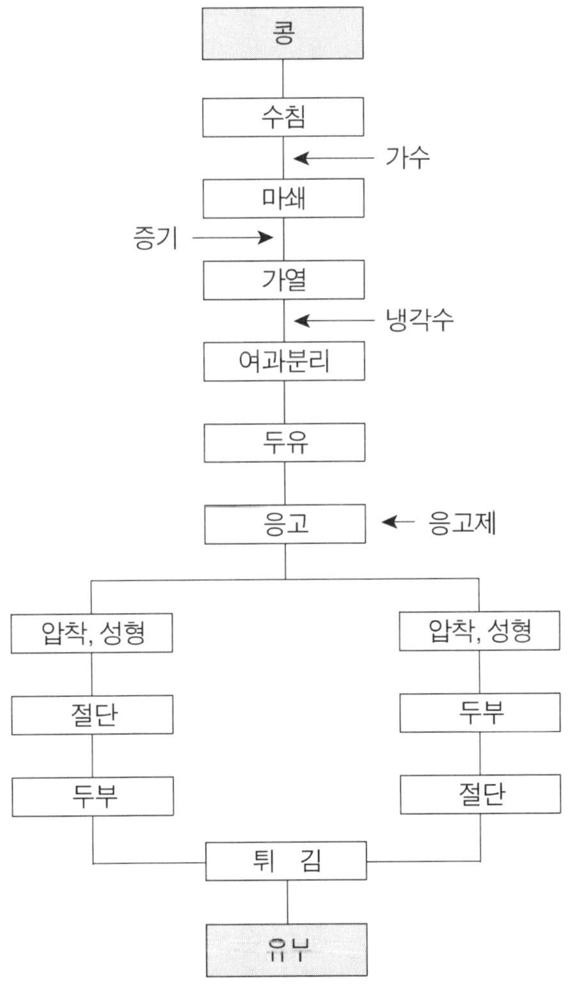

그림 5-20. 근대적인 유부 제조법

표 5-15. 두부와 유부의 성분 비교

(100g 당)

식품의 형태		두 부	유 부	식품의 형태		두 부	유 부
칼로리	(kcal)	91.0	388	칼슘	(mg)	181.0	300
수분함량	(g)	83.0	44.0	인	(mg)	94.0	230
단백질	(g)	8.6	18.6	철	(mg)	2.2	4.2
지방	(g)	5.5	33.1	비타민 B_1	(mg)	0.03	0.06
당질	(g)	1.7	2.8	비타민 B_2	(mg)	0.03	0.03
섬유	(g)	0.3	0.1	니아신	(mg)	0.5	0.1
회분	(g)	0.9	1.4				

(13) 콩 묵

콩단백질은 응고제와 결합하여 응고되는 특성이 있고 이를 이용해 두부를 제조하고 있으나 콩에는 전분 함량이 거의 없어서 묵과 같은 형태의 겔(gel)을 형성하기 어렵다. 최근 콩 전체를 마쇄한 미세분말에 물을 첨가한 후 sodium alginate나 low methoxyl pectin(LMP)을 넣고 응고제를 첨가하면 묵과 같은 특성을 갖는 콩묵(soy gel)이 제조될 수 있다고 발표되었다(김우정 1995). 이렇게 만들어진 콩묵은 기존의 전분묵과 비교할 때 단백질, 지방질 등의 영양성분이 많고 콩의 기능성 성분도 함유되어 있으면서 묵 고유의 텍스쳐를 가지고 있어서 새로운 영양묵으로 이용될 수 있다. 전지 콩가루를 이용한 콩묵의 제조 방법은 그림 5-21과 같다.

콩묵의 제조는 전지콩가루에 끓는 물을 약 10배 첨가한 후 교반시켜 완전히 분산시킨 다음 15분간 끓인다. 가열한 콩가루 분산액에 sodium alginate를 전지콩가루의 12%되게 첨가하고 다시 교반시킨다. 그 다음 혼합응고제(CaSO$_4$와 Ca-gluconate), 1:1를 첨가하여 몇초간 빠르게 교반하고 응고시킨 후 4℃이하로 냉각하게 되면 콩묵이 제조 된다. 제조조건으로 sodium alginate를 대두분 분산액에 혼합하여 10분간 교반 할 때의 적당한 온도는 60℃이다. 이렇게 콩묵을 만들 경우 응고제 첨가 후 응고가 너무 빨리 진행되어(10초 내외) 포장용기에 담아 성형시키는데 어려움이 있다(박혜진 등 1995). 응고시간을 연장하기 위하여 응고제와 함께 인산염을 첨가하면 콩묵 응고시간이 10분 정도로 연장된다고 하였다(엄보영 1995).

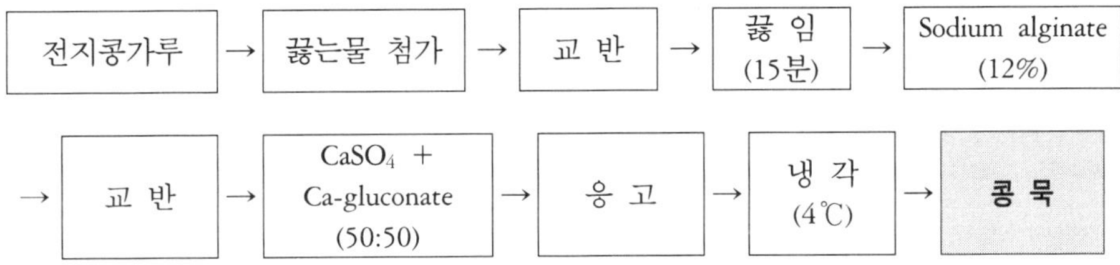

그림 5-21. 콩묵의 제조 과정

또한 콩묵의 제조시 첨가하는 sodium alginate는 응고제인 Ca염과 반응하여 콩묵의 형성을 도와준다. 표 5-16은 sodium alginate의 첨가량이 콩묵의 텍스쳐 특성에 미치는 영향을 보여주는 것으로 sodium alginate 첨가량이 증가할수록 콩묵의 견고성, 응집성, 껌성이 증가한다. 관능검사 결과에서는 전지대두분의 12%첨가량이 적당하다고 하였다(최희숙 등 1995).

표 5-16. 혼합응고제[*]에 의한 sodium alginate의 첨가량에 따른 콩묵의 텍스쳐 변화.

		텍 스 쳐				관능적 특성	
		견고성	응집성	탄성	껌성	견고성	균일성
	6	136	0.16	0.97	21.76	+	++
Sodium	9	268	0.21	0.96	56.28	++	++++
alginate	12	412	0.26	0.92	107.12	+++	+++++
(%)	15	486	0.28	0.92	136.08	++++	++++
	18	564	0.32	0.95	180.48	+++++	++

[*] 사용한 응고제는 Ca-gluconate와 $CaSO_4$(50:50)임

(14) 기타두부제품

이상 소개한 여러 가지 두부제품 외에도 중국에서는 보통 두부를 압착시켜 수분함량을 62% 되게 낮춤으로서 두부 조직을 단단하게 한 두건(豆乾,

doufu-kan)이 있다. 두건을 간장, 기름 및 조미료에 담갔다가 건조시키면 다양한 조미맛과 갈색의 두부색을 가진 위향건(位香乾, wu-hsiang kan)이라는 건조두부가 제조된다. 또 비단 두부 보다 더 연하여 마치 pudding과 같은 텍스쳐를 가진 중국식 비단 두부인 sui-doufu도 있고 미생물을 접종시켜 제조한 발효 두부도 있다. 발효 두부는 콩치즈(soybean cheese), 중국식 치즈(chinese cheese), 또는 절인 두부(picked bean curd)라고 불리는 것으로 이 제품들은 *Actinomucor elegans*와 *Penicillum candidum*을 접종하여 발효하고 숙성시켜 제조한 것이다. 이들 발효 두부는 맛이 구수할 뿐 아니라 텍스쳐가 치즈와 유사하며 첨가시킨 조미료와 향신료에 따라 제품의 기호성을 향상시킬 수 있다.

두부과자는 영양적인 면이나 기능적인 면에서 우수한 두부를 남녀노소 불문하고 쉽게 섭취 시키고자 조리전문가가 개발한 제품이다. 두부과자의 제조는 두부를 대충 부수어 면보에 싼 뒤 꼭 짜서 으깬 후 큰 그릇에 담아 설탕을 고루 섞는다. 여기에 달걀을 풀어 거품기로 잘 젖고 검은 깨를 섞어준 뒤 체에 친 베이킹파우더와 밀가루를 넣어 반죽을 형성하고 과자형태로 절단하여 튀김기름에 튀기면 연한 갈색의 과자가 만들어진다.

6) 비지의 활용

비지(bigi, soymilk cake)는 두부나 콩우유 제조과정 중 불용성물질로 제거되는 부산물로 물에 용해되지 않는 섬유소와 불용성단백질이 주로 함유되어 있고 지방질이 일부 포함되어 있다. 비지의 수분함량은 비지를 제거하는 방법(원심분리, 압착여과)에 따라 차이가 있으나 75~80%범위이다. 일반성분조성은 건물량 기준으로 섬유소가 40~45%, 단백질이 20~25%, 지방질이 8~15% 함유되어 있고 단백질은 불용성단백질 외에 수용성단백질 일부가 수분에 용해되어있으며 이들 성분이 전체고형분의 80~90%정도를 차지하고 있다. 비지는 불용성 물질만을 분리한 것이 아니어서 수분과 함께 수용성 물질도 함유되어 있다. 주요 수용성 물질은 수용성섬유소와 올리고당으로 수용성섬유소가 12~15%, 수용성당성분이 4~5%함유 되어있는 것으로 보고 되어있다 (van der Riet et al. 1989). 또한 비지의 수분에는 isoflavone등 여러 기능성 성분이 함유되어 있어 여러 만성질환예방에도 유익하다.

두부제조과정 중 콩의 고형분의 이동은 콩의 총 고형분 중 약 53%가 두부에, 34%가 비지에, 나머지 13%가 순물에 포함되게 된다. 고형분 중 단백질은 약 72%가 두부에, 23%가 비지에, 5%가 순물에 회수되며 지방질은 두부와 비지, 순물에 각각 82%, 16%, 1%가 회수된다고 보고 되어있다(van der Riet et al. 1989). 두부와 비지에 회수되는 이들 성분의 회수율은 콩의 일반성분조성과 두부의 제조방법에 따라 차이가 있다. 따라서 비지에는 식이섬유소가 풍부히 있을 뿐만 아니라 단백질도 많이 함유되어있다.

비지의 단백질은 불용성이 대부분이지만 단백질 효율비(PER)가 2.71로 콩단백질 전체의 2.51, 두부단백질의 2.20, 콩우유단백질의 2.11, 순물단백질의 1.93보다 높으며 casein의 2.86보다는 약간 낮은 영양적으로 우수한 단백질이다. 비지단백질의 높은 PER값은 함황아미노산인 cystine의 함량이 높기 때문이라고 보고 되어있다(Hackler et al. 1963, 1967).

비지가 식이섬유와 단백질, 지방질이 풍부한 부산물이기에 이의 활용에 관해서는 많은 시도가 있었다. 그러나 비지활용에 가장 큰 어려움은 비지의 수분함량이 높아 분리된 후 곧 변질과 부패가 일어나는 어려운 점이다. 우리나라의 경우 소규모 두부제조업체 에서는 신선한 비지를 냉장저장하면서 비지찌게등 조리용으로 판매하고 있지만 그 양은 전체 비지의 생산량에 비하면 적은 양이다.

규모가 큰 두부공장에서는 비교적 많은 양을 축산업체에 공급하여 사료용으로 사용하고 있으나 여름철에는 비지가 2시간 지나면 산패취등 부패한 냄새가 발생하기 시작하여 사료용으로도 어려운 점이 많다. 현재 대규모공장에서의 비지는 드럼건조기나 열풍건조기를 사용하여 분말화 한뒤 사료공장에 판매하고 있다.

가정에서의 비지 이용은 비지찌게용 외에 전통적으로 아랫목에서 고온발효(약40℃)시킨 띄운비지(비지장)를 만들어 섭취하여왔다. 중국에서는 소금과 향신료를 첨가하여 산절임한 비지와 비지를 압착시킨 뒤 Rhizopus곰팡이로 10~15일간 발효시킨 뒤 건조한 발효비지등이 있고 인도네시아에서도 비슷한 발효비지를 만들어 섭취하여왔다.

그림 5-22는 비지를 여러 목적으로 이용한 경우를 정리한 것으로(한국식품 연감 2002) 건조시켜 사료나 유기비료로 사용하기도하고 과거의 비지장과 같이 40℃에서 고온발효 시켜 띄운 비지 등으로 이용되기도 한다. 고온살균 시킨 비지에 국균을 배양한 국배양 비지와 지방질, 단백질 분해효소를 이용하여 비지의 지방질과 단백질을 분해 시켜 콩의 섬유질만을 이용한 제품, 비지의 섬유질을 펙틴이나 셀롤로오스 분해효소로 분해 시킨 효소처리비지를 빵이나 과자 제조에 이용되기도 한다.

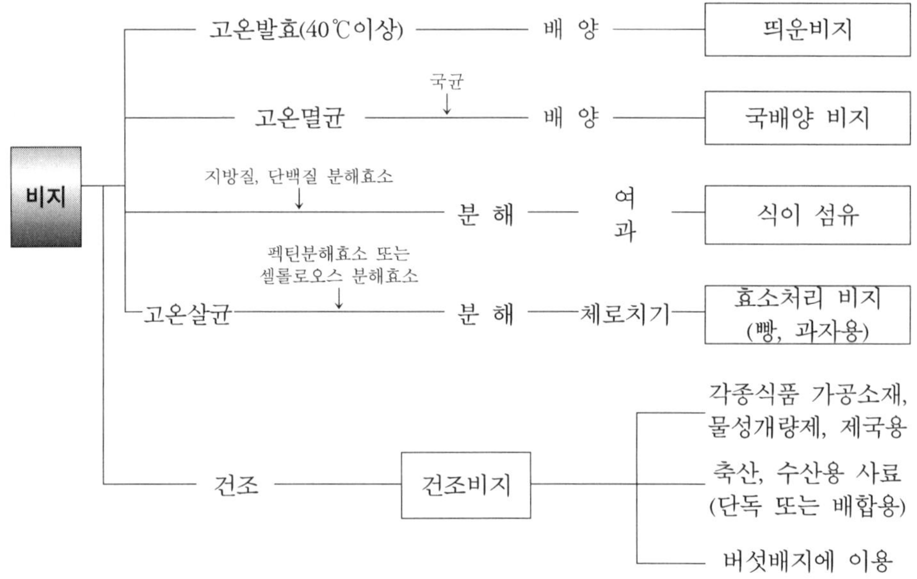

그림 5-22. 비지의 이용.

비지의 수분을 제거한 건조비지는 각종식품의 가공소재, 물성개량제로 사용되며 영양분이 풍부하기 때문에 축산이나 수산용 사료, 버섯재배 시 배지로 그 이용범위가 확대되고 있다. 따라서 이러한 두부제조 시 생성된 부산물인 비지는 폐기물이 아닌 자원으로서의 효율적 이용이 가능 할 것이다.

2. 콩우유

1) 역사

콩을 수침하고 마쇄하여 가공한 제품은 크게 두부, 콩국, 콩우유가 있다. 그 중 콩우유(두유, 豆乳, soymilk)와 콩국은 액상 제품이 되며 두부, 유부, 유바, 콩 치즈 등을 제조하는 중간 원료가 되기도 한다. 콩을 이용한 전통 음료인 콩우유는 수침 시킨 콩에 물을 가하여 마쇄한 콩국을 여과시켜 불용성 고형분(비지)를 제거시킨 것으로 옛날에는 두즙(豆汁)으로 불리었다. 豆汁에 관한 기록은 중국 원대의 문헌에 발견된바 있으며, 우리나라에서는 고려 고종(1236)때의 향약구급방(鄕藥救急方)에 언급된바있어 豆汁은 그 이전인 통일신라 초기에 두즙이 이용되었으리라 믿어진다. 콩우유는 옛부터 콩을 삶아서 마쇄하고 여과하는 방법과 콩을 수침시킨 후 마쇄하는 방법의 두가지 방법으로 제조하여왔으며 최초의 콩우유는 수침시켜 마쇄하는 방법으로 제조하였을 것으로 믿어지고 있다(장지현 1993).

콩우유는 단백질과 지방질이 풍부한 영양 음료일 뿐만 아니라 체내 콜레스테롤을 낮추고 항암 효과와 항당뇨 효과가 있는 여러 가지 기능성 물질을 갖고 있어 만성질환 예방에도 좋은 영양 음료로 인식되고 있어 품질 향상과 기능성에 대한 많은 연구가 진행되고 있다(이정은, 이숙영 1997, 이은경, 황인경 1994).

2) 영양성분

콩우유의 일반 성분 조성은 사용한 원료와 제조방법 특히 콩과 물의 비율에 따라 많은 차이가 있다. 농촌진흥청에서 발간한 식품성분표(2001)에 의하면 표5-17과 같이 콩우유 100g중 수분이 86.6g, 단백질이 4.4g, 지방질이 3.6g, 당이 4.7g함유되어 있다. 이를 건물량 기준으로 하면 단백질은 약 33%로 고단백질 음료라고 할 수 있다. 그밖에 회분이 0.7 g, 칼슘 17 mg, 나트륨 135 mg, 인 53 mg, 철 0.7 mg, 싸이아민 0.04 mg, 라이보플라빈 0.04 mg, 나이아신 0.4mg이 함유되어 있다.

콩우유를 우유와 모유에 비교하면 단백질 함량은 우유와 비슷하나 모유보다는 4배 높으며 칼슘, 인, 마그네슘, 유황 등이 풍부하게 들어 있어 알칼리 식품으로 분류하고 있다.

표 5-17. 콩우유, 우유, 모유의 성분 비교

성 분(100g 중)	콩우유		우 유		모 유	
수분(%)	86.6		88.2		88.0	
칼로리(Kcal)	54		60		65	
단백질(g)	4.4	(32.8)	3.2	(27.1)	1.1	(9.2)
지방질(g)	2.0	(14.9)	3.2	(27.1)	3.5	(29.2)
탄수화물(g)	4.7	(35.1)	4.7	(39.8)	7.2	(60.0)
회분(g)	0.7	(5.2)	0.7	(5.9)	0.2	(1.7)
칼슘(mg)	17	(126.9)	105	(889)	27	(225)
나트륨(mg)	135	(1007.5)	55	(466)	15	(125)
인(mg)	53	(395.5)	89	(754)	14	(117)
철(mg)	0.7	(5.2)	0.1	(0.8)	0.1	(0.8)
싸이아민(B1)(mg)	0.04	(0.3)	0.04	(0.3)	0.01	(0.1)
라 이 보 플 라 빈 (B2)(mg)	0.04	(0.3)	0.14	(1.2)	0.03	(0.3)
나이아신(mg)	0.4	(2.99)	0.1	(0.8)	0.2	(1.7)
리놀레산(g)	49.5	(369.4)	3.4	(28.8)	15.0	(125)
리놀렌산(g)	6.8	(50.7)	0.3	(2.54)	2.1	(17.5)
총지방산	1.75	(13.1)	3.19	(27.0)	3.15	(26.3)
포화지방산	0.35	(2.6)	2.17	(18.4)	1.25	(10.4)
불포화지방산	1.40	(10.4)	1.02	(8.6)	1.90	(15.8)
고도불포화지방산(g)	0.99	(7.4)	0.11	(0.93)	0.60	(5)
콜레스테롤(mg)	0		11	(93.2)	15	(125)

(   )안의 숫자는 100g의 건물량 중 함량임
리노레산과 리노렌산은 총 지방산 100에 대한 건임(g/100지방산)

또한 우유와 모유에는 콜레스테롤이 100g 중 10~15mg(건물량으로는 93~125mg%) 들어 있으나 콩우유에는 없고 필수지방산인 리놀레산(linoleic acid)와 리놀렌산(linolenic acid)이 모유보다는 4배, 우유보다는 15배 이상 함유되어있다. 이렇듯 콩우유의 영양성분조성은 우유나 모유에 비해 우수하여 유아, 어린이, 성인 및 노인들 까지 연령에 관계없이 고영양식품으로 섭취할 수 있는 음료이다.

콩우유에 함유된 단백질은 수용성 단백질로서 그 중 85% 정도가 글리시닌(glycinin)과 콘글리시닌(conglycinin)이다. 콩우유의 필수아미노산 중 isoleucine, phenylalanine, threonine은 우유의 카제인(casein)보다 많으나 lysine과 methionine은 적으며 그 외의 필수아미노산은 유사한 조성을 갖고 있다(표 5-18, 이은경, 황인경 1994). 그리하여 콩우유에 methionine을 강화시키기도 한다. 이외에도 콩우유는 lactose가 함유되어 있지 않아 유당불내증(lactose intolerance)과 같은 유당 소화장애가 있는 사람에게나, 우유단백질에 알레르기가 있는 유아에게 우유 대체음료로서의 가치도 크다.

표 5-18. 콩우유와 우유 단백질의 필수 아미노산 조성의 비교

(단위:g/단백질100g)

필수아미노산	콩우유	우 유
Isoleucine	5.78	5.06
Leucine	8.21	9.32
Lysine	5.78	7.58
Methionine	1.50	2.39
Phenylalanine	5.79	4.42
Threonine	5.43	4.26
Tryptophan	1.51	1.45
Valine	6.29	6.48

콩우유의 지방질은 콩우유에 상당량이 이전되어 있어 고형분의 21~22%를 차지한다. 콩우유에 있는 지방 성분(콩기름)은 동맥경화를 유발 시키는 콜레

스테롤이 없고 불포화지방산이 많이 함유되어 있어 영양상 특히 중요하다. 콩우유의 지방산조성은 표 5-19와 같다(식품성분표 2001). 포화지방산으로 16.3%가 팔미트산(palmitic acid)과 스테아린산(stearic acid)으로 이루어져 있으며 불포화지방산은 올레인산(oleic acid), 리놀레산(linoleic acid), 리놀렌산(linolenic acid)이 주성분으로 이들의 함량은 각각 21.5%, 49.5%, 6.8%로 전체 지방산의 77.8%를 이루고 있다. 특히 필수지방산인 리놀렌산(linoleic acid)과 리놀렌산(linolenic acid)이 전체 지방산의 56.3%를 차지하고 있다. 이러한 지방산 조성은 필수지방산이 비교적 적은 우유나 모유에 비해 우수한 지방질임을 알 수 있다.

표 5-19. 콩우유, 우유, 모유의 지방산 조성의 비교

	지 방 산	콩 우 유(%)	우 유(%)	모 유(%)
포화지방산	Butyric acid	-	0.7	-
	Caproic acid	-	0.8	-
	Caprylic acid	-	0.6	0.2
	Capric acid	-	1.7	1.2
	Lauric acid	-	2.5	4.6
	Myristic acid	0.3	9.3	5.5
	Palmitic acid	11.5	30.4	20.5
	Stearic acid	9.2	14.9	6.8
	Arachidic acid	0.4	0.2	0.2
불포화지방산	Tetradecenoic acid	0.3	9.3	5.5
	Palmitoleic acid	0.1	1.4	3.2
	Oleic acid	21.5	28.6	36.4
	Linoleic acid	49.5	3.4	15.0
	Linolenic acid	6.8	0.3	2.1
	Arachidonic acid	-	-	0.5
	고도불포화지방산	0.99	0.11	0.60
	기타불포화	-	-	2.2
	콜레스테롤	0	11	15

콩우유의 탄수화물은 주로 sucrose, stachyose, raffinose등으로 난소화성인 stachyose와 raffinose는 장내 미생물에 의해 이용됨으로서 가스 발생 인자로 알려져 왔으나 이들은 장내유익균인 *Bifidus*균의 증식효과가 있어 오히려 콩 올리고당은 정장효과가 있는 것으로 알려져 있다(3장 에서 자세히 설명됨).

3) 제조방법

(1)일반적 제조 방법

전통적으로 콩우유는 두부 제조과정에서 응고제를 첨가하기 전까지의 제품으로 콩을 세척한 다음 하룻밤 동안 침지 시키고 물을 침지전 콩무게의 8~10배 넣어 마쇄한뒤 면포로 여과하고 비지를 제거한 다음 몇분간 끓여 제조하였다. 그러나 전통적 제조방법에 의해 제조한 콩우유는 고형분 수율이 낮을 뿐만 아니라 특유의 콩우유 맛인 익은 콩맛이 있다. 이러한 콩우유맛은 한국과 중국등 동양에서는 익숙한 맛이나 서양인들에게는 쉽게 받아 들여 지지 않아 이를 콩비린맛(beany), 곰팡이의 맛(moldy), 쓴맛(bitter) 등 불쾌한 맛과 냄새로 표현하고 있다. 그리하여 수율의 향상과 맛의 개선을 위해 많은 연구와 새로운 콩우유 제조방법이 제시되어 있고 1960년대부터 콩우유를 우유 대체 영양음료로 인정하면서 공업적으로 대량생산하게 되었다.

현재 사용하는 콩우유의 일반적인 공업적 제조 과정은 그림 5-23과 같다.

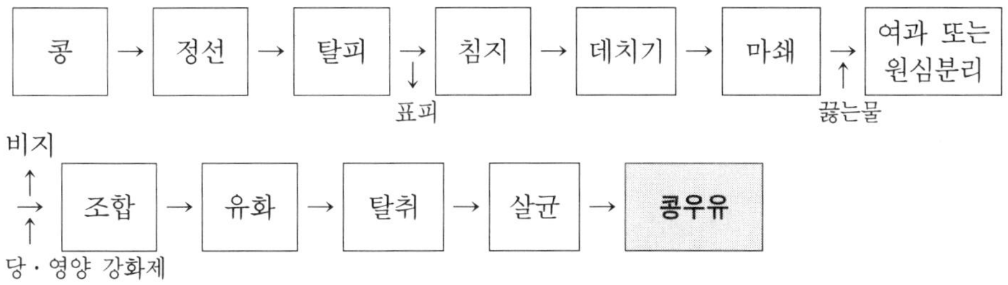

그림 5-23. 콩우유의 일반적 제조 과정

이 과정에서 탈피는 정선 된 콩을 5~6조각으로 조쇄하여 표피를 제거하며, 탈피한 콩은 침지한 후 끓는 물에서 3~4분간 데치기(blanching)한 뒤 끓는 물을 넣어 마쇄한다. 마쇄액(콩죽)은 여과 또는 원심 분리를 하여 비지를 제거한 뒤 당이나 메티오닌과 같은 영양 강화제를 적당히 첨가하여 조합한 다음 유화시킨다. 탈취 과정은 유화된 콩우유를 초고온 처리로 짧은 시간에 끓는 점 정도까지 올린 다음, 진공 분무시켜 이취를 제거하는 것으로, 이 때 얼마간의 수분 증발이 있어 농축 효과도 있다. 그 후 병 포장을 하고 살균시켜 제품으로 한다.

(2) 일리노이스 방법

일리노이스 방법(Illinois process)은 비지를 제거하지 않고 콩우유를 만드는 방법으로 콩 성분 전체를 이용한다는 장점이 있다. 제조방법은 그림 5-24와 같이 표피를 제거한 콩을 0.5% $NaHCO_3$ 용액에 하룻밤 침지시킨 뒤 끓는 0.5% $NaHCO_3$용액에서 10분간 데치기 한다. 침지과정 없이 제조하는 방법은 콩을 끓는 0.5% $NaHCO_3$ 수용액에서 20분간 데치기 하여 효소를 불활성 시킨 다음 찬물을 넣어 마쇄한 뒤 93℃에서 가열하여 trypsin inhibitor를 불활성화 시킨다. 가열을 마친 마쇄액은 3000psi에서 균질화 시키고 당과 NaCl, 바닐라 등을 첨가하여 맛을 조정한다. 마지막으로 82℃로 가열하고 3000psi에서 2차 균질화 하여 제품으로 한다.

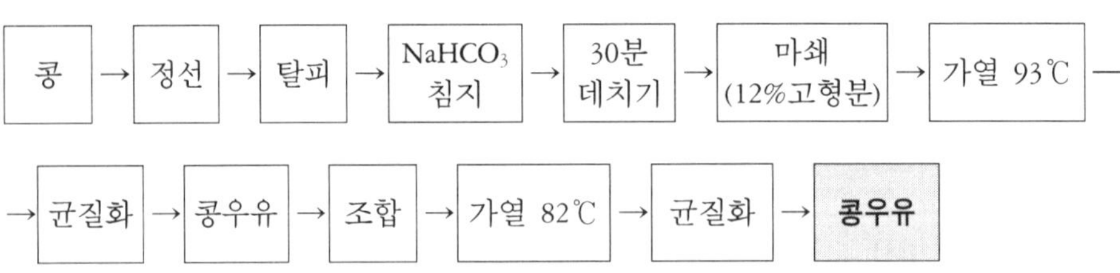

그림 5-24. Illinois process에 의한 콩우유 제조 과정

침지와 데치기를 할때 $NaHCO_3$ 수용액 대신 물을 사용하기도 한다. $NaHCO_3$수용액을 사용할 때에는 콩우유를 HCl로 중화시켜야 하는 번거로움이 있으며 콩을 마쇄할 때 최종 제품의 고형분 함량이 12%되도록 물을 첨가하여 조절한다. 이 방법은 콩의 모든 성분을 이용하는 것이어서 고형분과 단백질수율이 거의 100%되는 장점이 있으며 우리나라에서 판매하기 시작한 전두유와 유사한 제품을 생산한다. 그러나 가공 과정이 복잡하고 고가의 고압

균질화 장치 등의 설치로 비용이 많이 들며 섬유질이 포함되어 있어 마실 때 거친 분필맛(chanlkyness)이 있고 장기간 보관하였을 때 층 분리 현상이 문제로 되어 있다(Nelson et al. 1976).

(3) 코넬 방법

코넬 방법(Cornell process)은 Willkens등(1967)이 제안한 방법으로 탈피한 콩을 침지과정 없이 90℃이상의 열수로 마쇄하는 방법이다. 마쇄한 콩국은 80~100℃에서 교반하면서 10분간 유지하여 lipoxygenase를 충분히 불활성화 시킨다. 그 다음 여과나 원심분리 시켜 비지를 제거하고 당과 바닐라 등으로 맛을 조정한 후 병포장하여 121℃에서 12분간 살균시키는 방법이다(그림 5-25). 그러나 이 방법은 비록 lipoxygenase가 초기단계에서 불활성화 되었지만 물리적으로 탈피하는 동안 효소에 의한 지방질의 분해 작용이 얼마간 진행되었기 때문에 콩을 마쇄하기 전에 70~80℃로 예열시킴이 있어야 한다는 지적도 있다.

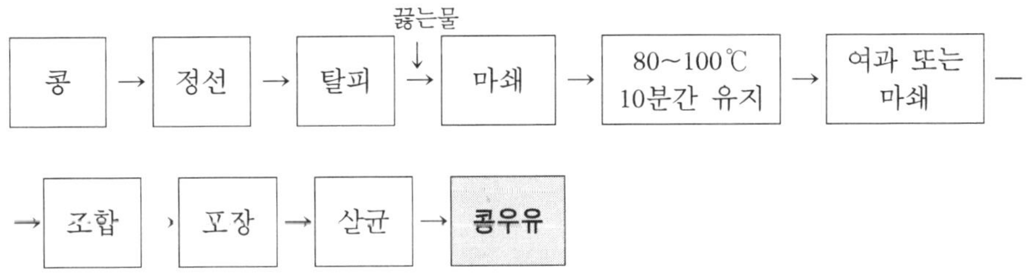

그림 5-25. Cornell방법에 의한 콩우유 제조과정

(4) 직접증기 주입방법

Johnson 등 (1981)이 개발한 직접 증기 주입 방법(Direct steam infusion method)은 콩을 먼저 마쇄한 다음 뜨거운 물과 섞어 콩죽을 만든뒤 154℃의 증기를 30초간 직접 주입시켜 lipoxygenase를 빠르게 불활성화 시키는 방법이다. 증기로 가열한 콩죽은 물을 첨가하여 고형분 농도를 10%정도로 조절하고 원심분리 시켜 비지를 제거한 다음 살균하여 콩우유를 만든다. 이 방법으로 제조한 콩우유는 맛이 담백하고 고형분과 단백질의 수율이 일반적 제조방법보다 높다고 한다.

(5) 탈지 콩단백질을 이용한 방법

콩우유의 콩비린냄새는 지방질을 분해 시키는 lipoxygenase와 관계가 있어 많은 연구가 lipoxygenase의 불활성화에 역점을 두어왔다. 그러나 지방질이 제거된 탈지 콩단백원료를 사용할 경우 효소는 기질이 반드시 있어야 반응하는 기질의 선택성에 의해 lipoxygenase가 있어도 작용하지 못하는 장점이 있다. Shurtleff와 Aoyagi(1984)가 제안한 분리 콩단백(90~95%단백질)의 이용방법은 분리 콩단백에 물을 넣어 원하는 단백질 농도로 조절한 뒤 가열하여 효소를 불활성화 시킨 다음 냉각시켜 콩기름과 유화제(lecithin)를 첨가하고 pH를 7.0 으로 조정한다. 여기에 설탕과 향료로 맛을 조절하고 균질화 시킨 뒤 포장하여 살균한다. 이렇게 콩우유를 제조하는 방법은 콩 비린맛을 줄일 수 있다는 것 외에 제조 장치가 비교적 간단하고 가공시간이 단축되며 비지가 발생하지 않는 장점이 있다고 하였다. 이 방법에 사용되는 분리 콩 단백제품은 가열처리를 최소한으로 한 것이 좋다고 하면서 특히 지방질 추출 후 용매를 제거하고 건조할 때 40℃의 진공건조가 바람직하다고 하였다. 이러한 원료로 제조한 콩우유는 단백하며 향미가 좋다고 하였다.

(6) 공업적 제조 방법

대규모 공장에서의 사용하는 콩우유 제조 방법들은 현재까지 이루어진 연구의 장점들을 활용한 것으로 수율과 맛, 색등 여러 품질을 향상시킨 방법이다. 그중 Tetra Pack회사가 개발한 Tetra Alwin Soy process는 한국과 일본, 유럽에서 많이 사용하고 있는 방법이다. 이 방법의 주요공정 그림 5-26과 같이 분쇄단계—섬유소분리단계—가열 및 냉각단계의 세단계로 구성되어 있다. 분쇄모듈(grinding module)에서는 정선된 콩을 마쇄장치에 넣고 뜨거운물(95℃이상)로 채워주어 lipoxygenase를 불활성화 시킨다. 열수로 채워줌은 마쇄할 때 콩죽이 공기와 접촉하는 것을 가능한 한 줄여주어 지방질의 산패를 억제해주는 효과도 있다. 마쇄한 콩죽은 decanter원심분리기에 보내어 섬유소 분리모듈(fiber separation module)을 거치게 된다. 이 단계에서 비지를 제거하게 되며 추출액(콩우유)은 마지막으로 가열과 냉각모듈(deactivation and cooling module)에 들어간다.

가열방법은 증기주입장치(steam injection head)에서 추출액에 증기를 직접 주입시킴으로써 온도를 100℃이상으로 빠르게 상승시켜 얼마간 유지시켜주면 미생물과 trypsin inhibitor가 불활성화 된다. 가열처리를 마친 콩우유는 진공냉각 장치로 들어가 진공상태에서 냉각되면서 휘발성 성분과 콩우유에 섞여있는 공기가 제거된다. 세 번째 단계 이후 여러 향미물질과 당을 첨가하여 맛을 조절한 뒤 살균과 무균포장을 하여 콩우유를 제조한다. 이 과정 중 초기과정의 열수에 담금 및 마쇄에서 열수대신 뜨거운 sodium bicarbonate 수용액을 사용할 수 있으나 냉각과정 후 pH를 중성으로 조정해야 하는 과정이 더 필요하다. 비지에 남아있는 수용성 성분을 최대한으로 회수시키기 위하여 분리한 비지에 물을 더 첨가하고 원심분리 시키는 과정을 더할 수 있다.

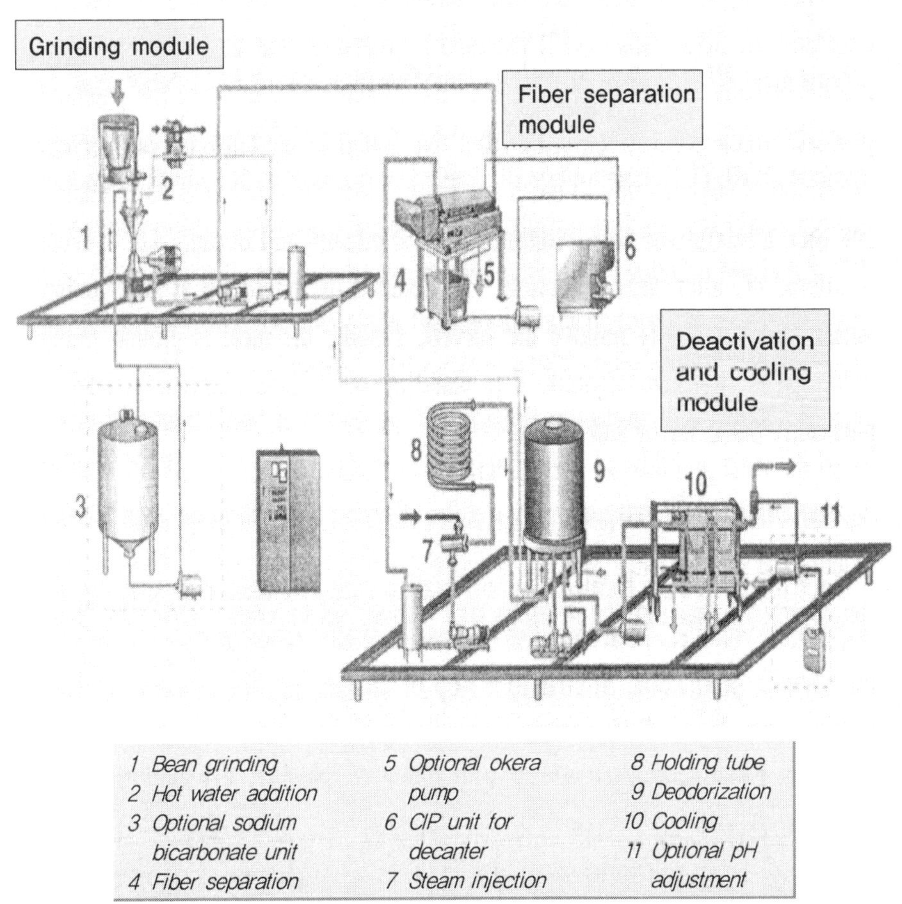

그림 5-26. Tetra Alwin soy process에 의한 콩우유 제조과정 (Tetra Pak Inc. 제공)

또 다른 공업적 제조방법으로 Tetra Alwin Soy Process보다 간단한 Danish방법(Danish process)이 있다(그림 5-27, Chen 1989). 이 방법은 콩을 탈피한뒤 85℃내외의 물에서 데치기하여 효소를 불활성화한 다음 적당량의 열수를 넣어 마쇄한다. 마쇄한 콩죽은 원심분리하여 비지를 제거하고, 당과 비타민, 향미물질 등을 첨가한 다음 콩우유를 균질화 시킨다. 균질화 시킨 콩우유에는 증기를 직접 주입(direct steam heating)시켜 초고온에서 살균시키고 무균포장하여 제품을 제조한다.

이러한 방법들 외에 침지한콩(15℃, 18시간)을 70℃의 물에 5분간 담그었다가 마쇄시켜 불쾌취의 주성분인 n-hexanal을 1/100로 감소시키는 방법이 있다. 이 방법에서의 n-hexanal의 감소는 lipoxygenase의 불활성화에 의한 결과라기보다 hydroperoxide lyase의 불활성화에 의한것이라고 Omura등(1991)이 발표하였다. 그 외에 침지시간을 감소시킬수 있는 탈지 콩 박편을 사용하는 방법이 있지만 콩우유의 맛 개선에는 효과가 없다고 하였다.

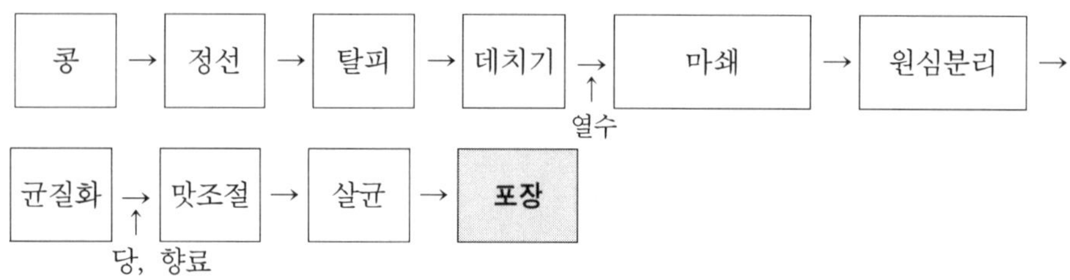

그림 5-27. Danish 방법에 의한 콩우유 제조과정

4) 콩우유의 품질향상

전통적인 방법에 의하여 콩우유를 제조하면 고형분과 단백질의 수율이 낮고 콩비린 냄새와 같은 불쾌한 이취미가 있으며, 장내에서 가스를 형성하는 가스발생물질(flatulence factor)과 trypsin inhibitor, phytate, hemagglutinin 등 영양 저해 요인들이 있어 이러한 문제는 개선되어야 할 과제로 되어 있다. 이들 문제점을 해결하기 위하여 가열처리에 의한 불활성화 하는 방법, 발아방법, 한외여과(ultrafiltration)방법, 효소처리방법 등을 사용하여 영양저해 물질

들을 불활성화 시키거나 분해, 제거 또는 감소 시키는 방법들이 있다. 그리고 콩우유의 불쾌취가 대두 지방질에 기인되는 것으로 보고 유기용매를 써서 미리 탈지시키는 방법, 가열처리에 의하여 lipoxygenase를 불활성화시키는 방법, 발아에 의하여 향미를 개선시키는 방법 등이 연구되어 왔다(Nelson et al. 1976, 김우정 등 1983, 하상도 등 1991, 문승애 등 1986, 고영태 1988).

(1) 수율 향상

콩우유에 회수된 고형분과 단백질의 수율은 경제적인 면에서 대단히 중요하다. 이는 최종제품에서 이들 성분의 농도, 제품의 수량 뿐 만 아니라 영양성분의 조성에도 영향을 주기 때문이다. 고형분의 주요성분은 단백질 이외에도 지방질과 당이 있고 미량성분으로는 비타민과 무기질성분, 기능성 성분으로는 isoflavone, saponin등이 있지만 현재까지의 연구는 주로 총 고형분과 단백질에 중점을 두어 연구하여 왔다. 이들 수율에 영향을 주는 요인으로는 콩의 품종과 제조조건이 가장 큰 요인이며 제조조건에는 물의 첨가량, 마쇄조건, 수용성물질 추출조건 등이 있다.

① 콩의 품종

콩품종에 따른 수용성 성분의 함량, 특히 수용성단백질의 함량은 총 고형분 수율과 단백질 수율에 영향 주는 중요한 인자이다. 그러므로 콩우유 제조를 위한 적절한 품종의 선택은 수율 뿐 만 아니라 전체적 콩우유 품질을 좌우하는 가장 중요한 요소라 할 수 있다. 일반적으로 고형분 수율을 50%정도이고 단백질 수율은 75%정도로 알려져 있지만 품종에 따라 큰 차이가 있다. deMan 등 (1975)은 캐나다에서 재배하고 있는 55개의 품종을 비교한 결과 평균 단백질 수율이 72.7%라고 하면서 어떤 품종은 94.1%인 것도 있었다고 발표하였다. Bourne등(1976)도 필리핀의 30개의 품종을 비교 하였을 때 단백질의 수율이 평균 78.5% (63.9~93.1%)이었고 고형분 평균 수율은 48.1%(34.5~63.9%)이었다고 하였다. 이들 두 연구 보고는 수율에 큰 차이가 있어 품종에 따른 차이가 있을 수 있겠으나 실험방법에서의 차이도 배재할 수는 없다 하겠다. 그러나 이들 결과에서 확인할 수 있는 것은 품종간의 큰 차이가 있었으며, 단백질

수율의 경우 단백질 함량과 수율간의 상관관계(r값)가 0.593으로 크게 낮다고 보고하여 단백질 수율은 단백질 함량 외에 밝혀지지 않은 다른 요인이 관여하고 있음을 알 수 있다.

② 제조조건

침 지

콩의 마쇄 전 침지는 콩우유나 두부제조에 일반적으로 포함되어야 하는 공정으로 여겨왔다. 그 이유는 콩을 침지시켜 충분히 수화시키는 것이 마쇄를 용이하게 하고, 마쇄된 입자를 작게 하여 성분들의 용출을 쉽게 하며 수율을 높이고, 현탁액의 안정성을 높여주기 때문이다. 그러나 지나친 수침은 수용성 성분의 용출로 손실이 많다. 특히 비단백태 질소 화합물과 당, 무기질은 침지시간이 길어질수록, 물 사용량이 많을수록 수침액에의 손실이 증가되는 단점이 있다. Lo등(1968)은 이러한 수침 중 성분의 손실에 대하여 수침액에 용출된 고형분을 측정한 결과 24시간의 수침은 5%, 72시간의 수침은 10%정도로 수침시간이 오래될수록 증가했다고 하였다. 그러나 이러한 손실이 있었음에도 불구하고 16시간 수침시켰을 때의 콩우유의 고형분 함량에는 큰 영향이 없었다고 하여 16시간이내의 수침이 적절함을 알 수 있다. 수침을 오래함은 고형분 손실 뿐 만 아니라 불쾌한 맛을 가진 isoflavone의 glucosides형태가 증가하여 불리하다고 하였지만(Matsuura et al. 1989) isoflavone의 증가는 콩의 기능성면에서는 유익한 현상이라고 하겠다.

콩의 침지가 수용성 성분의 손실과 관련이 있어 침지하지 않고 마쇄하는 방법이 연구되었고 일부 사용되고 있다. 여러 방법이 제시되었지만 그 중 대표적인 방법은 고온마쇄방법(hot grinding method)으로 건조한 콩을 먼저 마쇄한 다음 뜨거운 물(80~90℃)을 넣어 교반시켜 진한 농도의 콩죽을 만든 뒤 물을 더 첨가하여 콩우유를 만드는 방법이다. 이 경우 고형분의 수율이 90%정도로 대단히 높다고 한다. 홍콩과 일본의 일부 제품은 이 방법으로 콩우유를 제조하고 있다. 또 하나의 방법은 탈피한 콩을 얇은 조각(박편, flake)으로 만들고 수분함량을 약간 더 높인 다음, extruder를 사용하여 가열과 팽화시키고 건조시켜 조직화된 콩을 마쇄하여 물을 넣고 콩우유를 제조하는 방법이 있다 (Mustrakas et al. 1964).

수침시의 온도는 수화속도, 고형분의 용출, 콩의 대사작용, 최종 콩우유의 품질에 영향을 주는 중요한 요소이다. 전통적 콩우유를 제조할 때 수침과 마쇄를 상온에서 하여왔지만 최근 콩우유의 공업적 제조방법이 발달 되면서 수침과 마쇄온도를 높여주는 방법이 사용되고 있다. 온도를 높임은 수화 속도를 높여주고 lipoxygenase를 불활성화 시키는 효과가 있지만 용출에 의한 성분 손실도 증가한다. 따라서 이들 간에 속도론적 비교를 검토해야 할 것이다. 즉 온도가 상승하면서 수화 및 효소불활성화 속도 증가와 성분의 손실 속도 증가간의 상관관계 개념이다. 만일 앞의 수화 및 효소 불활성화 속도증가가 성분손실 속도증가보다 높다면 온도를 높이더라도 수침시간을 줄여주면 결과적으로 성분의 손실이 감소하기 때문이다. Wilkens와 Hackler(1969)는 수침온도를 30~90℃로 하였을때 30℃에서는 완전히 수화되는데 7시간이 필요한 반면 50℃에서는 4.5시간이 소요되었고, 45℃이상에서는 콩우유에 회수된 고형분 수율이 감소하기 시작하면서 65℃에서는 6%의 감소가 있었다고 하였다.

콩의 마쇄 정도도 수율에 영향을 준다. 마쇄를 거칠게 하였을 때에는 콩입자 내에 있는 수용성 물질의 용출이 잘 일어나지 않고, 마쇄를 너무 미세하게 하였을 때에는 수용성 물질의 용출은 최대한 일어날 수 있으나 여과할 때 여과막이 막히면서 비지의 분리가 잘 일어나지 않는 단점이 있다.

추출 및 가열

콩의 수용성물질을 추출하는 조건은 콩우유의 고형분 수율에 큰 영향을 준다. 즉 마쇄한 콩죽(slurry)에서 비지를 분리할 때 콩죽의 가열, 여과시의 압력, 콩죽의 입자크기, 비지를 세척하여 재추출 하는지 여부 등은 수용성물질의 추출에 중요한 조건이 된다. 콩죽의 가열은 점도를 감소시켜 여과를 용이하게 하나 지나친 가열은 단백질의 용해도를 낮춰주어 단백질의 수율을 낮추어준다. 여과 또는 원심분리후의 비지에는 수용성 성분이 남아있어 비지를 한 번 더 열수로 세척하고 비지를 분리하면 고형분과 단백질 수율이 15~20% 증가한다는 보고(Wilson 1989)가 있다.

콩우유 가공중의 가열은 마쇄, 추출, 살균을 위하여 2~3번 하게된다. 가열

처리의 목적은 ① 콩우유의 수율향상, ② lipoxygenase등 효소의 불활성화, ③ 영양 저해 요소(trypsin inhibitor 등)의 불활성화, ④콩단백질의 소화율 향상 (단백질의 변성으로), ⑤ 미생물의 살균을 위한 과정이다. Hashizume 등(1975)는 가열처리가 콩단백질에 영향을 주어 7S단백질은 60~70℃에서 그 양이 크게 감소하나 11S는 80℃에서도 변화가 없지만 90℃이상에서 많이 감소한다는 결과와 산으로 단백질을 침전시켰을 경우는 11S가 더 불안정하여 80℃에서 완전히 변성되는 반면 7S는 안정하여 100℃처리 시 까지 큰 변화가 없다고 하였다.

그러나 이 결과는 콩우유에 포함되어있는 지방질과 다른 성분을 고려하지 않은 것이어서 콩우유에 적용하기는 어려운 자료라 할 수 있다. 한편 가열로 단백질 내부에 있던 단백질의 소수성 부분이 표면에 노출되면서 용해도가 감소될 수 있으나 콩의 지방질, 특히 유화력이 있는 인지질(phospholipids)의 단백질과의 상호작용이 향상되어 콩우유의 에멀젼 상태를 더 안정하게 하여준다고 한다(Shi and Ren 1993).

콩우유의 콩 비린 냄새와 같은 불쾌한 냄새는 콩우유가 해결하여야 할 가장 큰 문제로 되어 있다. 이러한 냄새는 침지시킨 대두를 마쇄하는 과정에서 lipoxygenase가 불포화 지방산에 작용하여 불쾌한 냄새 물질을 생성한다고 알려져 있다. 그리하여 lipoxygenase를 불활성화하기 위한 가열 처리는 반드시 필요한 과정으로 되어 있으나 지나친 가열은 단백질을 변성시켜 추출 수율을 감소시킨다. 콩의 수용성 물질 추출은 55~65℃에서 하는 것이 가장 높은 고형분과 단백질의 수율을 가장 많이 높여 준다고 알려져 있다.

고온(200℃)에서 콩을 볶는 방법은 lipoxygenase를 불활성 시켜 향미를 개선하기는 하나 단백질의 수율을 현저히 감소시키며(Wilkens et al. 1967), 마쇄할 때 뜨거운 물로 마쇄(80℃정도)하는 것은 마쇄 전에 100℃로 가열하는 것보다 수율 향상에 훨씬 유리한 것으로 알려져 있다(Johnson and Snyder 1978). 한편 콩을 불리지 않고 먼저 미세하게 마쇄한 분말을 물에 담궈 높은 압력(154℃)의 증기로 직접 주입시켜 가열하면 향미의 개선과 함께 수율을 90% 정도까지 높일 수 있다는 제의가 있으나, 비싼 설비 비용이 단점이라 하였다(김우정 1984a).그 밖에 가열 처리와 함께 proteinase, pectinase, cellulase 등 여러 가지 효소를 반응시키는 방법과 콩을 1~2일 발아 시킨 다음 콩우유를 만든 경우 고형분과 단백질의 수율이 증가하는 효과가 있다(하상도 등. 1991). 추출방법에 의해 단백질과 고형분의 수율을 향상시키고자할 때에는 마쇄를 가능한 미세하게 하면서 가열 정도를 최소한으로 하여 단백질의 변성을 방지하는 것이 필요하다.

이러한 물 추출 방법 외에 Illinois process의 비추출 방법은 높은 압력(3000 psi)에서 균질화 시키는 방법으로 고형분과 단백질의 수율을 각각 90%와 99% 까지 올릴 수 있다고 되어 있다. 또한 콩에 방사선 처리를 하였을 때 그 처리를 2.5와 5 kGy 하면 콩우유의 고형분과 조단백질의 수율이 향상된다고 하였다(변명우 등 1999).

(2) 향미와 색의 개선

콩우유의 불쾌한 냄새는 콩비린 냄새(beany), 곰팡이 냄새(musty), 밀가루 냄새(flour), 버섯 냄새(mushroom like), 날콩 냄새(green beany), 익은콩 냄새(cooked beany), 풀 냄새(grassy) 등으로 불쾌한 맛은 콩비린 맛(beany), 쓴 맛(bitter), 익은 콩맛(cooked beany), 떫은 맛(astringent), 날콩 맛(grassy beany) 등으로 묘사된다(표 5-20, 김우정 1984b).

표 5-20. 콩의 주요 향미 물질

	향미 물질	불쾌한 향미
Alcohols	isopentanol, hexanol heptanol, octenol	Beany, Green beany Mushroom-like
Aldehydes	hexanal, heptanal hexenal, decadienal	raw beany, Rancid, Grassy
Ketones	hexanone, ethyl vinyl ketone	Beany, Green beany
Phenols	4-vinylguaiacol, 4-vinylphenol	Sour, Bitter, Astringent
Furans	2-pentyl furan	
Phenolic acid	syringic, vanillic chlorogenic, ferulic	Bitter, Sour

이러한 이취(off-flavor)는 주로 alcohols, aldehydes, ketones 및 phenols 등의 유기물로서 다른 성분과 결합되어 전구물질로 되어 있다가 유리되거나 지방질이 lipoxygenase의 효소에 의하여 분해된 뒤 여러 가지 화학 반응에 의하여 생성된다. 콩비린냄새는 hexanal과 같은 날콩냄새, 풀잎냄새 혹은 sweet as green floral 향으로 묘사된다. 불쾌한 향미 중 날콩 냄새, 익은콩 냄새 등은 hexanol의 냄새와 유사하고 1-hexen-1-ol은 painty 냄새와 비슷하다.(표 5-21, Torres-penaranda and Reitmeier 2001).

표 5-21. 콩우유의 관능적 향미 특성

	향 미 특 성	
냄새	Starch	flour
	Pasta	cooked pasta
	Sweet	sugar
	Dairy	dry milk
	Dairy sour	evaporated milk
	Beany	soy, bean slurry, grass, green peas, earthy, raw beans, pungent
맛	Sweet	sugar
	Sweet	legume
	Vanilla	vanillin
	Dairy	dry milk dissolved in water
	Dairy cooked	cooked milk
	Oxidized	aged oil
	Bitter	coffee
	Astringent	dry, clean tongue
입안의 촉감	Coating	film coating the teeth
후미	Astringent	dry, clean tongue
	Bitter	coffee
	Beany	raw beans

① 콩의 품종

콩의 품종은 성분의 조성과 콩우유의 수율에 중요할 뿐 만 아니라 향미와 색에도 큰 영향을 준다. Bourne등(1976)은 30개의 다른 품종으로 콩우유를 만들었을때 6개 품종은 이상한 냄새와 맛을 주었다고 하였다. 이러한 결과는 아마도 lipoxygenase의 양 뿐만 아니라 콩 자체의 수용성 향미성분과 향미성분의 전구체가 영향을 주었을 것으로 생각된다.

한편 콩우유의 색은 가공 과정 중 마이야르반응에 의해 갈색화 되지만 콩의 표피와 자엽의 수용성 색소에 의해서도 영향을 받는다. 콩의 표피가 어둡거나 검은색일 경우 탈피를 하여도 표피의 일부가 남아있어 콩의 마쇄과정 중 그 색소가 물에 용출되어 콩우유의 색에 영향을 준다.

또한 씨눈과 함께 콩조직의 일부인 hilum은 탈피 후에도 콩에 부착되어 있어 어두운색의 hilum은 콩우유색에 영향을 준다. 따라서 콩우유의 색을 고려할 때 콩 표피와 hilum색상이 백색에 가까운 연황색이며 자엽의 색상도 백색인 것이 좋다.

② 제조조건

탈피

콩우유 제조 과정에서 전 처리인 탈피는 그 필요성에 관하여 의견을 달리하고 있다. 대부분의 콩우유 제조 공장에서는 표피를 제거하고 있지만 표피는 비지제거 시 여과를 할 경우 여과막의 막힘 현상을 줄여주고 최종 콩우유의 맛도 어느 정도 좋아진다는 의견이 대부분이다(Bourne et al. 1976).

그러나 탈피 작업으로 자엽 조직이 물리적 손상을 주어 자엽에 있는 lipoxygenase(표피에는 없음)가 침지과정 중에 활성화가 더 쉽게 일어 날수 있기 때문에 콩우유의 향미에 불리한 결과를 준다는 의견도 있다(Wilson 1989). 그러나 많은 다른 연구자들은 표피를 제거하는 것이 표피에 함유된 쓴맛과 green 또는 생콩 향미성분을 제거할 수 있기 때문에 콩우유의 맛 향상에 도움이 된다고 하였다. 또한 탈피과정 중 쉽게 분리되는 씨눈(배축)에는 불포화 지방산이 많고 이상한 쓴맛을 주는 isoflavone의 함량이 자엽보다 많아 이의 제거가 콩우유 맛을 좋게 해준다고 하였다. 따라서 여러 연구자들의 의견들을 고려할 때 탈피는 가능한 한 신속히 하고 열발생을 억제하며 물과의 접촉을 피하고 자엽에 손상이 가지 않도록 주의하여야 할 것이다.

수침 및 마쇄

콩우유의 불쾌한 이취미를 제거 또는 감소시키는 방법으로 침지시킨 콩을 끓는 물로 마쇄하면 콩비린 냄새의 강도를 현저하게 감소시킬 수 있다고 보고하였다(Wilkens et al. 1967). 이 결과는 lipoxygenase의 불활성화로 향미가 개선되고 n-hexanal의 함량도 약 1/2.4로 감소시키는 것으로 보고 되어 있다(하상도 등 1991).

콩을 침지할 때 NaOH나 sodium carbonate, sodium citrate를 첨가한 물에 수침하고 마쇄한 뒤 가열 하면 콩죽의 pH가 6.5~6.8에서 약간 높아지면서 단백질이 더 잘 용해되고 콩비린냄새(beany)도 줄어든다고 한다(Steinkraus et al. 1968). 또한 콩을 알칼리성 물(pH 7.37)이나 0.4M Na_2CO_3 염 용액에 침지시키면 불쾌한 콩비린내가 개선된다고 한다(Khaleque et al. 1970).

그러나 이들 알카리성 물로 침지하고 마쇄하면 그 뒤 가열과정에서 함황아미노산이 더 잘 분해되고 분해 시 분해산물인 H_2S가스가 자극성냄새로 문제가 되며 콩우유색이 더 어두워진다.

그 외에 콩을 1~2일 발아시킨 뒤 끓는 물로 마쇄하여 콩우유를 제조하면 콩비린 냄새와 맛이 현저히 감소하고 구수한 냄새와 맛이 증가하여 기호도가 크게 향상된다고 하였다(그림 5-28, 그림 5-29, Kim et al. 1986). 또한 lipoxgenase가 없는 콩품종으로 콩우유를 제조하면 생콩냄새와 green floral의 단내가 감소한다고 보고되어있다(Torres-pena- randa and Reitmeier 2001).

한편 콩우유의 불쾌한 떫은 맛은 일반적으로 polyphenol화합물과 입안의 mucoprotein이 작용하여 느껴지는 것으로 알려져 있는 데, 탈지우유(30~50%), $CaSO_4$(0.2%) 또는 citric acid(0.4%)를 콩우유에 첨가시키면 떫은 맛이 현저히 감소한다고 하였다(표5-22, 5-23, Chien and Snyder 1983).

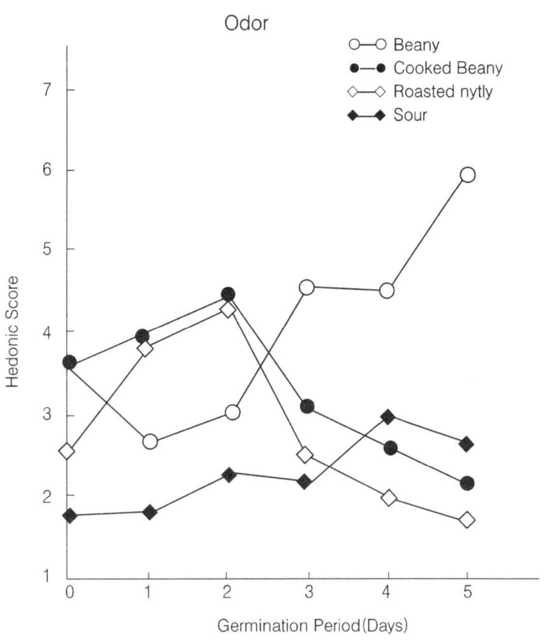

그림 5-28. 콩의 발아가 콩우유의 냄새에 미치는 영향(고형분함량 8%)

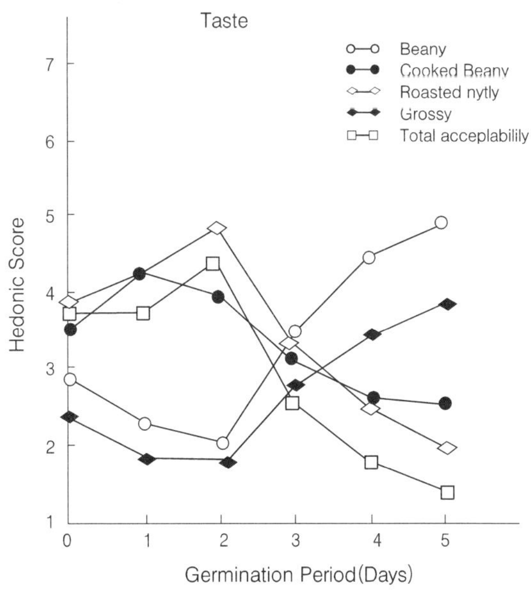

그림 5-29. 콩의 발아가 콩우유의 맛에 미치는 영향(고형분함량 8%)

표 5-22. 탈지우유의 첨가가 콩우유의 떫은 맛에 미치는 영향

	탈지유 첨가(%)				
	0	10	20	33	50
떫은 맛[a]	5.9a[b]	4.4b	3.1c	1.9d	1.3e

[a] 1= 대단히 약함 4=보통 7= 대단히 강함.
[b] $P < 0.05$

표 5-23. $CaSO_4$ 와 citric acid 첨가가 콩우유의 떫은 맛에 미치는 영향

	첨가량(%)[a]			
	1	2	3	4
$CaSO_4$ score[b]	6.1a[c]	4.3b	3.4c	2.6d
Citric acid score	6.3a	4.8b	4.0c	2.6d

[a] $CaSO_4$ 첨가량은 1=0%, 2=0.02%, 3=0.06%, 4=0.2%.
 citric acid 첨가량은 1=0%, 2=0.1%, 3=0.2%, 4=0.4%
[b] 1= 대단히 약함 4=보통 7= 대단히 강함.
[c] $P < 0.05$

불쾌한 뒷맛과 분필맛

뒷맛(後味, after taste)은 음식을 먹고나서 입안에서 느끼는 맛으로 신맛, 쓴맛, 떫은맛 등이 콩우유를 마시고 난 뒤의 불쾌한 맛으로 남아있다. 불쾌한 뒷맛을 일으키는 물질은 콩에있는 phenolic acids, oxidized phospholipids, oxidized fatty acids, isoflavone 등이 관여한다고 알려져 있으며(Arai et al. 1966, Sessa et al. 1976, Okubo et al. 1992), 이 중 isoflavone은 쓴맛과 떫은맛을 주는 물질로 알려져 있다(Kudou et al. 1991). 콩의 isoflavone중 glucosides(daidzin, genistin등)와 aglycone(daidzein, genistein등)형태의 isomer는 침지 중 β-alucosidase에 의해 glucosides가 제거되면서 aglycone이 증가하며, aglycone은 glucosides보다 쓴맛을 더 주는 것으로 알려져 있다(표 5-24, Matsuura et al. 1989). 또한 Matsuura 등(1989)은 콩의 침지가 isoflavone에 의한 불쾌한 쓴맛이 어느 정도 증가시키지만 여기에 glucono-delta-lactone을 첨가하면 β-glucosidase 의 활성이 감소되어 glucosides가 aglycone의 형태로 전환되는 것을 막아준다고

보고한바 있다(표 5-25). 또한 배축(씨눈, hypocotyl axis)에는 isoflavone함량이 자엽(cotyledon)보다 많아 탈피과정중의 배축의 분리는 불쾌한 후미를 감소시키는데 도움이 된다 하였다(Kudou et al. 1991).

표 5-24. 수침에 의한 콩의 isoflavone의 변화

Treatment	Isoflavone contents[a]					A/T ratio[b] (%)
	Glucosides		Aglycones			
	Daidzin	Genistin	Daidzein	Genistein	Total	
Before soak	115.2	181.1	5.1	4.9	306.3	3.3
After soak[c]	97.4	119.8	14.7	24.3	256.2	15.2

[a] Average of two replicates, expressed as mg/100g dry matter basis.
[b] A/T ratio = ratio of aglucones/total isoflavones.
[c] Soybean samples were soaked at 20℃ for 16hr.

표5-25. 수침 시 glucono-δ-lactone의 첨가가 콩우유의 불쾌한 뒷맛과 daidzein 및 genistein함량에 미치는 영향

No.	Glucono-δ-lactone(w/w %)		Soymilk		
	Soak solution	Amount incorporated into soybeans[a]	Isoflavone content[b]		Panel score[c]
			Daidzein	Genistein	
1	Tap water	0	1.6[d]	1.9[d]	3.9[d]
2	0.0015	0.001	1.5[d]	1.8[d]	3.8[d]
3	0.015	0.01	0.9[c]	1.0[a]	2.5[e]
4	0.15	0.1	0.5[f]	0.6[f]	1.5[f]
5	1.5	1.0	0.3[f]	0.4[f]	0.6[f]

[a] Calculated from the amount of the aqueous glucono-δ-latone solution absorbed in the soybeans after the soaking.
[b] mg/100mL
[c] Based on a scale of 0=no objectionable aftertaste to 4=very strong objectionable aftertaste.
[d-f] Means with different superscripts within the same column are significantly different($p \leq 0.05$).

분필맛(chalkiness)은 혀로 느끼는 맛이라기보다 콩우유를 삼킬 때 미세한 입자가 혀와 목젖에 덮힘으로서 느껴지는 불편함으로 섬유질의 미세한 입자와 열에 의해 변성된 콩단백질이 관여하는 것으로 알려져 있다.

이러한 분필맛은 비지를 제거하지 않고 만드는 Illinois방법의 콩우유나 우리나라의 전두유가 특히 심하다. Kuntz 등(1978)은 콩우유를 Illinois 방법으로 제조하였을 때 콩우유의 분필맛은 콩우유의 알칼리도, 균질화 조건, 콩우유의 pH 및 고형분의 농도, 고형분입자의 크기가 중요 영향인자라고 하였다. 균질화의 온도가 높거나 콩우유의 pH가 높을때(pH 7.7)에는 분필맛이 감소되지만 농도가 증가하거나 입자의 크기가 150 mesh보다 클 때는 현저히 증가된다고 하였다.

이들은 또한 콩을 $NaHCO_{3s}$ 수용액에서 짧은 시간으로 데치면 $NaCOH_3$의 농도가 증가될수록 콩우유의 점도는 증가하였으나 분필맛은 0.25% $NaCOH_3$에서의 데침이 가장 낮았다고 하였다. 이러한 콩우유의 불쾌한 분필맛의 문제는 마쇄한 뒤 여과시키는 방법이 가장 좋은 방법임을 알 수 있다.

(3) 현탁액의 안정성

콩우유를 제조한 뒤 얼마동안 놓아두면 윗부분의 맑은 층과 밑부분의 탁한 층으로 분리됨을 관찰할 수 있는데 이러한 층 분리는 소비자가 변질된 것으로 오해할 수 있어 개선되어야 할 콩우유 품질 중 하나로 되어있다. 이는 현탁액의 물리적 성질인 안정성 결여에 의한 것으로 콩우유 내의 고형분이 서서히 가라앉기 때문이다. 콩우유의 현탁액안정성은 제조조건에 따른 입자의 크기, 균질정도, 열처리에 의한 단백질의 변성점도에 의해서도 영향을 받지만 제품의 성분, 감미료 및 안정제 등의 첨가물, pH, 그리고 화학적 조성에 따라서도 영향을 받는다. 안정제와 pH의 영향조사에서 김은수 등(1990)은 pH가 증가할수록, carrageenan의 첨가량이 (0.01%이상)이 증가할수록 침전의 발생이 적어졌다고 하였다(표 5-26).

하지만 안정제인 carageenan을 첨가하면 현탁액의 안정성이 향상되나, 불용성 물질 제거를 위한 원심 분리 과정에서 일부 단백질이 손실될 가능성이 있다. 한편 알칼리 pH로 콩우유를 조절하였을 때 형성되는 불용성 물질을 제거하게 되면 안정성은 증가되나 고형분의 수율이 감소되는 단점이 있다.

표 5-26. 두유의 현탁안정성에 미치는 pH와 carrageenan의 영향

pH	침전부피(ml)	carrageenan(%)	침전부피(ml)
6.0	5.08	-	5.6
6.4	4.78	0.01	4.9
6.8	4.58	0.02	3.2
7.20	4.50	0.03	-
7.60	4.33		
8.00	4.08		

현탁액의 안정도는 일반적으로 분리되는 상단과 하단(top/bottom)의 단백질 및 고형분의 비율로 표시한다. 그림 5-30은 Illinois 방법에 의해 콩우유를 제조하는 과정에서 균질화 압력에 따른 상단과 하단의 고형분 비율의 변화로서 균질화를 위한 압력을 2000psi 이상으로 증가시킬 때 안정성이 직선적으로 증가하고 있음을 보여주고 있다(Priepke et al. 1980).

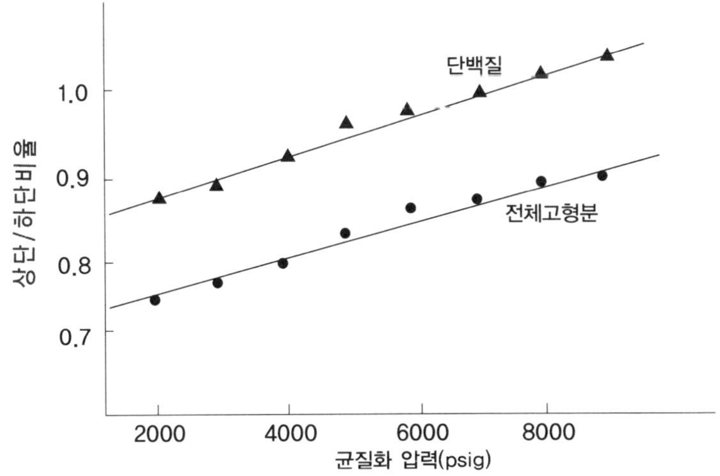

그림 5-30. 콩우유의 균질화를 위한 압력이 단백질과
고형분의 분리에 미치는 영향

한편 콩우유의 점도는 우유에 비하여 높은 것이 특징으로 김우정 등(1984c)은 콩우유의 고형분 농도와 온도의 영향을 조사한 결과 고형분의 농도가 1%에서 10%로 증가하면서 점도는 빠르게 증가하며 그 증가는 5%까지는 완만히 증가하나 8%이상에서는 급속히 증가하여 점도의 증가경향은 고형분 농도와 대수함수적 관계가 있다고 하였다.

콩우유의 온도 영향은 농도의 영향과는 반대로 온도가 낮아지면서 크게 증가하여 70~90℃에서는 큰 변화가 없으나 40℃이하에서는 빠르게 증가하였고, 4℃에서의 점도가 80℃에서의 점도보다 15배 정도 높으며 이 증가경향은 대수함수적 관계가 있다고 하였다. 온도가 증가하면 점도는 대수 함수적으로 감소한다고 하였다(그림 5-31, 김우정 등 1984c).

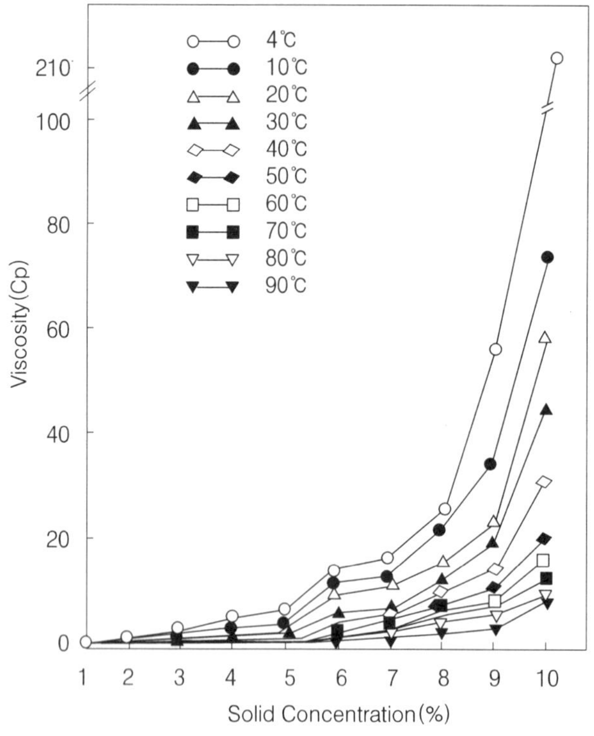

그림 5-31. 콩우유의 온도에 따른 점도변화

(4) 영양 저해 인자의 제거

콩우유 가공 과정 중 영양 성분의 변화와 영양 저해 요인의 제거는 콩우유의 영양적 품질향상에 대단히 중요하다. 특히 가열 처리 중 갈색화 반응에 의한 필수 아미노산인 lysine의 감소와 단백질 이용률에의 영향은 가열처리의 온도와 시간 선정에 중요하다.

콩우유를 재래식으로 제조하여 93℃에서 360분간 가열하면 단백질 이용율 값이 처음 60분 동안 현저한 증가를 보이다가 그 후 서서히 감소한다. 처음 60분간의 단백질 이용율의 향상은 단백질 소화 효소 저해 인자인 트립신 저해제의 불활성화에 의한 것이며 60분 이후의 감소는 단백질의 변성이 소화되기 어려운 상태로 되거나 cysteine 및 lysine과 같은 아미노산의 분해에 의한 것이라고 알려져 있다.

또한 트립신 저해제의 불활성화는 100℃에서 1시간 가열 처리하면 약 94%가 파괴되며, 건열보다는 습열 처리가 효과적이다(Hackler et al 1965). 한편 콩의 발아는 trypsin inhibitor activity(TIA)를 감소시켜 20℃에서의 발아는 8일 후 약 44%가 감소되고 30℃에서는 약 69%의 감소가 있었다고 하였다(표 5-27, Rackis 1966).

표 5-27. 콩의 발아 중 trypsin inhibitor activity 의 감소

Growing Temp.(℃)	Time(day)	TUI*/g dry basis		TUI/100-sprouts		
		Cotyledon	Axis	Cotyledon	Axis	Sum
20	2	41.23	6.19	319.1	4.37	323.4
	4	39.61	7.62	266.1	12.73	278.9
	6	39.14	8.25	217.2	22.14	239.4
	8	39.04	8.08	182.3	27.84	210.1
30	2	33.63	8.32	237.7	8.83	246.6
	4	30.02	7.56	164.8	19.19	184.0
	6	28.88	7.52	120.4	26.89	147.3
	8	28.12	6.73	87.7	28.69	116.4

*Trypsin units inhibited×10⁻³

트립신 억제제(trypsin inhibitor)는 열에 의해 쉽게 불활성화되어 100℃에서 15분간의 steam처리로 거의 전부 파괴되고 93℃에서의 60분간은 92%, 121℃에서의 10분은 94%가 감소된다(Hackler et al. 1965). Illinois process에 의한 두유가공 중 0.5% $NaHCO_3$로 데치면 trypsin inhibitor가 거의 다 제거된 것으로 보고 되어 있다(Nelson et al. 1976). 또한 Ca, Mg, Fe, Zn등과 결합하여 이들의 체내 흡수를 저해시키는 phytate는 물에 잘 용해되며 열에 강한 것으로 알려져 있다. 콩제품의 phytate의 제거나 파괴를 위하여는 115℃에서 4시간 가열하는 방법, 단백질과 결합된 phytate를 단백질 등전점에서 제거하는 방법, 음이온, 교환 수지와 투석을 이용한 방법 그리고 한외 거르기 방법등이 제안되었으나 실용화를 위해서는 어려운 점이 있어 보다 효과적인 방법이 요구되고 있다.

(5) 장내 가스 발생 인자의 제거

콩의 올리고당인 raffinose(1~2%)와 stachyose(4~8%)는 장내 유익균인 *Bifudus*균의 증식에 도움을 주는 성분이지만 콩을 섭취하였을 때 이들을 분해시키는 α-galactosidase라는 효소가 인체내에 없어 소화되지 않고 그대로 대장을 통과하게 된다. 이때 올리고당은 대장에 있는 혐기성 미생물에 의하여 분해 되게 되어 N_2, CO_2, H_2, methane 가스를 방출한다. 콩우유에서의 올리고당 분해는 미생물(lactic acid bacteria 또는 Sac. cerevisiae 등)에서 추출한 α-galactosidase로 효소반응을 시키면 raffinose나 stachyose가 단당류로 분해되어 단맛을 증가시키는 효과가 있다(Cruz et al 1982).

5) 만성질환에의 기능성

콩우유의 기능성 성분은 콩에 함유된 기능성 성분들이 거의 다 함유되어 있으며 제조과정 중 불용성물질들이 비지로 제거되었기 때문에 이들 함량은 상대적으로 높다. 표 5-28은 일부 기능성 물질들의 분석 값으로 isoflavone의 경우 일반콩의 함량보다 약 40%가 높다. 또한 수용성 식이섬유가 6.6% 함유되어 있으며 saponin과 lecithin이 0.5% 정도씩 함유되어 있다(김천희 등 2002). 이러한 기능성 성분은 콩에서 유래된 것이어서 이들이 함유되어있지 않은 우

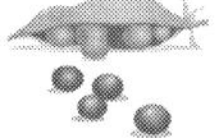

유와 차이가 있다.

콩우유에는 콩에 함유된 기능성 물질이 거의 전부 함유되어 있어 이들이 갖는 각종 만성질환에의 기능성효과가 크다. 콩우유의 단백질은 이를 섭취할 때 심혈관 질환의 위험 요인 인 LDL-콜레스테롤은 약 13%, 중성지방은 약 11% 감소하였으며, 심혈관 질환의 유용한 인자인 HDL-콜레스테롤은 2.4% 증가하였다고 보고 된바있다(Anderson et al. 1995). 또한 콩우유에 함유된 불포화지방산은 노인성치매의 예방, 콜레스테롤과 중성지질의 감소, 간 지질대사 장애의 개선에 효과가 있어 뇌졸중, 동맥경화증, 심장병 등의 만성질환이 염려되는 현대인의 식사에 있어서 좋은 급원이 될 수 있다고 하였다(정재원, 권태완 2003). 노년기 특히 폐경기후의 여성에게 발생하는 골다공증은 콩의 isoflavone의 섭취로 어느 정도 억제 될 수 있음이 밝혀졌고 콩우유의 섭취로 그 효과를 볼 수 있다고 하였다. 또한 골다공증은 함황아미노산(cystein, methionine)을 함유한 일부 동물성 단백질이 체내 칼슘과 결합하여 소변으로의 배출량을 증가시킴으로써 효과적인 골 대사를 저해하기 때문이라 하면서 (Green and Kleeman 1991), 콩우유의 단백질은 이를 함황아미노산이 비교적 적어 칼슘 손실을 최소화 하고 칼슘 이용을 높일 수 있다고 하였다.

콩의 성분중 항암효과가 있는 성분은 isoflavone, phytic acid, saponin 등이 알려져 있으며 특히 isoflavone의 항암성이 가장 주목 받고 있다. Isoflavone은 여성 호르몬인 estrogen과 유사한 구조를 갖고 있고 유방암, 자궁암, 전립선암, 대장암의 발병억제에 효과가 있는 것으로 밝혀졌다(Gourley et al. 1991, Stephen et al. 1998). 콩우유에 함유된 oligo당은 stachyose, raffinose등으로 인체 내에서는 분해 되지 못하나 대장에서 장내 유익한 세균인 비피더스균에 의해 특이적으로 이용되어 대장내의 환경을 개선한다. 또한 콩우유의 식이섬유는 대장의 운동성과 배변욕구를 증가시켜 변비를 완화시키며(Mcclung et al. 1995) 대장 내에서 과도한 수분을 흡수하고 대장의 영양 성분인 단쇄지방산을 생산하여 설사를 예방한다. 그 외에 saponin은 혈중 콜레스테롤의 감소, 항암, 면역 증진 효과와 그리고 항지혈, 돌연변이 방지 효과가 약간 있는 것으로 밝혀졌으며, lecithin은 동맥 경화증을 개선하고 지질대사의 기능을 개선해 주는 역할을 한다고 보고 되고 있다.

표 5-28. 콩우유의 기능성 성분 함량

기능성 성분	콩우유
Isoflavone	138.1(mg%)
Oligosaccharide	2.59(%)
Saponin	0.49(%)
Lecithin	0.46(%)
Dietary fiber	6.65(%)

* 건량 기준

3. 콩나물

1) 역사

콩나물(soybean sprout)은 과거 대두황건(大豆黃卷)으로 불리 우던 것으로 두아(豆芽), 대두얼(大豆蘖), 황두아(黃豆芽), 두채(豆菜)라고도 했다. 우리나라 말로는 콩을 싹을 내어 기른다는 뜻으로 콩기름이란 호칭으로도 불리어 왔다. 콩나물을 콩기름으로 불렀던 것은 동의보감에서도 찾아볼 수 있는 것으로 지금도 사용되는 엿기름(보리싹 내어 말린 것)이란 단어에서도 그 유사성을 찾아볼 수 있다. 콩기름 이라는 호칭은 조선조 말엽 19세기 중반까지도 쓰였다고 한다.

또한 두아채(豆芽菜)는 숙주기름, 숙주나물이라고도 혼용되어 불리어 온 것으로 미루어보아 콩기름, 콩나물이 같이 불리어 오다가 19세기 말엽부터 콩나물로 불리어 진 것으로 생각되어지고 있다. 콩나물에 대한 문헌상 기록은 우리나라에서는 高麗高宗 때에 의학서적인 「향약구급방」에 콩의 싹이 나온 것을 건조하여 약용으로 쓰였다는 기술이 처음이다. 중국에서는 신농본초(神農本草)에 기록이 있어 周代 이전부터 있었다고 믿어진다. 우리나라의 경우도 두부제조이전에 콩나물 재배를 하였을 가능성이 있어 콩나물의 재배가 삼국시대로의 소급될 수 있다고 하였다(장지현 1993).

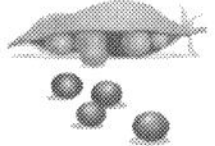

2) 콩나물의 이용

콩나물은 옛부터 콩나물 무침, 콩나물 국 등으로 우리식탁의 중요한 음식이었으며, 콩나물 볶음, 콩나물 잡채, 콩나물 밥, 콩나물국과 찌게 등 찌게나국으로 다양하게 조리하여 섭취하여왔다(표 5-29).

표 5-29. 콩나물을 이용한 음식의 종류(김석동 등 1993)

종 류		종 류	
콩나물 해장국	순 콩나물 해장국	콩나물 볶음	콩나물 야채볶음
	선지 콩나물 해장국		콩나물 돼지고기
	김치 콩나물 해장국		볶음콩나물 낚지볶음
	전주식 콩나물 해장국		콩나물 오징어볶음
	청주식 콩나물 해장국		콩나물 잡채볶음
콩나물 밥		콩나물 육개장	
콩나물 비빔밥		콩나물 냉국	
콩나물 죽		콩나물 찌개	콩나물 김치찌개
해물 콩나물 찜	콩나물 아구찜		콩나물 생선찌개
	콩나물 북어찜		콩나물 된장찌개
	콩나물 미더덕찜		콩나물 버섯찌개
해물콩나물탕	콩나물 해물삽탕	콩나물 나물무침	
	콩나물 아구탕	기타	
	콩나물 북어탕		
	콩나물 대구탕	콩나물 통조림	수출용으로 가공됨
콩나물 김치			
콩나물 잡채	콩나물 낙지채		
	콩나물 오징어채		

이처럼 다양하게 우리식단에 이용할 수 있는 콩나물은 햇볕이 없는 조건에서 쉽게 재배할 수 있으며 발아기간이 비교저 짧고 계전과 관게없이 재배하여 섭취할 수 있다. 콩나물은 영양적으로도 단백질과 섬유질, 지방질 함량이 높고 비타민과 무기질 성분이 많은 고 식이섬유 영양식품 재료이다. 영양성

분외에도 콜레스테롤이 없고 암, 고혈압, 동맥경화, 당뇨 등 만성질환 예방에 효과가 있는 기능성 물질을 함유하고 있어 건강유지에 대단히 유익한 건강식품이라 할 수 있다(Kim et al. 1993, 김석동 등 1993).

3) 재배방법

콩나물에 주로 사용하는 콩을 콩나물콩이라 하며 주요 품종으로는 단엽콩, 방사콩, 팔달콩, 남해콩, 명주나물콩 등 장려품종과 영덕, 장백콩, 오리알태 등이 사용되고 있으며 이들 종자는 크기가 작은 소립종으로 발아율과 발아속도가 높은 것이 특징이다(김철재 등 1996).

콩나물재배의 재래식 방법은 콩을 20~30℃의 물에 6시간정도 침지시켜 물을 충분히 흡수시킨 다음 잘 세척하고 바닥에 여러개의 작은 구멍이 있고 그 위에 천을 깐 통에 흡수시킨 콩을 펼쳐 놓는다. 그다음 콩 윗면은 공기는 통하나 햇빛을 차단하기 위해 천이나 짚으로 덮은 다음, 상온에서 하루 3~4회 물뿌림(水注)하면서 약 1주일 놓아둔다. 그러면 콩이 발아하여 콩은 노란색이 되고 뿌리가 8~10cm정도 되면 건져내어 세척하면 콩나물이 된다. 콩은 발아 후 1~2일이 지나면 배축(씨눈)이 발아하기시작하며 그 후 뿌리가 빠르게 자라다가 5일 후 차츰 완만해진다. 콩나물의 굵기는 뿌리가 나온 뒤 후 2~3일까지 굵어졌다가 그 후는 거의 변하지 않고 잔뿌리의 수는 3일 후부터 늘어나게 된다(그림 5-32, 김동희 등 1990). 콩나물의 성장은 콩의 종류, 침지 시간, 온도, 물을 주는 횟수 등에 의해 영향을 받는다.

콩나물 재배 중 물뿌림은 콩의 발아와 성장을 위한 수분의 공급뿐만 아니라 대사과정 중 발생하는 열을 식히는 효과가 있지만 물뿌림을 너무 많이 하게 되면 산소공급이 줄어들어 발아에 불리하다. 또한 물뿌림의 양(水注量)과 횟수가 부족하면 발아통 내부의 온도가 상승하여 미생물의 번식이 촉진되고 잔뿌리가 많이 생기게 된다. 발아초기에는 물뿌림을 좀 더 많이(4~5회) 하는 것이 좋고 수돗물을 사용할 경우 수돗물의 chlorine이 콩나물 성장을 억제하는 것으로 알려져 있다. 콩나물 재배 중 부패현상은 낮을 물뿌림, 물의 미생물 오염, 재배환경에 의해 좌우된다(최희돈 등 2000b).

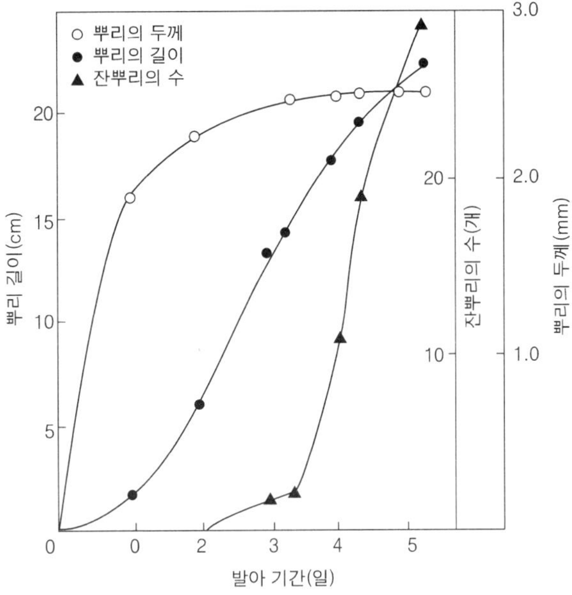

그림 5-32. 25℃에서 발아하는 동안 콩나물의 뿌리길이, 두께, 잔뿌리의 수의 변화

4) 부패방지 및 발아향상

콩나물의 재배과정중 부패를 일으키는 균으로는 곰팡이류인 *Fusarium sp.* 와 세균류인 *Pseudomonas sp.* 등이며, 이 균들은 콩나물의 분비물을 이용하여 급속히 증식하면서 여러 종류의 효소와 유해한 부산물을 대량 분비하고 콩나물 조직을 분해 시켜 부패 시키는 것으로 알려져 있다(최희돈 등 2000a). 과거 미생물의 번식을 억제하기 위하여 calcium hypochlorite나 sodium hyposulfite를 약간 첨가하기도 하지만 최근에는 사용하지 않고 있다.

표 5-30.오존수의 침지가 발아율에 미치는 영향

오 존 농 도	발 아 율	
	18 시간 후(%)	24 시간 후(%)
0 ppm	55	96
0.1ppm	58	98
0.3ppm	82	99
0.5ppm	78	99

콩나물의 부패균의 증식을 억제하기 위하여 사용하는 오존수 처리는 콩나물 재배시 발생되는 부패미생물을 살균하거나 이의 번식을 억제할 수 있으며, 유기물로 오염된 물을 정화함과 동시에 재배실내의 잔존 산소량 증가로 인한 콩의 발아와 콩나물 생육을 촉진시키는 것으로 알려져있다(표 5-30, 박규환, 백인열 2000).

이를 연구한 보고에 따르면 콩을 오존수에 침지 시키고 물뿌림을 오존수로 하였을 경우 발아율이 증가한다고 한다. 수돗물을 사용했을때의 발아율은 55%이였고, 오존수에 침지하였을 경우 0.1ppm농도에서는 발아율이 58%로 수돗물과 차이가 없었으나, 0.3ppm과 0.5ppm에서는 각각 82%, 78%가 되어 발아율이 크게 높아진다고 하였다. 또한 0.3ppm의 오존수 처리는 콩나물의 성장에도 영향을 주어 콩나물의 전체 길이와 뿌리(배축)의 길이가 길고 콩나물 수율도 높아진다고 하였다(표 5-31. 박규환, 백인열 2000).

표 5-31. 오존수 처리가 콩나물 성장에 미치는 영향 *

농 도	뿌리길이(cm)	뿌리두께(mm)	무게(g/ea.)	콩나물 수율(%)
Control	12.6[a]	1.75[a]	0.78[a]	595[a]
0.1ppm	12.7[a]	1.74[a]	0.81[a]	602[a]
0.3ppm	13.9[b]	1.78[a]	0.82[a]	633[b]
0.5ppm	13.1[a]	1.75[a]	0.80[a]	615[ab]

* [a,b,c] 위첨자가 틀린 것은 5% 내에서의 유의성이 있음

콩나물을 포장하여 저장할 때 acetic acid와 grapefruit seed extract(GFES)의 항균혼합용액에 콩나물을 담그고 저장하면 비타민 C가 증가하며 특히 GFSE 250ppm과 ascorbic acid 1%의 용액에 담그었을때 비타민 C의 증가가 현저하다는 보고가 있다(표 5-32, 박우포 등 1998). 또한 키토산을 침지수에 첨가하면 발아속도와 콩나물 무게가 증가하게 된다.

그림 5-33(Lee et al. 1999)은 침지수에 키토산이 1%, acetic acid가 0.25%되게 첨가한 경우 콩나물 뿌리길이의 변화를 비교한 것으로 키토산을 첨가하였을 때에는 콩나물의 길이가 첨가하지 않은 것 보다 25.4% 더 길어진다고 하였다.

표 5-32. 항균혼합용액 처리에 의한 비타민 C 함량 변화

(mg/100g)

Film[1]	농도	저장 기간 (days)				
		0	2	5	8	12
CPP	Control	2.3	2.4	3.0	2.6	1.7
	GFSE 250ppm ascorbic acid 1%	5.0	6.5	10.2	9.8	8.3
RD	Control	2.3	2.5	2.5	2.5	1.6
	GFSE 250ppm ascorbic acid 1%	5.0	6.3	10.3	9.2	8.2
HDPE	GFSE 250ppm ascorbic acid 1%	5.0	6.3	9.4	6.6	6.4

[1]CPP: 30㎛ cost polypropylene; RD 106: 16㎛ polyolefin; HDPE: 10㎛ high density polyethylene

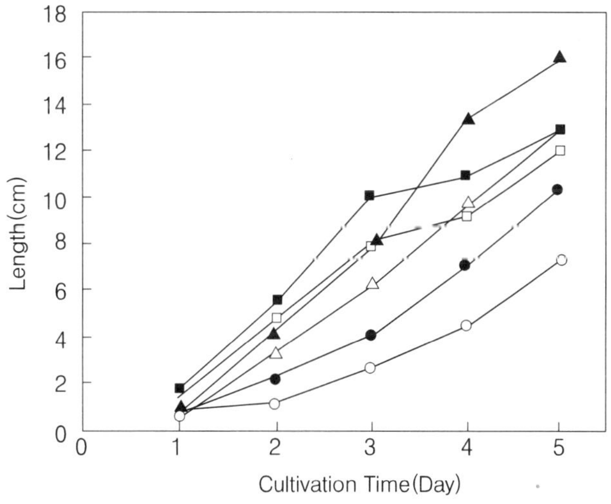

그림 5-33. 키토산과 아세트산 첨가가 콩나물 길이 성장에 미치는 영향.

(1% chitosan/0.25% acetic acid) □-□: Joonjul(control), ■-■: Joonjul(treated with chitosan), △-△: Iksan(control), ▲-▲: Iksan(treated with chitosan), ○-○: Eunha(control), ●-●: Eunha(treated with chitosan)

5) 영양성분과 발아 중 변화

콩나물의 성장중 대사 과정에 의해 영양성분이 상당히 달라 지게 된다. 콩나물 성장 과정중 지방은 감소하는 반면 섬유소와 비타민류가 증가하며, 비타민 A와 C, β-carotin의 함량 증가가 현저하다고 발표된 바 있다(표 5-33, 김석동 등 1993).

표 5-33. 콩과 콩나물의 영양성분비교

성 분		콩	콩나물
수분(g)		9.7	89.3
단백질(g)		36.2(40.1)	5.3(49.5)
지방(g)		17.8(19.7)	1.2(11.2)
탄수화물(g)	당질	25.7(28.5)	2.8(26.2)
	섬유	5.0(5.5)	0.6(5.6)
회분(g)		5.6(6.2)	0.8(7.5)
칼슘(mg)		245(271)	26(243)
인(mg)		620(687)	81(757)
철분(mg)		6.5(7.2)	0.8(7.5)
비타민	A(I.U)	0	0
	β-carotin(μg)	0	0
	Thiamine(mg)	0.53(0.6)	0.14(1.3)
	Riboflavin(mg)	0.28(0.3)	0.11(1.0)
	Niacin(mg)	2.2(2.4)	0.6(5.6)
	C(mg)	0	13(121)

*각성분의 양은 콩나물 100g중의 무게이고 ( )안은 건물량 100g에 대한 무게임

콩나물 재배 시 물에 게르마늄을 2.5%되게 첨가하면 섬유소의 증가가 현저하며 비타민 C와 Ge, Fe 함량도 현저히 증가하나 P는 약간 감소한다고 하였다. 특히 게르마늄의 비교적 높은 함량은 게르마늄 첨가에 의한 것이다(표 5-34)

게르마늄을 첨가한 물로 콩나물을 재배할 때 콩나물에 포함되게 되는 게르마늄은 항돌연변이작용, 면역강화작용, 바이러스 감염의 치료, 골다공증의 치료뿐만 아니라 해열, 진통 및 중금속 해독작용 등 인체 내에서 다양한 생리활성작용을 하는 것으로 알려져 있다(김은정 등 2002).

표 5-34. 일반 콩나물과 게르마늄 콩나물의 비타민 C 및 무기질 함량 비교

품　　종	수용성 섬유소(%)	불용성 섬유소(%)	Vit. C (mg%)	P (%)	Mg (%)	Ca (%)	Fe (ppm)	Ge (ppm)
은하 H[1]	0.20	5.33	10.55	0.76	0.28	0.48	65.2	-
은하 G[2]	0.21	5.90	11.10	0.74	0.28	0.49	91.1	130
서목태 H	0.19	5.72	12.50	0.91	0.3	0.25	79.1	-
서목태 G	0.22	6.11	14.60	0.87	0.3	0.36	145	159

[1] H-수돗물
[2] G-수돗물에 게르마늄 2.5% 첨가

　　콩나물이 성장하는 동안의 화학적 성분 함량의 변화는 표 5-35와 같이 콩나물 발아 초기에는 지방질의 감소가 크지 않았으나 발아 후기에 비교적 빨리 감소하고, 단백질은 정체 발아 기간동안 약간의 감소가 있었으며, 조섬유는 지속적으로 증가하여 약 2배가 되고 가용성 무질소물은 약 1/3로 감소 하게된다. 가용성 무질소물의 현저한 감소는 주로 콩이 발아되면서 성장을 위한 신진 대사의 영양원으로 raffinose, stachyose 및 sucrose등 당류가 소모되기 때문이며 가용성 성분 일부는 재배 중 물에 용출된 손실이 있을 것으로 여겨진다. 단백질의 감소가 적게 보인 것은 총 질소량을 측정하여 단백질로 환산히였기 때문으로 여기에서 비단백태 질소량을 제히면 단백질은 많은 감소기 있었을 것이다.

표 5-35. 발아 중 콩나물의 변화

성　　분	조지방	조단백	조섬유	회　분	가용성 무질소물
원료 대두	16.78	39.08	4.46	4.27	21.59
발아 1일	16.35	38.97	6.62	3.96	15.81
발아 3일	15.60	38.72	7.34	3.92	14.07
발아 4일	14.68	38.32	8.03	3.78	11.08
발아 5일	13.76	38.26	8.65	4.10	7.94
발아 6일	12.66	38.22	8.66	3.74	7.48

* 원료콩 100g, 건량 기준

그림 5-34(Kim et al. 1973)은 콩나물 재배 과정 중 sucrose, raffinose와 stachyose의 함량변화를 나타낸 것이다. 콩나물 재배 과정 중 sucrose 함량은 재배 초기에 약간 증가 하다가 발아 2일 이 후부터는 빠르게 감소한다. 재배 초기의 증가는 raffinose와 stachyose가 β-galactosidase에 의해 분해되어 sucrose 가 생성되었기 때문일것이며 그후의 감소는 sucrose가 단당류로 분해되기 때문이다.

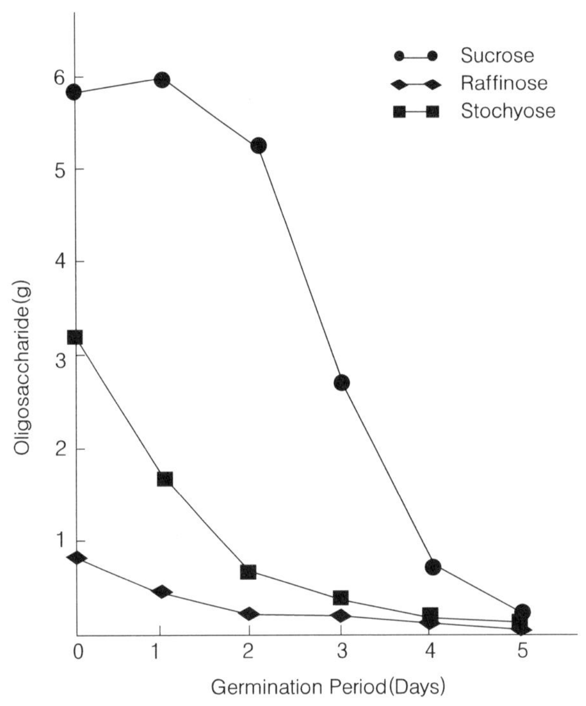

그림 5-34. 콩나물 발아중 올리고당 변화

그리고 raffinose와 stachyose는 발아초기부터 빠르게 감소하여 발아 5일후에 는 거의 다 없어진다고 하였다(Kim et al. 1986). 또한 콩에 있는 질소 화합물 들은 그림 5-35(양차범 1980)와 같이 전체적인 질소량에는 큰 감소는 없었으 나, 수용성 비단백태 질소가 지속적으로 빠르게 증가하면서 수용성 단백태 질소는 약 1/4로 감소하는 것으로 알려져 있다.

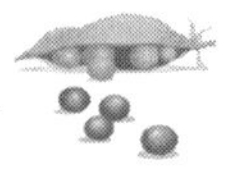

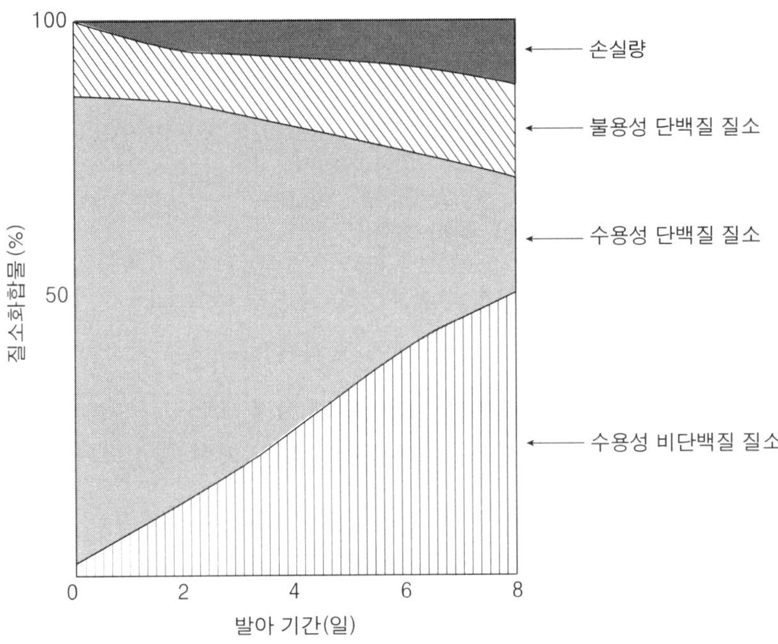

그림 5-35. 콩나물 발아 중 질소 화합물의 변화

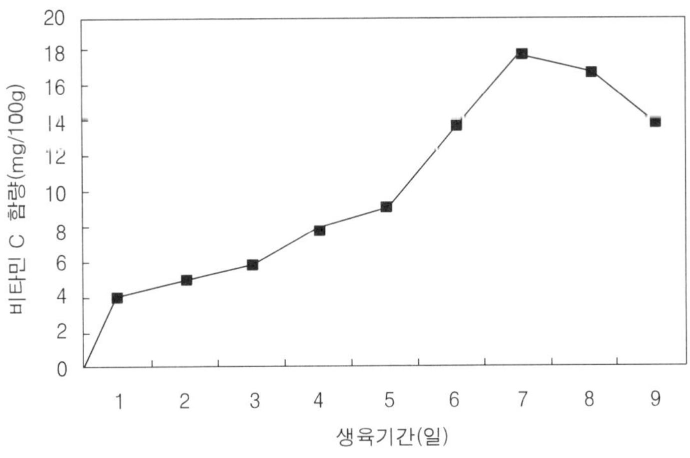

그림 5-36. 콩나물 발아 중 Vitamin C 의 변화

발아숭 비타민 C의 변화(그림 5-36, 심석동 등 1993)는 발아 선 거의 없넌 비타민 C가 발아중 빠르게 증가하여 발아 7일에 18 mg/100g의 최고값에 도달했다가 감소하게 된며 Vit. B_2(riboflavin)도 급속히 증가하여 10일 후에는 약 3배로

증가한다. 반면 phytic acid는 발아에 의해 감소하여 5일 후 약 22%가 감소한다. 이러한 phytic acid의 감소는 콩에 있는 phytase의 활성이 크게 증가(227%)하면서 phytic acid를 분해하였기 때문이라고 한다(Zhuang and Xu 1989).

6) 만성질환에의 기능성 및 숙취 해소

콩나물의 주요 기능성 성분은 숙취해소로 알려진 asparagine과 항암 작용이 있는 isoflavone 및 피로회복과 심근경색에 효과가 있는 것으로 알려진 카르니틴(carnitine) 등이 있다. Asparagine은 asparagine synthetase가 L-Asp와 L-Gln 및 ATP를 이용하여 β-aspartyl adenylate의 중간물질을 거쳐 합성되는 것으로 알려져 있다. 콩나물 생육기간 중 asparagine은 6일째부터 급격히 증가 하여 발아 후 10일에는 건물량의 22.7%되고 15일에는 최고 25%가 된다는 보고가 있다(그림 5-37, 양차범, 김재욱 1977).

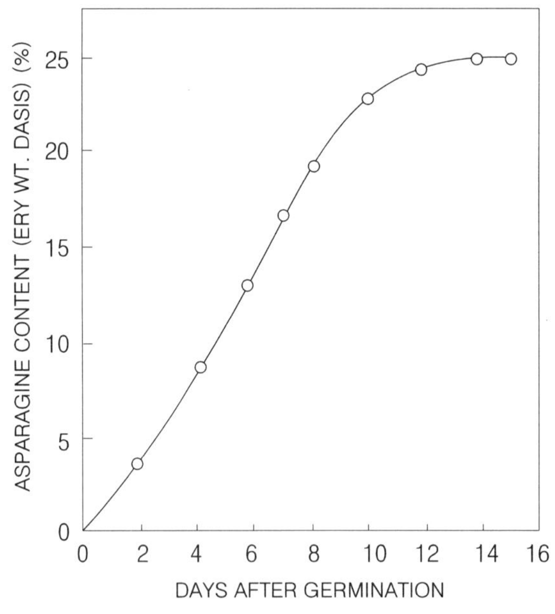

그림 5-37. 콩나물 발아 중 asparagine의 변화.

또한 isoflavone 함량은 수침과 발아(germination) 중 전반적으로 증가하여 명주나물콩의 경우 수침 10시간 후 34.1% 증가하고, 발아 12시간에는 62.0% 증가 한다고 하였다(표 5-36, 김주숙 등 2004). Isoflavone 중 aglycone 형태인 genistein과 daidzein은 발아 12시간 후 약 4.4배 증가하여 콩나물의 초기 발아는 이들 isoflavone의 증가에 큰 효과가 있다고 한다.

표 5-36. 명주나물콩의 수침과 발아 중의 isoflavone의 변화.

	수침(hrs)			발아(hrs)									
	0	5	10	22	34	46	58	82	106	130	154	178	202
Daidzin	0.290	0.282	0.309	0.400	0.320	0.289	0.309	0.295	0.265	0.347	0.383	0.375	0.313
Daizein	0.011	0.047	0.089	0.141	0.141	0.123	0.018	0.033	0.025	0.032	0.149	0.047	0.068
Genistin	0.450	0.498	0.483	0.594	0.520	0.510	0.478	0.425	0.380	0.444	0.460	0.471	0.431
Geistein	0.044	0.069	0.185	0.153	0.132	0.120	0.069	0.081	0.076	0.068	0.084	0.071	0.103
Total	0.795	0.896	1.066	1.288	1.113	1.042	0.874	0.834	0.746	0.891	0.976	0.964	0.915

* mg/g, 건량 기준
(발아시간은 수침 시간을 포함시킨것임)

표 5-37. 콩이 발아하는 동안 carnitine의 함량 변화

Carnitine	뿌리길이 (cm)			
	0	2	6	10
NEC	62.7	70.8	91.7	97.1
ASAC	73.2	80.2	86.8	95.7
TC	135.9	151.0	178.5	192.8

NEC, nonesterified carnitine; ASAC, acid-soluble acylcarnitine; TC, total carnitine;

심근경색 예방과 혈중 중성지방 제거에 효과가 있는 carnitine은 지방산을 다른 미토콘드리아 내막으로 이동시켜 지방산의 β-산화를 촉진시키는데 필수 물질로서, 의약품, 운동신수들을 위한 기능향상, 피로회복 촉신물실도 사용되고 있다. 생체내에서의 carnitine은 필수아미노산인 메치오닌로부터 비타민 C, 비타민 B6 및 철분을 조효소로 사용하여 합성되어진다. 콩나물 발아

중 carnitine함량은 증가하여 발아 전 136 nmol이었던 것이 콩나물뿌리길이가 길어지면서 10cm 정도 되었을 때 193nmol이 된다고 하였다(표 5-37, 차연수 등 2000). 콩나물은 carnitine, isoflavone, asparagine의 증가가 있어 우리 건강에 유익한 기능성이 향상됨을 알 수 있다.

카르니틴(β-hydroxy-γ-trimetylammonum butyrate)은 아미노산정도의 분자량을 갖인 물질로서 에너지원으로 쓰일 지방산을 다른 장기 또는 미토콘드리아 내막으로 이동시켜 지방산의 β-산화를 촉진시키는데 필요한 필수물질이다 (Haccker et al. 1990). 카르니틴은 유전적으로 카르니틴합성능역이 없는 신생아, 신장 및 간장병 환자 또는 운동선수와 같은 고에너지를 필요로 하는 사람에 있어서는 조건적 필수 영양소(conditionally essential nutrient)로 되어있다. 그리하여 생체내에서의 카르니틴은 필수아미노산인 라이신과 메치오닌으로부터 비타민 C, 비타민 B6 및 철분을 조효소로 사용하여 합성되어진다. 카르니틴은 그 어원이 육식동물(carnivore)로부터 유래되었을 듯이 처음 발견 당시 고기중의 성분으로 알려졌을 만큼 동물성 식품에 많이 함유되어 있고 반면 식물성 식품에는 아주 적은 양이 함유되어 있는 것으로 알려져 있다 (Rebouche and Engel 1984).

표 5-38. 발아 중 carnitine 함량의 변화a

Carnitine	Axis length(cm)						
	C	1	2	4	6	8	10
NEC	62.7	60.6	70.8	82.5	91.7	95.8	97.1
ASAC	73.2	69.7	80.2	83.7	86.8	89.4	95.7
TC	135.9	130.3	151.0	166.2	178.5	185.2	192.8

[a] Soybean sprouts grown to 1.0,2.0,4.0,6.0,8.0,10.0 cm were harvested at different time intervals and analyzed as described in the Materials and Methods.

콩에는 카르니틴의 총함량이 136nmol로 적은양이 함유되어 있으나 발아가 진행됨에 따라 유리카르니틴(NEC), 단쇄 및 중쇄카르니틴(ASAC), 총 카르니틴(TC)이 모두 증가하여 콩나물 발아 중 30~40%증가한다고 하였다. 표 5-38 (차연수 등 2000)은 발아 중 콩의 카르니틴 함량 증가에 관한 것으로 유리카르니틴의 증가가 특히 현저함을 알 수 있다. 발아 중 콩나물의 부위별 함량은 콩나물의 머리에 해당하는 자엽 부위에는 유리카르니틴 함량이 많고 뿌리의 분열조직 부위에 단쇄 및 중쇄카르니틴이 많았다고 하였다.

④ 기타 비발효 제품

1) 초콩

초콩(pickled soybean)은 오래전부터 사찰의 스님이나 생식하는 사람들이 섭취하여오던 건강식으로 만성질환 예방과 치료에 좋다고 하여 민간요법으로도 권장되어졌던 콩 제품이다. 초콩의 전통적인 제조방법은 콩을 잘 씻어서 감식초나 양조식초에 담근 후 뚜껑을 덮고 서늘한 곳에 1주일 또는 10일간 그대로 둔다. 이때 콩이 식초를 충분히 흡수할 수 있도록 계속 식초를 보충해준다. 이렇게 만든 초콩은 건조시켜 마쇄하여 보관하면서 물에 타거나 꿀에 타서 마셔왔다.

초콩의 영양성분은 절임 중 산용액에 용해성 성분이 일부 용출되었을 것이나 일반콩의 영양성분과 비슷할 것으로 생각되며, 산에 의한 단백질 변성으로 trypsin inhibitor나 lectin등 단백질 성분의 영양저해물질은 불활성화 되어 섭취 시 소화에는 어려움이 없을 것으로 여겨지나 이에 대한 연구는 발표된 바 없다. 그러나 초콩에는 콩과 같이 여러 기능성 물질이 함유되어 있기에 고혈압, 암, 심장질환, 당뇨병 등 예방과 치료에 효과가 있을 것으로 기대된다. 콩에 있는 여러 기능성 물질 중 isoflavone이 가장 중요한 성분으로 알려져 있으며 식초 절임 중 isoflavone의 함량변화에 대해 발표된 바 있다. 그림 5-38 (김주숙 등 2004)은 서목태, 서리태등 검정콩과 콩나물콩으로 쓰이는 명주나물콩을 감식초에 담글 때 isoflavone의 함량이 증가하는 것을 보여주는 것으로 총 isoflavone함량은 절임 10일 후 2배 이상(108%) 증가했음을 알 수 있다. 증가한 isoflavone중 비배당체(aglycone)의 증가가 뚜렷하여 절임 전 총 isoflavone의 6~9% 였던 것이 10일 후 21~51%가 되었고, 기능성이 가장 탁월한 genistein은 서목태와 명주나물콩의 경우 10배 이상 증가하였다고 하였다. 현재 초콩에 관한 연구는 많이 이루어지지 않았지만 isoflavone이외의 기능성 물질에도 유익한 결과가 기대되며, 초콩이 인간의 건강유지에 큰 도움이 될 것이라고 생각된다.

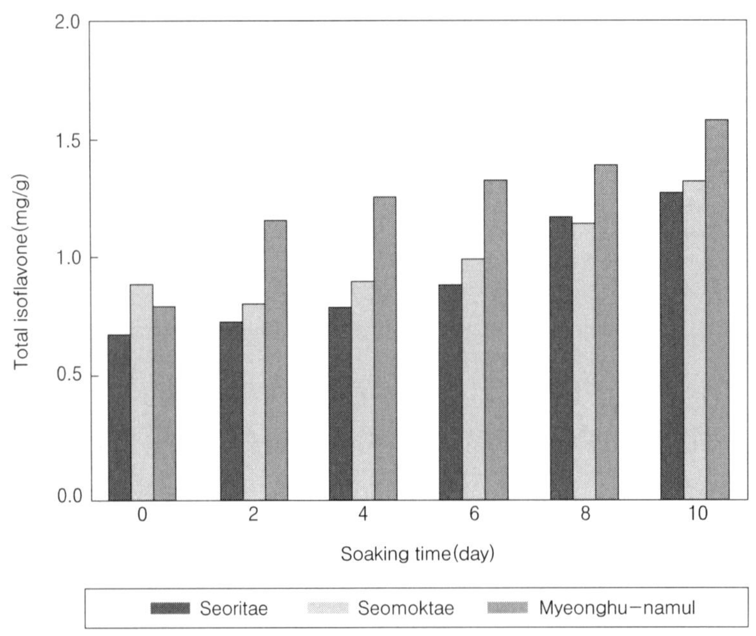

그림 5-38. 감식초에 절임 한 콩의 isoflavone함량변화

2) 볶은콩과 볶은 콩가루

볶은콩(roasted soybean)은 soynuts 라고도 하는 것으로 일반적으로 30분정도 약한불에서 볶으면 콩이 갈색이 되고 볶은 냄새가 나는 볶은콩이 된다. 볶은콩은 스넥으로 그대로 먹기도 하고 서양에서는 salad나 dessert에 넣어 바삭바삭한 씹힘성을 주기도 한다. 볶은콩은 제조를 할 때 기름과 함께 가열하여 그 맛을 높여준 것도 있고, 볶은콩 표면에 설탕이나 초콜렛 또는 양파나 마늘등 향신료분말을 표면에 바른 제품도 있다. 이러한 볶은 콩 제품은 단백질과 지방질, 올리고당 함량이 높은 영양 스낵(snack)이 된다.

볶은콩을 마쇄하면 볶은콩가루(분말, roasted soyflour)가 된다. 전지콩가루(full-fat soyflour)와의 차이는 콩껍질에 있다는 것과 고소한맛이 있는 점이다.

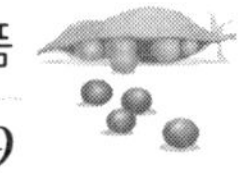

볶은콩가루는 동양에서 저렴한 단백질보충원으로 이용되어 왔고 우리나라에서는 인절미 등 떡류에 묻혀주어 그 맛을 높여주어 왔다. 또한 이 분말은 설탕이나 돼지기름과 섞어 여러 식품의 표면에 바르거나 내부에 채워 넣는 데에 이용되기도 한다. 일본에서는 쌀과자에 이용하기도 하고 중국에서는 만두 속으로 사용하기도 한다.

볶은콩과 유사한 제품으로 약하게 구운콩이 있다. 구운콩(toasted full-fat soybean)은 증기로 직접 가열하여 약하게 탄 정도의 콩으로 콩비린맛이 거의 없고 미생물과 trypsin inhibitor를 불활성화시킨 영양가 높은 콩 제품이다. 이 제품은 어느 정도의 구수한맛과 약간 단맛을 가진 노란색의 콩이다. 과자류나 snack, cereal, 유아식 등 여러 식품에 볶은콩과 구운콩은 분말화시켜 부재료로 첨가하여 영양과 기호도를 높인 식품제조에 사용될 수 있다.

3) 풋콩과 익힌콩

풋콩(green soybean, green vegetable soybean)은 청태콩이라고도 하는 콩으로 채소로 이용되는 신선한 미숙콩을 말한다. 표피색이 녹색-녹황색이고 조직이 연하며, 수분이 많아 일반 숙성된 콩보다 큰 것이 특징이다. 풋콩은 끓는물에서 빨리 익혀지며 깍지를 벗기거나 그대로 놓아둔 체 소금 또는 향신료를 약간 넣고 약 20분정도 데치거나 삶아 섭취한다. 맛이 신선하면서 부드러워 풋콩만을 먹거나 다른 야채와 섞어 섭취하기도 하고 맥주 등의 술안주로도 사용한다. 과거 한국, 중국, 일본 등 동북아시아에서 주로 섭취하던 것이 현재는 미국, 유럽 등 세계 여러 나라에서 즐겨 섭취하고 있다. 가공제품으로 풋콩을 통조림 또는 병조림하여 판매하고 있다.

풋콩의 숙성된 정도는 약 80%정도로 일반성분의 함량은 건물량 기준으로 일반 숙성된 콩과 비슷하여 단백질과 지방질이 풍부한 영양식품이다. 또한 ascorbic acid (Vitamin C)와 β-carotene, 비타민 A가 숙성된 콩보다 많이 함유되어 있는 반면 trypsin inhibitor, phytate 등 영양 저해물질은 적게 함유되어 있다 (Liu 1986). 특히 단백질의 소화흡수율이 일반콩의 단백질보다 현저히 높으며 콩비린내나 쓴맛이 일반콩보다 적은 것이 장점이다(Rackis et al. 1972). 그래서 익힌 풋콩은 소화가 잘되며 맛이 좋은 훌륭한 영양식품이 된다. 풋콩단백질의 단백질 효율비(PER)는 120℃정도의 고온에서 익혔을 경우 2.0정도로 숙성된 콩의 익힌 것 보다 높다(표 5-39, Standal 1963). 이러한 장점이 있음에도 풋콩의 이용되는 양이 많지 않고 제한되어 있는 이유는 사람이 콩밭에서 한개 씩 따내어야 하고 풋콩에 상처가 나면 지방질의 자동산화가 빠르게 진행되어 불쾌한 맛을 주며, 일반콩에 비해 수확량이 적기 때문에 기계사용 수확이 어렵고 경제성이 낮은 것이 풋콩의 이용에 큰 장애로 되어 있다. 그러므로 풋콩의 재배와 수확방법은 앞으로도 연구가 계속 필요한 과제로 남아있다.

표 5-39. 쥐를 사용한 숙성된 콩과 풋콩의 단백질의 영양적 품질 비교

Soybeans	Body Wt. (g)		Nitrogen absorbed (%)	PERa
	Initial	Final		
Raw				
Mature	56.0	72.8	78.6	0.484
Immature	60.5	127.2	79.5	1.101
Autoclaved				
Mature	61.8	164.8	83.5	1.700
Immature	60.5	211.5	87.5	2.013

Source: Adapted from Everson et al. (1994)
[a]PER=protein effciency ratio.

익힌콩(cooked whole soybean)은 건조한콩을 물에 침지시킨 뒤 익힌 것으로 조직이 연하며 익힐 때 소금이나 기름, 간장 등 향신료를 넣어 맛을 다양하게 하여왔다. 중국에서는 돼지족발과 함께 콩을 넣고 조리하면 조리중 콩에서 gel형 성물질이 용출되어 국물을 식혔을 때 gel상태가 된 '동구'라는 제품이 팔리고 있다. 풋콩과는 달리 익힌 콩은 좀더 단단하고 맛이 느끼하며 신선하지 않아 크게 호감을 주는 식품은 아니다. 그러나 육류식품에 콩을 넣어 조리하는 방법이 지역마다 다르며 맛도 다양하여 비교적 빈번히 섭취하고 있으며 우리나라의 경우는 밥을 지을 때 여러 종류의 콩을 넣은 콩밥 등으로 섭취하고 있다.

4) 익힌 전지 콩가루와 효소 활성 콩가루

구운 전지콩가루(toasted full-fat soy flour)는 콩을 100℃보다 약간 더 높은 고압증기로 처리하여 lipoxygenase를 불활성화 시킨 다음 건조하고 파쇄하여 콩껍질을 제거한 후 미세하게 마쇄한 것이다. 마쇄한 것은 공기선별(air classification)로 분말을 분리하게 되면 지방질이 18~20%인 콩가루를 얻게 된다.

한편 익힌 콩가루 제조과정에서 증기로의 가열처리 과정을 생략하면 효소의 활성이 그대로 있는 효소활성 전지콩가루9enzyme active full-fat flour)가 제조되는데 이 가루는 밀가루반죽 성질을 향상시키고 전분질의 점성을 감소시키는데 사용한다. 반죽능력의 향상과 점성의 감소는 콩의 lipoxygenase와 내열성이 밀가루의 것보다 비교적 강한 β-amylase에 의한 작용이다.

5 참고문헌

고순남, 김우정. 1992. 분리대두단백 두부의 물리적 특성에 미치는 응고 온도 및 응고제의 영향. 한국식품과학회지. 24: 154.

고영태. 1988. 두유의 가열처리가 젖산균의 산생성과 대두요구르트의 품질에 미치는 영향. 한국식품과학회지. 20: 317.

구경형, 김우정. 1994. 분리대두단백 두부의 제조를 위한 가열시간 및 혼합 응고제의 영향. 한국식품과학회지. 26: 26.

구경형, 김우정. 1999. 국내 두부산업의 현황과 전망, 한국콩연구회지 16: 1.

김경아, 김현, 한남수, 차은종. 2005. 자동연계공정을 적용한 소형 두부생산 시스템 개발. 한국산업식품공학회지. 9:297.

김길환. 1982. 콩·두부와 콩나물의 과학. 한국과학기술원. 76.

김동원, 구경형, 최희숙, 김우정. 1994. 모델시스템에서 기름과 당이 분리대두단백 두부의 특성에 미치는 영향. 한국식품영양과학회지. 23(1): 90.

김동희, 최희숙, 김우정. 1990. 콩품종에 따른 발아속도와 익힘속도의 비교. 한국식품과학회지. 22(1), 147-151.

김석동, 김수희, 홍은희. 1993. 콩나물의 성분과 그 영양학적 의미. 한국콩연구회지. 10:1.

김우정, 오훈일, 오명원, 변시명. 1983. 대두 발아가 대두유의 품질 및 아미노산 조성에 미치는 영향. 한국식품과학회지. 15: 12.

김우정. 1984a. 콩우유 가공방법 개선에 관하여, 식품공업, 75: 38.

김우정. 1984b. 콩우유품질향상에 관한 연구, 한국식품과학회지, 17: 4.

김우정, 김나미, 김동희. 1984c. 콩우유의 점성과 영향인자. 한국식품과학회지. 16(4): 423.

김우정. 1995. 콩묵의 제조조건에 관한 연구. 한국콩연구회지. 12:39.

김은수, 정성수, 조재선. 1990. pH, 화학적 조성 및 첨가제가 두유의 현탁안정성에 미치는 영향. 한국식품과학회지. 22: 319.

김은정, 이경임, 박건영. 2002. 게르마늄을 첨가하여 재배한 콩나물에서 영양성분의 함량 분석. 한국식품영양과학회지. 31:1150.

김주숙 등. 2004. 콩의 발아 중 이소플라본과 올리고당의 변화. 한국식품과학회지. 36:29

김준한, 문광덕. 2000. 응고제 종류와 농도에 따른 전지대두분 두부의 품질 한국식품과학회지 32: 402.

김천희, 박점선, 손헌수, 정재원. 2002. 대두 가공품 1회분량 내 이소플라본, 사포닌, 식이섬유, 대두 올리고당 및 레시틴 함량 - 상업용 대두 가공품 1회분량 당의 생리활성 물질 함량 분석. 한국식품과학회지. 34: 96.

김철재, 박진숙, 김상용, 오덕근. 1996. 발아 및 성장 중에 일어나는 콩나물의 품종간 변화, 한국콩연구회지, 13: 55.

문승애, 김영배, 고영태. 1986. 두유에서 젖산균의 생육과 대두요구르트의 향미. 한국식품과학회지. 18: 118.

박규환, 백인열. 2000. 오존수가 콩의 발아와 콩나물 생장에 미치는 영향. 한국콩연구회지.17: 20.

박나영, 김석중, 이신호, 2005. Chitosan의 표면처리가 두부의 저장성에 미치는 효과. 한국식품저장유통학회지. 12:516.

박우포, 조성환, 이동선. 1998. Grapefruit seed extract와 ascorbic acid의 혼합 처리가 콩나물변패 미생물과 저장 품질에 미치는 영향. 한국식품과학회지. 27: 1083.

박혜진, 고영수, 최희숙, 김우정. 1995. 콩묵 제조시 가수량, 교반시간 및 Ca 염의 양이 텍스쳐 특성에 미치는 영향. 한국식품과학회지. 27: 329.

변명우, 육홍선, 이경형, 김정옥, 차보숙, 김우정. 1999. 대두의 물리, 화학적 및 가공특성 개선을 위한 감마선 조사. 한국콩연구회지. 16: 11.

식품성분표. 2001. 농촌진흥청 농촌생활연구소.

심재진, 서지현, 소한섭, 유병승, 이삼빈. 2003. 콩미세분말로 제조된 두유 및 전두부의 물성. 한국식품영양과학회지. 32: 75.

양차범, 김재욱. 1977. 콩나물의 asparagine 생합성에 관한 연구. 한국농화학회지. 20: 33.

양차범, 이춘영. 1980. 콩나물 제조중 질소화합물의 변화와 그 영양학적 연구. 한국농화학회지. 23: 7.

엄보영. 1995. 콩묵 제조방법의 최적화를 위한 연구. 세종대학교 석사학위논문.

이갑상, 김동한, 백승화, 전승호. 1990. 두부의 저장에 미치는 응고제와 침지액의 효과. 한국식품과학회지. 22: 116.

이은경, 황인경. 1994. 칼슘강화두유(두부두유)의 이화학적, 영양하적, 관능적 특성에 관한 연구. 한국콩연구회지. 11: 23.

이인우. 1988. 충진두부의 품질개선을 위한 연구. 연세대학교 석사학위 논문.

이정은, 이숙영. 1997. 당의 종류와 농도가 두유의 저장 중 물리화학적 및 관능적 성질에 미치는 영향. 한국식품과학회지. 13: 70.

장지현. 1993. 한국전래 대두 이용음식의 조리가공사적 연구. 수학사.

정재원, 권태완. 2003. 건강을 위한 식생활.

차연수, 김형연, 소주련, 오석홍. 2000. 콩의 발아에 따른 카르니틴 함량변화, 한국식품과학회지, 29(5): 762-765.

채수규. 1998. 표준 식품분석학. 지구문화사.

천장석. 2001. 두부류 제품 중 유부에 대한 이해. 한국콩연구회지. 18(1):57-66.

천준호. 2001. 전두부의 텍스쳐 특성 향상을 위한 제조방법 연구. 세종대학교 석사논문.

최희돈, 김성수, 김경탁, 이진열, 박원목. 2000a. 침지처리가 콩나물의 생육 및 부패에 미치는 영향. 한국식품과학회지. 32: 584.

최희돈, 김성수, 김성란, 이부용. 2000b. 재배용수가 콩나물의 생육 및 부패에 미치는 영향.한국식품과학회지. 32: 1122.

최희숙, 박혜진, 김우정. 1995. Alginate와 pectin 첨가에 의한 콩묵의 텍스쳐 특성. 한국식품과학회지. 27: 336.

하상도, 김성수, 박철수, 김병묵. 1991. 대두 데치기와 발아가 두유 품질에 미치는 영향. 한국식품과학회지. 23: 485.

한국식품연감 : 농축수산신문(2002)

Anderson, J.W., Johnstone, B.M. and Cook-Newell, M.L. 1995. Meta-analysis of the effects of soy protein intake on serum lipids. N. Eng. J. Med. 33: 276.

Appirao, A.G., Rao, M.S.N. 1975. Binding of Ca(II) by the 11S fraction of soybean proteins. Cereal Chem. 52:21.

Arai, S., Suzuki, H., Fujimaki, M. and Sakurai, Y. 1966. Studies on flavor components in Soybeans. Part2. Phenolic acids in defatted soybean flour. Agric. Biol. Chem. 30:263.

Beddows, C.G., Wong, J. 1987b. Optimization of yield and properties of silken tofu from soybeans. II. Heating processing. Int'l. J. Food Sci. Technol. 22:23.

Beddows, C.G., Wong, J. 1987c. Optimization of yield and properties of silken tofu from soybeans. III. Coagulant concentration, mixing and filtration pressure. Int'l. J. Food Sci. Technol. 22:29.

Bourne, M.C., Clemente M.G. and Banzon, J. 1976. Survey of suitability of thirty cultivars of soybeans for soymilk manufacture. J. Food Sci. 41:1204.

Byun, M.W., Kang, I.J., Mori, T. 1995. Properties of soya milk and tofu prepared with gamma-irradiated soya beans. J. Sci. Good Agric. 67:477.

Cai, T.D., Chang, K.C. 1995. Yield and textural characteristics of semi-dry tofu. Paper no. 26F-2, presented at 1995 Annual Meeting of Institute of Food

Technologists, Anaheim, CA, June 3-7.

Chen, S. 1989. Preparation of fluid soymilk. In Proceedings of the world congress on vegetable Protein Utilization in Human Foods and Animal Feedstuffs, T.H. Applewhite (Ed.), pp. 341-351. American oil Chemist's Society, Champaign, IL.

Chien, J.T., Snyder, H.E. 1983. Detection and control of soymilk astringency, J. Food Sci., 48: 438.

Cruz, R., Batistela, J.C., Wosiacki, G. 1982. Microbial alpha-galactosidase for soymilk processing, J. Food Sci., 46: 1196.

deMan, J.M., Stanley, D.W., Rasper, B. 1975. Composition of Ontario soybeans and soymilk. Can. Inst. Food Sci. Technol. J. 8:1.

Doston, C.R., Frank, H.A., Cavaletto, C.G. 1977. Indirect methods as criteria of spoilage in tofu, J. Food Sci., 42: 273.

Farnum, C., Stanley, D.W. and Gray, J.I. 1976. Protein-lipid interactions in soyfilms. Con. Inst. Food Sci. Technol. J. 9:201.

Gandhi, A.P., Bourne, M.C. 1988. Effect of pressure and storage time on texture profile parameters of soybean curd(tofu). J. Texture studies. 19: 137.

Gourlcy, L.H.P., Duffy, L., Estcvc, J.L.J. 1991. Day NE. Dictary effects on breast-cancer risk in singapore, Lancet. 18: 337(8751), 1197.

Green, J. and Kleeman, C.R. 1991. Role of bone in regulation of systemic acid-base balance. Kidney Int. 38:9.

Haccker, R., Kaiser, E., Oellerich, M. and Silipradi, N. 1990. Carnitine: metabolism, function and clinical application. J. Clin. Chem. Clin. Biochem. 28:291-295.

Hackler, L.R., Van Buren, J.P., Steinkraus, K.H., El Rawi, Hand, D.B. 1965. Effect of heat treatment on nutritive value of soymilk protein fed to weaning rats. J. Food Sci. 30: 723.

Hackler, L.R., Stillings, B.R., Polimeni, R.J. 1967. Correlation of amino acid indices with nutritional quality of several soybean fractions. Cereal Chem. 44:638.

Hashizume, K., Nakamura, N., Watanabe, T. 1975. Influence of ionic strength on conformation changes of soybean proteins caused by heating, and relationship of its conformation changes to gel formation. Agric. Biol. Chem. 39:1339.

Hou, H.J., Shih, M.C., Chang, K.C. 1995. The effect of stirring spped and time of adding coagulant on yield and quality of soft-tofu. Paper no. 26F-4, presented at 1995 Annual Meeting of Instute of Food Technologists, anageim, CA, June 3-7.

Johnson, K.W., Snyder, H.E. 1978. Soymilk: a comparison of processing methods on yields and composition. J. Food Sci., 43: 349.

Johnson, L.A., Deyoe, C.W., Hoover, W.J. 1981. Yield and quality of soymilk processed by steam-infusion cooking. J. Food Sci. 46:239.

Khaleque, A., Bannatyne, W.R., Wallace, G.M. 1970. Processing and properties of soymilk. J. Sci. Fd. Agric., 21: 579.

Kim, W.J., Smit, C.J.B., Nakayama, T.O.M. 1973. The removal of oligosaccharides from soybeans. Lebensm. -Wiss. u. Technol. 6(6):71-74.

Kim, W.J., Yoon, S.K., Lee, C.Y. 1986. Changes in oligosaccharides and sensory quality of soymilk during germination, Korean J. Food Sci. Technol., 18: 382.

Kim, W.J., Um, B.Y., Chung, S.S. and Chung, M.S. 1999. Effects of heating temperature and time on textural properties of soy gel, Food Sci. Biotechnol. 8:65

Kim, S.D., Kim, S.H., Hong, E.H. 1993. Composition of soybean sprout and its nutritional value, J. Korea Soybean Rea., 10: 1.

Kohyama, K., Murata, M., Tani, F., Sano, Y., Doi, E. 1995a. Effects of protein composition on gelation of mixtures containing soybean 7S and 11S globulins. Biosci. Biotech. Biochem. 59:240.

Kroll, T.D. 1984. Effect of pH on the binding of calcium ions by soybean proteins. Cereal Chem. 61:490.

Kudou, S., Fluery, T., Welti, D., Magnolato, D., Uchida, T., Kitamura, K. and Okubo, K., 1991. Malonyl isoflavone glycosides in Soybean seeds (Glycine max Merrill). Agric. Biol. Chem. 55(9):2227-2233.

Kuntz, D.A., Nelson, A.I., Steinberg, M.P., Wei, L.S. 1978. Control of chalkiness in soymilk. J. Food Sci. 43: 1279.

Lee, Y.S., Park, R.D., Rhee, C.O. 1999. Effect of chitosan treatmant on growing characteristics of soybean sprout. Korean J. Food Sci. Technol. 31:153.

Liu, K.S. 1986. Effects of processing and maturity on cerain antinutritional factors in soybeans. MS thesis, Michingan State Univ. East Lansing, MI.

Liu, K.S., 1999. Soybeans. Chemistry Technology and Utilization. pp139. Aspen, Gaithersburg, Maryland.

Lo, W.Y., Steinkraus, K.H., Hand, D.B., Hackler, L.R. and Wilkens, W.F. 1968. Soaking soybeans before extraction as it affects chemical composition and yield of soymilk. Food Technol. 22:1188-1190.

Lu, J.Y., Carter, E., Chung, R.A. 1980. Use of calcium salts for soybean curd preparation. J. Food Sci. 45:32.

Matsuura, M., Obata, A. and Fukushima, D. 1989. Objectionable flavor of soy milk developed during the soaking of soybeans and its control. J. Food Sci. 54(3):602-605.

Metussin, R., Alli, I., Kermasha, S. 1992. Micronization effects on composition and properties of tofu. J. Good Sci. 57:418.

Mcclung, H.J., Boyne, L., Heitling, L. 1995. Constipation and dietary fiber intake in children, Pediatrics, 96: 999.

Murphy, P.A., Resurreccion, A.P. 1984. Varietal and genetic differences in soybean glycinin and β-conglycinin content. J. Agric. Food Chem. 32:911.

Murata, K., Kusakabe, I., Kobayashi, H., Kiuchi, H., Murakami, K. 1987. Selection of commercial enzyme suitable for making soymilk-curd. Agric. Biol. Chem. 51:2929.

Murata, K., Kusakabe, I., Kobayashi, H., Kiuchi, H., Murakami, K. 1988. Functional properties of three soymilk curds prepared with an enzyme, calcium salt and acid. Agric. Biol. Chem. 52:1135.

Mustakas, G.C., Griffin, E.L., Jr., Allen, I.E. and Smith, O.B. 1964. Production and nutritional evaluation of extrusion-cooked full-fat soybean flavor. J. Am. Oil Chem. Soc. 41:(9):607.

Nelson, A.I., Steinberg, M.P., Wel, L.S. 1976. Illinois process for preparation of soymilk, J. Food Sci., 41: 57.

Obata, A., Matsuura, M. 1993. Decrease in the gel strength of tofu caused by an enzyme reaction during soybean grinding and its control. Biosci. Biotech. Biochem. 57: 542.

Obata, A., Matsuura, M., Kitamura, K. 1996. Degradation of sulfhydrul groups in soymilk by lipoxygenases during soybean grinding. Biosci. Biotech. Biochem. 60: 1229.

Okamoto, S. 1978. Factors affecting protein film formation. Cereal Foods World. 23:256.

Okubo, K., Iijima, M., Kobayashi, Y., Yoshikoshi, M., Uchida, T. and Kodou, S. 1992. Components responsible for the undesirable taste of soy bean seeds. Bio Sci. Bio Technol. Bio Chem. 56:99-103.

Omura, Y., Yakechi, H. and Hayashi, K. 1991. Improvement of soymilk flavor for new Soybean Precessing and Utilization, K. Okubo(Ed.), pp. 41-46.

Priepke, P.E., Wel, L.S., Nelson, A.I., Steinberg, M.P. 1980. Suspension stability of Illinois soybean beverage, J. Food Sci., 45: 242.

Rackis, J.J., Hong, D.H., Sessa, D.J, Moser, H.A. 1972. Lipoxygenase and peroxidase activiteis of soybeans as related to the flavor profile during maturation. Cereal Chem. 49:586.

Rebouche, C.J. and Engel, A.G. 1984. Kinetic compartmental analysis of carnitine netabolism in the human carnitine deficiency syndromes: Evidence for alterations in tissue carnitine transport. J. Clin. Invest. 73:857-867.

Saio, K. 1979. Tofu-relationships between texture and fine structure. Cereal Foods World. J. Food Quality 15:53.

Sessa, D.J., Warner, K. and Rackis, J.J. 1976. Oxidized phosphatidylcholines from defatted soybean flakes taste bitter. J. Agric. Food Chem. 24:16.

Shi, Y.G., Ren, L. 1993. soyfood Technology. (Chinese) China's Light Industry Publisher, Beijing, China.

Shurtleff, W., Aoyagi, A. 1984. Tofu and soymilk production. The Soyfoods Cancer, Lafayette, CA.

Soya & Oilseed Bluebook. 2004. Soyatech. Pub.

Standal, B.R. 1963. Nutritional value of proteins of Oriental soybean foods. J. Nutr. 81: 279.

Stephen, B., Helen, K., Peterson, T.G., Jun, X. 1998. Isoflavone and cancer - the estrogen paradox, Korean soybean digest, 15: 81.

Sun, N., Breene, W.M. 1991. Calcium sulfate concentration influence on yield and quality of tofu from five soybean varieties. J. food Sci. 56:1604.

Tsai, S-J., Lan, C.Y., Kao, C.S., Chen, S.C. 1981. Studies on the yield and quality characteristics of tofu. J. Food Sci. 46: 1734.

Torres-penaranda, A.V., Reitmeier, C.A. 2001. Sensory descriptive analysis of soymilk, J. Food Sci., 66: 352.

van der Riet, W.B., Wight, A.W., Cilliers, J.J. 1989. Datel JM. Food chemical investigation of tofu and its byptoduct okara. Food Chem. 34: 193.

Wang, H.L., Hesseltine, C.W. 1982. Coagulation conditions in tofu processing. Process Biotechem. 17:Jan/Feb, 7-12.

Watanabe, T., Fukamachi, C., Nakayama, O., Teramachi, Y., Abe, K., Suruga, S., Miyanaga, S. 1964. Research into the standardization of the tofu making process. (Japanese) National Food Tesearch Institute, Japan.

Wilkens, W.F., Mattick, L.R., Hand, D.B. 1967. Effect of processing method on oxidative off-flavor of soybean milk, Food Tech., 21: 86.

Wilkens, W.F., and Hackler, L.R. 1969. Effect of processing conditions on the composition of soymilk. Cereal Chem. 46:391.

Wilson, J.C. 1989. The commercial utilization of soybeans, soymilk and soymilk derivatives. In Proceedings of World Soybean Research Conference, pp. 1750-1766, Buenos Aires, Argentina, March 5-9.

Wu, L.C., Bates, R.P. 1972. Soy protein-lipid films. 1. studies on the film formation phenomenton. J. Food Sci. 37:36.

Wu, L.C., Bates, R.P. 1973. Influence of ingredients upon edible protein-lipid film characteristics. J. Food Sci. 38:783.

Zhuang, B. and Xu, B. 1989. Changes of protein and its composition, fat and its composition in different species seeds of subgenus soja during germination. In Proceedings of World Soybean Research Conference Ⅳ, A.J. Pascle(Ed.), pp. 1019-1023, Buenos Aires, Argentina, March 5-9.

제 6 장. 발효식품 김주숙

우리나라는 쌀(밥)을 주식으로 한 쌀 문화권으로서 부식으로 섭취하는 여러 음식 중 채소를 이용한 김치와 콩을 이용한 장류는 세계 여러 나라와 비교할 때 특이하다. 특히 콩을 이용한 장류는 콩 발효식품으로 특유의 깊은 발효 맛을 주는 조미료로서의 역할뿐만 아니라 콩에 함유된 여러 영양성분은 물론 기능성 성분을 이용, 섭취하여 한국인의 건강유지에 크게 기여해 왔던 제품이다. 콩의 발효는 성분 중 단백질을 주로 곰팡이와 세균으로 발효시켜 제조한 것으로 특유의 깊은 맛은 콩 단백질의 분해에 의한 것이며 수용성 탄수화물인 올리고당의 분해에 의한 여러 향미 물질이 생성 되어 맛을 한층 높여주고 있다. 우리나라의 대표적 콩 발효제품은 간장, 된장, 고추장, 담뿍장, 찍음장 등과 함께 청국장을 들 수 있다. 이와 유사한 콩 발효제품들은 중국과 일본, 동남아시아에서도 많은 발전이 있고 다양한 제품이 섭취되어왔다.

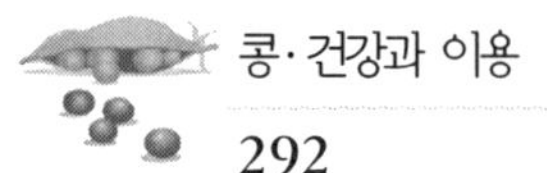

1 역사

1) 메주

메주(meju)의 역사는 2,000년을 훨씬 넘을 것으로 추정되며, 중국문헌을 통하여 보면 중국장사(中國長沙)에 있는 전한시대의 마왕추묘(馬王推墓)에서 콩메주인 두시(豆豉)가 발견되었으며, 한반도에서는 삼국사기(三國史記, 신문왕, 683년) 때에 메주(豆豉) 및 장(醬)에 대한 기록이 있으며 그 후로도 여러 문헌에 있지만, 제조기술에 대한 가장 오래된 기록은 이택(李澤)이 지은 구황촬요(救荒撮要, 명종 9년, 1554년)에서 미장(未醬, 혹은 末醬으로도 표기)이라는 낱말이 나타난다.

그 후에 일본문헌에서도 자주 나타나는 시(豉) 혹은 미장(未醬, ミ-ショウ 미쇼)이라는 낱말은 일본의 장류문화가 한반도에서 전수되었다는 증거가 되고 있으며, 중국 송나라의 孫穆(손목)이 지은 계림유사(鷄林類事, 1103년)에서 "장왈밀조(醬曰密組)"라는 낱말이 나오고, 조선시대에서는 "며조" 혹은 "며주"라 불렀다(주현규 1996).

전통메주는 다음과 같이 그 용도, 형태, 발효균 및 기능별로 구분할 수가 있다(표 6-1).

표 6-1. 전통 메주의 종류

구 분	메 주 제 품
용도별	전통간장용, 전통된장용, 전통고추장용, 전통청국장용
형태별	벽돌형(brick type), 콩알형(알알이형, 알콩형, 낱알형, grain type), 도너츠형(dounuts type), 다공질 라면형(porous ramyon type), 국수형(noodle type), 캡슐형(capsule type)
발효균별	자연발효형 메주, 코오지형 메주(황국메주, 홍국메주, 캡슐형 버섯메주)
기능별	리보플라빈 강화 메주, 혈전용해능 강화 메주 등

2) 된장

된장(doenjang)의 주원료인 콩의 원산지는 동북부 아시아지역 즉, 만주 지방으로 알려져 있으며 우리나라에는 기원전 3세기경에 도입하여 재배한 것으로 알려져 있다(이서래 1992). 기원전 2세기경 「주례」라는 중국책에서 보면 한자로 '장'(醬)이라고 하고 이것은 우리말로는 '발효대두'를 뜻한다. 또 중국의 「三國志」魏志・東夷傳에 "고구려 사람이 발효식품을 잘 만든다"는 말이 나오고 기원전 3세기경의 고구려 벽화에는 발효식품용인 듯한 독이 보인다. 530년경의 「제민요술」에서는 콩으로 메주덩어리와 같은 것을 만들어 건조시켜 이것을 '시'(豉)라 하였고 , 중국과 일본에 전했다고 한다. 우리나라 상대기록 가운데서 실질적인 장류종류를 시사한 최초의 사실은 신문왕 3년(683)의 기록을 앞세울 수 있다.

이에 따르면 신문왕이 일길찬 김흠운(一吉湌 金欽運)의 소녀를 부인으로 맞아들이는 절차를 실은 기록에 쌀(米), 술(酒), 기름(油), 꿀(蜜), 육포(脯), 젓갈(醯)등을 비롯한 식품류와 함께 장(醬)과 시(豉)를 폐백으로 사용하였다는 사실을 밝힌 것이다. 이들 식품류는 그 이전부터 통일신라때까지 우리나라 기본 식재료로서의 기틀이 되었고 이들 식품류 중에 나타난 장과 시의 기록은 문헌상으론 분명히 우리나라에서의 장류의 종류를 밝힌 것으로는 최초이면서 장류시용의 기원적인 가치를 시사하는 기록으로 볼 수 있다. 한편 안악 3호 고분 벽화에도 발효식품을 갈무리한 것으로 보이는 우물가의 독이 보인다.

이후 고려에는 「고려사」, 「동국이상국집」에서 장의 존재가 확인되고 있으며 가공업의 발달에 의한 장류 및 발효식품이 더욱 다양해졌다. 「구황촬요(1554)」의 콩과 밀가루를 원료로 한 간장과 된장 만드는 방법을 비롯하여 「주방문(1600말)」, 「고사신서(1771)」, 「산림경제(1715)」, 「규합총서(1815)」 등 음식에 관한 기록이 있는 모든 문헌에 메주 제조법, 택일하는 법, 즙장, 태장, 육장, 급히 쓰는 장, 잘못된 장 고치는 법 등의 여러 장 제조법이 실려 있다(이성우 1984).

「증보산림경제(1766)」에 의하면 '장(醬)'은 장수(將帥)라는 뜻이니 모든 음식 맛의 으뜸이다. 그 집안의 장맛이 좋지 아니하면 아무리 좋은 채소나 고기가 있어도 좋은 음식을 만들 수 없다.

표 6-2. 된장의 종류

된장종류	제 조 방 법
무장	10월에 장메주를 쑬 때 약간 작게 만들어 먼저 띄워 항아리에 담고 물을 부어두면 2-3일 후에 물이 우러나고 동동 뜨게 된다. 그러면 이것을 소금으로 간을 하여 꼭 덮어두면 3-4일 후에 익게 되는데, 동치미무, 배, 차돌박이, 편육 등을 썰어서 넣어 먹는다.
예산집장	보리쌀과 콩을 섞어 메주를 쑤어 띄운다. 메주가 뜬 지 한 달 이상 지난 뒤 가루로 빻아 찹쌀밥을 해서 간장으로 간을 하여 함께 섞어 버무린다. 이것을 항아리에 담되, 절인 오이, 고추, 가지, 양지머리 삶아 건진 것, 마른 대하 등을 켜켜이 얹어가며 담는다. 그런 다음 뚜껑을 단단히 봉하여 말똥이나 퇴비더미 속에서 삭힌다.
비지장	콩비지를 대강 볶아서 무명 쌀자루에 담아 하루 반 정도를 띄운 후 소금으로 간하여 삭힌다. 충분히 삭은 비지장은 뚝배기에 비지장과 함께 배추김치를 넣어 지져 먹으면 별미이다.
진양된장	콩을 불려 삶다가 맷돌에 간 밀을 얹어 다시 푹 익혀서 주먹만하게 빚어 2-3일 동안 띄워 말린다. 이것을 가루로 만든 다음 찹쌀풀과 엿기름 삭힌 것을 합하여 가지, 오이, 무, 박, 우엉 등을 넣고 봉하여 볏짚이나 왕겨를 땐 잿더미 속에 묻어두고 짚을 때면서 익힌다.
밀양된장	콩을 삶다가 쌀가루와 밀가루를 섞어 뜸을 들인 뒤, 작은 주먹만하게 뭉쳐 띄워 말린다. 이것을 가루로 만들어 두었다가 필요한 때에 수시로 풋고추, 가지, 무, 다시마, 전복 등을 넣고 또 고춧가루, 마늘 등으로 양념하여 익혀 먹는다.
거름장	콩을 삶다가 보리를 섞어 익힌 뒤 메주를 만들어 뽕나무나 닥나무 잎을 덮어 띄운다. 이것을 말려 가루로 만든 다음 오이, 가지 등을 섞어 퇴비 속에 묻어 익힌다. 거름장이란 명칭은 이렇게 퇴비 속에 파묻어 익힌다고 하여 붙여진 것이다.
나주집장	누룩을 띄워 가루를 낸 뒤 찐찹쌀을 섞어 하룻밤 재운다. 여기에 가지, 오이, 고춧잎 등을 섞어 퇴비 속이나 왕겨불 속에 묻어 익힌다.
전주집장	찹쌀로 밥을 질척하게 지어 여기에 메줏가루와 엿기름가루를 섞고 또 고추, 가지, 무, 고춧잎 등의 채소를 넣어 아랫목에서 익혀먹는다.
조피장	조피 잎을 잘게 썰어 된장에 버무려 오지그릇에 꼭꼭 눌러 담아 두었다가 이틀쯤 지난 뒤 먹는다.

설혹 촌야의 사람들이 고기를 쉽게 얻을 수 없지만 여러 가지 잘 담근 장이 있으면 반찬 걱정은 없다. 우선 집안의 어른은 반드시 장 담그는 법에 유의하여 두고두고 쓸 수 있는 방도를 생각해야 한다'라고 기록하고 있어 장의 중요성을 강조하고 있다.

된장만큼 그 종류가 많은 것도 드물 것이다. 무엇을 첨가하느냐에 따라 이름이 달라 지고 맛도 달라지기 때문이다. 지역적 특성과 조건에 따라서 나뉘어지기도 한다. 된장은 간장보다 한층 다양하게 발달하여 청국장, 담북장, 막장, 빰장, 가루장, 볶음장 등이 있다.

청국장은 초겨울에 햇콩을 삶아 띄워 생강과 마늘을 넣고 찧은 다음 고춧가루와 소금을 넣어 익힌 장이고, 담북장은 볶은 콩을 다시 삶아 띄워 굵은 고춧가루와 마늘, 생강을 넣어 소금을 쳐서 익힌 장이다.

또한 막장은 날메주를 빻아 소금물에 짓이겨 익히거나 콩메주 가루를 약간 띄운 보리밥에 섞어 소금물을 넣어 익힌 장이며, 빰장은 메주를 가루로 빻아 미지근한 물에 버무려 소금과 굵은 고춧가루를 섞어 하룻밤 재운 장이다. 그리고 가루장은 보리쌀을 갈아 쪄서 메줏가루를 섞어 소금물을 부어 만든 장이고 볶음장은 콩을 볶아서 그 껍질을 갈아내고 다시 삶아 띄워서 만든 장이다.

이 밖에 특수장으로는 서울의 무장, 충청도의 예산집장, 비지장, 경상도의 지양된장, 밀양된장, 거름장, 전라도의 나주집장, 전주집장, 제주도의 조피장 등(표 6-2)이 있다.

3) 간장

우리나라 고유의 간장(soy sauce)과 된장(doenjang)은 콩과 소금을 주원료로 하여 콩을 삶아 띄워 메주를 만들고, 메주를 소금물에 담궈 발효시킨 후 여액을 분리하면 간장이라 하고, 나머지의 것을 된장이라 하여 식용하였다. 간장의 '간'은 소금기의 짠맛을 의미하고, 된장의 된은 '되다'의 뜻이 있으며 간장은 「규합총서」에 '지령'이라 표기되어 있고, 서울말로 '지럼'이라 하였는데 그 어원은 아직 밝혀지지 않았으나 「훈몽자회」의 고어인 '간장'과 함께 사용되어온 말이다.

콩을 발효시켜 만드는 재래식 조선간장은 확실한 연대를 알 수 없으나 중국 후한의 왕윤(王允)이 지은 논위(論衛)에 두장(豆醬)이라는 말이 처음 등장하였고, 논어에 부위기장부식이라는 내용으로 보아 기원전에 이미 장류가 있었던 것으로 추측하고 있다. 간장이 우리나라에 전래된 경위나 제조 경위는 불확실하나 삼국사기(A.D 683년)에 '콩을 소금에 짝지어 어두운 곳에 발효시킨다.'가 등장하는 것으로 보아 통일신라 초기에 간장이 제조되었을 것으로 추측하고 있다(이성우 1978).

뿐만 아니라 조선 숙종(A.D 1715년)때 홍만선의 산림경제에 수록된 장류 44종에는 오늘날의 간장제조방법과 비슷한 간장류 10종이 기술되어 있으며, 이들 간장은 콩을 주원료로 하는 메주에 의하여 제조된 것으로 기록되어 있다(서성희 1990). 간장은 보통 1~3월에 담그는데, 문헌에 보면 4~5월까지는 담갔다고 한다. 또, 담그는 시기에 따라 소금량이 달라지는데, 여름에는 소금 농도를 짙게 한다.

「조선 조리제법」에 장을 맛있게 담그는 방법으로, 쇠고기를 겉만 살짝 익히거나 또는 날 것을 도라지, 인삼과 함께 바닥에 숯을 달궈서 넣고 꿀을 한 사발 붓고 메주를 얹어 장을 담그면, 장맛이 좋고 장을 다 먹고 난 다음에 바닥의 고기를 썰어 먹으면 맛이 좋다고 전해진다.

간장의 숙성은 장독을 모시 또는 베로 씌워 양지에 볕을 쐬어주는데, 장맛이 맛있으려면 3년이 지나야 좋고, 메주덩이를 꺼내고 새로 띄운 메주를 매 해 반복해서 3회 넣어 주면 맛있는 간장이 되는데 이를 겹장이라고도 한다.

정월, 우수, 경칩에 담는 장은 소금염도가 조금 낮게 담그며 장가시나 곰팡이가 생기지 않으며 깊은 맛이 난다. 늦은 봄에 담는 장은 소금염도가 조금 높게 담아야 되며 장가시나 곰팡이가 필 우려가 있으니 장독관리를 잘 해야 한다. 별미로 담는 가을장은 이런 면에서 안정성이 있다.

우리나라는 콩만을 가지고 메주를 만들기 때문에 영양적으로도 뛰어난 상등급의 장이라고 할 수 있다. 간장의 종류는 표 6-3에서 나타낸 바와 같이 원료, 농도 제조법등에 따라 분류할 수 있다.

표 6-3. 간장의 종류

분류	종 류
원료	• 조선간장 : 콩만을 원료로 하여 전분질을 사용치 않으며 주로 세균 (Bacillus subtilis)에 의존해서 발효시킨다. • 일본간장 : 콩과 전분질을 원료로서 혼합하며, 발효균도 곰팡이 (Aspergillus oryzae)를 사용한다 • 어(魚)간장 : 원료가 되는 생선을 그대로 이용하거나 머리와 내장을 제거하고 이용하며, 특별히 미생물의 힘을 빌리지 않고 자체의 효소에 의해서 분해 숙성된다. 어간장은 중국의 해안지방, 우리나라의 남해안지방, 일본, 동남아지방에 널리 분포하며 유럽지방에서도 anchovy sauce라 하여 멸치를 원료로 한 어간장이 있다.
농도	• 진간장 : 담근 햇수가 5년 이상 되어 맛이 달고 색이 진하여 약식, 전복초, 등을 만드는데 쓰인다. • 중간장 : 담근 햇수가 3~4년 정도 된 장으로 찌개나 나물을 무치는데 쓰인다 • 묽은간장 : 담근 햇수가 1~2년 정도 되어 맑고 색이 연하여 국을 끓이는데 쓰인다.
제조법	• 재래식간장(양간장) : 순콩으로 간장을 만든다. ① 즙장 콩에 밀기울을 섞어 만든 즙장메주를 가루로 빻아 소금과 물을 섞어 봉하여 말똥 속에 묻었다가, 일주일가량 지난 뒤 다시 곁불 속에 2주일가량 묻은 후 꺼내서 먹는 장이다. 즙장은 말똥 속에 묻는다고 하여 '말똥즙장'이라 고도하며 전주의 백씨가문에서 대대로 전승시키고 있다하여 백씨장이라고도 한다. ② 청장 : 거르지 않은 메주 발효액에서 액체만 따로 분리하여 얻는 장이다. • 개량간장(양조간장) : 콩밀로 제조하여 부산물인 된장이 나오지 않는다. • 아미노산간장(화학식간장) : 산분해간장은 아미노산간장, 또는 화학간장이라고도 하는데 우리나라 식품 위생법에서는 '산분해간장'이라 부른다. 제 2차대전 말엽에 일본이 심한 식량난에 있을 때 실시되었던 방법인데 오늘날에도 일부 실시되고 있다. 즉 단백질 원료를 염산으로 가수분해 후 알칼리로 중화해서 짧은 시간에 간장을 제조할 수 있었다. 발효 기간에 비해 맛이나 향기가 좋지 않지만 값이 싼 장점이 있다.
기타	• 다마리간장 : 일본의 일부지방에서 전통적으로 만들어지는 간장으로 우리 조선간장과 유사하다. 대두나 탈지대두만을 주원료로 하고 장유를 뽑고 남은 것은 된장으로 이용한다는 점에서 조선간장과 닮은 점이 있으나 메주제조 과정이 크게 다르다. • 또우요우 : 또우요우는 중국간장이다. 지방에 따라 제법이 각기 다르다. • 자바간장 : 자바지방에서 만들어지는 간장은 그 나름대로의 독특한 제법이 있다. 원료는 흑대두이며 이것을 삶은 후 햇빛에 어느 정도 말린 다음 야생잎을 얹고 띄우면 자바국균인 아스퍼질러스가 자연 발생하여 메주가 된다. 담금 후에는 햇빛을 쪼이고 일주일간 숙성시킨 것을 끓여서 단백질을 침출시키고 여과액에 첨가물을 넣고 달여서 제품화한다. • 무염간장 : 산분해의 방법으로 제조할 수 있다.

4) 고추장

고추장(kochujang)을 식용한 역사는 고추가 16세기 이후 임진왜란 전후에 일본에서 도입되었으므로 고추를 사용한 고추장의 제조는 16세기 이후가 될 것이다(이한광 1988). 그 이전에는 매운 맛을 가진 산초, 권초, 호초 등을 이용하여 제조한 초장(椒醬)이라는 것이 있어 이를 매운 맛을 내는데 사용한 것으로 본다.

허균(1569~1618)의 「도문대작」에서 초시(椒豉)란 단어가 보이는데 이것이 바로 오늘날의 고추장으로 확인되고 있다(황혜성 등,1991). 「증보산림경제」는 고추장 담금법의 최초 기록으로서 막장과 같은 형태의 장으로 맛을 좋게 하기 위해 말린 생선, 곤포(다시마)를 첨가하였다고 기록하고 있다(김상보, 1997).

또 이표(영조,1740)의 「수문사설(遂聞事設)」 중 식치방에는 '순창 고초장 제조법'으로 전복, 큰새우, 홍합, 생강 등을 첨가한 기록도 있다. 1800년대 중엽에 쓰여진 「역주방문」은 보리쌀을 섞은 고추장, 청장을 이용한 간 맞춤방법 등이 나타나 있으며 「규합총서(1815)」에서는 보다 진보된 형태로 고추장 메주를 따로 만들고 소금사용으로 간을 맞추는 현대의 고추장 담금과 같은 방법을 사용하고 있으며 꿀, 육포, 대추를 섞는 현재보다 화려한 고추장 담금법을 기록하고 있다(황혜성 등, 1991). 그리고 「농가월령가」에서도 삼월에 고추장 담을 것을 알리는 가사가 나옴으로서 고추장 담금 시기를 추정하는 근거가 된다.

고추장은 제조방법이나 사용되는 주원료에 따라 그 종류를 분류할 수 있는데 크게 전통식 고추장(메주 사용)과 개량식(koji 사용) 고추장으로 분류된다(이한광 1988). 이 고추장의 기능성에 있어서 전통식 고추장의 우수성에 관한 연구가 시도되어진 바 있다(김소자 2000, 공규리 2001).

이러한 전통식 고추장을 제조방법에 따라 분류하면 전분질인 찹쌀을 식혜의 형태로 첨가하는 식혜 고추장(엿기름 첨가), 찹쌀밥을 만들어 밥 상태로 첨가하는 밥 고추장, 찹쌀가루를 도넛 모양으로 성형하여 익힌 떡의 형태로 첨가하는 떡 고추장으로 분류된다. 또한 표 6-4 에서 보는바와 같이 고추장은 제조할 때 어떤 재료가 들어가느냐에 따라 이름과 맛이 달라진다.

메주가루와 함께 넣는 주재료의 종류에 따라 찹쌀고추장, 멥쌀고추장, 보리고추장, 밀가루고추장, 팥고추장, 떡고추장, 무거리고추장 등이 있다. 찹쌀고추장, 멥쌀고추장, 보리고추장은 흔히 우리가 아는 것들이고 지역마다 특색 있는 고추장도 있다(표 6-5).

충청도는 보리고추장을 많이 담그고, 경상도 화전민 부락에서는 고구마로 만든 고구마고추장도 있다.

표 6-4. 재료별 고추장

종 류	재 료	문 헌
찹쌀고추장	콩, 찹쌀 , 소금, 고춧가루	규합총서, 1815년경
약고추장	콩, 흰무리, 찹쌀, 소금, 고춧가루	시의전서, 1800년경
팥고추장	콩, 팥, 흰무리, 찹쌀, 소금, 고춧가루	조선무쌍신식 요리제법,1943
순창고추장	콩, 백설기떡, 고춧가루, 엿기름, 찹쌀, 단간장, 전복, 큰새우, 홍합, 생강	수문사설, 1740
마늘고추장	마늘, 보릿가루, 고춧가루, 소금, 계피가루, 꿀	우리나라 음식 만드는 법
수수고추장	소금, 수수가루, 메줏가루, 엿기름, 고춧가루	우리나라 음식 만드는 법
보리고추장	쌀가루, 보릿가루, 소금, 메줏가루, 고춧가루	우리나라 음식 만드는 법
멥쌀고추장	메줏가루, 쌀가루, 소금, 엿기름가루, 고춧가루	우리나라 음식 만드는 법
무거리고추장	보릿가루, 메줏가루, 엿기름가루, 고춧가루	우리나라 음식 만드는 법
급히 만든 고추장	콩, 고춧가루, 소금	증보산림경제, 1766
두부고추장	두부, 고춧가루, 간장	증보산림경제, 1766

표 6-5. 지역별 고추장

지역	특 징
강원도	고추장용 메주로는 간장 메주나 된장 메주 같은 것을 쓴다. 곡식은 찹쌀· 멥쌀· 차조· 보리· 밀가루 등을 형편에 따라 쓴다. 고추 산출이 적은 영동 지방은 고춧가루를 많이 넣지 못하여 빨갛게 담그지 못한다. 예전에 영서 지방의 산간 마을에서는 고추장을 별로 담가 먹지 않았지만 최근에는 찹쌀고추장과 밀가루 고추장을 많이 담가 먹는다.
서울	• 보리고추장 : 쌀보리를 곱게 빻아 물을 축여 시루에 넣고 찐다. 찐 것을 헤쳐서 소쿠리에 담아 열흘 정도 띄운다. 열흘이 지나 노랗게 뜨면 고춧가루와 메주가루를 넣고 버무린다. 찹쌀고추장보다는 색이 검고, 날이 더우면 파리가 꼬이므로 3~4월에 서둘러 담근다.
충청도	• 고추장 : 봄 고추장은 무장을 담고 난 후에 담근다. 고추장용 메주는 메주콩과 멥쌀을 버무려 백설기 찌듯 쪄서 작게 빚어서 노랗게 띄운다. 우선 찹쌀을 물에 담가 두었다가 가루로 빻고 따뜻하게 데운 엿기름 물과 섞어 말갛게 삭을 때까지 둔다. 이를 푹 달인 후에 자루에 넣고 꼭 짠다. 곱게 빻은 메주가루와 고춧가루를 삭은 엿기름 물에 넣어 되직하게 버무리고 나중에 소금간을 한다. • 보리 고추장 : 쉽게 담그려면 보리밥 찐 것에 메주가루와 고춧가루를 넣어 담그면 된다. 제대로 된 보리고추장은 보리쌀을 가루로 빻아 시루에 쪄서 담근다. 서해안의 외딴 도서 지역의 경우 보리 농사만 짓기 때문에 고추장은 메주가루를 섞지 않고 보리를 띄워서 보리고추장을 담근다.
전라도	• 익산 찹쌀 고추장 : 메주콩을 물에 불려 쌀가루를 함께 넣고 고추장 메주를 담근다. 메주콩과 쌀가루를 시루에 한 켜씩 켜켜이 앉혀 푹 찐 다음 시루에 솔잎을 깔고 푹 덮어씌운다. 다 뜬 콩을 멍석에 한 알씩 떼어내서 말리고 완전히 마르면 다시 한 번 씻어서 말려 고운 가루로 빻는 과정이 필요하다. • 순창 고추장 : 대부분 가을에 메주를 만들어 봄에 고추장을 담그지만 이곳은 더위가 한창인 7월 백중(百中)을 전후해서 고추장용 메주를 만들고 9월 중순부터 10월 초순 무렵에 고추장을 담근다. 순창 고추장은 그 명성으로 인해 1980년대 초부터 소비가 급증하여 순창읍 일대에 고추장 골목을 형성하고 있다. • 해남 고추장 : 섣달에 밀을 삶아 시루에 담아 아랫목에서 띄운 후 멧방석에 넣어 말려 가루를 빻고 고추장은 정월 초에 담는데, 소금물은 미리 끓여서 식힌 후 메주가루와 띄운 밀가루· 고춧가루를 합하여 조금씩 부으면서 한데 섞어 잘 버무려서 담근다. • 남원 엿고추장 : 엿기름 1되에 물을 넉넉히 붓고 주물러서 체에다 거른다. 쌀 1말을 불려서 찐 후 엿기름물을 풀어서 삭으면 불에 올려서 엿을 달인다. 식힌 후 고춧가루와 메주가루를 넣어 버무리고 간을 맞춘다.
경상도	• 싸메주 : 늦더위가 한풀 꺾인 처서가 되면 담는데 맛이 달고 윤이 자르르 흐른다. 메주는 까맣게 띄워야 하므로 열흘간 메주덩이를 손질하면서 정성스럽게 말린다. 이 메주덩이를 싸 두었다가 낮에는 볕을 쬐고 밤에는 이슬을 맞혀 가루를 만드는데 이를 싸메주라고 한다. 지에밥에 메주가루와 고춧가루를 합하여 식힌 소금물로 되직하게 말아서 하룻밤 재웠다가 다음날 소금으로 간을 맞춘다. • 진주 엿고추장 : 봄철 감꽃이 필 부렵 담근다. 밀 1말을 약 열흘간 물을 갈아 부으면서 싹이 뾰족하게 나올 때까지 담가두는데 이를 새암이라 한다. 밀 순이 밀 기장의 2배로 자라면 적당하다. 순이 난 밀과 콩 2되를 불려 함께 쪄서 볕에 낱낱이 펴서 말리고, 완전히 마르면 메주가루처럼 곱게 빻아 고추장을 담근다. • 마천 고추장 : 마천 지방은 화전민이 많은 곳으로 밀· 밀가루· 찹쌀로 고추장을 담그는데 특이한 것은 고구마로도 고추장을 담근다. 삶은 고구마에 엿기름을 넣고 삭힌 후 베보자기에 넣고 짜서, 이 물을 엿을 달이듯이 조려서 식힌 후 고춧가루。 메주가루를 넣고 소금으로 간을 맞춘다.

제주도	밀가루로 죽을 쑤어 엿기름가루를 섞어 삭힌 후 엿을 고듯이 달여 엿물을 만든다. 찹쌀로 만든 떡에 메주가루와 고춧가루를 섞을 때는 엿물을 부으면서 푼다. 맛이 달고 윤이 흐르는 고추장이 된다.
평안도	찹쌀고추장은 찹쌀을 불려 가루 내어 엿기름 물에 푼다. 이것을 삭혀서 끓이고 어느 정도 식힌 후 메주가루와 고춧가루를 섞는다. 보리고추장을 담을 때는 깨끗이 씻은 보리쌀을 눌러 쪄서 며칠 동안 띄우고, 엿기름가루와 고춧가루·메주가루를 섞어 담는다.
황해도	찹쌀을 곱게 빻아 경단처럼 만들었다가 풀어서 메주가루·엿기름가루·소금을 넣어서 익힌다. 또는 엿기름을 빨아 걸러 받친 물로 풀을 쑤어서 삭은듯하면 말갛게 되도록 달이고 김이 나간 후 찹쌀가루와 메주가루·고춧가루를 넣어 담그기도 한다.

5) 청국장

우리나라 최초의 장에 관한 기록은 삼국사기(三國史記)에 처음 기록되었으며 이 시기에 청국장(cheonggukjang)도 만들어졌을 것으로 추측된다(이성우 1988). 또한 농상집요(農桑輯要), 수양총서류집(壽養叢書類潗), 산림경제(山林俓濟), 증보산림경제(增補山林經濟), 군학회등(群學會滕), 사류박해(事類博解) 그리고 최초의 과학적 저술인 규합총서(閨閤叢書) 등에 청국장의 제조법에 관한 기록이 나타나 있는 것을 보면 청국장은 우리민족의 식생활에서 중요한 위치를 차지하면서 계승 발전되어온 사실을 알 수 있다(채홍자, 이효지 1990).

오늘날 청국장이라고 부르고 있는 명칭의 유래에 대해서는 명확하게 설명한 기록은 없으나 고문헌에서는 청국장을 두시(豆豉), 수시장(水豉醬), 청태장(靑太醬), 담수장(淡水醬), 청태전시장(靑太煎豉醬), 전국장(戰國醬), 청국장(靑國醬), 청국장(靑麴醬) 등 다양한 용어로 표기하고 있다(채홍자, 이효지1990, 장지현 1989).

그러나 1760년대 유중림(柳重臨)의 증보산림경제(增補山林經濟)와 1815년 빙허각 이씨의 규합총서에 전국장(戰國醬)이라는 명칭을 쓰고 그 제법도 소개되어 있어 전시(戰時)에 필요할 때 빨리 제조 이용할 수 있으므로 전국장이란 용어를 사용한 것으로 추정되며, 당시의 전국장이 청나라로부터 전래되었다는 의미에서 전국장을 청국장(淸國醬)이라고 부르게 된 것이 아닌가 추측되고, 대중적으로 자연발효법에 의한 자가제조로 많이 식용하게 된 것으로 보여진다(장창문 1998).

② 고지

고지(koji)는 고지균을 곡류 및 두류 등에 번식시킨 것으로서 된장, 간장, 고추장은 고지를 먼저 만들어 장류를 제조한다. 곡류나 콩에 고지균을 번식 시키면 균에서 당과 단백질을 분해하는 효소가 분비되어 전분과 단백질을 가수 분해한다. 쌀, 보리, 밀, 콩, 또는 그것들의 혼합물에 의해 만들어지는 koji는 여러 종류의 효소들을 가지며, 이 효소들은 녹말, 단백질, 지질등을 분 해한다.

koji에서 발견되는 미생물들은 거의 대부분 *Aspergillus oryzae*와 *A. sojae* 라는 균류의 일종이다. *Aspergillus* 라는 속은 불완전 균류(Fungi Imperfecti)에 속한다. 이들은 오로지 conidia라 불리는 특수화된 포자를 이용해 무성적으로 번식하 며, conidia는 conidiophores라 알려진 균사의 특수한 부분에서 만들어진다. koji 는 녹말, 올리고당, 단당류, 유기산, 알코올 등의 여러 가지 탄소를 포함한 물 질들, 그리고 단백질, 아미노산, 요소 등 질소를 포함한 물질들 등을 이용할 수 있다.

*A. oryzae*는 호기성이며, 성장을 위한 최적조건은 pH 6, 37℃, 습도 50%이 며 산소의 공급이 한정되어 있거나 수분 함량이 30%이하가 되면 성장이 느 려진다. 온도가 28℃가 되어도 성장은 더디어지나, 효소의 활성도는 계속해 서 높다. 그러나 최적 성장온도에서는 효소의 활성이 약간 감소한다. 호염성 효모와 젖산균은 된장이나 다른 발효 콩 식품들의, 특히 발효의 다음 단계에 서 맛을 내는데 중요한 역할을 한다.

고지를 원료와 용도에 따라 분류하면 다음과 같다.
* 원료에 의한 분류 : 쌀 고지, 콩 고지, 보리 고지, 밀 고지
* 색도에 의한 분류 : 황색 고지, 흑색 고지, 홍색 고지, 백색 고지, 청색 고지
* 용도에 의한 분류 : 조미료 관계 - 간장 고지, 된장 고지 등
  알코올 관계 - 청주 고지, 제빵용 고지 등
  감미료 기타 - 감주 고지, 제빵용 고지 등

된장을 만들기 위한 고지를 총칭하여 된장 고지라고 부르나, 쌀 된장용은 쌀 고지, 보리 된장용은 보리 고지 그리고 콩 된장은 콩 고지라고도 한다.

1) 고지 제조원리

고지균은 단백질 분해력이 강한 곰팡이인 *Aspergilus royzae*와 *Asp. sojae*로서 가급적 순수하게 분리하여 종균을 만들고 이를 쌀 또는 보리 등의 고지 원료에 번식시켜 고지를 만든다. 고지균은 호기성 균이어서 발육할 때는 산소를 필요로 하며 번식하는 동안 이산화탄소, 열, 수증기를 발산하게 된다. 그러므로 고지 균의 발육에 알맞은 조건을 유지하는 것은 쉬운 일이 아니다. 또한 고지 제조는 고지균이 생성하는 amylase 및 protease등 여러 가지 효소를 이용하여 전분 또는 단백질을 분해 시키는 것이 제국의 목적이다. 고지 제조 방법은 국상자법과 기계 제국법이 있다.

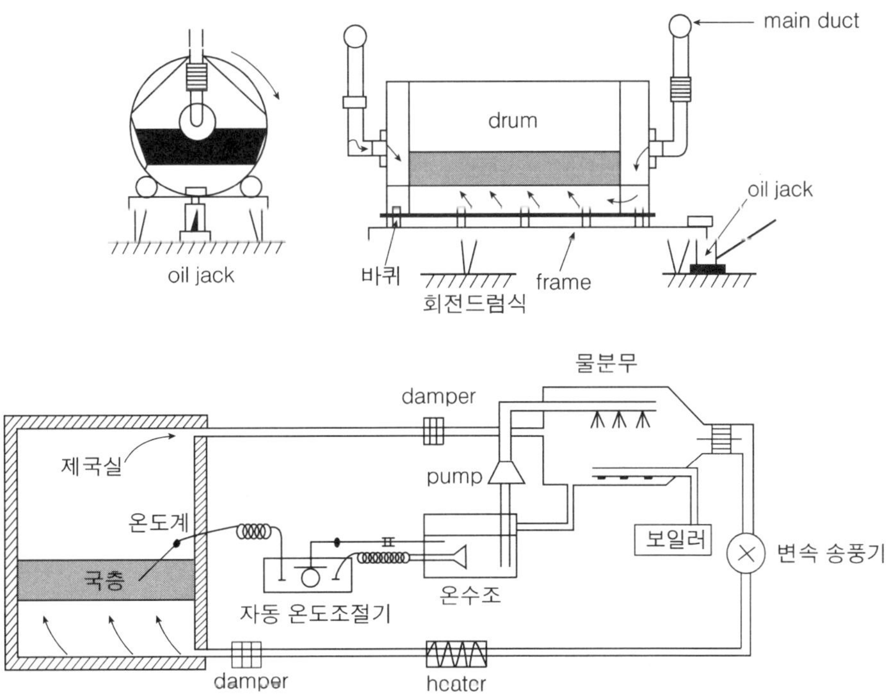

그림 6-1. 자동 제국기

국상자법은 원료와 고지균(국균)을 섞어 고지 상자에 담고 고지실(제국실)에서 온도와 공기를 조절하면서 제조하는 방법이고, 기계 제국법은 일정한 수분과 온도를 지닌 공기를 강제적으로 보내어 제조하는 방법이다(그림. 6-1 자동제국기). 기계 제국법은 국상자법(70시간)에 비하여 고지 제조 시간이 짧고(46시간) 균상태를 일정하게 제조하는 장점이 있다. 기계 제국법은 비교적 저온(2번 섞을 때까지는 30~32℃ 그 후 25℃)에서 제조한다.

국상자법에 의한 고지 제조 시 고지실은 외부 온도의 영향을 적게 받게 하기 위하여 방온 시설이 잘 된 벽과 이중 출입문을 설치하여 고지실의 온도와 습도를 조절하는 자동 온습도 조절 장치가 있어야 한다. 고지의 상자는 종국(種麴)과 찐쌀 또는 찐보리를 잘 섞어 담는 얕은 상자(60×30×5.5cm)이다.

곡류나 두류 원료를 증기로 증자 하기위하여 보통 시루나 솥의 밑바닥에 판자를 놓고 증기를 뿜을 수 있게 만들어진 것을 사용한다. 고지실 및 고지 상자는 잘 살균한 다음 사용하고 살균은 고지 제조 시 잡균의 오염을 방지하기 위해 포르말린(formalin)과 아황산(H_2SO_3)을 사용한다.

아황산 살균 방법은 황을 그릇에 넣고 화로 위에서 녹인 다음, 그 액을 불 붙인 뒤 문을 닫고 24시간 살균한다. 포르말린(formalin) 살균 방법은 실내 온도를 30℃정도로 하고 포르말린을 물에 타서 분무기로 뿌리거나 포르말린을 물에 타서 증발 접시에 넣고 화로 위에서 증발시켜 살균한다.

종국은 순수하게 분리 배양한 고지균(Aspegillus)을 쌀에 번식 시켜 포자를 많이 만든 것인데 종국은 종국 제조업자가 만들어 상품으로 팔고 있다. 이러한 종국은 쌀알이 충분히 건조되어 단단하며 선황색 또는 선황록색을 띠는 것으로서 포자가 많고 독특한 향기가 있으며 약간의 단맛이 있는 것이 좋다.

2) 된장 고지 제조

(1) 쌀 고지(rice koji)

쌀고지는 보통 쌀 또는 싸라기 등을 증자하여 종국을 접종하고 고지균을 번식시킨 것으로 제조과정은 그림 6-2와 같다.

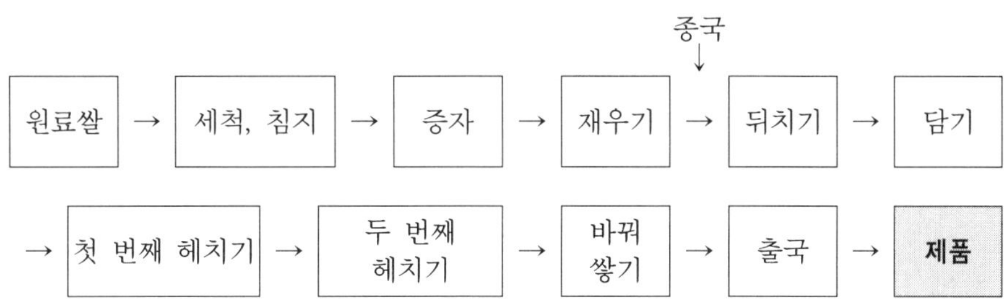

그림 6-2. 쌀 고지 제조과정

세척과 침지 - 쌀은 잘 세척한 다음 물에 담근다. 침지는 쌀의 내부가 백색의 분상질이 되고 수분이 약 35% 될 때까지 담그는 데 침지 시간은 수온에 따라 대체로 표 6-6과 같다.

표 6-6. 수온에 따른 침지 시간

수온	10℃이하	15℃내외	17~18℃	20~23℃	23℃이상
침지 시간	15~24시간	10~12시간	6~8시간	3~5시간	3시간
물을 가는 횟수	1~2	1	0	0	0

증자 - 증사는 고시균이 쌀에 살 번식뇌게 하고 효소의 작용을 쉽게 하며 잡균을 죽이는 효과가 있는 것으로서, 일반적으로 쌀을 시루에 넣고 증기가 나오기 시작한 후부터 60~90분간 찐다.

재우기 - 찐쌀을 살균한 가마니 또는 삼베보자기 위에 고르게 펼친 다음 비벼서 덩어리를 부숴 냉각시킨다. 여름이면 32~33℃, 겨울이면 35℃ 정도로 냉각시킨 것을 27~28℃로 유지시킨 고지실안에 있는 작업상 위에 구상으로 쌓고 보자기로 덮어 4~5시간 재워둔다. 재우기의 목적은 찐쌀에 수분과 습기가 고루 퍼지게 하는 것과 품온(品溫)을 어느 정도 일정하게 유지하는 데 있다.

섞기 - 고지실에서 재우기한 찐쌀을 헤치면서 잘 비벼 덩어리를 없애고, 일정량의 종국을 섞는다. 먼저 찐쌀 전부에 균일하게 섞는다. 이러한 작업은 균을 찐쌀에 균일하게 발육하게 하는 기초 작업인 데 고지의 질에 큰 영향을 준다. 섞기가 끝나면 다시 작업상 위에 산모양으로 쌓고 보자기 등으로 덮어 둔다. 섞기가 끝났을 때의 품온은 30~32℃ 이다.

뒤치기 - 종국을 섞은 후 13~14시간이 지나면 균이 발육하기 시작하여 쌀알은 광택을 잃게 되고 품온은 33~35℃로 상승한다. 뒤치기 작업은 쌓아 놓은 찐쌀의 덩어리를 손으로 부수고, 속과 겉의 것을 서로 바꾸면서 전체적으로 다시 섞어 온도를 낮추며 고지균의 호흡에 의해서 발생한 이산화탄소(CO_2)를 신선한 공기로 교환시켜 균의 발육에 좋은 조건을 주는 중요한 과정이다. 뒤치기가 끝나면 다시 먼저와 같이 산모양으로 쌓으며 뒤치기 후의 품온은 31~33℃가 좋다.

담기 - 뒤치기 후 3~5시간이 지나면 흰 빛의 균사가 쌀알의 내부에 발육하게 되어 표면에 흰 반점이 생긴다. 이때에는 품온이 33~35℃로 상승되는 데 쌀들을 헤체고 덩어리를 잘 부순 다음, 고지의 상자의 중앙에 나누어 다시 산모양으로 쌓는다. 이때의 품온은 31~33℃가 되며 여러 개의 고지 상자는 봉상(俸狀)쌓기, 벽돌 쌓기, 틈나기 쌓기, 비스듬 쌓기 등이 있다.

첫 번째 헤치기 - 담기를 한 후 5~6시간 지나면 쌀알에 균사가 40~50% 정도 퍼지게 되면 품온을 36~38℃로 다시 상승하고 고지균에 의한 호흡작용으로 인한 이산화탄소가 많이 생긴다. 이 때에 첫 번째 헤치기를 하는 데 고지 상자에 있는 쌀들을 헤치고 덩어리를 부수어 구상보다는 펑펑하게 쌓는다. 이 작업은 발생한 이산화탄소를 신선한 공기로 교환시키고 품온을 낮추어 고지균이 계속 번식하게 하기 위한 것이다.

두 번째 헤지기 - 첫 번째 헤지기 후 5~6시간 되면 쌀알을 amylase에 의하여 약간 단맛을 내며 품온은 38~41℃ 올라간다. 이렇게 되면 첫 번째의 경우와 같이 잘 헤쳐서 더 펼쳐 놓으며 고지의 상자는 순서를 바꿔 쌓고 보자기 등을 덮어서 선반 위에 쌓는다. 두 번째 헤치기를 한 후의 품온은 34~36℃이며 간장용 고지의 제국에서는 두 번째 헤치기를 생략하는 수가 많다.

바꿔 쌓기 - 두 번째 헤치기 후 3~4시간 지나면 고지균의 균사가 쌀알에 거의 전부 퍼지고 쌀알은 서로 엉키게 되며 품온은 40℃ 내외로 된다. 이때에는 고지 상자가 놓인 높이에 따라 품온의 차이가 생겨 상자의 바꿔 쌓기를 한다. 또한 출입구를 잠시 열어 고지실의 실온을 낮춘 뒤 젖은 보자기 등으로 덮어 둔다.

출국 - 고지균이 완전히 번식하면 포자가 생기면서 쌀알의 품온이 오히려 내려 가기 시작한다. 바꿔 쌓기를 한 뒤 7~11시간 경과하면 쌀표면에 전반적으로 흰부분으로 덮이면서 일부는 포자의 형성으로 누런빛을 띠게 되는 데 이 때 출국한다. 출국의 시기가 너무 빠르면 당화력이나 단백질 분해력이 다 같이 약하여 좋지 않고 너무 늦으면 포자가 너무 생겨서 된장의 색이 검게 되므로 출국 시기에 주의 하여야 한다. 제조된 쌀 고지는 고지 특유의 상쾌한 향기와 맛을 가지며, 고지 알은 단단하지 않고 탄력성이 있으며 접착성이 적은 것이 좋다. 특히 이상한 맛과 냄새가 있는 것은 좋지 않은 데, 이것은 온도가 너무 높았거나 수분이 많아 잡균이 생겼을 때 일어난 것이다. 고지의 균사는 고르게 잘 번식하여 쌀알 내부에 깊게 번식한 것이 좋다. 쌀이 덜 퍼지면 균사가 쌀알의 중심으로 뻗기 어렵고 수분이 너무 많으면 중심부에 너무 많이 뻗게 되는 데 이들 두 가지 경우 다 효소력이 약하다.

(2) 보리 고지

보리 고지의 원료인 찐 보리는 찐 쌀에 비하여 조직이 연하므로 고지 곰팡이가 잘 번식하게 되고 그 제법은 쌀 고지보다 간단하다. 보리쌀에는 홈이 있어서 종국의 혼합이 용이하고, 재우기를 하지 않으며 종국을 섞은 뒤 섞기와 담기를 한꺼번에 하는 점이 다르다. 또한 제국 중 발열이 빠르므로 고지를 만드는 동안 품온 조절에 특히 주의하여야 한다.

제조된 보리 고지는 보리알이 잘 부풀어 오르고 바삭바삭하며, 보리 고지의 특유한 냄새와 약간의 단맛이 있고, 나쁜 냄새나 신맛이 없는 것이 좋은 품질이다. 또한 고지 균사가 잘 발육하여 고지 전체가 흰색의 균사로 덮여 있어야 한다. 출국한 보리 고지는 바로 된장을 담거나, 된장 담을 때의 소금 량을 미리 섞어 가염(加鹽) 고지로 만들어 저장한다. 소금 첨가는 잡균 번식과 고지균의 발육을 억제하고 효소 작용은 진행케 하며 고지를 부드럽게 하는 효과가 있다.

가염 고지를 만드는 이유는 쌀 또는 보리 고지를 출국한 후 건조하지 않고 많은 양을 한꺼번에 저장하면, 발열에 의하여 온도가 60℃ 이상으로 상승되고 고지의 품질이 나쁘게 되는 데, 이러한 현상을 억제하기 위하여 소금을 첨가한 것이다. 일반적으로 쌀 고지보다 보리 고지에 많이 이용하고, 1주일 이상 1개월 정도까지 품질에 큰 변화 없이 저장할 수 있다. 보리 고지의 제조 과정과 조건은 쌀 고지에 준하며 그 공정은 그림. 6-3와 같다.

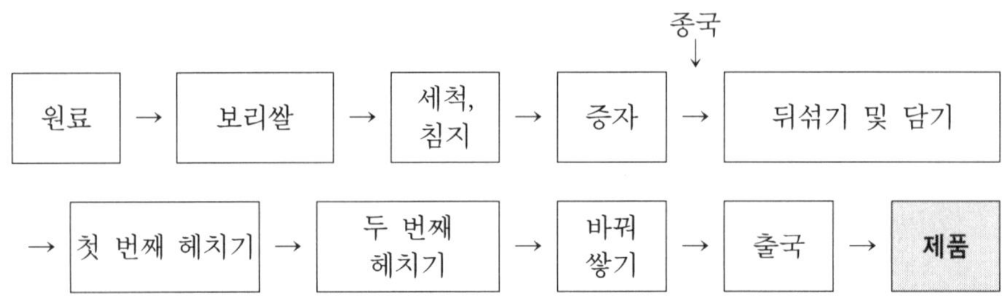

그림 6-3. 보리 고지 제조과정

된장 고지 제조 중의 화학적 변화

고지 제조 중 고지균이 번식하게 되면 균사에 amylase, maltase, protease를 위시하여 lipase, catalase, oxidase등 여러 가지 효소가 분비된다. 이들 효소는 찐쌀 또는 찐 보리쌀의 기질(基質)에 작용하여 전분은 dextrin 또는 당분으로, 단백질은 펩톤과 아미노산으로 분해시키며 이들 분해물의 일부는 고지균의 발육 및 번식을 위한 영양분으로 이용된다. 이 때 균들은 호흡 작용이 왕성히 일어나서 당분은 이산화탄소와 물로 분해되고 열이 발생하게 되어 품온이 올라가게 된다.

쌀 고지 제조 중 찐쌀의 성분 변화를 예로 들면 표 6-7과 같이 단백질은 약간의 감소가 있었지만 전분은 크게 감소하였고 당분과 조섬유는 오히려 증가하였음을 알 수 있다. 고지의 제조는 여러 가지 효소들 특히 amylase와 protease의 높은 효소력이 중요하다.

표 6-7. 제국 중의 쌀 고지 성분 변화(%)

성분	찐쌀	첫 번째 헤치기	고지 제품
조단백질	7.48	6.71	6.26
에테르 침전물	0.37	0.32	0.45
조섬유	0.35	0.56	0.69
회분	0.14	0.11	0.10
전분 및 덱스트린	91.38	76.68	71.89
당분	0.42	15.56	20.61

3) 간장 고지

간장은 발효 간장과 산분해 간장 제조법에 의하여 만들어지며 발효 간장은 다시 재래식 간장(메주 간장) 과 개량식 간장(고지 간장)으로 나누어진다. 재래식 간장은 우리나라 가정에서 콩만을 원료로 하여 담가왔던 간장이며 최는 공업적으로 제조하는 간장은 대부분 콩과 밀을 원료로 하여 간장 고지를 만든 다음, 소금물과 섞어 발효시킨 것이 개량식 간장이다.

개량식 간장 제조를 위한 간장 고지 제조 방법은 가락 고지법과 입상 고지법 두 가지가 있다. 이들 고지제조를 위한 원료의 처리는 콩의 경우 종자가 굵고 정선된 콩을 물로 세척한 뒤 물에 담근다. 콩의 담금 시간은 물의 온도에 따라 다른 데 일반적으로 여름에는 6시간, 봄, 가을 12~15시간, 겨울에는 20시간 정도이고 수화시킨 후 삶는다. 삶는 시간은 4~5시간, 가압솥에서는 1.5~2시간 증자한다. 밀은 전분 함량이 높고 분상질의 밀이 좋으며, 솥에서 흑갈색이 될 때까지 볶는다. 볶은 밀은 가락 고지의 경우 제분기로 미세하게 마쇄하며 입상 고지의 경우는 30~40%는 가루가 되고 나머지는 4~6쪽 되게 조쇄한 것이 좋다. 밀의 볶음 효과는 간장에 좋은 향미와 색을 주며 전분이 호화되어 고지균의 번식을 잘 일어나게 하고, 삶은 콩과 섞을 때 수분을 흡수함으로서 수분 조절의 효과가 있다. 간장 고지 제조를 위한 종국은 단백질의 분해력이 강하고, 포자를 많이 만드는 균이 좋다.

(1) 간장 고지의 제조

간장 고지를 제조하기 위한 가락 고지법과 입상 고지법의 제조과정은 그림.6-4와 같다. 가락고지는 콩과 밀을 원료의 처리에서와 같이 한 뒤 종국을 섞어 초퍼(chopper)에 넣고 마쇄하면서 가락을 만든다. 혼합된 고지 가락을 고지 상자에 담고 27℃ 실온의 선반에 올려 놓는데 이때의 품온은 27~28℃이다. 담기 후 22시간 정도 지나면 포자가 발아하여 품온이 37~38℃로 올라가는데, 품온의 조절과 균의 고른 번식을 위하여 상자의 위치를 바꿔준다.

가락 고지법

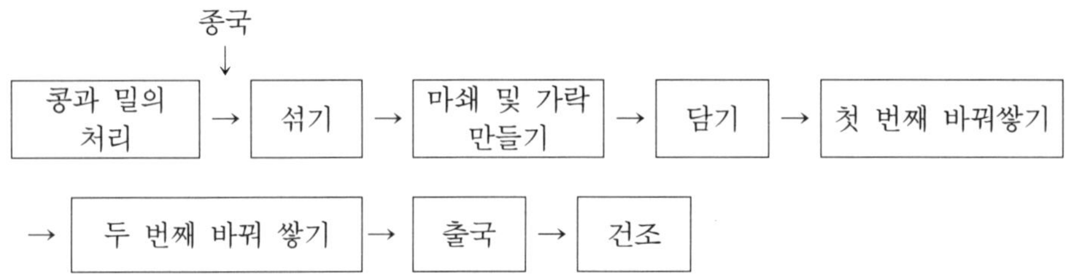

입상 고지법

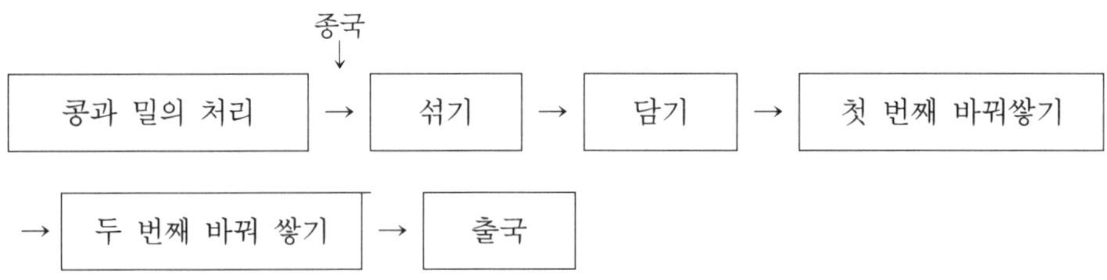

그림 6-4. 가락 고지법 과 입상 고지법에 의한 제조 과정

첫 번째 바꿔 쌓기 후 14~16시간 지나면 흰 균사가 보이기 시작하고 품온이 32~33℃로 올라간다. 이 때 다시 바꿔 쌓기를 한다. 이 시기에는 균의 발육이 가장 왕성하여 발열과 CO_2의 생성이 높아져서 품온이 35℃ 이상이 될 경우는 고지균의 번식이 억제되고 납두균이 번식되므로 주의해야 한다.

두 번째 바꿔 쌓기 후 6~7시간 지나면 흰 균사가 전면에 퍼지고 다시 6~7시간 지나면 포자가 형성되기 시작하며 황록색으로 변화하는 데 이 때 출국한다. 출국한 가락 고지로 간장을 제조하기도 하나 건조하는 동안 균사가 수분 함량이 높은 가락 내부로 침투하게 되어 효소력이 강해지므로 일반적으로 건조하여 사용한다.

입상고지의 경우 콩은 가락 고지의 경우와 같게 처리하며 볶은 밀을 4~6조각으로 조쇄하여 종국과 잘 섞는다. 담기의 초기 온도는 35℃이며, 마쇄와 가락 만들기의 과정이 없다.

첫 번째(담기 후 9~12시간)와 두 번째 헤치기의 시기(첫번째 후 5~6시간)는 품온이 각각 38~40℃와 40~42℃될 때로서, 두 번째 헤치기 할 때는 황색의 포자가 생기기 시작한다.

두 번째 헤치기 후 10~12시간이 되면 품온은 40℃가 되며, 이 때 포자가 많이 생기는 데 바꿔 쌓기를 한다.

출국은 두 번째 헤치기 한 뒤 43~48시간이 되었을 때로 입상 고지가 황록색으로 된다.

(2) 제국 중의 화학적 변화

제조된 간장 고지는 효소력이 강하고 전면이 황록색 포자로 덮여 있으며, 구수한 맛과 단맛이 있고 이상한 냄새가 없어야 한다. 또한 고지 제조 중 수분이 증발 되어 출국한 고지의 수분은 20~25%정도 된다. 탄수화물은 고지 균이 번식하면서 환원당이 증가하고, 전질소는 큰 변화가 없으나 아미노태 질소는 급격히 증가한다.

이러한 결과는 고지균의 발육 및 번식하는 동안 protease, α-amylase 및 -amylase 등 여러 가지의 효소가 생성되어 원료의 성분을 분해 시켰기 때문이다. 이들 효소들은 균사가 간장 고지 표면에 발생하기 시작한 15시간 후부터 급격히 증가하며 포자가 많이 생겨 출국하게 될 시점에서는 증가 속도가 완만하게 된다.

간장 제조를 위하여는 탄수화물 분해보다는 단백질의 분해가 더욱 중요하므로 단백질 분해 효소력이 가장 클 때 출국함이 좋다.

③ 된장

된장(soybean paste)은 단백질원인 콩을 주원료로 하여 여기에 소금과 물을 첨가함으로써 미생물의 선택적 생육을 유도하고, 영양·기능효과와 기호성, 저장성을 부여한 조미식품이다. 역사적으로 된장은 한국인의 식이에 주 단백질 급원이 되어왔다. 된장은 육류 섭취가 많지 않았던 우리 민족의 식생활에 중요한 주요 단백질 급원이 될 뿐 아니라 음식의 기본 조미료로서도 중요한 역할을 해왔다. 또한 우리 선조들에게는 된장이 맛을 내는 조미료의 역할 뿐만 아니라 오랫동안 질병을 치료하는 만병통치약으로 여겨져 왔다.

1) 제조법

(1) 재래식 된장

재래식 된장 제조 방법은 삼국시대 초기에 대두류의 도래로 장류를 제조하기 시작한 이후 조선시대 중엽에 간장, 된장 병용의 콩 위주의 조장법이 전통화되었고(황혜성 등. 1991), 이후 오늘날까지 이 방법을 이용하고 있다. 즉, 콩을 증자하여 마쇄한 다음 메주의 형태로 덩어리를 만들어 장기간 매달아 각종 미생물이 자연 상태에서 증식하고, 이들 미생물들이 생산하는 효소가 대두단백질을 분해 시켜 간장이 되고, 미분해 단백질은 다시 발효과정을 거쳐 된장으로 이용하는 방법이 전수되어 왔다. 된장의 제조과정을 메주와 된장제조 과정으로 나누어 정리하면 그림. 6-5와 같다.

① 메주 제조법

원료 - 재래식 된장의 원료는 순전히 콩만을 이용하는 것으로 주로 대립종을 사용한다.

침지 - 대두를 정선한 다음 수세하여 침지하는 시간은 실온에서 12시간 침지한 후 물빼기를 한다.

증자 및 냉각 - 증자방법은 대부분 상압에서 솥에 물을 붓고 불려놓은 콩을 4시간 정도 삶는다. 이때 뚜껑을 자주 열면 콩이 설익기 쉬우므로 끓어 넘

쳐도 뚜껑을 열지 말고 찬물을 붓는다. 압력솥(autoclave)를 사용하여 1kg/cm3 에서 30분간 처리하고 1시간 뜸을 들인다. 증자 후 콩이 40℃가 될 때까지 냉각한다(장학길 1985).

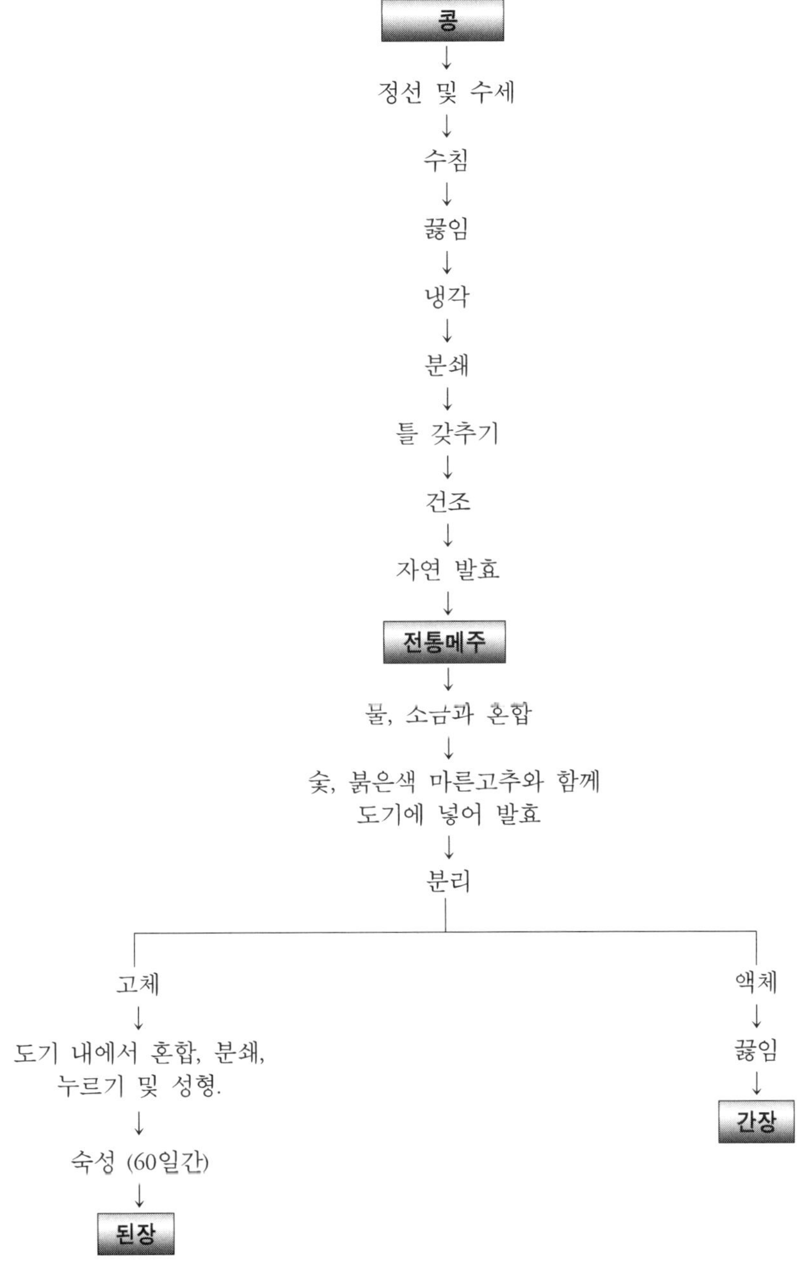

그림 6-5. 재래식 메주 및 된장 제조과정

메주의 발효 - 재래식 메주는 증자한 대두를 절구나 맷돌을 이용하여 찧거나 또는 분쇄기를 사용하여 분쇄한 후 따로 균을 접종하지 않고 메주 형태를 단단하게 완성시킨다.

재래식 메주의 성형 형태는 크기가 (8~12)× (12~18)×(15~25)cm 등으로 다양하고, 모양도 구형, 원추형, 도너츠형, 가루형태 등이 있었으나 가장 많이 이용된 형태는 8×12×20cm 정도의 직육면체(벽돌형) 모양이었다. 형태가 완성된 메주의 발효는 2단계의 발효과정을 거치는데, 첫 번째 단계는 겉말림 과정으로 안방에 볏짚을 깔고 그 위에서 일주일 정도 발효시킨다. 두 번째 단계는 볏짚을 깔고 방안에서 7일간 겉말림을 한 후 볏짚으로 메주덩어리를 묶어 서까래나 안방의 시렁에 매달아 30일 정도 말리면서 자연발효 시킨다. 이 때 콩 자체에 부착된 세균이나 혹은 볏짚이나 공기로부터 곰팡이·효모·세균 등의 미생물이 자연적으로 들어가 발육하게 된다.

메주는 보통 11월에 만들기 시작하여 1월까지 말리는데, 이때 우리나라의 평균기온은 11월 1~14℃, 12월 5~9℃, 1월 -8~7℃이다.

② 된장제조법

담금 및 숙성 - 메주로 된장을 제조할 경우에는 솔로 깨끗이 씻어 여러 조각으로 쪼갠 후 햇볕에서 바짝 말린 다음 소금물에 담그며 이때 사용되는 물과 소금도 메주 못지않게 중요한데 된장의 맛을 위해서 수돗물보다는 지하수를 사용 하였으며, 소금은 대부분 간수를 뺀 천일염을 사용하나 정제염이나 죽염을 사용하는 경우도 있었다. 된장만을 제조할 경우 메주 무게의 약 1.7배의 물을 첨가하였으나 간장을 분리하는 경우에는 메주 무게의 3.5배의 물을 넣는다. 항아리는 입이 크고 유약을 바르지 않는 것이 좋고, 항아리를 깨끗이 세척한 후에 짚불을 태워 소독을 한 후에 잘 말려서 사용한다.

침장 후 3일이 지나면 숯과 말린 홍고추를 띄우며 콩 10말에 마른 고추 5~7개, 숯 3~5개 정도를 띄운다고 한다. 고추, 숯 이외에도 대추, 참깨 등을 넣기도 하였다. 숯, 말린 홍고추 등을 띄우는 이유는 고추와 숯의 살균, 독물질 흡착효과를 기대하고 주술적인 개념도 있다고 알려져 있다.

담그는 시기는 음력 1월 및 3월이 있다. 발효 중 평균 온도는 지역에 따라 다를 수 있으나 계절과 주야 온도에 따른 자연온도로, 사용되는 물, 항아리, 소금, 메주 발효, 발효숙성 조건 등에 의해 맛, 기능성 등이 영향을 받을 수 있다.

가르기 및 후숙 - 장을 담근 후 약 2개월이 지나 숙성이 되면 액체부분은 달여서 간장으로 만들고, 거르고 남은 건더기는 공기가 들어가지 않도록 항아리에 꼭꼭 눌러 후숙 시킨다. 낮에는 뚜껑을 열어 햇볕을 쪼이고 밤에는 뚜껑을 닫아서 숙성시키며, 또한 된장이 햇볕을 많이 받아서 발효가 잘 되고 변질이 되지 않도록 항아리 입구 부분까지 채워 넣는다. 여기에 빻은 메주가루를 넣고 섞기도 하며, 간이 싱거우면 소금을 더 넣기도 한다. 간장을 거르지 않고 된장만을 제조하는 경우는 간장을 거를 때보다 맛과 영양이 우수하다고 보고 되고 있다(황혜성 등. 1991).

(2) 개량식 된장

① 된장제조법

개량식 된장은 일본이 한국을 지배하는 동안 일본 장류공장을 설립하여 장류를 제조해오다가 해방 후 그 공장들을 접수하여 상품용 장류를 제조판매한 데서부터 시작된다. 그래서 근본적으로는 일본된장인 미소를 제조하는 방법을 이용하고 있다.

그러나 최근 Park 등(1990)의 연구에 의해 재래된장이 항암효과가 우수하다고 알려지고 재래식 된장의 관심이 많아지고 재래된장의 맛을 재현하기 위해 재래식 된장 제조 방법의 개량식이 많이 시도되고 있다.

예를 들면 청정원은 콩메주에 B. subtilis를 접종하여 발효한 콩된장을 주로 제조하고 있다. 이 경우 메주를 제조하는 과정 없이 밀가루, 쌀, 보리쌀 등의 전분질원에 Asp. oryzae을 접종하여 고지를 만들고, 증자한 콩과 발효한 콩메주를 혼합하여 된장을 만든 것이다.

개량식 된장은 직접 균주를 접종하여 만든 koji를 첨가하여 만든 된장으로 이는 우리의 재래방식이 아닌 koji라는 일본식 제조방법을 접목한 것이므로 고지 된장 또는 개량식 된장이라 한다. 개량식 된장의 제조방법은 그림. 6-6에서 설명하였다.

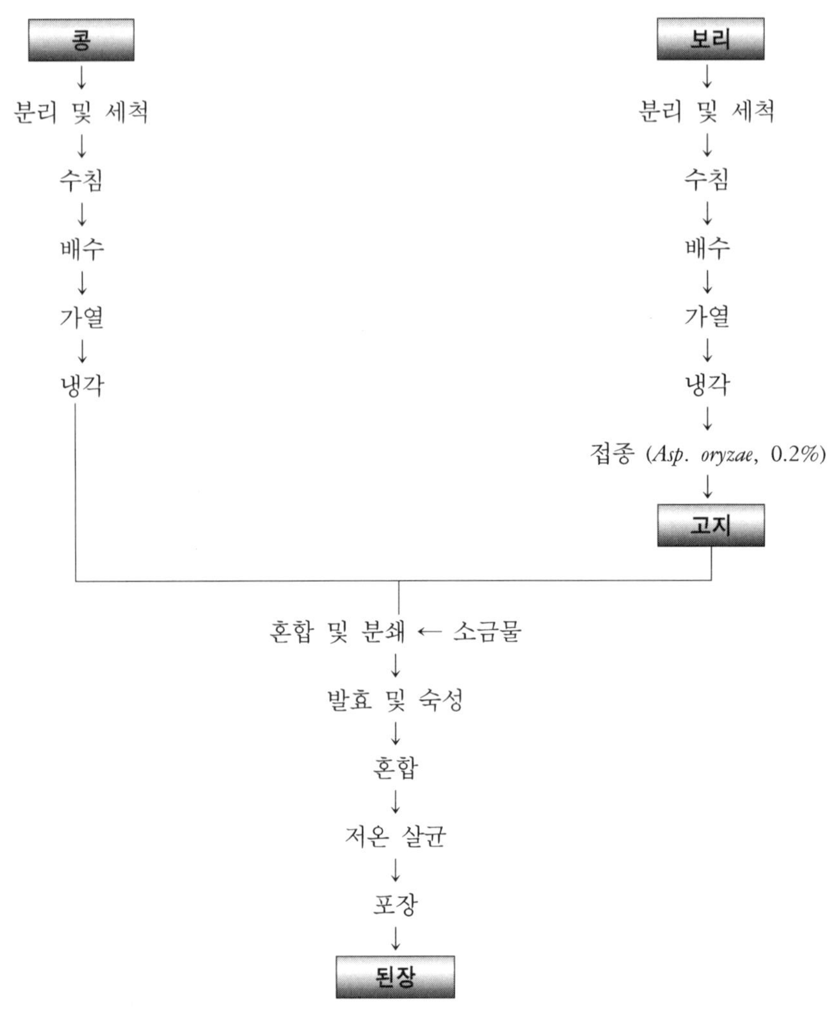

그림 6-6. 개량식된장의 제조과정

원료 - 개량식 된장의 제조에는 대두 외에도 보리쌀이나 밀가루 또는 쌀과 같은 전분질원을 혼합하는 것으로 전분질원으로 가장 이용 빈도가 높은 것은 보리쌀이다. 그러나 공장 에서는 대부분 밀가루나 밀쌀을 이용하고 있다. 대 두의 경우 대립종을 이용하는 빈도가 높았으나 공장에서는 경제적인 측면을 고려하 탈지대두와 수입콩(주로 미국산)을 사용하고 있다.

침지 - 원료콩의 정선 및 수세과정을 거쳐 침지하는 과정에서는 20℃의 물 에서 12시간 침지한 후 물빼기를 한다. 일반적으로 침지 과정에서 대두의 중량이 2.01~2.15배, 용적은 2.20~2.25배가 되며(Kim et al. 1989) 온도가 상승하고 수침시간이 길어짐에 따라 이들 성분의 용출량이 증가한다고 하였다. Im 등(1998)은 20℃에서 9시간 수침하는 것이 당류와 아미노산의 손실을 최소화할 수 있어 메주 제조를 위한 원료 대두의 최적 침지조건 이라고 하였다.

증자 및 냉각 - 대두의 증자에는 NK 증자기를 사용하거나 autoclave를 이용하여 121℃에 서 1시간 증자한다. 증자된 대두는 30~40℃로 식혀 이용한다.

코오지 제조 - 코오지는 크게 전분질 코오지와 콩코오지로 나눌 수 있다. 전분질 코오지를 제조하기 위해 증자된 전분질(보리쌀, 밀가루)에 전체 원료 무게의 0.2% 균을 접종하는 데 Asp. oryzae를 사용하는 빈도가 가장 높으며 접종량은 전체 원료 무게의 0.2%이다. Asp oryzae 외에 Asp. oryzae, Asp. sojae, B. subtilis, B natto, B brevis, B. licheniformis, S rouxii, Rh. delemar 등이 사용되고 있다. 배양조건은 30℃에서 3일간 실시한다. 개량식 된장에 첨가하는 대두의 형태는 50% 이상이 증자 대두였으며 일부 공장에서는 B. subtilis를 접종하여 발효시킨 콩코오지를 첨가하기도 한다. 우리나라의 장류 제조 공장에서 생산하는 된장은 거의 대다수가 일본 미소(된장)의 제조 방법을 따르고 있다. 그러나 일본 미소와 개량식 된장의 풍미는 차이가 있다. 개량식 된장은 일본 미소와 한국 재래식 된장의 중간 정도의 풍미를 지니고 있다.

담기 및 숙성 - 개량식 된장은 제조 시 재래식 된장과는 달리 간장을 분리하지 않으므로 물의 첨가량이 적으며 단기간 숙성시키기 위해 소금을 적게 첨가한다. 전분질 코오지와 증자 대두는 혼합하여 마쇄한 다음, 물과 소금을 섞어 발효시키는데, 발효는 대부분 30℃의 온도에서 30일간 숙성시킨다.

최근에는 앞에서 언급한 바와 같이 재래식 된장의 맛을 내고 콩을 많이 첨가하기 위해 발효숙성 후 재래 메주를 첨가 혼합하여 살균하고 제품화하기도 한다.

2) 된장의 아플라톡신에 대한 안정성

전통된장은 자연발효를 하기 때문에 주요 발효 곰팡이 인 *Asp. oryzae*와 같은 종으로 비슷한 생육 특성을 갖는 *Asp. flavus*가 번식하여 발암성물질인 아플라톡신

(aflatoxin)오염에 대한 우려가 있었다(Crane et al. 1970). 그러나 메주를 아플라톡신 생성균으로 발효시켜 aflatoxin 생성 정도를 검토해본 결과 메주에서 이들 곰팡이의 성장은 잘 되었지만 aflatoxin 생성은 다른 식품에 비해 매우 낮다고 하였다. 발효 후 메주를 소금물에서 2개월간 숙성시켰을 때 aflatoxin이 80-90%가 파괴되고 3개월 후에는 거의가 다 제거되었다. 또한 제조 과정 중 사용되는 숯은 aflatoxin을 흡수하여 제거시키는데 기인한 것으로 발표되었다.(표 6-8 Park et al. 1989).

표 6-8. 전통적 방법에 의해 제조한 메주를 1개월 숙성시킨 뒤 된장, 간장, 숯에 함유된 aflatoxin과 소금물의 pH변화

Soybean variety		Aflatoxin(μg/pint jar)							
		AP(brine)[1]		AP+AO+BS(brine)[2]		AP(water)		AP+AO+BS(water)	
		B_1	G_1	B_1	G_1	B_1	G_1	B_1	G_1
Jangyeop	Soy paste	1418	2837	1069	2266	34.2	19.5	46.5	0.9
	Soy sauce	48.2	103.6	12.8	11.4	13.7	ND	6.5	ND
	Charcoal	3.1	6.2	0.9	1.3	26.2	27.3	1.8	0.1
	Total	1493.3	2946.8	1082.7	2278.7	74.1	46.8	54.8	1.0
	Degradation (%)	69.3	83.8	23.5	45.8	98.5	99.7	96.1	100
	pH	5.1		6.1		7.3		9.9	
Danyeop	Soy paste	6233	1836	1394	6470	33.0	36.0	49.0	5.1
	Soy sauce	27.6	0.1	11.2	29.4	89.0	25.0	16.2	5.0
	Charcoal	14.5	7.9	5.6	9.0	8.4	7.0	8.1	2.7
	Total	6275.1	18444.0	1410.8	6508.4	130.4	68.0	73.3	12.8
	Degradation (%)	2.1	52.5	6.4	31.1	98.0	99.8	95.1	99.9
	pH	6.8		5.9		8.5		7.8	

[1]The AFB$_1$ and AFG$_1$ contents of the meju cake fermented by A. parasiticus(AP) for 1 month prior to the ripening were 4857 μg and 18168 μg when meju cakes were made with var. Jangyeop and 6411 μg and 38845 μg with var. Danyeop, respectively.
[2]The AFB$_1$ and AFG $_1$contents of the meju cakes fermented by a mixed culture of A. parasiticus +A. oryzae +B. subtilis(AP+AO+BS) for 1 month prior to the ripening were 1416 μg and 4141 μg when meju cakes were made with var. Jangyeop and 1507 μg and 9447 μg with var. Danyeop, respectively.

그러므로 aflatoxin의 오염은 이런 여러 인자들에 의해 제조과정 중 파괴의 가능성이 있으며, 발효기간 내의 햇빛, 저온, 혼합균주 발효계(aflatoxin 생성균은 다른 균과의 경쟁에 약함), 암모니아, pH 조절, 숯, 갈색 물질, 메주 크기 조절 등에 의해 숙성과정 중 파괴가 될 수 있다고 하겠다. 특히 Asp. parasiticus를 메주에 일부러 접종한 경우에서도 3달 숙성 후 대부분의 aflatoxin이 파괴되었으므로 더 장기간 발효·숙성되는 된장, 간장 내의 aflatoxin은 거의 제거된다고 하였다(Park et al. 1989, 박건영 등. 1994).

3) 된장의 영양과 기능성

(1) 된장의 영양과 기능성분

된장은 대두발효식품의 대표적인 제품으로 예부터 "콩은 밭에서 나는 고기"라고 하여 단백질 식품으로서의 중요성과 경제성을 강조하여 왔다.

콩의 영양성분에는 단백질이 35.2%, 지방이 17.8% 탄수화물이 25.7%로 구성되어 있다(Food Composition Table 2001). 약 25.0%의 섬유질과 10%정도의 당, 5.6%의 회분, 그리고 수분함량은 9.7% 정도이며 isoflavone, phytate, pinitol, 콩올리고당, saponin 등 기능성 성분과 hemicellose, 콩단백질은 콜리스테롤 함량 저하, 함암작용, 정장작용, 당뇨병 예방 등 만성질환 예방에 효과가 있다.

된장의 일반성분으로는 전통적으로 제조한 된장 15종을 분석한 결과 평균 수분 54.7%, 조단백 13.8%, 조지방 8.0%이었고 적정산도 14.4mL, 염도 11.8% 였다. 이미노산조성은 glutamic acid(25%)가 가장 높고, leucine, alanine, histidine, lysine, proline, valine 이 비교적 높은 함량을 보였다. Lactic acid는 유기산 중 가장 풍부했고, acetic, malic, citric, oxalic acid가 많이 있었다. 지방산 중에는 불포화 지방산인 linoleic acid(52.2%), oleic acid(20.7%), linolenic acid(8.7%)가 가장 많았고(정동효 1999), 된장은 또한 올리고당과 3.1%의 식이 섬유소를 함유하고 있다. 또한 생콩의 소화율은 55%인데 반해 익힌 콩은 65%, 된장은 85%에 이른다.

콩과 된장에서 발견된 기능성 화합물은 단백질 저해제(Bowman Birk inhibitor), peptides, 탄수화물에서 유래한 올리고당, 식이섬유소, 지방산(linoleic acid, linolenic acid), vitamin E, lecithin, 무기질 중에는 인, 칼슘, 마그네슘, 황 그 외에 phytic acid, saponin, sterol (β-sitosterol), isoflavone 페놀화합물 등이 있다. (특히 된장의 경우 기능성이 가장 우수한 이소플라본은 배당체가 가수분해 된 aglycon형태로 대부분 존재하고 있다.) Aglycon형태는 배당체보다 흡수 및 생체 이용성이 더 높다는 연구결과들이 보고되고 있어서 된장은 우수한 이소플라본의 급원임을 알 수 있다. 이러한 화합물들 중 일부는 콩을 섭취함으로써, 또 일부는 된장의 발효과정 중에 생성되어 항돌연변이원성, 항암, 항노화, 항산화, 항 동맥경화와 같은 여러 기능성을 가지게 된다.

(2) 된장의 항 돌연변이 및 항암성

한국의 전통 재래 된장은 콩만으로 제조되기 때문에 콩에서 또는 콩발효시 생성되는 여러 물질에 의해 암예방 활성이 있다. Shin등(1989)은 돌연변이를 일으키는 AFB_1을 처리한 대조군의 경우에 암이 발생하였는데도 AFB_1이 오염된 메주를 쥐에게 먹였을 때에는 암이 전혀 발생하지 않아 메주는 돌연변이성을 억제하는 효과가 있다고 하였다. Kurechi등(1981)은 일본된장을 비롯한 콩으로 만든 식품은 아질산염을 파괴하고 발암물질인 니트로아민의 생성을 방해하므로 이들로 인한 위암 발생을 감소시켜 준다고 하였다.

된장의 항발암효과는 in vitro에서 돌연변이 유발성을 검토하여 in vivo에서의 발암성을 추정 검토하는 (상관관계 85~90%) Ames test를 이용하여 실험하였을때 (그림. 6-7, Moon 1990) 생콩이나 익힌콩 자체도 *Sal. typhimurium* TA 98 균주의 AFB_1에 대한 항 돌연변이 효과가 많이 있었지만 된장은 탁월하였다. 실험한 50% 추출농도(생콩의 무게기준)에서 생콩은 64%, 삶은 콩은 39%의 돌연변이 유발 저해 효과를 보인 반면 된장은 100%의 저해효과를 나타내었다고 보고 된 바 있다(Moon 1990). 이와 유사한 실험에서 박건영 등(Park et al. 1990)도 생콩에서는 66%, 삶은 콩에서는 53%, 된장에서는 100%의 돌연변이 유발억제가 있었다고 보고 하였다. 또한 여러 종류의 발효식품들과의 차이를 비교하였을 때 재래식 된장의 항 돌연변이 활성이 가장 컸으며 다음으로 상품용 된장, 청국장, 일본된장의 순이었다고 하였다.

이 결과에서 나타난 사실중의 하나는 생콩이 삶은 콩보다 항돌연변이성이 강하다는 점이었다. 일본에서는 과거 콩제품이 위암 발생 억제 물질이 trypsin inhibitor(TI)라고 보고한 바 있다(Yavelow et al. 1983, Weed et al. 1985). 그러나 단백질 구조를 갖는 TI는 열에 불안정하여 삶는 동안 파괴되어 그 저해도가 감소되었다고 하겠다. 그러나 된장은 이미 삶아서 메주를 만들어 발효숙성을 거친 제품이기에 된장에서 그 저해도가 증가된 이유는 생콩에서와는 달리 다른 어떤 발효산물이 항돌연변이적 효과와 관련이 있다고 생각된다.

이러한 결과는 콩 발효 중 여러 종류의 곰팡이류와 세균류가 관여하고 발효기간이 오래된 콩만으로 만들어진 재래식 된장이 항 돌연변이성이 가장 높게 나타났다. 반면 쌀에서는 전혀 항돌연변이 활성이 관찰되지 않았다. Kurechi 등(1981)은 두부, 콩우유, miso등 콩제품이 위의 pH 3에서 nitrite와 dimethylamine에 의해 생성되는 발암성 nitrosamine의 생성을 저해하였으며, precarcinogen인 nitrite도 직접 파괴하였는데 이 때 관여한 물질은 불포화 지방산과 페놀계 화합물일 것이라고 추정하였다.

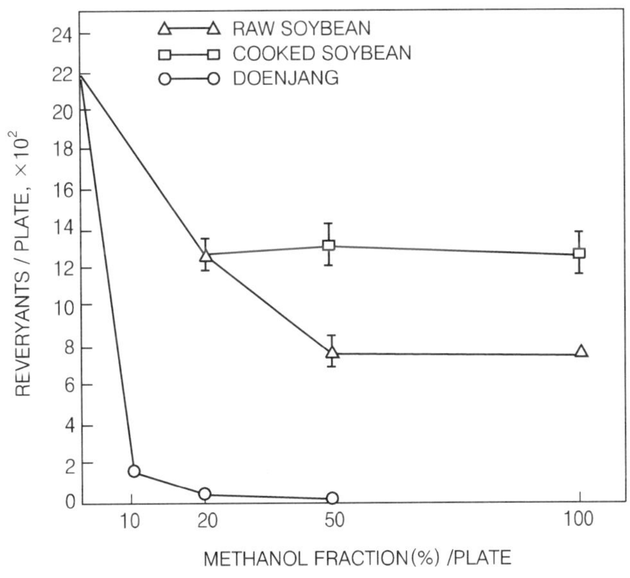

그림 6-7. 생콩, 익힌콩, 된장의 methanol 추출액의 항 돌연변이 효과 비교.

(돌연변이 유발물질로는 *Sal. typhimurium* TA 98의 aflatoxin B_1 (AFB1)을 사용하였음)

한편 된장은 주로 된장찌개 및 국으로 끓여서 먹기에 이들 메탄올 추출물의 항 돌연변이 활성이 된장과 관련되는지 조사한 결과(표 6-9, 박건영 등 1994) 여러 부재료를 넣은 된장찌개의 경우 methanol추출물의 25%에서부터 활성이 크게 나타나 100%시료농도 에서는 AFB_1에 대해 91%의 항돌연변이 활성이 관찰되었다. 한편 된장의 methanol추출물이 50%일 경우 93%의 저해

효과를 나타내 다소의 활성이 감소되기는 하였으나 이는 부재료의 혼합 때문이라고 생각된다. 그러나 된장찌개에 넣은 양파, 고추, 호박, 파 등도 다소의 항돌연변이 활성이 있는 것으로 보고되어있어 (박건영 등, 1993) 된장찌개는 어떠한 식품보다도 발암물질인 aflatoxin B_1(AFB$_1$)로 인한 암유발과 관련하여 암을 예방하는 식품으로 중요한 역할을 한다고 생각된다고 하였다. 한편 된장국의 경우도 5, 15분 끓인 후에도 된장찌개보다는 그 활성이 커서 된장국 methanol추출물 25% 첨가 시 81~86%, 50~100% 첨가 시에는 89~91%의 항돌연변이 활성을 나타내었다. 이 활성은 된장을 5분, 15분 끓인 후 각각 별 차이가 없었으므로 된장내의 항발암 물질은 열에 안정한 물질로 추정되었다.

표 6-9. 끓인 된장 찌개의 methanol 추출물이 *Salmonella typhimurium* TA100의 AFB$_1$ 에의한 돌연변이 저해효과

처리	추출물의 농도	돌연변이 콜로니 수/plate	저해율(%)
Aflatoxin B_1(AFB$_1$)		1150±126	
자연적 돌연변이		119±9	
AFB$_1$+된장찌개의 메탄올 추출물	25%	428±3	80
	50%	365±26	83
	100%	249±40	91

*AFB$_1$에 대한 순수한 된장의 메탄올 추출물(50%)의 저해율은 93%였다.

된장은 또한 어린 쥐에서 항암효과를 나타낸다고 하였다(Lim et al. 1999). 임 등은(1999) 암세포로 AGS 인체 위암세포, Hep 3B 인체 간암세포와 HT-29 인체 결장암세포를 이용하여 된장과 콩관련 발효식품, 콩 과 콩-밀가루의 메탄올 추출물의 항암능력을 in vitro(체외실험) 실험을 하였다. 그 결과 표 6-10 과 같이 위암세포에 대한 콩된장과 70% 콩된장 메탄올 추출물의 경우 2mg/assay투여 시 각각 55%, 60%의 저해 효과를 나타내었고, 원재료인 콩과 콩-밀가루 메탄올 추출물은 각각 52%, 33%의 저해 효과를 나타냈으므로 원재료보다 된장의 경우가 암세포 증식을 더 많이 억제 시켰음을 알 수 있었다고 하였다. 또한 간암세포와 결장암세포에서는 위암세포의 경우보다 더높은

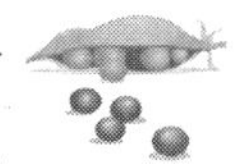

암세포 증식 억제 효과를 나타내었는데 된장의 메탄올 추출물의 경우 간암은 69%, 결장암은 71%의 저해 효과를 나타낸 반면, 일본 미소 메탄올 추출물은 된장과 같은 첨가 농도에서 각각 52%, 58%의 저해 효과를 가져 된장보다 낮았다. 콩-밀가루 메탄올 추출물은 각각 33%, 44%의 저해 효과를 관찰 할 수 있어 된장 메탄올 추출물이 가장 높은 저해 효과있었음을 확인할 수 있었다.

한국 성인 남자 중 간암에 의한 사망이 크게 차지하고 있다는 보고와 관련해서 된장이 인체 간암세포 Hep 3B에 대한 저해 효과를 가진다는 결과는 암 예방 식품으로서의 된장의 가치를 시사해 준다고 하겠다. 이상의 결과로부터 된장이 여러 종류의 미생물, 곰팡이류와 세균류들에 의한 발효과정을 거치는 동안 원재료인 콩에서는 없었던 혹은 함량이 적은 성분들이 생성되거나 증가되어 항암효과를 나타내는 것으로 추정하고 있다.

표 6-10. 콩과 콩발효식품에서의 methanol추출액이 위암, 간암, 결장암의 억제효과

Samples	위암의 억제효과(%)	간암의 억제효과(%)	결장암의 억제효과(%)
Control			
Doenjang(SF)	60	60	71
Soybean+flour=7:3	33	33	44
Doenjang(S)	55	55	69
Soybean 100%	52	52	69
Miso(Light yellow)	52	52	58
Chongkukjang	55	55	58

2mg/assay 첨가함

(3) 항산화효과

된장의 항산화 효과 검토를 위한 실험에서 된장 분말을 0.1%, 0.2%, 0.5% 되게 리놀레산(linoleic acid) 혼합물에 첨가하여 50℃에서 산화반응을 시킨 결과(표 6-11) 된장분말 첨가량이 많을수록 과산화물의 생성이 크게 억제되었다. 이러한 결과는 2일후 더욱 뚜렷하였다고 Cheigh등(1990)이 발표하였다.

표 6-11. 리놀레산 혼합물에 된장분말을 첨가하여 50℃에서 24시간 및 48시간 반응시켰을 때의 과산화물가

처리	과산화물가(meq/kg)	
	24 시간	48 시간
리놀레산	790	1113
리놀레산 + 0.1% 된장분말	707	1098
리놀레산 + 0.2% 된장분말	630	1056
리놀레산 + 0.5% 된장분말	393	1031

된장의 이러한 항산화 특성은 대두 또는 그 제품에서 함유하고 있는 폴리페놀 화합물, 특히 isoflavone, chlorogenic acid isomers, caffeic acid 에 의할 수 있다고 하면서 발효과정 중 생성되는 갈변물질에 의하여 더 강하게 일어날 수도 있다고 하였다.

(4) 혈전용해능

세계적으로 아시아 지역의 사람들을 조사해 본 결과 심혈관질환(CHD, coronary heart disease)의 발생률이 서구지역 사람들보다 낮고, 이것은 콩과 콩제품의 섭취 때문인 것으로 믿어지고 있다(WHO. 2000). 심혈관 질환으로의 사망원인의 50%를 차지하고 있는 미국인들은(Libby 1999) 건강식품으로 isoflavone이 함유되어 있는 식품을 찾고 있다. 콩제품 섭취량이 많을수록 심혈관계 질환의 발병률도 낮은데(WHO. 2000, Ebata et al. 1972), 이것은 대두단백질의 아미노산 구성, 불포화지방산, 식이섬유, isoflavone, saponin, 식물성 스테롤이 심혈관계 질환을 예방하는 것으로 알려져 있기 때문이다(Jeon 1998). 또한 발효대두식품에 있는 난소화성 단백질, phytic acid, peptide 역시 심혈관기능을 높인다고 하며(Krummel 1996) 된장뿐 만 아니라 청국장, 나토와 같은 대두발효식품은 혈전용해능이 있어 심혈관질환을 예방한다.

안지오텐신전환효소(Angiotensin converting enzyme; ACE)는 angiotensin Ⅰ 의 C-말단 dipeptide(His-Leu)를 절단하여 활성형인 angiotensin Ⅱ로 전환시켜 혈압을 상승시킴과 동시에 생체내에서 혈압 강하 작용을 갖는 bradykinin을 분해한다. 이 ACE에 의하여 생성된 angiotensin Ⅱ는 혈압을 높이는 작용을 하

며, 지방산의 산화를 촉진시키거나 과산화물가를 증가시키므로 동맥경화의 위험율도 높이는 것으로 알려졌다(Manjusri and Richard 1975, Gavras 1992) 이러한 ACE의 작용을 저해함으로서 고혈압의 치료가 가능한 것이다.

ACE의 작용을 저해함으로서 혈압강하 활성을 갖는 물질로는 단백질 효소 분해물 유래의 peptide가 40여종이 있다고 보고되어 있다(Ariyosh 1993). 황 (Hwang1997)의 연구에서도 우리나라의 메주, 된장 및 청국장과 일본의 natto 로부터 형태학적으로 구분되는 18종의 균주를 분리하고, 배양물의 풍미특성, protease 활성 및 ACE 저해활성을 비교하여, 가장 우수한 균주 1종을 선정하였으며, 선발된 균주는 *Bacillus* sp.로 동정되었고 *Bacillus* sp. SCB-3라 명명하였다. ACE 저해활성은 발효기간이 오래될수록 점차 증가하여 숙성 60일째에 가장 높았다(그림. 6-8). 발효되지 않은 것이 ACE 저해활성을 보이지 않은데 반해 발효된 된장의 ACE 저해활성은 증가하였는데 이것은 peptide 발효산물이 원인인 것으로 보인다고 하였다(Hwang 1996).

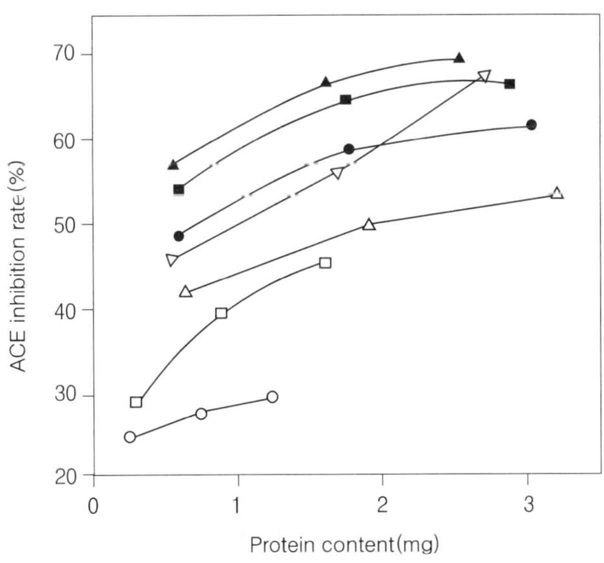

그림 6-8. 된장 발효과정별 단백질 함량에 따른 ACE 저해율(%) 비교

(발효미생물 *Bacillus* sp. SCB-3, 발효온도 30℃)
- ○-: non-fermentation, -▲-: 60th day, -□-: 15th day, -■-: 75th day,
- △-: 30th day, -●-: 90th day, -▽-: 45th day

된장에서 분리된 ACE 저해인자로 서 등(Suh et al. 1994)은 된장으로부터 분리 정제한 peptides가 Alanine, Phenylalanine, leucine, glutamic acid, glycine, serine, aspartic acid 등으로 구성되어 있었다고 하였다. 정제되어진 ACE 활성 저해 peptides는 소수성 아미노산인 Ala, Phe, Leu의 함량이 55.50%, 39.84%, 2.09%로 소수성 아미노산의 함량이 많으며, Asp, Glu, Ser, Gly는 소량 함유하였다. 전통된장에서 분리한 다른 ACE 저해 peptide도 존재하며(Kim et al. 1999) 활성물질은 dipeptide인 Arg-Pro였으며 50% 저해농도(IC_{50})는 93 μM이었다고 하였다. 신 등(Shin et al. 1995)은 식품 유래의 생리활성 peptide를 분리할 목적으로 전통발효식품인 된장으로부터 혈압강하기능을 가지는 ACE 저해활성 peptide를 분획하였다. 그 결과 한 분획물이 가장 높은 ACE 저해활성을 보였고 IC_{50}은 6.8 μg/ml 이었다고 하면서 아l노산의 조성은 His-His-Leu의 말단기를 가졌다고 하였다. 생체내 실험(*In vivo*)에서도 된장의 혈압강하효과가(Yu et al. 1996) 대두 가수분해물인 peptide는 ACE활성저하에 의한 것으로 확인되었고 이 효과는 혈중 총 콜레스테롤 및 중성지질 등의 지질 개선작용, 흉부동맥의 ACE 활성 저해작용을 통해 발현되는 것으로 추정되었다.

④ 간장

간장(soy sauce)은 메주와 물, 소금으로 제조되어 된장에서 추출한 용액이다. 된장에서 간장을 분리하면 간장은 맛이 있으나 된장이 맛이 없으므로 간장용, 된장용 장 담그기를 별도로 준비하는 것이 좋다. 간장은 오래 발효시킬수록 맛이 좋아지며, 영양 보충 및 식재료의 냄새를 제거하는 조미료의 일종이다. 간장의 맛이 없으면 그해에 큰 재해가 온다고 할 만큼 간장 담그기는 가정주부들의 큰 연중행사 중 하나가 되어 왔으며, 그 집의 장맛으로 음식의 솜씨도 가늠하였다고 한다. 간장은 아미노산의 구수한 맛, 유리당의 단맛, 유기산에 의한 신맛 그리고 소금에 의한 짠맛으로 구성된 우리 민족의 지혜가 담긴 대표적인 대두발효식품으로(최광수 등, 2000), 음식의 간을 맞추고 맛과 색을 내는데 사용됨으로써 한국적인 맛의 기본을 이루어 왔다. 전통간

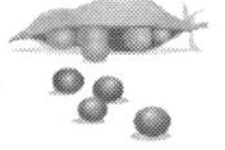

장은 콩을 삶아 덩어리 상태로 가공하여 띄운 메주를 염수에서 발효시킨 후 고형물질은 된장으로 분리하고 그 여액을 간장으로 쓰는 것이 일반적이다(김 동호 등 1999). 자가 제조 형태의 전통간장은 콩으로만 담가 개량식에 비하여 감칠맛이나 단맛이 떨어지나 구수한 맛이 강하고 소금농도가 높아 짠맛이 강하면서도 담백한 맛을 가지고 있어서(김종규,김창식 1980) 그 특유의 맛으로 국이나 찌개에 간을 하는데 주로 이용되는 반면, 개량간장은 단맛으로 인해 반찬을 찍어 먹거나 조미하는데 이용되는 경향이 있다(김영아, 김현숙 1996).

간장의 성분 및 품질은 사용하는 메주의 종류나 발효 종국의 특성에 의해 크게 좌우된다. 현제 벽돌형, 콩알형, 가락형 등의 형태로 만든 메주가 재래식 간장의 담금에 사용되고 있다. 간장의 특유한 향미는 발효숙성과정을 통하여 형성되고 메주, 식염 등의 원료와 그 원료의 배합비 및 발효숙성의 경과에 따라 달라진다(Seo and Lee 1992) 장류 중에서도 그 수요가 많은 간장은 아시아 전역에서 널리 이용되고 있으며 그 이름도 일본에서는 'shoyu', 중국에서는 'chiang-yu', 인도네시아에서는 'kecap', 필리핀에서는 'toyo', 태국에서는 'see-ieu'라고 불리우고 있다(Wang and Hesseltine 1982).

1) 간장의 종류 및 제조법

간장을 만드는 방법에는 크게 구분하여 재래식과 개량식이 있다. 재래식이 란 일반 가정에서 만드는 방법으로, 종래에는 12월경에 콩으로 메주를 쑤어 자연 발효시킨 후, 다음 해 2~4월경에 소금물에 메주를 담가 1~2개월 숙성시킨다. 그런 후에 메주를 뜨고 간장을 다리면서 맛과 수분을 조절한다(그림. 6-9). 재래식 메주는 여러 종류의 세균과 곰팡이가 번식하여 메주콩을 가수분해하므로, 좋지 않은 맛과 냄새가 나는 물질이 배설물로 생성되어 간장의 맛이 별로 좋지 않은 경우가 많았다.

그러나 근래에 와서는 미생물학의 발달로 인하여 단백질과 녹말을 가수분해 시키는 강력한 힘을 가진, 황곡에서 분리한 누룩곰팡이를 배양하여, 이것으로 만든 누룩을 삶은 콩에 접종·발효시킨 메주를 건조시키는 일이 기업화되어 시중에서 판매된다. 이 개량메주로 재래식과 같은 방법에 의해 간장을 담그면 순수한 단맛이 나는 양질의 간장이 된다. 개량식 간장은 황곡에 의하여 생성된 아미노산·맥아당·포도당 등과, 그 밖에 효모와 젖산균에 의하여 생성된 알코올과 젖산이 함유되어 있어 좋은 향미를 가지고 있다.

간장의 소금 농도는 보통 18~20 %이며, 간장이 갈색을 띠는 것은 아미노산의 분해산물인 멜라닌과 멜라노이딘에 의하는데, 속성간장인 시판품에는 캐러멜(물엿류)로 착색한 것도 있다. 간장의 냄새는 알코올·케톤·알데히드·휘발성산·에스테르·페놀 등이 혼합된 것이며, 간장의 고유한 맛은 β-methyl mercaptopropyl alcohol에 의한다.

양조간장은 오랜 시일이 걸려서 제품이 생산된다. 최근에는 원료를 염산으로 단시간 내에 가수분해하여 아미노산을 생성한 다음, 소금으로 간을 맞추고 재래식 간장의 색·맛·향기를 내는 화학약품을 첨가하여 속성의 아미노산 간장을 제조·판매하고 있다.

(1) 재래식간장

전통적 제조방법에 의한 재래식 간장의 제조는 그림 6-9와 같이 메주를 제조한 다음 소금물에 메주를 띄워 숙성시킨 후 메주는 건져내서 된장으로 만들고 남은 액체를 날간장이라 하며 이를 달이기 한 것이 재래식 간장이다. 메주를 담글 때 메주는 표면을 물로 씻고 2~3쪽으로 쪼개어 햇빛에 충분히 말린 다음 담금에 사용한다. 소금은 물에 녹여 소금농도가 18~19 보오메가 되게 한 후 정치하여 침전물을 가라앉히고 윗물만을 사용한다. 담금 재료의 사용비율은 메주콩1말에 소금물 4말의 비율로 한다. 그러나 전통적인 방법에서는 메주콩 1말에 소금물 8말을 사용하여 많은 양의 간장을 얻기도 한다. 소금물의 사용량보다 소금물의 소금농도가 중요하다. 전통적인 방법에서는 물 4말에 천일염 1말을 사용하고 있다. 소금물의 농도가 지나치게 낮으면 숙성 중에 불필요한 미생물들이 증식하여 간장의 품질을 크게 저하시킨다. 반면 소금물의 농도가 지나치게 높으면 성분의 분해와 숙성이 억제되어 좋지 않다. 전통적인 방법에서는 음력1월과 3월 사이에 장을 담그었는데 이는 비교적 낮은 온도를 유지하여 숙성에 불필요한 미생물들의 증식을 억제하기 위해서이다. 담글 때에는 항아리에 소금물을 붓고 메주를 넣는다. 이때 메주를 깨끗한 망사주머니에 넣고 담근 후 대나무로 엮은 발을 메주 위에 놓고 돌로 눌러서 메주가 소금물 속에 잠기게 하는 것이 좋다. 메주가 액면에 뜨면 곰팡이와 효모가 증식하여 품질을 나쁘게 한다. 전통적인 방법에서는 숯, 고추를 넣기도 했는데 이때 숯은 불순물과 좋지 못한 냄새를 흡수하는 효과가 있다. 담금이 끝난 항아리는 밤이나 흐린 날에는 뚜껑을 덮고 맑은 날에는 열어서 간장덧의 표면에 햇빛이 들게 한다. 이것은 간장 표면에 자랄 수 있는 산막효모의 발생을 억제하는 데 효과가 있다. 숙성은 15~20℃의 온도에서 30~45일 정도가 소요된다. 이 기간에 메주중의 protease작용으로 유리아미노산의 양이 증가하고 여러 성분들이 용출된다. 메주제조과정에서 다량 증식한 Bacillus속의 세균은 숙성과정 중에 차차 사멸되고 내염성 효모인 Zygosaccharomyces rouxii와 내염성 젖산균인 Pediococcus halophilus가 증식하여 약간의 에탄올과 젖산을 생산한다. 숙성이 끝난 후 액체와 메주를 분리하는데, 이를 가르기 또는 간장 뜨기라 한다. 망사주머니에 담겨진 메주덩이를 그대로 들어내고, 항아리 바닥에 침전된 메주찌꺼기는 체로 받쳐서 분리해 낸다. 전통적인 방법에서는 음력 4월이 지나기 전에 가르기 작업을 한다. 가르기 작업에서 얻은 액을 날간장이라고 한다. 날간장에는 각종 효소, 미생물, 불필요한 냄새 등이 함유되어 있으므로 저장성의 증진, 풍미의 개량을 위하여 이를 달인다.

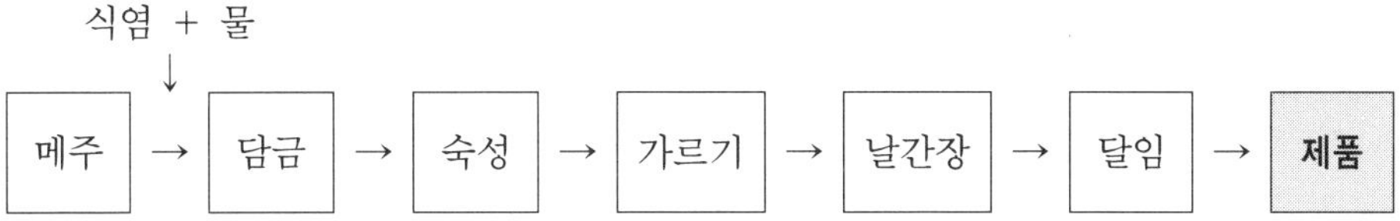

그림 6-9. 재래식 간장 제조 방법

재래식 간장의 경우 메주를 사용하고 있기 때문에 메주에 기생하고 있는 미생물에 따라 최종 제품의 품질이 달라지기 때문에 메주 중의 미생물에 관한 연구도 많이 수행되었다. Joc와 Lee(1970, 1971)은 한국 재래식 간장으로부터 *Asp. spp. Rhizopus spp.*과 *Mucor spp.* 등을 분리하였고, Kim 등(2000)은 전통메주로부터 대두단백질 가수분해효소 생산성이 있는 미생물균을 분리 및 동정한 바 있다. 또 Hwa와 Hoe(1991)은 재래식 메주로부터 산 생성균의 분포를 밝혔고, Cho와 Lee(1970)는 메주 중의 곰팡이 및 세균을 분리하여 표층과 내부층에 관계없이 유용한 *Bacillus spp.*의 두 균주를 분리 보고한 바 있으나 일반 효모는 발견되지 않았다고 하였다. 그리고 개량식 간장에서는 메주 즉, koji를 제조하는 경우 단지 *Asp. spp.*의 곰팡이만 이용되는 것이 재래식 간장과의 차이이다. 숙성 중에는 곰팡이의 검출은 거의 볼 수 없었고, 다만 숙성 중에는 효모가 가장 중요한 미생물로 알려져 있다. 또한 간장 덧 중에서 *Sacch. rouxii* 등을 포함한 30균주를 분리하였으며 대부분이 무염 또는 10% 함유 배지에서 잘 생육하나 15~18% 식염 함유배지에서는 생육이 거의 억제되었다고 보고하였다. 한편 재래식 간장의 경우 *Bac. spp.*의 미생물이 담금 초기에는 존재하였으나 그 후 11주까지는 계속 감소하였고, *Bac. subrilis*는 소멸되었으며 내염성 젖산균인 *Pedidococcus spp.*과 *Leuconostoc spp.*이 있었으나 개량식 간장에서는 검출되지 않았다고 보고하였다(Lee and Lee 1972).

(2) 개량식 간장

개량식 간장(고지 간장)의 원료는 콩, 밀, 소금이다. 콩과 밀은 간장 고지를 만드는 원료이고, 소금은 간장에 짠맛을 주며, 미생물에 의한 부패를 막아 준다. 물은 마실 수 있는 것이면 되는데 되도록 철분이 없고 유기물이 적게 들어 있는 것이 좋다. 개량식 간장은 간장 고지에 소금물을 부어서 담금을 하고 숙성시킨다. 숙성이 완료되면 여과시켜 간장박을 제거시킨 다음 장달임을 하여 제조한다(그림 6-10).

담 금 - 간장은 담글 때 콩:밀:소금:물의 배합비는 간장 품질과 간장 덧의 숙성 속도에 영향을 주는 중요한 요인이다. 일반적으로 콩을 밀에 비하여 너무 많이 사용하면 구수한 맛의 풍미는 높으나 향기가 낮은 경향이 있으며, 이와 반대로 밀을 많이 사용하면 단맛과 향기는 높아지나 구수한 맛이 적어진다. 또한 소금의 농도를 높게 하면 간장 덧의 발효가 억제되고 질소 성분의 용해도가 낮아진다. 반면에 소금 농도가 낮으면 성분의 용해도나 발효 속도는 향상되나 신맛이 높아지는 경향이 있다. 따라서 소금의 농도는 숙성과 간장 맛에 중요한데 일반적으로 17~18%로 조정한다.

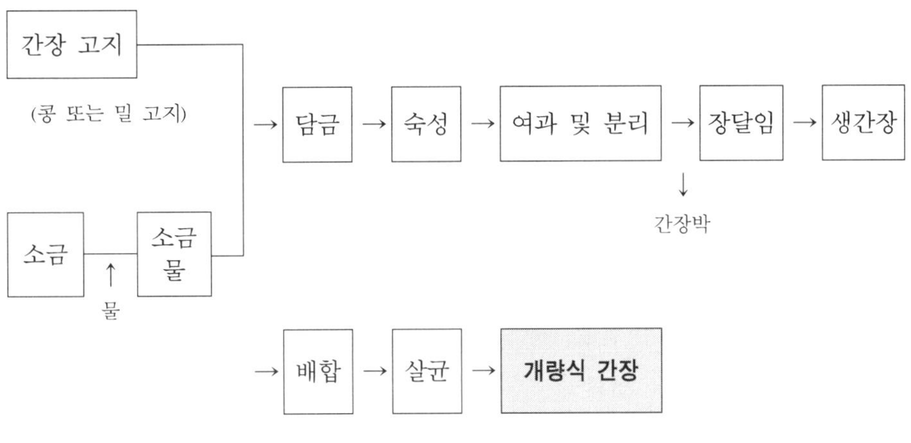

그림 6-10. 개량식 간장 제조 과정

　실제로 콩과 밀의 배합비는 이미 간장 고지 제조에서 결정되기 때문에 간장 담글 때는 고지의 양과 소금물의 농도 및 양만을 조정하게 된다. 고지의 양은 고지의 원료인 콩과 밀의 부피를 기준으로 하는데 이것은 원석(元石)이라 부르고 있다. 우리나라에서는 원료 배합비에 따라 진하게 담그는 진간장과 비교적 묽게 담그는 보통간장으로 나누며 이들의 배합비는 표6 12와 같다.

표 6-12. 간장 담금의 원료 배합 비율

원 료	진 간 장	보 통 간 장
고지(원석으로)	1	1
물	4	7
소금	1	1.8

　간장 덧의 관리 - 담금을 한 간장 덧은 우리나라에서는 보통 약 1~2개월 동안 숙성시키고 있으나 더 좋은 품질을 얻으려면 6개월 이상 1년간 발효시킨다. 숙성 기간 중 간장 덧의 순조로운 발효를 위하여 교반을 잘 하여야 하

는데 교반 횟수는 겨울에는 3일에 1회, 봄·가을에는 하루에 1회, 여름에는 하루에 1~2회 정도 한다. 교반의 목적은 아래 위의 간장 덧을 고르게 섞어서 발효가 균일하게 일어나게 하며 고지에 있는 효소의 용출을 촉진시켜 원료의 분해를 빠르게 함과 동시에, 간장 덧에 생긴 이산화탄소를 제거하는데 있다. 규모가 큰 공장에서는 교반에 노력과 시간이 많이 들므로 6~10 Ib/in2의 비교적 높은 압력의 압착공기를 가는관으로 주입시켜 교반효과를 주고 있다.

숙 성 - 고지를 소금물에 담가 숙성시키면 고지에 있는 효소가 원료성분에 계속 작용하는 것은 물론, 숙성 중에 번식한 효모나 세균들의 효소도 작용하여 복잡한 화학적 변화를 가져온다.

여과 및 분리 - 간장 덧의 숙성이 완료되면 간장액과 간장박을 분리한다. 분리된 간장액은 생간장이라 하여 장달임과 배합과정을 거치게 되고, 간장박은 재래식된장의 원료로 사용하거나 시료로 이용한다. 가정에서는 보통 담금 후 2개월 정도 지났을 때 분리하고 공장에서는 간장의 품질에 따라 6개월~1년 숙성기간이 소요된다.

가정에서 하는 분리 방법은 소위 장뜨기라 하는 것으로 분해나 용해되지 않은 고지를 가라 앉게 한 다음 간장 덧의 맑은 상징액은 먼저 떠내고, 남은 찌꺼기 부분은 체나 보자기를 써서 걸른 다음 상징약과 합한다. 공장에서는 숙성된 간장 덧을 베자루 등에 넣어 압착기로 압착하여 여과한다.

장달임 - 장을 달이는 주 목적은 살균에 있으나 달이는 동안 분해하지는 않고 용해된 단백질을 침전시켜 장을 맑갛게 하는 효과와 농축시키는 효과도 있다. 장달임은 부패할 위험성이 있는 여름철엔 특히 중요한 과정이다. 일반적으로 가정에서는 솥에 넣고 직화(直火)로 가열하여, 끓게 되면 곧 가열은 중지한다. 재래식 간장은 악취제거의 문제가 있어 약간 더 오래 달인다. 장달임 중 간장의 색이 암갈색으로 진해지는데, 간장의 검은 색은 장달임 중 비효소적 갈변반응과 고지균이 갖는 색에서 나오는 것으로 알려져 있다.

배합 및 살균 - 장달임 후의 간장은 간장 특유의 빛깔과 향기가 있으며 쓴 맛, 떫은 맛, 탄 냄새와 같은 불쾌한 냄새가 없고 맛이 잘 조화되어 있어야 하는데 약간의 신맛은 무방하다. 간장 제품의 규격은 전질소량(TN)이 0.7%이상 되어야 한다.

저장 - 여름에 간장을 오랫동안 저장하면 백색의 피막이 간장 표면에 생겨, 간장의 맛과 냄새를 변질시킨다. 이 피막은 효모의 일종인 산막효모(産膜酵母)라는 강한 호기성의 미생물이다.

산막효모의 발생은 ① 간장의 농도가 낮거나 ②숙성이 불충분한 것을 여과했을 때, ③당분이 너무 많이 들어 있을 때, ④ 소금의 함량이 적을 때, ⑤ 간장을 달인 온도가 낮을 때, ⑥ 공장 사용기구 및 저장용기가 불결할 때 흔히 생긴다. 따라서 이것을 방지하려면 기구 및 용기를 깨끗이 씻고 증기로 살균하거나 끓는 물로 살균해서 써야 한다.

또한 파라옥시향산 에스테르(보통 부틸에스테르), 빙초산, 개자유 등을 소량 넣어 저장성을 향상시키기도 한다. 파라옥시 안식향산 부틸에스테르는 간장 1L에 0.35g 정도 첨가한다.

(3) 아미노산 간장

산분해 간장 또는 화학간장이라고도 하는 아미노산 간장은 단백질 원료를 강산으로 가수분해 한 뒤 중화시켜, 색과 맛을 조정한 간장이다. 아미노산 중에는 맛이 좋은 글루탐산염이 많이 포함되어 있어 구수한 맛이 강하나 아미노산 특유의 냄새를 가진 것이 결점이다.

단백질 분해용 강산은 염산(HCl)을 사용하여 중화제는 수산화나트륨($NaOH$), 탄산나트륨(Na_2CO_3)을 주로 사용한다. 이들이 염산과 중화되었을 때 다음 식과 같은 반응이 일어나며 반응 산물은 소금, 물, CO_2 이다.

$$HCl + NaOH \rightarrow NaCl + H_2O$$

$$2HCl + Na_2CO_3 \rightarrow 2NaCl + H_2O + CO_2$$

$$HCl + NaHCO_3 \rightarrow NaCl + H_2O + CO_2$$

① 제조법

아미노산 간장의 제조 공정은 다음과 같이(그림. 6-11) 염산에 의한 단백질의 분해, 중화, 여과, 탈취 및 배합의 과정을 거쳐 제조한다.

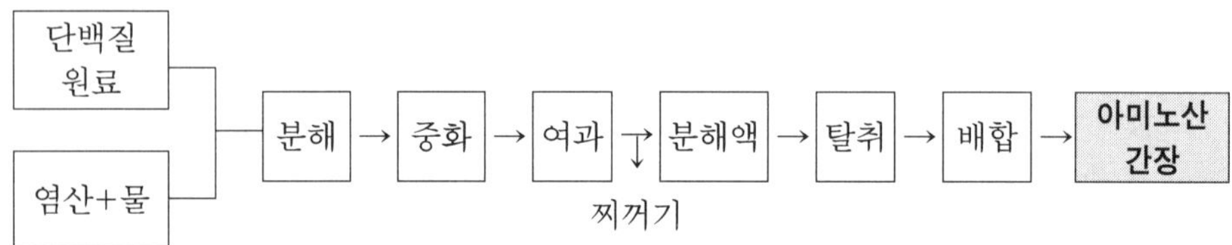

그림 6-11. 아미노산 간장의 제조 방법

원 료 - 단백질 원료는 동물성과 식물성 단백질을 사용할 수 있으나 식물성 단백질 원료는 동물성에 비하여 저렴하고 간장의 맛이 더 좋아 주로 탈지대두박이 사용되고 있다. 그 외의 식물성 원료로는 글루텐, 탈지면실박이 있으며, 어류박이나 누에번데기와 같은 동물성 원료도 있으나 어류나 번데기는 lysine과 같은 염기성 아미노산이 많고 어패취나 번데기의 냄새가 잔류하여 좋지 않다.

분 해 - 원료단백질의 분해방법은 상압(常壓)법과 가압(加壓)법이 있다. 각 분해방법과 장치는 표 6-13과 같다.

표 6-13. 아미노산 분해 방법 및 장치

	분 해 방 법	장 치 및 기 구
상 압 법	직접 가열법	설비는 간단하나 과열될 우려가 있다.
	간접 가열법	사욕법(砂浴法)-솥과 가열기 사이에 모래가 있는것
		유욕법(油浴法)-솥과 가열기 사이에 기름(b,p 110℃이상)이 있는것
		염유욕법(鹽類浴法)-솥과 가열시 사이에 염화칼슘 용액을 넣은 것
	간접 증기가열법	분해조 속에 에나멜을 입힌 파이프를 통하여 과열 증기를 보내어 분해조 속의 분해물을 가열하는 방법
	직접 증기취임법	분해조 속에 증기를 직접 불어넣어 가열하는 방법
가 압 법	직접 증기가열법	큰 규모의 공장에서 실시하는 데, 열효율은 높으나 품질이 떨어진다.
	고압솥법	고압솥의 이중벽에 높은 압력의 증기를 보냄.

원료 중의 단백질을 분해하는 염산량은 질소(N)와 염산과의 몰비(molar ratio)를 1:2가 되게 반응시키며, 순 염산(35.4%)의 소요량은 다음 식으로 계산한다.

$$\text{염산소요량(kg,100\%로 계산)} = \frac{\text{원료 중의 N함량(\%)}/100 \times \text{원료량(g)} \times 36.5 \times 1.2}{14}$$

(여기서 14는 N의 원자량, 36.5는 HCl의 분자량이다.)

단백질을 분해하는 데는 18%의 순 염산농도로 분해시키는 것이 적당하다. 따라서 직접 증기 취입법과 같이 분해액에 수증기가 직접 들어가는 것은 수증기가 응축되어 염산의 농도가 묽어지므로 가열전의 염산농도는 18%이상으로 조정해야 한다. 분해 온도와 시간은 고온 분해 시 110~125℃에서 10시간 정도, 저온의 경우에는 80~90℃에서 48~72시간 분해한다. 저온 분해법은 고온 분해에 비하여 성분상 또는 풍미상으로 품질이 좋은 제품을 얻을 수 있어 주로 사용하고 있다(표 6-14).

표 6-14. 고온 분해와 저온 분해의 비교

구분	분해 온도	분해 시간	$\dfrac{\text{아미노태질소}}{\text{전질소}} \times 100$	단백분산출량 (%)	향기와 맛
저온	70~80℃	79	65.7	39.5	좋음
고온	105℃	13	63.1	2.7	탄 냄새가 남

중 화 - 분해가 끝난 분해액은 pH 4.5로 중화시킨다. 중화는 분해액을 중화조에 옮겨 50~60℃로 냉각시킨 다음 탄산소다의 가루를 액의 표면에 조금씩 뿌리면서 교반하여 이산화탄소가 발생되지 않을 때까지 계속한다. 가성소다의 경우에는 포화용액으로 만들어 사용한다. 중화할 때 온도가 너무 높으면 쓴 맛이 생기므로 반드시 60℃이하에서 조작하여야 하다. 분해액을 pH 4.5로 하는 것은 액 중에 들어 있는 humin물질을 등전점(pH 4.5)에서 제거하

기 위한 것인 데 이때 humin물질의 제거로 색과 투명도가 좋은 제품을 얻을 수 있다.

여 과 - 중화가 끝난 아미노산 분해액은 여과기(filter press)로 여과한다. 첫 번째 나온액은 1번 액 이라 하며, 남은 찌꺼기에 물을 첨가하여 남아 있는 상당량의 아미노산을 두번 더 여과한 것을 2번과 3번 액이라 하는 데 1번과 2번 액을 합하여 탈취 및 배합을 한다.

탈취 및 배합 - 여과한 분해액은 특유한 아미노산 냄새와 맛이 있어 탈취 및 탈색 등의 처리를 하여 정제한다. 간단한 정제 방법은 활성탄을 1% 넣고 잘 교반하며 가온한 다음 수 시간 방치하였다가 여과한다. 탈취 및 탈색한 액은 색이 엷고 맛이 간장으로서 적합지않아 조미료나 향미 물질, 소금 등으로 조미하고 캐러멜을 넣어 간장 색을 조절한다.

제 품 - 이렇게 제조한 아미노산 간장은 투명하며 비교적 붉은 기가 많고 상쾌한 아미노산 냄새와 구수한 맛이 있으며 탄 냄새와 비린 냄새는 나지 않는 것이 좋다. 동일한 전 질소 함량(TN)의 조건에서 아미노산 간장과 양조간장을 비교하면 표 6-15와 같이 구수한 맛과 이취는 아미노산 간장이 강하나 알코올 취나 신맛은 낮은 것으로 되어 있다.

표 6-15. 양조간장과 산분해 간장의 특색

항 목	양 조 간 장	아 미 노 산 간 장
아미노산 함량	적다	많다
펩티드 함량	많다	적다
구수한 맛의 강도	약하다	강하다
알코올 함량	많다	적다
유기산 함량	많다	적다
이 취	적다	많다
장 점	향이 좋다	구수한 맛이 강하다

(4) 혼합간장

아미노산 간장과 양조(발효) 간장의 장,단점을 서로 보완한 것이 혼합 간장
이다. 일반적으로 양조 간장과의 혼합 비율은 5:5 또는 6:4로 하며 혼합 간장
의 제조 과정은(그림. 6-12) 두 간장을 혼합한 뒤 숙성시켜 맛을 안정시킨 다
음 여과시켜 살균한다.

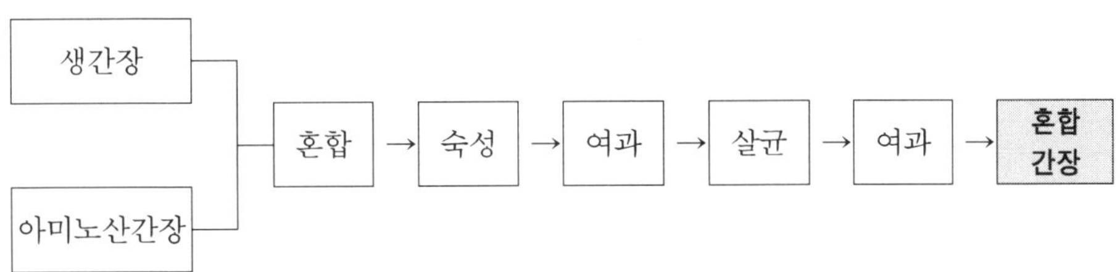

그림 6-12. 혼합간장의 제조 과정

간장 발효 및 관련 미생물

장류 양조는 장류에 필요한 종국(種麴), 제국(製麴) 및 숙성과정이 가장 중
요하다. 종국에 사용되는 가장 대표적인 균이 *Aspergillus oryzae*, *Aspergillus sojae*
계통이다. 호기성 세균의 오염은 제국시 여러 가지 발효를 일으켜 장류의 맛
을 나쁘게 한다. 간장담금기간 동안 효모 분포는 초기에 *Saccharomyces rouxii*,
Secch marxianus, *Sacch rosei*, *Pichia posake*, *Candida pelliculosa* 등이 생육하고, 숙성
에는 *Sacch rouxii*, *Sacch rosei*, *Sacch fermentati*, *Sacch mellis*, *Sacch pastori*, *Hansenula
amonala* 등이 생육한다.

간장의 품질과 성분

간장의 품질, 즉 상품으로서의 가치는 간장의 맛, 향, 색으로 결정하며 주
요품질 요소로는전질소, 아미노태질소, glutamic acid 등, 환원당, glucose 등의
당 성분, 향미의 강도등이 있다. 간장의 색은 맛, 향기와 더불어 품질 상 대단
히 중요한 것이다. 거의 전부가 효소작용이 관계하지 않는 두 종류의 갈변반
응-가열에 의한 갈변과 산소가 관여하는 산화 갈변에 의하여 만들어진다. 우

리나라 간장의 주요 품질 특성은 표 6-16과 같이 재래식간장의 경우 소금을 주로하 염분의 농도(26.3%)가 개량식(18.1%)보다 현저히 높아 짠맛이 강하다. 총질소과 아미노태질소의 양은 개량간장이 재래식 간장보다 높고 당함량도 3배이상 높아 간장의 단맛과 구수한 맛이 강함을 알 수 있다. 질소화합물에 있어서 단백질을 분해시켜 제조한 아미노산 간장은 총질소량이 개량간장보다 높다.

표 6-16. 간장의 구성성분

항 목	재 래 간 장	개 량 간 장	아 미 노 산 간 장
비 중	1.202	1.184	1.185
염 분(%)	26.3	18.1	16.4
총 질 소(%)	0.59	1.51	1.80
아미노태질소(%)	0.54	0.91	0.87
총 당 질(%)	1.23	4.40	3.57
환 원 당(%)	0.63	2.69	2.25

향기는 대두와 밀에 국균이 충분히 생육한 국은 담금 후 국균 효소로 분해되면서 동시에 간장 유산균 간장 효모에 의한 발효가 왕성하게 일어난다. 이 사이에 간장 향기의 기본적인 성분이 만들어지고 화입공정 중의 갈변풍미가 생성되어 간장 전체의 향기 성분이 된다. 유기산은 유산, 초산, 지방산 등이며, 알코올류는 효모발효에서 생기는 것이 많고 carbonyl 화합물과 그 관련화합물이 있으나 가장 강한 특징 있는 향으로는 phenol류가 있다. 향미 물질에 관한 연구는 Tawara(1987)이후 지금까지 많은 연구가 이루어져 왔다. 1940년대에서 1960년까지 Yokotsuka 등(1949, 1967)은 aceral, mercaptals, phenol 등의 새로운 향미물질을 발견하였으나 간장의 특유한 향미를 찾아내지 못하였다. 그러나 1970년에 들어와서 Nunomura 등(1976, 1978, 1979, 1980, 1984a, 1984b)에 의해 간장을 basic, acidic, neutral 등으로 분리하여 약 168개의 간장의 향미성분을 검출하였다. 특히, 기술적인 진보와 분석기술의 향상으로 인

하여 간장의 특유의 향을 부여하는 물질이 HEMF(4-hydroxy-2(5)-ethyl-5(2)-methyl-3(2H)-furanone)라고 밝혔다. 또한 간장 중의 향미물질은 acidic fraction에서 간장 특유의 향을 지니고 카라멜과 같은 향을 지니고 있는 것으로 보고되었으며 간장을 가열살균함으로서 pyrazine 계열의 물질이 증가하였다고 보고하였다(Nunomura et al. 1984a).

이후 여러 학자들에 의하여 각 물질에대한 동정이 이루어 졌으며 그 중 ehanol, lactic acid, acetic acid, HMF(dihydroxy-2-methyl-3(2H)-furanone), 2,3-butanediol, isovaleraldehyde와 HEMF가 간장 중의 주요 향미물질이라 보고하고 있다(Nunomura et al. 1984a).

2) 간장의 영양과 기능성

간장의 구성성분은 아미노산과 당류, 발효산물인 알코올과 유기산, 소금을 주성분으로 하여 구수한 맛, 단맛, 고유 향미, 짠맛이 묘하게 조화된 천연의 조미료이다. 재래간장은 개량간장에 비해 감미가 낮으며 일반적으로 유기산, 당 등의 함량이 적어 개량식에 비해 맛은 떨어지나 염분의 성분이 더 많은 편이다. 간장, 된장의 맛을 좌우하는 아미노산은 영양적으로 매우 중요한 성분으로, 숙성기간 에 따라 큰 차이가 생기는데, 메주를 삶을 때 유리아미노산은 감소하나, 시간의 경과에 따라 isoleucine, lysine, phenylalanine, glycine은 수십배 증가한다. Methionine은 숙성 1개월 동안 반으로 급격히 감소하며, 개량메주가 재래메주보다 아미노산 함량이 더 많다.

재래간장의 암모니아태질소의 변화는 숙성 중 점차 증가하고 소금의 농도에 영향을 받는다. 아미노태질소는 대두에 가장 많이 함유되어 있고 원료 대두보다 장류 제품에 15~20배 정도로 많이 함유되어 있다.

비타민의 함량은 미량이고 무기질 중 철은 간장의 색깔, 풍미에 바람직하지 못한 영향을 준다. 간장발효기간 80일 중 휘발성 아민류인 tyamine, histamine은 점차 증가하는데 간장의 소금 농도가 28.5%일 때 많이 증가한다. 소금의 농도가 낮을수록 다량의 제 2급 아민 검출이 증가하는데, 제 2급 아민의 발생을 감소시키려면 저온에서 달이는 것이 좋고, 발효, 저장 중에 항아리의 뚜껑을 매일 열어 햇볕을 쬐여 주며, 소금 농도를 증가시키는 방법도 있다.

간장의 영양학적 의의와 목적은 염분과 아미노산 및 단백질의 공급이라 할 수 있습니다. 사람은 염분이 지나치게 없으면 살 수 없으나, 지나치게 섭취하면 심장 및 신장 장해를 초래한다.

보통 하루의 염분 필요량은 13g 으로 정해져 있으나, 5g 이하가 되면 식욕감퇴, 두통, 의욕 상실 등의 장해가 온다. 간장의 methionine은 간장(肝腸)의 해독작용을 도와 체내에 유독한 유해물질 제거에 큰 역할을 담당하는데, 알코올 및 니코틴의 해독작용으로 담배, 술의 해를 줄이고 미용에도 효과적이다.

이외에도 정장작용을 돕고, 혈관을 부드럽게 하여 혈액을 맑게 하며, 비타민의 체내 합성을 촉진한다. 칼슘, 인의 대사 조절로 치아, 뼈, 세포를 견고하게 하기도 하며, 민간요법으로 갈증이 심할 때 냉수에 간장을 타서 마셨고, 기름에 의한 화상 시 에는 간장을 화상 부위에 바르면 통증이 격감되고 물집이 생기지 않는다고 한다.

간장은 소금, 당분, 아미노산 및 비타민 등이 들어 있어 어느 정도의 영양가치는 있으나 그 섭취량이 적으므로 영양식품이라고는 말할 수 없고 순수한 조미료로 생각하고 있다.

그러나 영양학적 의의와 목적은 염분과 아미노산 및 단백질의 공급이라 할 수 있다. 간장의 methionine은 간장(肝腸)의 해독 작용을 도와 체내에 유독한 유해물질 제거에 큰 역할을 담당하는데, 알코올 및 니코틴의 해독작용으로 담배, 술의 해를 줄이고 미용에도 효과적이다. 또한 혈관을 부드럽게 하여 혈액을 맑게 하고 비타민의 체내 합성을 촉진한다.

한편 최근에는 우리나라의 전통장류인 된장, 간장 등이 갖는 항산화기능 및 항돌연변이 기능이 보고되고 있으며 특히 간장의 경우 제조과정 중에 형성된 갈색색소인 maillard reaction product들이 색과 맛을 형성함과 동시에 생리적인 기능을 부여하는 기능성들이 제시된 바 있다(Renn and Sathe. 1998, Chen 1998, Shu 1998, Wijewickreme and Kitts 1998).

⑤ 고추장

고추장은 옛날부터 우리 가정에서 많이 애용되어 온 조미료임과 동시에 기호식품으로 간장, 된장과 함께 대표적인 발효식품이다. 된장이나 청국장은 콩만을 주재료로 쓰는데 반해 고추장은 콩과 전분질, 고춧가루, 소금을 주원료로 하기 때문에 콩의 분해 산물인 아미노산의 감칠맛, 곡류의 분해로 인한 단맛, 소금의 짠맛, 유기산의 발효작용에 의한 새콤한 맛, 고춧가루의 매운맛과 붉은색으로 인한 시각적 효과까지 고루 갖춘 장이 되는 것이다(조 등 1997, 한복려, 한복진 1995). 고추장은 유일하게 향신료와 조미료의 역할을 동시에 하는 독특한 장으로 영양이 풍부하고 또한 식욕증진, 소화촉진의 효과를 가진 우리나라의 전통적인 고유 식품이라 할 수 있다(조 등 1997).

1) 고추장 제조법

(1) 재래식 고추장

고추장 제품은 크게 나눠 전통고추장과 개량식 고추장으로 나눌 수 있으면 가장 큰 차이는 전통고추장은 고추장용 메주를 이용하지만 개량식 고추장은 황곡균이 순수 배양된 고지를 이용하는 등 원료와 발효방법의 차이가 있다. 메주 가루에는 콩 고지보다 약하지만 상당한 단백질과 탄수화물의 분해 효소가 들어 있다. 찹쌀을 원료로 했을 때는 찹쌀을 5시간쯤 물에 담갔다가 꺼내어 마쇄한 후 골고루 반죽하여 반대기를 만들어 끓는 물에 익힌 다음 물을 조금씩 넣으면서 풀어서 쓴다. 보리쌀은 먼저 분쇄한 다음 물을 뿌려 24시간 재워 두었다가 찐 다음 덩어리를 잘 풀어 3일간 온돌에 재워둔다.

이때 미생물에 의하여 당화가 일어난다. 고추장은 이렇게 만든 찹쌀이나 보리 가루에 소량의 메주 가루, 고추 가루, 소금및 물을 넣고(원료 배합은 보리쌀이나 찹쌀 2.5에 메주 가루 0.26, 고추 가루 0.1, 소금 0.3의 비율) 잘 혼합해서 담근 다음 햇볕이 잘 쬐는 곳에 놓아두고 뚜껑을 열어 익히면 약 한 달 후에 고추장이 된다. 그림. 6-13은 찹쌀을 원료로한 일반적 고추장제조법으로 메주가루를 섞어 발효시킨 것이며 전분의 당화 촉진을 위하여 엿기름을 첨가한다. 엿기름은 전체 고추장양의 약 5%정도로 3시간이상 침지시킨 후 걸러서 사용한다. 또한 옹기에서 장기간 발효시키는 특징이 있으며 개량식고추장에 비하여 고춧가루 사용량이 월등히 높다는 것이다.

떡고추장의 경우(그림. 6-14) 전분분해를 위한 엿기름 사용공정이 없고 단지 고추장용 메주에 의해서 콩과 전분질이 분해되어 맛을 내게 되므로 발효기간이 식혜고추장에 비하여 길고 저장성에서 우수하면서 독특하며 중후한 맛이 있다는 것이 특징이다.

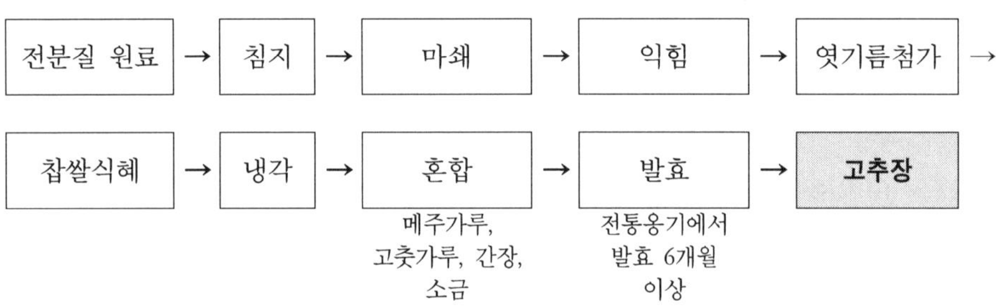

그림 6-13. 전통고추장의 일반적인 제조공정

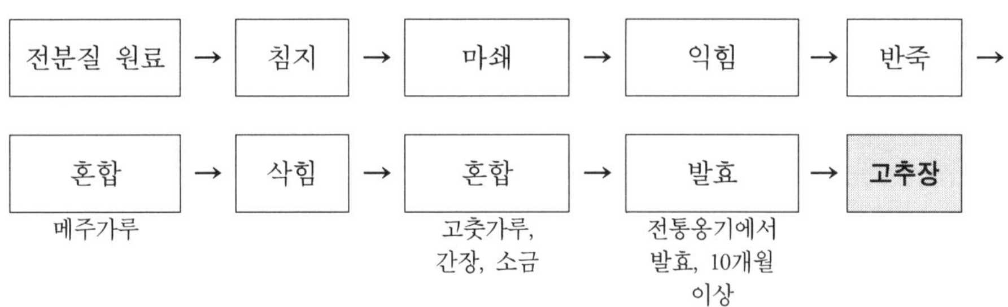

그림 6-14. 떡고추장의 일]반적인 제조공정

(2) 개량식 고추장

개량식 고추장은 찹쌀 등 전분질과 고춧가루를 주원료로 하여 koji, 소금 등을 섞어 발효 시킨다. 고추장은 미생물의 대사 및 발효작용으로 생성되는 유기산, 알콜 등이 전분질의 가수분해로 생성되는 단맛, 단백질로부터 유래되는 구수한 맛, 고추의 매운맛, 소금의 짠맛 등과 잘 조화를 이루고 있다. 고추장의 품질은 원료와 배합비율, 제조방법, 숙성조건 등에 따라 다르나 메주 또는 koji의 종류에 따라 그 품질 특성이 좌우된다. 소비량이나 생산량 면에서 주도하고 있는 개량식고추장의 일반적인 제조공정을 보면 그림3과 같다. 개량식 고추장은 전분질 원료로 소맥분을 쓰는 경우가 많고 소맥분으로 고지를 만들어 분해 시키는 과정을 거치고 있는데 특히 발효 조건을 관리하여 숙성 기간이 짧은 것이 특징이다. 또한 고춧가루 사용량이 10% 이하로 전통 고추장에 비하여 낮은 경향이 있고 그 제조방법은 다음과 같다(그림. 6-15).

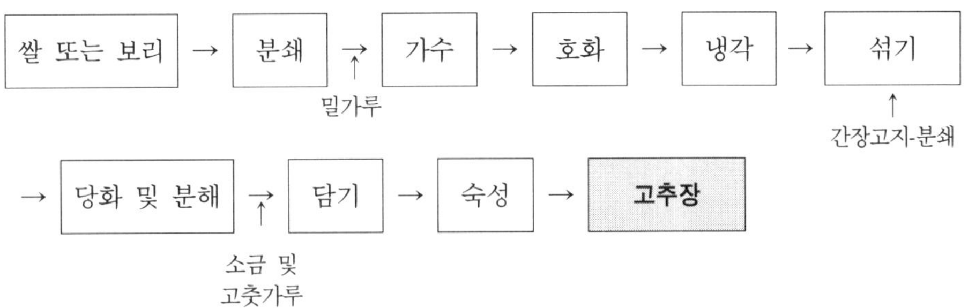

그림 6-15. 개량식 고추장의 제조과정

원료 - 쌀 고추장 원료인 멥쌀 또는 찹쌀은 5시간 정도 물에 담갔다가 물을 뺀 다음 곱게 마쇄하며, 보리 고추장 원료인 보리쌀은 담그지 않고 그대로 마쇄힌다. 밀고추장은 시핀 밀기루를 그대로 사용힌다.

고추장 제조용 고지는 간장 고지가 가장 좋다. 간장 고지가 없을 때는 재래식의 메주를 쓸 수도 있으나 이것은 효소력이 강하지 못하여 당화 및 단백질 분해가 덜 된다. 고지는 곱게 마쇄하여 사용한다. 고추 가루는 잘 정선된 고추를 곱게 마쇄한 것을 사용하고 소금은 불순물이 없는 비교적 고급품을 써야 한다. 고추장의 품질은 숙성과정에 관여하는 미생물에 의해 좌우되기 때문에 최근에는 고추장의 숙성을 조절하기 위하여 마늘고 양파를 부원료로 이용하거나(Kim 2001, Kim and Lee 2001), 겨자와 고추냉이를 첨가하여 미생물에 의한 숙성을 조절(Lee et al. 1996, Shin et al. 2000, Oh et al. 2002)하려는 연구가 진행되었다. 또한 식생활 양식의 변화에 따라 고추장 담금 시 전분질원의 일부를 과즙(Park et al. 1993)이나 감(Lee and Jeong 1998), 호박(Choo and

Shin 2000), 사과(Jeong et al. 2000)로 대체하거나 홍삼을 첨가하여(Shin et al. 1999)고추장의 풍미와 기능성을 향상시키려는 연구들이 시도되고 있다.

고추장 원료대체에 관한 연구로는 옥수수가루를 이용한 고추장의 발효시험 결과 옥수수 가루와 대두를 1:1 ~ 7:3의 비율로 사용한 경우 재래식과 다름이 없었다고 한다(이택수 등, 1973.). 한편 비지를 활용하여 고추장을 제조한 경우는 비지를 정선하여 증숙한 다음 냉각시킨 것에 황곡균을 접종, 72시간 배양하여 비지고지를 만든다. 이와는 별도로 증숙한 소맥에 황곡균을 접종하여 70시간 배양하여 소맥고지를 만든다. 이들 두 고지를 혼합하고 여기에 땅콩분말을 가하여 50~60℃로 가열 당화한 다음 적당량의 고춧가루와 소금물을 가하여 반죽 후 숙성시켜 고추장을 제조하였다(김형건, 진희생 1967).

가수(加水) 및 호화 - 쌀가루, 보리쌀 가루 또는 밀가루에 적당량의 물을 넣으면서 잘 섞는다. 물의 양은 쌀가루의 경우 약 2~3배, 보리쌀 가루, 밀가루는 약 3~4배 정도의 물을 넣어 약간 묽게 만든다. 호화는 쌀가루, 보리쌀 또는 밀가루 액을 가열 용기에 넣어 계속 교반하면서 균일하고 타는 부분이 없도록 가열한다. 가열 시작 후 점도는 점차 높아졌다가 감소하게 된다.

냉각 및 섞기 - 원료가 완전히 호화가 되면 그대로 방치하여 약 75℃정도로 냉각한다. 냉각한 호화액에 분말 고지를 잘 섞는데 고지 첨가량은 전분질 원료의 30~40% 이다.

당화 및 분해 - 고지 가루를 섞은 전분 호화 용액은 60℃에서 3~5시간 유지시켜 탄수화물과 단백질을 분해한다. 이때 품온이 60℃ 이하로 너무 떨어지면 젖산균이 번식하여 시어지는 수가 있으므로 주의하여야 한다. 당화의 종점은 당화 도중 조금씩 떠서 맛을 보아 단맛과 구수한 맛이 적당할 때로 당화 시간을 조절하여야 한다.

야생균을 이용하여 고추장을 담그면 숙성기간이 오래 걸리고 품질도 좋지 않으므로 순수 국균을 접종하여 속성으로 고추장을 제조하는 방법에 많은 연구가 진행되어 있는데 순수배양한 국균을 접종 제조한 메주에 물, 전분질 원

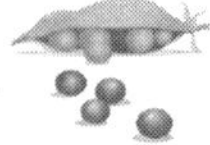

료, 고춧가루 및 엿기름가루 등을 혼합 60℃에서 당화시킨 후 소금을 가하여 30℃ 이하의 온도에서 숙성시켜 제조하는 방법(최춘언 등, 1959), 고추장 발효기간을 단축하고 품질을 향상시킬 목적으로 소맥고지를 만들고 여기에 별도로 제조한 효소액을 첨가하여 숙성 후 다시 소금, 고춧가루를 혼합하여 후숙시키는 방법(김종석 1966), 곡류고지와 콩고지를 따로 만든 후 여기에 소금, 고춧가루 및 물을 적당히 혼합하여 숙성시키는 속양 고추장 제조방법(김지봉 1966), Bacillus natto균을 첨가함으로써 고추장을 빨리 숙성시킬 뿐 아니라 제품의 향미를 개선하는 방법(진희생 1964), 콩고지에 지방분해 효소 생성능이 강한 Rhizopus nigricans의 순수배양액을 접종하고 탄산칼슘을 가하여 생성된 생성물을 40~50℃에서 건조 분말화 하는 방법(한계호 1967)등이 있다.

담기 - 당화가 끝나면 고춧가루와 소금을 첨가하여 잘 섞게 되는 데 이들의 배합량은 기호성과 숙성 기간 등에 따라 달라지며 당화 과정과 함께 고추장의 맛을 좌우하는 중요한 과정이다. 또한 소금의 종류를 달리하여 고추장의 발효특성 실험(김동한 등, 2003)에서는 천일염, 제재염, 해조소금, 죽염을 사용하여 고추장을 제조하고 소금이 고추장의 숙성 과정에서 미생물상과 효소활성도 및 이화학적 특성에 미치는 영향을 검토하였는데 전체적인 기호도에서 죽염과 해조소금고추장이 좋은 결과를 가져왔다. 일반적으로 고추 가루와 소금은 전분 원료 양의 약 20%이다.

숙성 - 담기를 마친 고추장은 30℃ 이하에서 숙성시킨다. 숙성 기간은 대체로 1개월로서 소금의 배합량이 비교적 적으면 숙성 기간이 단축되고 배합량이 많으면 숙성 기간이 길어진다. 숙성 도중에 안팎을 뒤섞어서 다른 그릇에 옮겨 담으면 숙성이 촉진된다. 고추장 제조 중 *Saccharomyces rouxii, torulopsis versatilis, Torulopsis etchellsii* 등의 유용효모를 단독 또는 혼합 배양하여 담근 결과 숙성기간이 단축되었고 향미가 우수하였다고 한다(이택수 1979.,이택수 등 1980). 또 고추장 담금시에 알콜을 4% 농도로 첨가하면 5% 소금농도의 저염 고추장을 만들 수 있다고 한다(이갑상, 김동수 1985). 고추장의 숙성 중 발효 용기가 품질 변화에 미치는 영향에 관한 실험(정순경 등, 2005)에서는 발효식품 담금용기로 사용되고 있는 유리, polypropylene (pp), polyetylene terephthalatr (PET), 스테인레스 용기, 옹기에 고추장을 담아 30℃에서 4개월 동안 발효하는 동안 물리적, 화학적, 미생물적인 품질변화를 측정하여 담금 용기의 효과를 비교 평가하였는데, 옹기에서 발효된 고추장이 관능적인 품질에서 타 용기처리구에 비해 유의적으로 우수하였다고 하였다.

제품 - 고추장 제품은 신맛이 나지 않는 것이어야 하며, 단맛, 구수한 맛, 짠맛 및 매운 맛이 잘 조화된 것이 좋다.

표 6-17. 재래식고추장과 개량식고추장의 차이점

항목		재래식고추장	개량식고추장	비고
주원료	전분질 원료	찹쌀 20% 이상 (국내산만 사용)	소맥분 (수입산 사용 가능)	전통고추장은 자연미생물을 이용하고, 개량식고추장은 종국(균주분리)을 이용하여 발효함
	고춧가루	20% 이상 (국내산만 사용)	6% 이상 (수입산 사용 가능)	
	보존료 (방부제 등)	사용불가	기준치 이내 사용 가능	
발 효	방법	전통옹기	탱크 발효	전통고추장은 자연발효이고 공장고추장은 관리 숙성임
	기간	최소 6개월 이상	15일 이내	
살 균		비살균	살균 (효모를 선택적으로 제거)	

여기서 보는 바와 같이 전통고추장과 개량식고추장은 원부재료의 구성과 제조방법에도 상당한 차이가 있으며(표 6-17) 개량식고추장이 빠르게 소비자의 기호도에 부흥하여 그 소비량을 늘리고 있는 추세이다.

2) 고추장의 기능성

최근에는 건강에 대한 관심이 높아지고 선조들이 먹어왔던 전통식품에 대한 관심도 함께 높아지면서 전통식품의 기능성이 중요시되고 있다. 우리나라의 암에 의한 사망률이 87년 16.7%, 88년 18.2%, 89년 19.4%로 계속적인 증가현상을 보이고 있는 가운데 위암과 자궁암 사망률은 점차 감소하고 있으나 폐암과 대장암이 급격히 증가하는 경향을 보임으로써 사망원인 구조가 선진국과 유사해져 가고 있음을 알 수 있다(김소자 2000). 수 십 년간 세계에서 암 예방을 위한 기능성 식품, 기능성물질에 관한 연구가 활발히 이루어지는 가운데 우리의 고추장 역시 발효저장 식품으로 된장과 함께 항암기능성에 대한 연구가 김 등(김소자. 2000)에 의해 시도되어진 바가 있다.

그리고 서양화된 식습관의 변화로 인해 비만인구가 늘어가고 체중을 줄이기 위한 각종 건강식품과 다이어트 방법들이 각광을 받는 오늘날 우리의 전통장류인 고추장은 이미 체중감소효과가 밝혀진 capsaicin을 많이 함유하는 식품인 고춧가루가 20~30%까지 첨가되는 식품으로서 고추장의 체중감소효과에 대한 연구도 최근 시도되어졌었다(Choo 2000. 공규리 2001.).

Capsaicin의 기능에는 식욕증진, 식염섭취 저하, 혈관 확장 및 수축, 타액분비 촉진, 위산분비 항진, 장관운동 항진, cholesterol저하, 생리활성 peptide방출(Buck and Bucks, 1979), 에너지대사 항진(Watanabe et al. 1987), 혈중 지질 개선 및 항산화성 비타민류의 혈중 항상성유지 등이 있다(Yu et al. 1996). 다른 향신료에 비해 고추에 많이 함유되어 있는 비타민 C는 암유발 물질 감소기능과 활성산소를 제거하는 항산화작용, 임파조직 강화, 혈관강화, 전염병예방 등의 기능이 알려져 있다(Shils 1998).

(1) 항돌연변이 및 항암효과

전통식 방법으로 제조한 고추장과 개량식고추장 및 고춧가루를 실험재료로 하여 숙성된 전통고추장, 숙성되지 않은 전통고추장, 개량식고추장 및 고춧가루의 메탄올추출물로 실험한 결과(표 6-18) 숙성된 전통고추장의 경우 94%에 이르는 높은 항돌연변이 효과는 고추장이 숙성될수록 증가하였으며 숙성된 전통고추장의 효과가 큰 것으로 나타났다(공규리 2001). 고춧가루도 84%의 높은 저해 효과를 나타내었는데 이는 고춧가루에 함유된 지방산과 카로티노이드, 캡사이신 등에 의한 영향으로 보인다.

고추장에 의한 항종양 효과를 보기 위하여 실험용 쥐의 왼쪽 서혜부 피하에 종양세포를 이식 시킨 후 20일 동안 고추장 메탄올추출물을 투여하고 이

로부터 32일 지난 다음 쥐를 해부하여 종양을 분리하여 그 무게를 측정하였
다. 표 6-19에서 보는 바와 같이 종양세포만 이식한 대조군은 종양의 무게가
6.0g인 반면 숙성된 전통고추장은 3.3g으로 감소하여 45%의 종양 생성 억제
효과를 보였으며 숙성되지 않은 전통고추장과 개량식고추장의 경우 각각
17%, 23%로 비교적 낮은 종양 저해 효과를 보였다(Park et al. 2001, 공규리
2001, 박건영 2003)

표 6-18. 고추장과 고춧가루 메탄올추출물의 E. coli PQ 37 균주에서
MNNG에 의한 SOS 반응 억제 효과

처리군	β-갈락토시다아제 (β)		알칼라인 포스피타아제(α)		β/α	SOS 유도자수	저해율 (%)
	OD_{420}	단위[1]	OD_{420}	단위			
자연복귀	0.54	9.1	0.47	6.5	1.4	1.0	-
대조군(MNNG)	0.87	20.1	0.46	6.3	3.2	2.3	-
전통고추장 I -0일간 발효	0.74	14.1	0.54	6.9	2.1	1.5	58
전통고추장 II -6개월간발효	0.75	10.6	0.52	7.1	1.5	1.1	94
개량식고추장	0.68	13.0	0.49	6.4	2.0	1.5	65
고춧가루	0.73	10.1	0.64	6.0	1.7	1.1	84

[1]$Eu = (1000 \times A420)/time(min)$

표 6-19. 살코마-180 암세포를 이식한 쥐에서 고추장과 고춧가루
메탄올추출물의 종양 형성 억제 효과

시료	종양 무게(g)	저해율(%)
S180 + PBS(완충용액)	6.0	-
+전통고추장-0일간 발효	5.0	17
+전통고추장 II -6개월간 발효	3.3	45
+개량식 고추장	4.5	23
+고춧가루	4.7	22

(2) 항비만 효과

고추장은 콩과 전분질, 고춧가루, 소금을 주원료로 하기에 콩단백질로부터의 아미노산의 감칠맛, 곡류로부터의 단맛, 고춧가루의 매운맛, 소금의 짠맛으로부터의 특유한 맛과 함께 우리나라 장류 중 향신료와 조미료의 역할을 동시에 하는 독특한 장이다. 고추장은 메주로부터 오는 암예방 효과와 고춧가루로부터 올 수 있는 암예방 및 다이어트효과가 기대되고 있으며 이들의 기능은 발효가 되는 과정 중 더 증가될 수 있다. 고추장은 고춧가루를 그 주 재료로 쓰며 고춧가루 내의 캡싸이신(capsaicin)은 체중 감소 효과와 지구력 증진에 효과가 있는 것으로 연구된 바 있어(kawaca et al. 1986, Lim et al. 1997, Kim 1998) 고추장은 다이어트에 좋은 식품이라고 할 수 있다고 하였다(공규리 2001, 이호영 2002).

표 6-20. 고지방 식이를 먹인 쥐에서 고추장과 고춧가루가 체중, 식이섭취량, 식이효율에 미치는 영향

	정상 식이	고지방 식이	고지방 식이+개량식고 추장	고지방 식이 +전통 고추장 (0일간 발효)	고지방 식이+전통 고추장 (6개월간 발효)	고지방 식이+고춧가루 식이
초기 무게(g)	199.9	198.0	198.6	200.7	199.9	199.9
최종 무게(g)	338.8	382.8	358.4	362.6	354.5	376.5
체중 증가량 (g/day)	4.4	6.4	5.7	5.8	5.6	6.2
식 이 섭 취 량 (g/day)	9.81	19.97	19.63	19.38	19.26	19.62
식이효율	0.22	0.32	0.29	0.30	0.29	0.31

고추장은 고춧가루와 발효산물들에 의해 항비만 효과가 있을 것으로 추정된다. 표 6-20은 상품용 고추장, 숙성되지 않은 전통고추장, 숙성된 전통고추장 그리고 고추장에 사용된 동일한 양의 고춧가루를 첨가한 고지방 식이를 급여한 쥐들의 체중 및 식이 효율의 변화를 보여 주고 있다. 먼저 최종 체중

에서 식이처리 4주 후 정상군의 경우 338.8g인 것이 고지방 식이 급여군의 경우 382.8g으로 증가 하였고 고추장 급여군과 고춧가루 급여군 모두 다소의 체중감소 효과를 보여 주었으나 숙성된 전통고추장 급여군의 경우에 354.5g 으로 가장 높은 체중감소 효과를 보여주었고 개량식고추장 역시 이와 비슷한 체중감소 효과를 보여주었다. 반면 에 숙성되지 않은 고추장의 경우 362.6g 으로 고춧가루군과 거의 비슷한 감소 효과를 나타내었으며 숙성된 고추장이 나 개량식고추장에 비해서 체중감소 효과가 크지 않았다. 식이효율 역시 체 중과 비슷한 형태의 감소 효과를 보였다(공규리 2001, 박건영 2003, 이숙희 등, 2003). 이 실험 결과 전통 방법으로 제조되어 발효된 고추장이 가장 항비 만 효과가 큰 것으로 나타나서 재료, 발효방법 및 발효기간 등에 의해 항비 만 효과의 차이가 있는 것으로 보인다(공규리 2001, 이숙희 등, 2003).

⑥ 청국장

청국장은 콩을 삶아서 볏짚을 군데군데 꽂고 따뜻한 아랫목에 덮어 두면 하루밤 사이에 표면이 회백색이 되고 끈적끈적한 실이 나게 띄어진다. 여기 에 소금이나 마늘, 고춧가루 등을 섞어 절구통에서 찧어 단지에 다져 넣고 두면서 찌개의 재료로 사용하여 온 것으로 우린의 전래 간장, 된장, 고추장과 는 달리 전통장류 중 유일하게 소금을 첨가하지 않고 고온에서 속성으로 발 효시킨 식품이다. 청국장은 콩과 볏짚에 붙어 있는 고초균(枯草菌)이라 부르 는 Bacillus subtilis를 이용하여 만든 것으로 발효과정 중에 고초균이 생산하는 단백질 분해효소에 의해서 그 특유의 맛과 냄새를 내는 동시에 끈적끈적한 점질물이 생성된다(장창문 1998). 청국장은 곡류를 주식으로 하여 온 우리민 족이 예로부터 부족되기 쉬운 단백질 급원식품으로 상용하여 왔으며 영양면 에서는 된장이나 고추장보다 단백질과 지방 함량이 높은 고영양성 식품이다. 그러나 청국장은 각 지방 또는 가정마다 제조방법이 일정하지 않으며 그 품 질 또한 볏짚에 부착된 고초균의 종류와 발효조건 등에 따라 크게 다르게 된 다. 청국장 발효시 사용하는 볏짚은 필요한 발효 미생물을 제공해 줄 뿐만

아니라 볏짚이 갖고 있는 향기를 주고 발효시 방생되는 이취를 흡수하기도
하는 역할을 한다(이한창, 원민부 1995, 장창문 1998)

1) 청국장 제조법

청국장 제조를 위한 대두는 수세를 하여 10℃물에서 18시간 이상 수침하여
121℃에서 30분간 익힌 다음, 식기 전에 시루에 볏짚을 깔아 그 위에 뜨거운
콩을 담거나 혹은 콩 사이에 볏짚을 잘라 꽂은 후, 아랫목에 이불을 씌워
40~50℃에서 2~3일간 보온하면 볏짚에 붙어 있는 야생 고초균의 일종인 B.
subtilis가 번식하여 실 모양의 끈끈한 점질물이 생성된다(그림. 6-16 김소희
등 1999). 고초균은 콩을 삶으면 대부분 죽게 되지만 청국장균은 내열성과 내
건성이 강한 포자상태로 남기 때문에 삶은 콩에 섞게 되면 포자가 발아, 번
식하면서 다른 미생물을 공격하고 청국장균만 잘 번식하게 된다. 청국장균의
최적 발효온도는 40~42℃이며, 30분마다 배로 늘어나는 빠른 번식력을 가지
고 있고 여러 가지 효소를 분비해서 콩 성분을 분해한다.

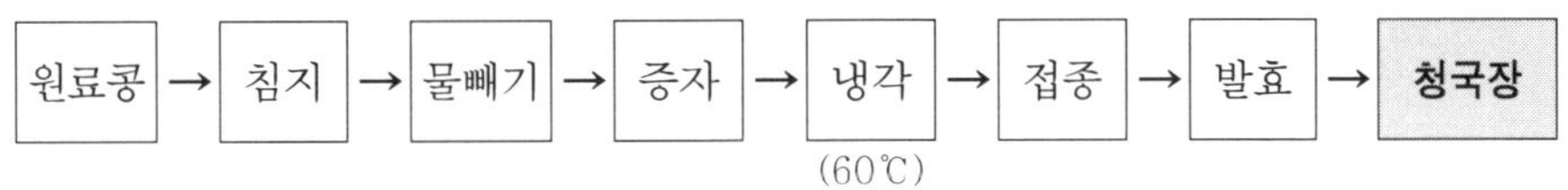

원료콩 → 침지 → 물빼기 → 증자 → 냉각 → 접종 → 발효 → **청국장**

(60℃)

그림 6-16. 청국장의 일반적인 제조공정

2) 청국장의 생리활성

청국장은 다른 장류식품과는 달리 소금을 사용하지 않고 제조할 수 있으며
과다한 정제소금의 섭취가 한국인의 높은 위암, 고혈압, 뇌졸중 증의 발생률
과 관련성이 높다는 관점에서 볼 때 청국장의 섭취는 소금의 과잉섭취를 막
는다는 점에서 바람직하다(이한창, 원민부1995). 또한 Bacillus 균주에 의해 발
효되면서 대두에 없었던 미생물, 효소, 다양한 생리활성물질이 만들어지며
대두 발효는 B. subtilis 나 B. licheniformis에 의해 이루어지고 이 균은 장내 부
패균의 활동을 약화시키며 병원균에 대한 항균작용을 하고 유해물질을 흡착
하여 배설시키는 작용을 하기도 한다(이한창, 원민부 1995).

청국장은 원료인 콩이 가지는 영양성 이외에도 인체의 건강증진을 위한 생리활성 물질이라고 알려진 식이섬유, 인지질, isoflavone, phenolic acids, saponins, trypsin inhibitor, phytic acid 등의 성분이 들어 있어 동맥경화, 심장병, 당뇨병 예방효과, 노인성 치매 예방효과, 항암효과, 골다공증 억제 등의 성인병 예방효과가 있음이 발표되었고 이외에도 청국장이 미생물에 의한 발효과정 중 새로운 생리활성 물질을 생성하여 혈전용해능, 혈압 상승 억제 효과 및 지질대사 개선 효과, 항돌연변이성 및 항암성, 항균작용 등을 나타내는 것으로 보고되고 있다(김소희 등 1999).

(1) 혈전 용해능

혈전(thrombus)은 혈류중의 fibrinogen이 활성화된 thromvin에 의해서 fibrin으로 전환되어 불용성의 중합체를 형성하여 생성된 것으로, 생성된 혈전은 혈액순환을 차단함으로서 각 조직으로의 영양분 및 산소공급을 저해하여 생명에 치명적인 상태가 되며 심장 혈관이 막히면 심부전이나 심장마비가 되어 사망의 중요한 원인이 된다.

표 6-21. 청국장 발표온도에 따른 혈전용해 효소의 생성 비교

온도(℃)	Relative activity(%)
25	31.8
30	49.4
35	100.0
40	52.6
45	14.9
50	9.7

그리하여 혈전을 제거하기위해 많은 연구가 진행되었으며 현재 널리 사용되는 의약품으로 streptokinase과 urokinase, TPA(rissue-type plasminogen activator)등이 있으나 전신출현 등의 부작용의 위험이 있으며 가격이 매우 비싸다고 urokinase를 제외하고는 경구투여가 불가능하다고 보고되었다(Kim 1998). 이러

한 단점을 해결하기위해 연구하던 중 natto에서 분리한 nattokinase의 효과가 밝혀졌고 된장에서 분리된 균주들은 nattokinase보다 3~4배의 혈전용해효소를 생산한다고 하였다(Kim 1998). Kil 등은 청국장 제조시 배양온도를 35℃로 유지하여 24시간 배양후 혈전용해 효소의 생성이 가장 많았다고 하였다(표 6-21 Kil et al. 1998).

(2) 혈압 및 지질대사 개선 효과

혈장 중에 있는 angiotensin이라는 peptide는 혈압이 떨어지면 신장에서 renin이 분비되어 decapeptide인 angiotensin Ⅰ가 되고 이것은 angiotensin Ⅰ converting enzyme(ACE)에 의해 활성도가 가장 높은 angiotensin Ⅱ로 전환된다(Manjusin and Richard 1975, Hollenberg 1979). 생성된 angiotensin Ⅱ는 동맥의 혈관벽 근육을 수축시킴과 동시에 ACE는 혈관이완 작용을 가진 bradykinin을 불활성화시켜 혈압을 상승시킨다(Ondette and Cushman 1982, Cushman and Ondette 1980).

이외에도 angiotensin Ⅱ는 부신에 작용하여 알도스테론을 분비시켜 나트륨의 흡수를 촉진시켜 혈압을 상승시킨다. ACE를 저해하기위해 captopril 또는 enarapril 등이 이용되고 있으나 안전성이나 부작용 등의 문제점이 많아 각종 천연물로부터 ACE 저해물질을 탐색하여 왔다.

자발성 고혈압 흰쥐(SHR)에게 단백질 급원으로 찐콩과 청국장을 섭취시켰을 내 동맥경화 위험인자인 혈압과 고지혈증을 개신함으로써 순환기계 질환을 예방하는데 도움을 주었으며(양정례 등 2003), 수축기 혈압에 미치는 영향을 조사한 결과 5주후에 혈압이 유의적으로 강하하였는데 이는 흉부 대동맥에서의 국소 ACE 활성저하와 관련이 있다고 Mizuno 등은 보고하였다(Mizuno et al. 1988).

고혈압 뿐만 아니라 혈장 콜레스테롤 중 LDL 콜레스테롤의 증가는 동맥경화와 심근경색 발생의 주요 위험 인자이며 혈액 중의 콜레스테롤은 혈전의 지질 급원이 되므로 혈장 콜레스테롤 농도를 정상으로 유지하는 것은 매우 중요한 일이다. 청국장과 유사한 natto를 쥐에게 4주간 섭취시켰을 때 카제인을 섭취시킨 쥐의 형청 중 총 콜레스테롤 농도보다 유의적으로 낮았으며(Kim et al. 1995), 이는 분변으로의 담즙산 배설을 항진시킴으로서 혈청 중의 콜레스테롤과 중성 지질 및 간장 중 콜레스테롤 농도가 감소하였다고 보고하였다 (Iritani et al. 1999, Sautier et al. 1979).

(3) 암예방 효과

대두 발효식품의 항암성은 원료콩에서 유래하는 것과 발효과정에서 분해되거나 새롭게 합성되는 성분에 의해 나타난다. 대두에서 유래하는 항암활성 물질로는 protease inhibitor, phytic acid, isoflavone 등이 보고되어 있다(김소희 등 1999). 대두는 미국 국립암연구소에서도 대표적인 암 예방식품으로 인정하고 있다.

대두발효식품인 청국장에는 대두가 갖고 있는 원래의 유익한 물질과 더불어 단백질 분해효소, 고분자 핵산, 갈변물질, 점질성 polyglutaminc acid 등이 새로이 만들어지는데 청국장에 존재하는 trypsin inhibitor는 항암효과가 있다고 알려져 있다(Kennedy and Little 1981). 청국장의 항돌연변이 효과를 조사한 결과 생콩이나 찐콩보다 돌연변이유발 억제효가가 높았으며 청국장 발효과정에서 발효산물들이 효과적으로 항돌연변이성을 나타내는 것으로 보고되어 있다 (이재중 등 2000)

(4) 항산화 효과

대두와 청국장에 존재하는 대표적인 항산화 물질로는 chorogenic acid, isochlorogenic acid, caffeic acid, isoflavones, phenolic acids, tocopherol, amino acids 와 peptides, aromatic amines 같은 함질소 화합물, 인지질, saponins 등이 밝혀져 있다(이재중 등 2001).

Isoflavone 중 genistein은 superoxide anion의 형성을 억제하고 종양 촉진 인자인 과산화수소를 수거하여 항산화 효과를 나타내며 이러한 콩의 항산화 특성은 생체내에서도 산화적 스트레스에 대한 저항작용을 나타내어 생체내 산화로 인해 야기되는 여러 질병의 발생이나 노화를 늦추거나 막아주는 작용이 기대된다(김소희 등 1999).

분말 청국장을 알콜로 추출한 물질이 BHA 이상의 항산화성을 갖고 있다고 보고하여 안전성을 검증하는 생체실험을 통해 안전성이 확보된다면 식용유 등 식품에 천연 항산화제로의 이용 가능성을 제시하기도 하였다(이재중 등 2000).

⑦ 동남아시아의 콩발효식품

1) Sufu

Sufu는 연질 크림치즈 형태의 영양소가 매우 풍부한 중국 전통음식으로서, Tofu라 불리는 soybean curd를 소금물과 쌀 양조주의 혼합물에 *Actinomucor*속이나 *Mucor*속 또는 *Rhizopus*속 곰팡이로 발효, 숙성시켜 만든다. 발효과정에서 곰팡이와 청주의 혼합물은 제품에 여러 가지 풍미를 깃들게 한다. 시판되고 있는 Sufu는 보통 적색이나 담황색 또는 백색의 네모난 조각(크기 2~4cm, 두께 1~2cm)이다.

이밖에도 Sufu는 독특한 풍미와 색깔을 내기 위하여 소금용액에 여러 가지 풍미보조제를 첨가하여 만들기도 한다. Sufu를 만드는 재료는 soybean curd이다. 이것은 침지대두를 파쇄, 가열과 여과 등의 공정을 거쳐 얻은 두유(soybean milk)에 천일염 또는 마그네슘염 등을 가하여 두유를 응고시킨 후 여과, 압착하여 두부(soybean curd)와 수층(whey)을 분리시켜 만든다.

Sufu는 지남노 중국, 대만에서 상업용 또는 자가소비용으로 생산되고 있으며 Sufu는 조미료로서 직접 식품으로 소비되거나 채소나 육류에 곁들여 조미하여 넉고 곡류, 채소 식품의 풍미제로 쓰이기도 한다. 또한 Sufu는 크림과 같은 텍스쳐를 가지므로 서양에서는 크래커에 발라먹거나 풍미보조제와 소스의 재료로서 적당하다.

(1) 제조법

일반적으로 Sufu제조용(그림. 6-17) 주원료는 잘 선별된 대두이고 부재료는 천일염, 정제염홍국(red koji : 찐쌀에 *Monascus anka* 또는 *Manascus purpureus*를 배양한 것), 쌀 양조주, 고춧가루, 천연감미료(jaggery), 기타 향신료 등이 사용된다.

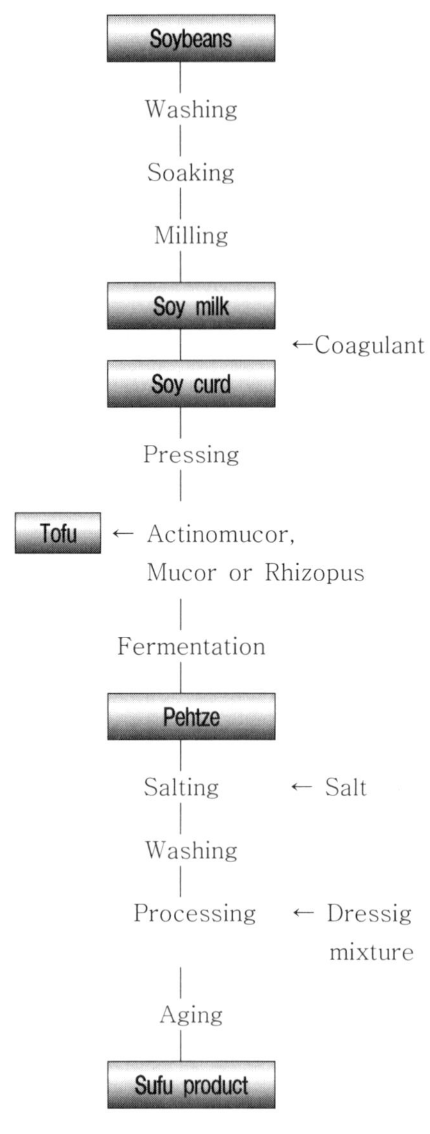

그림 6-17. Sufu의 제조방법

Tofu의 제조 - 선별된 원료대두를 씻어서 하룻밤 물에 담가두었다가 물을 가하면서 맷돌등으로 분쇄한다. 이때 물과 원료대두의 비율이 10 : 1 정도가 되도록한다. 다음 분쇄물을 약 20분간 증자한 후 여과하여 두유(soymilk)를 분리한다. 분리된 더운 두유에 황산칼슘이나 황산마그네슘 EH는 천일염과 같은 응고제를 첨가하여 콩단백질을 응고시킨다. 응고제는 대두고형분의 2.5~3.5% 가 적당하다. Tofu제조시 응고제의 첨가량은 20%가 일반적이나 Sufu를 제조할 때는 그 이상 첨가하는 것이 바람직하다. 두유에 층고제를 첨가한 후 응고된 단백질들이 잘 게 부서지도록 젓고 나서 침전물이 가라앉도록 약 10분간 방치한다. 이 응고물을 커드(cur) 또는 Tofu라고 한다. 응고물에 존재하는 Tofu는 압착이나 여과로 whey를 분리하여 얻는다. 압착은 헝겊을 간 나무상자에서 적당한 크기의 블록(blick)을 만든 다음 단단한 Tofu를 약 18g정도의 네모조각으로 절단한다. Tofu는 불용성 단백질 9%와 수용성 질소화합물(단백질로서) 0.3%, 지방질 4% 및 수분 83%를 함유한다. Sufu제조에 사용되는 Tofu는 일반적인 Tofu보다 단단하다.

Pehtze의 제조 - Pehtze는 soybean cord(Tofu)에 *Actinomucor*속이나 *Mucor*속, 또는 *Rhizopus*속 곰팡이의 담황색 균사체를 배양한 것이다.

가열처리로 건조된 Tofu조각 또는 덩어리를 냉장고에 넣고 20℃ 정도로 냉각시킨다. 그리고 여지에 순수배양한 *Actinomucor, Mucor* 또는 *Rhizopus*속의 순수배양종균을 Tofu 조각의 표면에 접종한다.

가염 - 곰팡이 증식이 완료된 Pehtze를 큰 항아리 용기(야 70hl 정도)에 층층이 담으면서 pehtze 각 층마다 소금을 뿌려 쌓은 후 3~4일간 보존한다. 그 동안 대부분의 염분은 Pehtze에 흡수된다. 소금절이가 끝난 Pehtze를 항아리에서 RJ내어 물로 씻은 후 다음 공정을 위해 새로운 항아리에 옮겨 담는다.

가공과 숙성 - 일반적으로 발효가 끝난 Pehtze는 조미액과 함께 항아리에 담아 가공, 속성시킨다. 조미액의 성분은 Sufu의 종류에 따라 다르다. 가장 대표적인 조미액의 조성을 보면 물 6kg에 소금 2kg, 콩가루 1kg, 홍국(red koji) 0.6kg 그리고 천연감미료(juggery) 0.6kg을 혼합한 것이다. 한편 특유의 풍미를 내기위해 풍미보조제를 함께 첨가하기도 한다. 숙성방법은 Pehtze와 조미액을 항아리 용량의 80%까지 채운 후 12~20%의 소금용액을 나머지 공간에 붓는다. 용기의 앱구는 죽순잎 거적으로 잘 싸고 진흙으로 밀봉한다. 1~3개월 또는 그 이상 보존 숙성시킨다. 작은 용기에 포장하여 시판할 경우에는 보존성을 높이기 위해 항아리에 담기 전 Sufu에 곡주(Shaoshing wine)을 첨가하기도 한다.

(2) 영양

영양상으로 볼 때 Sufu는 된장이나 납두와 같은 다른 대두발효제품보다 단백질태 질소를 많이 함유하고 있다. Sufu는 바람직한 텍스쳐를 갖고 있으며 칼슘의 중요한 공급원이며, 적당량의 riboflavon, niacin과 같은 비타민과 인산 등의 무기물을 함유하고 있고 단백질, 아미노산 및 지방산의 좋은 공급원이 되고 있다.

2) Tempe

Tempe는 인도네시아의 가장 대표적인 발효식품으로서 모든 계층에서 소비되며 단백질, 칼로리, 비타민의 주요 공급원이다. Tempe는 동북아시아가 기원이 아닌 유일한 전통 콩 발효식품으로 수백 년 전부터 자바(java) 지역에서 만들어온 것이다. 그러나 언제 어디에서부터 만들기 시작하였는지 그 기원에 관하여는 알려진 바라 없다. 인도네시아의 Java나 Bali에서 많이 먹으며 말레이시아와 싱가포르에서도 전통적으로 먹어 왔다. 이곳에서는 전통적으로 코코넛 착유박에 곰팡이를 키워 식품으로 사용해 왔는데, 콩으로 만든 것을 tempeh kedele, 땅콩으로 만든 것을 onchom, 코코넛 착유박으로 만든 것을 bongkrek이라고 한다. 1895년 Prinsen Geerligs에 의하여 과학적인 Tempe 연구가 처음 시도되어 Tempe 곰팡이가 분리, 동정되었으며, 1900년 Boorsma에 의하여 Tempe 발효 과정에서 일어나는 성분 변화가 분석되었다(Steinkraus, 1983). 1930년대에 들어오면 네덜란드 과학자들에 의하여 Tempe 곰팡이에 대한 연구가 활발히 진행되어 bongkrek toxin이 규명되고 *Rhyzopus oryzae*를 비롯한 Tempe 주 발효균들을 확인하게 된다.

Tempe란 콩을 물에 불린 다음 껍질을 벗기고 삶은 후 바나나잎으로 싸서 2-3일 두면 라이조프스(*Rhyzopus*) 곰팡이 균사가 자라 콩과 한 덩어리가 되는데 이것을 썰어 기름에 튀기거나 말려서 식용으로 사용한 것이다. Tempe를 만드는 과정은한반도의 메주 시(豉)를 만드는 과정과 유사하나 주로 작용하는 미생물이 황곡균(*Aspergillus oryzae*)이 아니라는 점이다. 템페는 인도네시아와 같이 무더운 열대지방에서 라이조프스균이 빠른 속도로 성장하여 만들어낼 수 있는 콩 발효식품이다. 금방 발효가 끝난 Tempe는 신선한 버섯 냄새가 나고 기름에 튀기면 너트 향과 같은 고소한 냄새가 난다. 이것은 수프의 재료로도 사용되며, 고기와 같은 조직감을 가지므로 발효에 의하여 값싸게 만들 수 있는 훌륭한 인조육(meat analog)으로 평가받고 있다.

(1) 제조법

① 재래식방법

전통적인 Tempe의 필수적인 제조과정을 그림. 6-18 에 나타내었다. 먼저 대두를 침지하고 30분 동안 끓는 물에 증자한다. 증자된 대두의 껍질을 손으로 제거하거나 발로 문질러서 껍질을 벗긴 후 물로 세척하여 탈피된 대두를 건져낸다.

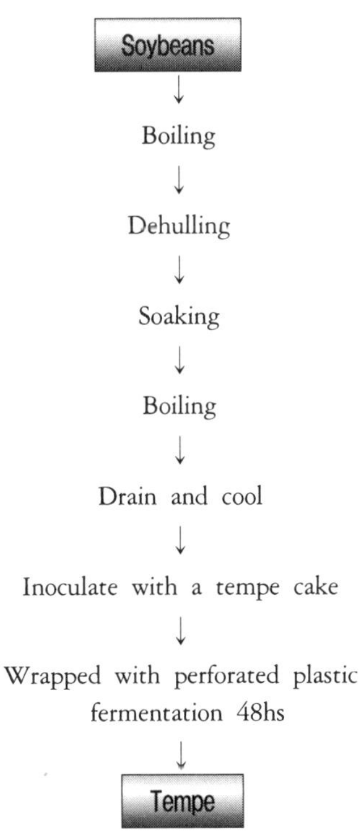

그림 6-18. 인도네시아의 가내 Tempe 제조공정도

탈피대두는 수화와 세균의 산발효를 위하여 하룻밤 침지한다. 침지된 탈피대두는 다시 한 번 증자하고 배수 , 냉각하여 스타터 배양이나 전회의 배양물을 접종한 후 바나나 잎이나 수멍이 난 플라스틱 주머니로 싸준다. 그리고 실온에서 48시간 정도 배양한다. 전통 Tempe의 과정 중 증자 전의 수화가정에서 대두는 자연세균에 의하여 산발효가 이루어진다. 이것은 Tempe에 불필요한 미생물의 성장을 막는다.

② 공업적 제조

이 파일럿 플랜트법은 크기 선별, 건조, 탈피, 수화 산 발효, 증자, 탈수, 냉각 그리고 곰팡이의 접종과 상대습도 75~80%, 35~38%에서 18시간 동안 산 발효 등의 과정이 포함된다(그림. 6-19).

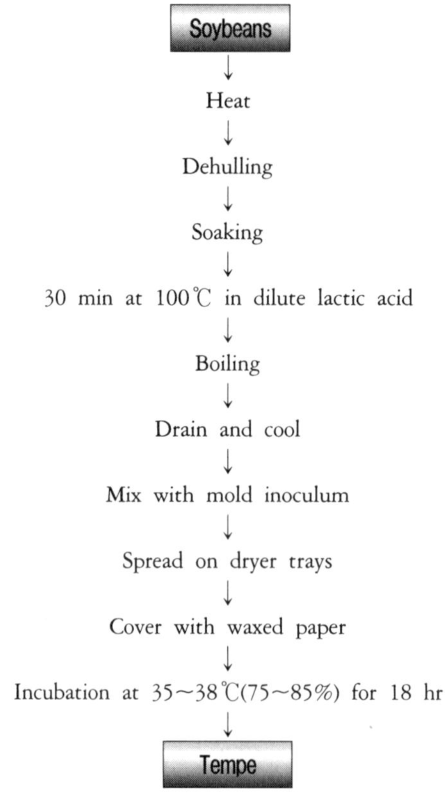

그림 6-19. Tempe의 공업적 제조

탈피 - 정선된 대두는 두 공정, 즉 건조탈피와 습식탈피로 껍질을 벗긴다. 건조탈피 과정에서 대두는 떡잎이 오그라들게 하고 종피를 느슨하게 하기 위해 93℃에서 10분 동안 예열한다. 예열처리는 대두를 1~2시간 정도 고열공기건조기로 건조하거나 일광 건조한다.

수화와 산 발효 - 탈피 대두를 25℃의 산성물에서 2시간, 100℃에서는 30분 정도 침지시킴으로써 수화된다. 전통적으로 인도네시아에서는 세균발효를 위해 탈피대두를 실온에서 하룻밤 동안 물에 침지시킨다. 전통적인 침지는 산발효를 일으키는 세균을 성장시키므로 pH를 4.5~5.3으로 떨어뜨린다. pH의 강하는 Tempe를 오염시키는 불필요한 미생물의 성장을 막는다. 침지와 침지한 물의 제거는 영양저해 요인과 독성 요인(chymotrypsin과 trypsin저해제, phytic acid, tannin, flatulence producing factor 등)의 부분적인 제거와 감소에 도움을 준다. 이는 결과적으로 Tempe의 영양적 가치를 증진시킨다. 때로 대두의 수용성 영양저해 요인의 존재는 곰팡이의 상장을 저해한다.

증자, 탈수와 건조 - 침지된 대두는 물에서 2시간 이상 끓인다. 끓이는 동안 trypsin과 chymotrysin 저해제와 같은 영양저해 요인을 부분적으로 파괴하고 곰팡이 성장에 요구되는 몇가지 영양소를 방출한다. 끓인 대두는 철사로 만든 체나 바구니를 사용하여 탈수하고 접종 전에 38℃까지 냉각시킨다.

종균 접종과 배양 - 건조시켜 분말로 만든 3g 정도의 Tempe 곰팡이 (Rhizopus oligosporus)는 증자, 탈수된 대두 1kg에 접종할 수 있다.

수확과 저장 - Tempe는 대두 자엽을 완전하게 뒤덮고 오밀조밀한 덩어리로 되자마자 수확한다. 신선하게 만든 Tempe는 그 품질이나 풍미 특성이 거의 변하지 않는 상태로 하루나 이틀 정도 실온에서 저장할 수 있다.

관능적 특성

신선하게 만든 Tempe는 백색의 단단한 케이크로서 효모냄새가 나고 대두의 풍미는 없다. Tempe는 인도네시아의 주요 요리에 사용된다. Tempe는 주로 기름에 튀기거나 굽거나 또는 수프 등 다양한 방법으로 쓰인다.

영양성분

Tempe는 단백질, 비타민 그리고 무기질이 풍부한 공급원이다. 또한 이용성 탄수화물 함유량이 적기 때문에 당뇨식품으로 자주 사용된다.

영양평가

Tempe는 기름에 튀기거나 건조 증자, 수프에 첨가하는 등 여러 형태로 소비된다. Tempe의 영양적 가치는 Tempe의 가공형태에 의해 좌우된다.

3) 기타 발효식품

(1) Idli

Idli는 인도의 남부와 기타 지방, 더 넓게는 스리랑카에서도 인기있는 인도의 발효식품이다. 주로 아침식사로 Chutney(신선한 코코넛과 향신료를 함유하는 보통 양념)나 Sambhar(Red gram cotyledons 채소, 소금, Tamarind juice, 향신료, coconut paste와 herb로 만든 묽은 양념수프)를 함께 곁들여 먹는다.

(2) Inyu

Inyu는 대만, 중국 본토, 홍콩 등 중국 문화권에서 생산되는 발효 Black soybean 소스로서 중국요리의 양념 또는 육류나 야채류 요리의 향미증진제로 사용된다. Inyu의 향미가 음식을 조리하는 과정에서 증대된다는 점에서 간장(soy sauce)과 다르다.

(3) Kenima

Kenima는 네팔의 Sikkim지방과 인도의 Darjeeling 지방에서 주로 생산, 소비되는 대두 기본발효식품이다. 이 형태는 Tempe와 유사한데 염분을 함유하고 기름에 튀긴 후 건조시켜 쌀이나 야채의 식사보조제로 사용한다. Kenima는 주로 대두를 하룻밤 침지한 후 껍질을 제거하고 2~3시간 동안 증자한 다음 만든다. 증자한 콩은 상온에서 냉각하고 증자탈피된 콩은 이전에 제조된 소량의

Kenima를 종균으로 접종하여 바나나잎이나 다른 나뭇잎으로 포장한 다음 22℃~23℃에서 24~48시간 동안 배양한다. 발효 동안 콩에 세균이 증식되어 점질물이 형성된다.

(4) Meitauza

Meitauza는 중군의 전통발효식품으로서 Tofu(Chinese cheese) 제조시 생기는 고형 부실물(okara)을 발효시켜 만든다. Meitauza 제조를 위하여 tofu 제조시 고형 폐기잔사를 작은 케이크로 만들어 Mucormeitauza나 Actinonucor elegans와 같은 곰팡이를 접종하고 10일~15일간 배양시킨다. 케이크에 흰곰팡이 균사체가 덮이면 수시간 동안 햇볕에서 건조시킨다. 컨조 케이크는 먹기 전에 기름에 기름에 튀기거나 야채 등과 함께 조리하여 먹는다.

(5) 필리핀 Tao-si

필리핀 Tao-si는 대두에 Asp.oryzae를 잘 생육시킨 대두발효식품으로서 소금물(18% w/w)에서 자비한다. 이는 부분적으로 분해되어 있고 곰팡이가 표면을 덮고 있으며 짠맛이 있는 대두제품으로 가공하지 않고 먹는다. Tao-si의 제조법은 우선 상온에서 흐르는 물에 하룻밤 침지한다. 침지된 대두는 1시간 동안 자비하고 나서 물을 빼면서 냉각시킨다. 냉각된 대두에 생 밀가루나 볶은 밀가루를 혼합하고 Asp. oryzae를 섭종한다. 섭종된 콩을 대나무발 위에 펴서 바나나잎으로 덮고 따뜻한 곳에서 2~3일간 배양시킨다.

표 6-22. 외국의 콩발효식품의 특징

국 가	콩발효제품 및 특 징
일 본	1) 미소 : 우리의 된장이 현해탄을 건너 현지에 맞게 개조된 일본식 된장. 우리 된장이 순 콩만을 이용하는데 비해 미소는 보리나 쌀, 밀가루 등을 첨가함으로써 달짝지근한 맛을 내는 특징이 있다. 2) 낫토 : 한국의 청국장과 비슷한 삶은 콩을 발효시켜 만든 일본 전통 발효음식이다. 냄새가 독특하고 집으면 실타래처럼 끈적끈적하게 늘어난다. 혈전용해와 예방에 효과가 있고 혈압강하 작용, 항암작용, 골다공증 예방효과, 항균효과가 인정되어 새로운 영양음식으로 부각되고 있다. 일본에서는 7월 10일을 '낫또의 날'로 정하여 다양한 행사를 벌인다. 아마낫토·이토비키낫토·시오카라낫토 등이 있는데, 일반적으로 낫토라고 하면 이토비키낫토를 말한다. ※ 이또비끼낫또 - 낫또균(세균)이 작용하여 끈적거리는 실이 많이 생기는 콩 발효제품으로 보통 낫또라고 불리며, 우리나라의 청국장과 비슷하며 아침상에 주로 올려놓아 추가적인 가공이나 처리 없이 밥과 함께 먹는다.
중 국	1) 두시 - 삶은 콩을 띄울 때 소금의 첨가 여부에 따라 함두시와 담두시로 구별되며, 함두시는 간장이나 된장에 해당하고, 담두시는 청국장과 유사한 방식으로 만들어진다. 2) 루푸 - 중국이나 대만에서 오래 전부터 제조되어 온 일종의 콩 발효식품. 먼저 콩으로 두부를 만들고 그 표면에 곰팡이를 번식시킨 후 이것을 술이나 된장 또는 간장덧에 담가서 숙성시킨다. 숙성이 진행됨에 따라 두부의 조직이 부드럽게 되어 치즈와 같은 감촉이며 풍미도 비슷하다. 서구에서는 루푸를 콩치즈, 채소치즈 또는 중국치즈라 부르기도 한다.
인 도	스자체 - 앗사무 지방에서는 냄새가 심한 스자체라는 청국장류가 있다. 바나나 잎으로 안쪽을 두른 대바구니에 삶은 콩을 넣고 띄운 후 절구에서 대강 찧고 둥글게 뭉쳐서 바나나 잎으로 싼 다음 선반에 올려놓고 건조시킨다. 스자체는 건조되어 있기 때문에 반 년 이상 보존이 된다.
네 팔	키네마 - 네팔의 동부 산악지대에 사는 기라토족들이 즐겨먹는 키네마는 일종의 청국장류라고 볼 수가 있는데 주로 겨울에 만들어 먹는다. 콩을 하룻밤 물에 불린 후 삶아 두들겨서 으깬 다음 소량의 재를 넣고 손으로 잘 섞은 후 대바구니에 담아 바나나 잎으로 덮어 실온에서 하룻밤 띄우고, 햇볕에 말리면 키네마가 완성된다. 한국의 청국장 찌개와 비슷하지만 청국장보다 더 강력한 냄새가 나고, 기름과 스파이스, 소금 및 채소와 함께 끓여서 이틀에 한 번 정도로 자주 먹는다.

국 가	콩발효제품 및 특 징
인도네시아	템페 - 바나나 잎사귀에 싸서 발효시킨 인도네시아의 콩인 템페는 썰어서 코코야자 기름에 튀겨 먹기도 하고 다른 음식의 부재료로 널리 사용하고 있다. 염분이 많은 우리나라의 장에 비해 낫토나 템페는 소금이 들어가지 않는다. 우리의 된장과 함께 세계의 이목을 받고 있는 콩 식품이다.
태 국	토-아나오 - 삶은 콩을 대바구니에 넣고 바나나 또는 산마의 잎으로 싸서 실온에서 3~4일 동안 띄운 후 소금과 향신료를 넣고 찧는다. 이것을 바나 잎으로 싸서 시루에 찌거나 납짝하게 만들어 햇볕에 말리면 토-아나오가 되는데, 원뜻은 '썩은 콩'을 의미하고 대단히 심한 냄새를 풍긴다.

8 참고문헌

공규리. 2001. 고추장 제조의 표준화와 고추장의 암예방 및 비만억제 효과 연구. 부산대학교 석사학위논문.

김동한, 양성은, 임종환. 2003. 소금의 종류를 달리한 고추장의 발효 특성. 한국식품과학회지. 35(4), p671-679.

김동호, 강신욱, 김승호. 1999. *Rhizopus stolonifer*를 접종한 콩알메주로부터 한 식간장의 제조. 한국식품과학회지. 31: 757

김상보 한국의 음식생활문화사. 관문각. p395

김소자. 2000. 전통 고추장의 암예방 기능성 동덕여자대학교 식품영양학과 박사논문

김소희, 양정혜, 소영선. 1999. 청국장의 생리활성. 식품산업과 영양. 4: 40

김영아, 김현숙. 1996. 재래식 조선간장과 시판양조간장의 소비실태조사 및 관능적 특성 연구. 한국조리과학회지. 12: 280

김종규, 김창식. 1980. 한국 재래식 간장의 맛 성분에 관한 연구. 한국농화학회지. 23: 89

김종석. 1966. 고추장 속양법. 특허공보, 134, 55

김지봉. 1966. 속양 고추장의 제조법. 특허공보, 125, 43

김형건, 진희생. 1967. 고추장 제조방법. 특허공보, 157, 1

박건영. 2003. 고추장의 산업화.기술 및 과학화. 제6회 영남대학교부설 장류 연구소심포지움.

박건영, 문숙희, 백형석, 최홍식. 1994. 된장의 항돌연변이 효과 - 된장찌개 및 된장국의 Aflatoxin B_1에 대한 돌연변이 유발억제효과. 한국환경성돌연변이발암원학회지. 14(2). 145

박건영, 양한석, 이숙희, 류태형. 1993. 녹황색채소 및 민간 항암약재로 부터의 항돌연변이 및 항암 물질의 분리, 동정과 이들의 생화학적 항암기작에 관한 연구. 한국과학재단 최종보고서

서성희. 1990. Manascus anka 코오지를 이용한 간장의 품질 특성. 서울여자대학교. 석사학 위논문

이갑상, 김동수. 1985. 알콜첨가에 의한 저식염 고추장의 양조. 한국식품과학회지, 17(3), 146

이서래. 1992. 한국의 발효식품, 이화여자대학교 출판부

이성우. 1978. 고려이전의 한국식생활사연구. 향문사. p. 179, 276

이성우. 1988. 역사적 고찰, 한국 전통발효식품 연구의 현황과 전망 심포지움. 한국식품과학회

이성우. 1984. 한국식문화사, 교문사

이숙희, 공규리, 정근옥, 박건영. 2003. 고지방식이를 섭취한 흰쥐에서 고추장의 체중 및 지방조직과 혈청내의 지질감소효과. 한국식품영양과학회지, 32(6).

이재중, 이동석, 김한복. 2000. Bacilluslicheni for misB$_1$에 의한 청국장 및 간장 발효. 영남대학교 장류연구소.

이한광. 1988. 발효식품 신광출판사 p. 87~88

이한창, 원민부. 1995. 청국장의 신비. 신광출판사. 서울. p. 42

이호영. 2002. 전통고츄장의 제조발효 특성과 암예방 및 항비만 기능성. 부산대학교 석사학위논문.

이택수. 1979. 효소첨가에 의한 고추장양조에 관한 연구. 한국농화학회지. 22(2), 65

이택수, 신보규, 주영하, 유주현. 1973. 된장 및 고추장의 원료대체에 관한 연구. 산업미생물학회지, 1(2), 79

이택수, 양길자, 박윤중, 유주현. 1980. 효모접용에 의한 고추장의 양조에 관한 연구. 한국식품과학회지, 12(4), 313

양정례, 이숙희, 송영선. 2003. 자발성 고혈압 흰쥐에서 찐콩과 청국장 분말의 혈압 및 지질대사 개선 효과. 한국식품영양과학회지. 32: 899-905

장지현. 1989. 우리나라 전래 발효음식의 기술발달사. 우리나라 전통 발효에 관한 세미나. 특허청. 10

장창문. 1998. 전통 청국자의 품질 향상과 산업화 기술 연구. 제 1회 장류심포지움 및 장류전시회 제 4주제. 영남대학교 장류연구소. 155

장학길. 1985 농가에서 개량메주를 이용한 간장, 된장, 고추장 담그기. 식품과 영양 8: 26-29

정동효. 1999. 콩의 과학, 대광서림

정순경, 김영숙, 이동선 2005. 고추장의 숙성 중 발효 용기가 품질변화에 미치는 영향. 한국식품저장유통학회 12(3), p 292-298

조미자, 이순옥, 김상순 1997. 한국전통식품과 조리. 효일문화사. p88, 91~92.

주현규. 1996. 메주와 된장의 제조. 농촌생활과학 17(4), 47-51

진희생. 1964. 고추장 속성 제조법. 특허공보, 107, 3

최광수, 최종동, 정현채, 권광일, 김영호, 김우성. 2000. 메주의 담금 비율이 간장의 품질에 미치는 영향. 한국식품과학회지. 32: 174

최춘언, 김정희, 송필정. 1959. 된장의 calcium 및 vitamin 강화. 과연휘보, 4, 221

채홍자, 이효지. 1990. 문헌에 기록된 장류의 분석적 고찰. 한국생활과학연구. 8: 29

한계호. 1967. 속양 분말고추장 제조법. 특허공보, 144, 39

한복려, 한복진. 1995. 종가집 시어머니 장 담그는 법. 도서출판 둥지 p 92~98

황혜성. 한복려. 한복진. 1991. 한국의 전통음식. 교문사. p 159-161

Ariyosh, Y. 1993. Angiotensin converting enzyme inhibitors derived from food proteins. Trend Food Science Technol., 4, 139-144

Buck, S.H. and Burks, T.F. 1979. The neuropharmacolohy of capsaicin : Review of some recent observation, Pharm. Rev 38, 773-775

Chen H.M. 1998. Antioxidative properties of histidine-containing peptides designed from peptide fragments found in the digest of soybean protein. J. Agric. Food Chem. 46: 49

Cho D.H. and Lee W.J. 1970. Microbiological studies of Korean native soy-sauce fermentation: A study on the microflora of fermented Korean meju loaves. J. Korean Agric Chem Soc. 13: 35

Cheigh, H.S., Park, K.S., Moon, G.S. and Park, K.Y. 1990. Antioxidative characteristics of fermented soybean paste and its extracts on the lipidoxidation. J. Korean Soc. Food Nutr., 19, 163-167

Choo, J.J. 2000. antiobesity effects of Kochujang in rats fed on a high-fat diet. J. Korean Soc Food Nutr., 33 (8), 787-793

Choo, J.J. and Shin, H.J. 2000. Sensory evaluation and changes in physiochemical properties, and microflora and enzyme acticities of pumpkin-added kochujang. Korean J. Food Sci. Technol. 32: 851-859

Crane, P.S., Rhee, S.U. and Seel, D.J. 1970. Experience with 1079 cases of cancer of thestomach seen in Korea from 1962 to 1968. Am J. Surgery, 120, 747-751

Cushman D.W. and Ondette M.A. 1980. Inhibitorys of angiotensin converting enzyme for treatment of hypertension. Biochem Phanamarcol. 29: 1817-1877

Ebata, J., Fukuda, Y., Hiai, K. and Murata, K. 1972. β-Glucosidase involved in the antioxidants formation in tempeh, fermented soybean. J. Agric. Chem. Soc., 46, 323-329

Food Composition Table. 2001. 6th Revision ed. National Rural Living Science Institute, RDA, Suwon, Korea

Gavras, I. 1992. Braykinin-mediated effects of ACE inhibition. Kidney International, 42, 1020-1029

Hollenberg N.K. 1979. Pharmacologic interruption of the renin angiotensin system.

Ann Rev pharmacol Toxicol. 19: 559-582

Hwa, D.M. and Hoe, S.H. 1991. Occurrence of acid producing bacteria in meju loaves. J. korean Agric Chem Soc. 34: 130

Hwang, J.H. 1997. Angiotensin I converting enzyme inhibitory effect of doenjang fermented by B. subtilis SCB 3 isolated from meju, Korean traditional food J. Korean Soc. Food Sci. Nutr., 26, 775-783

Hwang, J.H. 1996. Studies on angiotensin converting enzyme inhibitory peptide of doenjang fermented by B. subtilis SCB 3 isolated from meju, Korean traditional food. PhD dissertation, Korea University, Seoul, Korea

Im, M.H., Choi, J.D., Chung, H.C., Choi, C. and Choi, K.S. 1998. Optimum soaking condition of raw soybean for meju preparation. J Korean Soc Food Sci Nutr 27: 664-667

Iritani, N., Hosomi, H., Fukuda, H., Tada, K. and Ikeda, H. 1996. Soybean Protein Suppresses hopatic lipogenic enzyme gene expression in wisfar fatty rats. J. Nutr., 126, 380.

Jeon, H.S. 1998. Effect of soybean saponins and major antioxidants on aflatoxin B_1 mutagenicity and DNA adduct formation. MS thesis, Sookmyung Women's University, Seoul, Korea

Jeong, Y.J., Seo, J.H., Lee, G.D., Lee, M.H. and Yoon, S.R. 2000. Changes on quality characteristics of traditional kochujang prepared with apple and persimmon during fermentation. J. Korean Soc. Food Sci. Nutr. 20: 575-581

Joe, D.H. and Lee, W.J. 1970. Microbiological studies of Korean native soy-sauce fermentation: A study on the microflora of fermented Korean meju loaves. J Korean Agric Chem Soc. 13: 35

Joe, D.H. and Lee, W.J. 1971. Microbiological studies of Korean native soy-sauce fermentation: A study on the microflora changes during Korean native soy sauce fermentation. J Korean Agric Chem Soc. 14: 137

Kawada, T., K, Hagihara. and K. Iwai. 1986. Effects of Capsaicin on Lipid

Metabolism in Rats Fed a High Fat Diet. J. Nutr., 116.

Kennedy, A. R. and Little, J. B. 1981. Effects of protease inhibitors on radiation transformation in vitro, Cancer Res., 41, 2103.

Kil, J.O., Kim, G.N. and Park, I.S. 1998. Production and charcterization of fibrinolytic enzyme : optimal condition for production of the enzyme from Bacillus sp. KP-6408 isolated from Chungkook-jang. J. Korean Soc. Food Sci. Nutr. 24:51-56

Kim, D.H. 2001. Effect of condiments on the microflora, enzyme activities and taste components of traditional kochujang during fermentation. Korean J. Food Sci. Technol. 33: 264-270

Kim, D.H. and Lee, J.S. 2001. Effect of condiments on the physicochemical characteristics of traditinal kochujang during fermentation. Korean J. Food Sci. Technol. 33 : 353-360

Kim, J.G., Kim, W.J. and Kim, S.K. 1989. Changes in volume of soybeans during hydration. Korean J Food Sci Technol 21 : 289-293.

Kim, K.M. 1998. Increase in Swimming Endurance Capacity of Mice by Capsaicin. ph.D. Dossertation. Kyoto University. Japan MFWG (Mid fermented wheat grain).

Kim, S.H., Lee, Y.J. and Kwon, D.Y. 1999. Isolation of angiotensin converting enzyme inhibitor from doenjang. Korean J. Food Sci. Technol., 31, 848-854

Kim, B.N., Kim, J.D., Ham, S.S., Choi, Y.S. and Lee, S.Y. 1995. Effects of spice added natto supplementation on the lipid metabolism in rats. J. Korean Soc. Food Nutr. 24 : 121-126

Kim, S.H. 1988. New trends of studying on potential activities of Doenjang fibrinolytic acitivity. Korea Sobean Digest 15: 8-15

Kim, S.H., Im, M.H., Ju, H.K., Lee, G.S. and Kwang, M.J. 2000. Isolation and identification of microorgani츠 producing the soy protein-Hydrolyzing enzyme from traditional mejus. J. Korean Agric Chem Soc. 43: 86

Krummel, D. 1996. Nutrition in cardiovascular disease, in "Food, nutrition and diet therapy" Ed LK Mahan, S Escott Stump 9th ed. W. B. Saunders Co.,

Philadelphia, pp. 509-551

Kurechi, T., Kikugawa, K., Fukuda, S. and Hasunuma, M. 1981. Inhibition of N- nitrosamine formation by soya products. Food Cosmetics Toxicology, 19, 425-428

Lee, T.S. and Lee, S.K. 1972. Studies on the yeasts for the brewing of soy sauce. (Ⅰ) Isolation, identification and classification of the yeasts in the soy sauce koji. J. Korean Agric Chem Soc. 13: 97

Lee, G.D. and Jeong, Y.J. 1998. Optimization on organoleptic properties of kochujang with additional of persimmon fruits. J. Korean Soc. Food Sci. Nutr. 27:1132-1136

Lee, J.M., Jang, J.H., Oh, N.S. and Han, M.S. 1996. Bacterial distribution of kochujang. Korean J. Food Sci. Technol. 28: 260-266

Libby, P. 1999. Changing concept of atherogenesis. J. Intern. Med. 247, 349-358

Lim, K., M. Yoshioka, S. Kikuzato, A. Kiyonaga, H. Tanaka, M. Shindo, and M. Suzuki. 1997. Dietary Red Pepper Ingestion Increases Carbohydrate Oxidation at Rest and during Exercise in Runners. Med. Sci.Sprots Exerc., 19.

Lim, S.Y., Park, K.Y. and Rhee, S.II. 1999. Anticancer effect of doenjang in vitro sulforhodamine B(SRB) assay. J. Korean Soc. Food Sci. Nutr., 28, 240-245

Manjusri, D. and Richard, L.S. 1975. Pulmonary angiotensin converting enzyme. J. Biol. Chem., 250, 6762-6768

Mizuno K, Nakamura M, Higashimori K. and Inagami T. 1988. Local generation and release of angioteinsin Ⅱ in peripheral vascular tissue. Hupertension 11: 223

Moon, S.H. 1990. Antimutagenic effect of doenjang (Korean soy paste). MS Thesis. Pusan National University, Busan, Korea

Nunomura N., Sasaki M., Asao Y. and Yokotsuka T. 1976. Identification of volatile components in shoyu by gas chromatography-mass spectrometry.

Agric Biol. Chem. 40: 485

Nunomura N., Sasaki M., Asao Y. and Yokotsuka T. 1978. Shoyu volitile components: Basic fraction. Agric Biol. Chem. 42: 2123

Nunomura N., Sasaki M. and Yokotsuka T. 1979. Isolation of 4-hydroxy-5-methyl-3(2H)-furanone. a flavor component in shoyu. Agric Biol. Chem. 43: 1361

Nunomura N., Sasaki M. and Yokotsuka T. 1980. Shoyu flavor components: Acidic fractions and the characteristic flavor component. Agric Biol. Chem. 44: 339

Nunomura N., Sasaki M. and Yokotsuka T. 1984. Shoyu flavor components: Neutral fraction. Agric Biol. Chem. 48: 1753

Nunomura N., Sasaki M., Asao Y. and Yokotsuka T. 1984a. Isolation and identification of 4-hydroxy-2(or 5)-methyl-3(2H)-furanone, as a flavor component in shoyu. Agric Biol. Chem. 40: 491

Nunomura N., Mori S., Sasaki M. and Motai H. 1984b. Heating effects on flavor compounds in shoyu. In Abstract Book of Annu Meet Agri Soc Jpn, p 237

Oh, J.Y., Kim, Y.S. and Shin, D.H. 2002. Changes in physicochemical characteristic of low-salted kochujang with natural preservatives during fermentation. Korean J. Food Sci. Technol. 24: 835-841

Ondette M.A, and Cushman D.W. 1982. Enzymes of the renin angiotensin system and thier inhibitors. Ann Rev Biochem. 51: 283-308

Park, J.S., Lee, T.S., Kye, H.W., Ahn, S.M. and Noh, B.S. 1993. Study on the preparation of kochujang with addition of fruit juices. Korean J. Food Sci. Technol. 25 : 98-104

Park, K.Y., Kong, K.R., Jung, K.O. and Rhee, S.H. 2001. Inhibitory Effects of Kochujang' Extracts on Tumor Formation and Lung Metastasis in Mice. J. Food Sci. Nutr., 6.

Park, K.Y. and Lee, E.S., Moon, S.H. and Cheigh, H.S. 1989. Effects of browning products and charcoal on the degradation of aflatoxin B_1 during the storage of Korean soy sauce (kanjang) and its model system. Korean J. Food Sci. Technol., 21, 419-424

Park, K.Y., Moon, S.H., Baik, H.S. and Cheigh, H.S. 1990. Antimutaginic effect of doenjang(Korean fermented soy paste) toward aflatoxin. J Korean Soc Food Nutr 19: 156-162.

Renn, P.T. and Sathe, S.K. 1998. Effects of pH, temperature, and reactant Molar ratio on L-Leucine and D-Glucose maillard browning reaction in an aquous system. J. Agric. Food Chem. 45: 3782

Sautier, C., Doucet, C., Flament, C. and Lemonnier, D. 1979. Effect of soy protein and saponins on serum, rissue and feces steroids in rats. Atherosclerosis, 34, 233.

Seo, J.S. and Lee, T.S. 1992. Free amino acid in traditional soy sauce prepared from meju under different formations. Korean J. Dietary culture. 7: 323

Shils, M.E. 1998 Modern nutrition in health and disease. Williams and Wikins, p 467-480

Shin, D.H., Ahn, E,Y., Kim, Y.S. and Oh, J.Y. 2000. Fermentation characteristics of kochujang containing horseradish or mustard. Korean J. Food Sci. Technol. 32: 1350-1357

Shin, H.J., Shin, D.H., Kwak, Y.S., Choo, J.J. and Kim, S.Y. 1999. Changes on physiochemical properties of kochujang by red ginseng addition. J. Korean Soc. Food Sci. Nutr. 28: 766-772

Shin, S.H., Jhee, E.C., Rapp, N.S., Hong, I.S., Chang, S.H. and Seel, D.J. 1989. Muragenicity and antimutagenicity of Meju, hot sauce and other korean foods by Salmonella/mammalian-microsome test : Abstract, p.301 The 5th Federation of Asian and Oceanian Biochemists, August, 13-18, Seoul, Korea

Shin, Z.I., Ahn, C.W., Nam, H.S., Lee, H.J., Lee, H.J. and Moon, T.H. 1995. Fractionation of angiotensin converting enzyme (ACE) inhibitory peptides from soybean paste. Korean J. Food Sci. Technol., 27, 230-234

Shu, C.K. 1998. Pyrazine formation from amino acids and reducig sugars: a pathway other than strecker degradation. J. Agric. Food Chem. 46: 1515

Suh, H.J., Suh, D.B., Chung, S.H., Wang, J.H., Sung, H.J. and Yang, H.C. 1994.

Purification of ACE inhibitor from soybean paste. Agric Chem. Biotechnol., 37,441-446

Tawara, Y. 1987. Analysis of soy sauce. J Pharm Soc Jpn. 61: 80

Wang, H.L. and Hesseltine, C.W. 1982. Oriental fermented foods. In Prescott and Dunn's Industrial Microbiology, Reed G, ed. AVI Publ. Co. Westport, CT, 4th Ed. p. 492

Watanabe, T., Kawada, T. and Iwai, K. 1987. Enhancement by capsaicin of energy metabolism in rat through secretion of catecholamine from adrenalmedulla. Agric. Biol. Chim., 51, 75-79

Weed, H.G., McGandy, R.B. and Kennedy, A.R. 1985. Protection against dimethylhydrazine-induced adenomatous tumors of the mouse colon by the dietary addition of an extract of soybeans containing the Bowman-Birk protease inhibitor. Carcinogenesis, 6(8), 1239

WHO 2000. The World Health Report 2000. p.166

Wijewickreme, A.N. and Kitts, D.D. 1998. Oxidative reaction of model maillard reaction products and α-tocopherol in a flour-lipid mixture. J. Food Sci. 63: 466

Yavelow, J., Finlay, T.H., Kennedy, A.R. and Troll, W. 1983. Bowman-Birk soybean protease inhibitor as an anticarcinogen. Cancer Res.(Suppl), 43, 2454S

Yokotsuka, T. 1949. Studies on flavorous substance in soy I. Isolation of flavorous substance from soy cake, chiefly on the flavors of lower boiling point. J. Agric Food Chem. 23: 200

Yokotsuka, T., Asao, Y. and Sakasai, T. 1967. Studies on flavorous substance in soy. XXVII. The production of 4-ehylguaiagol during fermentation, and its role for shoyu flavor. J. Agric Food Chem. 41: 442

Yu, R., Park, S.A., Chung, D.K., Nam, H.S. and Shin, J.L. 1996. Effect of soybean hydrolysate on hypertension in spontaneously hydroloysate on hypertension in spontaneously hypertensive rats. J. Korean Soc. Food Sci. Nutr. 25, 1031-1036 Yu, R.N., Kim, J.M., Han, I.S., Kim, B.S., Lee, S.H., Kim, M.H. and Cho, S.H. 1996. Effect of hot taste preference on food intake pattern, serum lipid and antixidative vitamin levels in Kor, colleage students. J. Korean Soc. Food Nutr., 25, 338-345

제 7 장. 콩 단백질 제품

　콩에는 단백질이 건물량으로 40%정도 함유되어있어 당이 포함된 탄수화물의 35%, 지방질의 20%보다 많아 콩의 주성분이된다. 또한 영양적가치가 육류단백질과 비슷함에도 불구하고 전 세계에서 생산되는 콩단백질의 대부분이 탈지대두박 또는 탈지대두분말으로서 사료에 사용되고 있음은 콩단백질이 식품에 효율적으로 이용되지 못하고 있음을 보여주고 있나. 콩난백실이 식품으로 충분히 이용되지 못하고 있는 주요 이유는 콩기름이 공업적으로 주생산품이 되어있어 50%정도의 단백질을 함유한 탈지대두박이 사료로 이용될 만큼 저렴한 부산물로 생산되기 때문이며 또 하나의 이유는 전통적으로 콩식품을 섭취해오던 한국, 중국, 일본 등 일부지역을 제외한 많은 나라에서는 콩단백질을 이용한 식품개발이 미진하기 때문이다. 미국의 경우 탈지대두박을 식품에 이용하는 비율이 3.2%(1992년)로 대단히 낮으며 전 세계적으로도 10%이내인 것으로 알려져 있다. 그러나 최근 콩단백질이 단백질로서의 영양적가치 이외에 고혈압등의 만성질환 예방효과가 많이 알려지면서 이를 섭취하려는 사람들의 관심이 높아가고 있음은 콩난백실을 식품으로 이용하는데 앞날이 밝다 하겠다. 최근 콩단백질을 이용한 식품개발에 진전이 있어 콩단백질을 이용한 제품들의 식품소비가 꾸준히 증가하고 있다.

대표적 콩단백질제품(soy protein products)은 탈지대두분, 농축콩단백, 분리콩단백이며 현재 이 제품들을 활용한 여러 가지의 제품들이 개발되어 있다. 이들 제품의 개발은 1930년 초반에 용매추출 방법에 의한 콩기름 생산이 시작되면서 탈지대두박 활용이 부산물로 생산되게 되었다.

그 후 1930대 후반에 탈지대두박에서 탈지대두분이 처음으로 제조되어 밀가루와 함께 사용하게 되었고 단백질이 70%이상인 농축콩단백은 1959년 미국의 Griffith Laboratory회사가, 90%이상의 분리콩단백은 1960년 Central Soya회사가 처음으로 개발하였다. 그 후 여러 회사가 물리적특성 및 조직특성에 변화를 준 다양한 콩단백질제품을 개발하여 현재 여러 육제품, 유제품, 빵류, 스넥류, 면류 등에 첨가하여 이용하고 있다.

이러한 노력이 있었음에도 불구하고 탈지대두단백질의 식품이용이 아직도 미흡하다. 콩단백질제품이용이 크게 발전하지 못하고 있는 가장 큰 이유는 콩단백질제품의 불쾌한 냄새와 기존식품에 첨가했을 때 물리적 특성에 영향을 주기 때문이다. 그러나 이러한 문제점들은 계속적인 연구로 많이 해결되어 가고 있다.

① 콩단백질 제품의 종류

① 필수아미노산

콩기름을 추출한 뒤의 부산물인 탈지대두박에는 단백질 함량이 다른 작물의 탈지박보다 높고 필수 아미노산의 조성이 우수하며 소화 및 흡수가 잘되어 탈지 대두박의 단백질은 식품의 단백질 원료로 이용될 수 있는 훌륭한 자원이다(표 7-1, Soya & Oil Bluebook 2004).

또한 탈지대두박에는 isoflavone, 올리고당이 함유되어 있어 이를 분리하여 이용하는 기능성 제품의 개발이 가능하다. 현재 탈지대두박을 이용한 식품의 소재는 그림 7-1과 같이 콩 grits, 탈지콩가루, 조직 콩가루, soybean molasses, soy isoflavones, 농축콩단백, 조직화 농축콩단백, 콩섬유소, 분리콩단백 등이 있다.

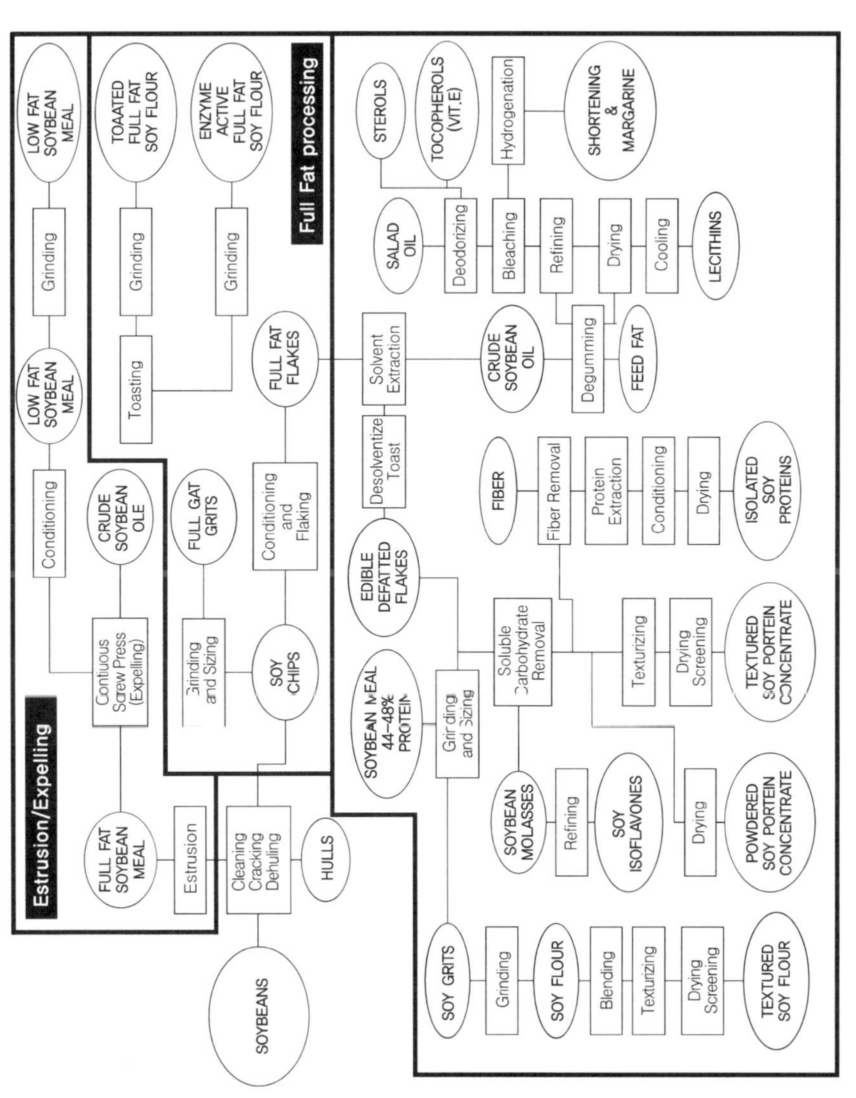

그림 7-1. 콩을 원료로 하는 제품들의 제조공정

표 7-1. 탈지기름종자박의 단백질과 필수아미노산 조성의 비교

	단백질 (%)	필수아미노산(g/100g meal)							
		Lysine	Methionine	Tryptophan	Leucine	Isoleucine	Phenylalanine	Threonine	Valine
Soybean meal	48.5	3.2	0.75	0.7	3.8	2.6	2.7	2.0	2.7
Canola meal	38.0	2.3	0.70	0.4	2.6	1.5	1.5	1.7	1.9
Cottonseed meal	41.0	1.7	0.52	0.5	2.4	1.3	2.2	1.3	1.9
Peanut meal	48.0	1.8	0.42	0.5	3.7	1.8	2.0	1.2	1.9
Rapeseed meal	36.0	1.7	1.5	0.5	2.6	2.1	2.2	1.5	2.3
Sunflower meal	42.0	1.7	1.5	0.5	2.6	2.1	2.2	1.5	2.3

② 종류 및 조성

탈지대두박으로부터 생산되는 탈지콩가루(defatted soy flour), 농축콩단백(soy protein concentrate), 분리콩단백(soy protein isolate)은 수용성 및 비수용성의 탄수화물과 비단백질 성분을 탈지대두박에서 제거하는 방법에 따라 구분된다 (표 7-2).

탈지 콩가루는 단백질 함량이 50.0~69.9% 범위를 갖는 것으로 콩껍질과 콩기름을 제거한 나머지 고형분들 즉 단백질과 수용성 및 불용성 탄수화물을 의미하며, 농축콩단백은 단백질 함량이 70~89.9%로 탈지 콩가루에서 수용성 탄수화물을 제거한 것이다. 농축콩단백에서 다시 불용성 탄수화물을 제거하게 되면 단백질만이 남게 되는 데 이 제품을 분리콩단백이라 하고 단백질 함량은 90% 이상이다.

여기서 단백질이라 함은 알칼리로 단백질을 용해시켜 등전점에서 침전시킨 단백질을 의미하며, 지방은 hexane이나 ethanol에 의하여 추출되는 지방질을 말한다. 수용성 물질은 지방을 제거하고 단백질을 침전 분리시킨 뒤 남는 수용성 물질을 의미하며, 불용성 물질은 알칼리 pH의 수용액에서 침전된 상태로 남아 있는 불용성 탄수화물을 말한다.

그러나 지방을 추출한 뒤 알칼리 pH에서 용해되지 않은 불용성 분획 중에는 높은 pH에서도 용해되지 않은 불용성 단백질과 일부 수용성 단백질이 약간 포함되어 있는 것이 보통이다. 지방질의 추출 방법이 완전하지 않을 경우는 지방질이 불용성 분획에 포함되는 경우도 있다.

일반적인 콩단백질의 함량은 탈지 콩가루가 50.0~69.9%, 농축콩단백이 70.0~89.9%, 단백질만 분리한 분리콩단백이 90%이상이다(표 7-3, Lin et al. 1974).

표 7-2. 콩단백 분획별 주요 성분 조성

콩 단 백 분 획	성 분
콩	단백질 + 지방 + 수용성 물질 + 불용성 물질 + 껍질
전지 콩가루	단백질 + 지방 + 수용성 물질 + 불용성 물질
탈지 콩가루	단백질 + 수용성 물질 + 불용성 물질
수용성 콩단백	단백질 + 수용성 물질
농축 콩단백	단백질 + 불용성 물질
콩유청(whey)	수용성물질
콩우유	단백질 + 지방 + 수용성 물질

표 7-3. 콩단백질 식품의 일반 성분

	탈지 콩가루(%)	농축콩단백(%)	분리콩단백(%)
단 백 질	56.0	72.0	96.0
지 방	1.0	1.0	0.1
섬 유 질	3.5	4.5	0.1
회 분	6.0	5.0	3.5
탄 수 화 물	33.5	17.5	0.3

② 제조방법

콩단백질 분리 제품의 일반적 제조 공정은 그림 7-2와 같이 콩의 불순물을 제거한 뒤 6~8조각으로 조분쇄하여 콩껍질을 제거한다.

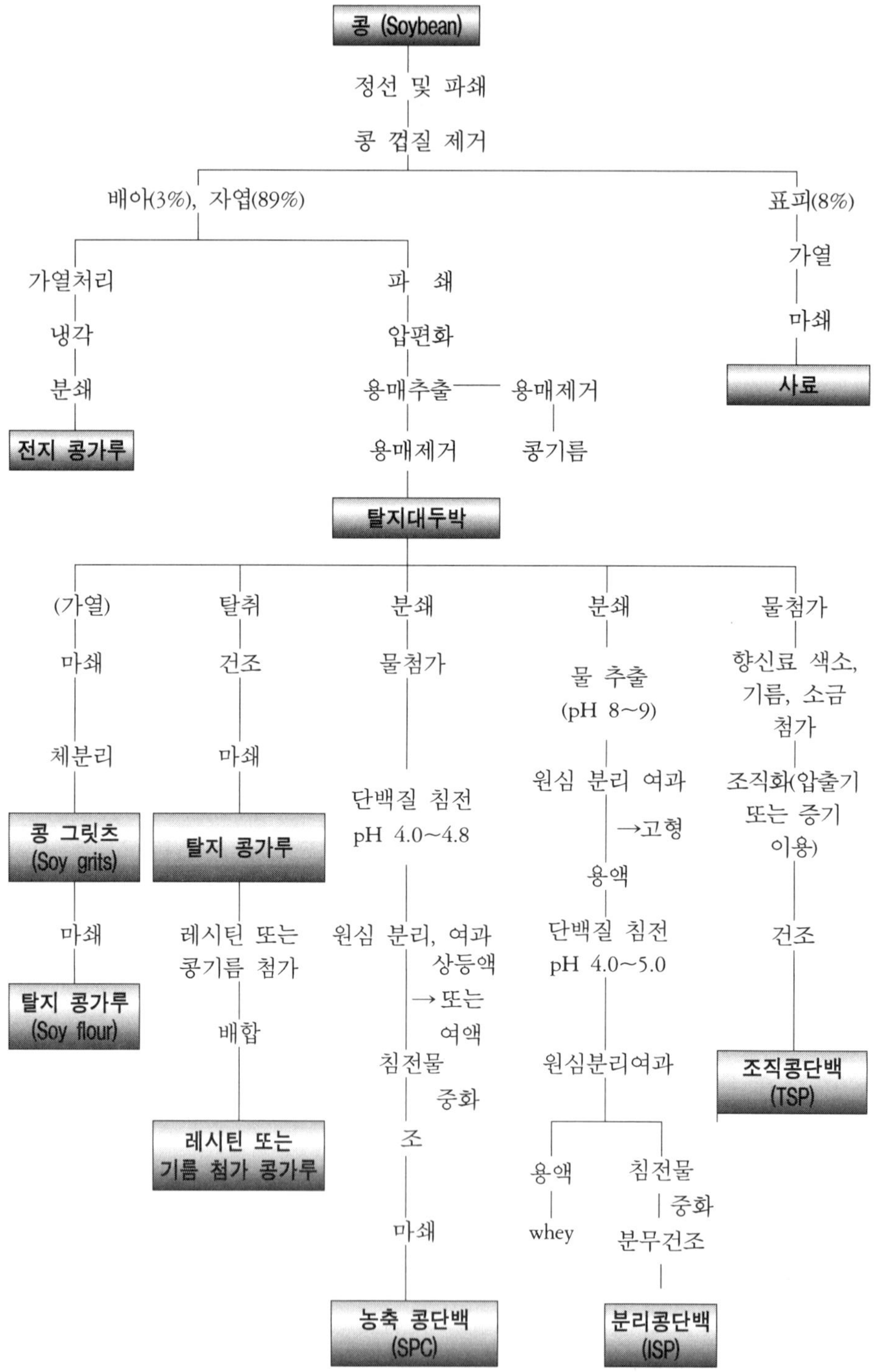

그림 7-2. 단백질의 분리 제품 제조 과정

그 다음 자엽과 배아 부분을 얇게 박편화하고 용매로 지방을 추출한다. 이 때 지방 추출을 위한 콩의 수분 함량은 12% 이하인 것이 좋으며 만일 그 이상일 때에는 82℃ 이하에서 건조하여 수분 함량을 12% 이하로 조절함이 필요하다. 지방을 추출한 뒤 얻어진 탈지대두박에서 용매를 증발 제거하고 마쇄하면 탈지 콩가루가 된다.

이 때 주의할 점은 단백질의 분획의 수율을 높이기 위해서는 열에 의한 단백질의 변성을 최소한으로 억제하여야 한다. 따라서 지방 추출 및 용매 제거 그리고 마쇄 과정에서 가능한 한 낮은 온도를 유지하는 것이 좋다.

한 편 콩단백질을 더 분리하고자 할 때에는 물에서의 단백질 분산성(수용성)이 중요한 인자이다. 단백질의 분산성은 물의 pH, 염농도, 그리고 온도에 의하여 영향을 받으므로 농축 또는 분리 콩단백을 제조할 때에는 적절한 제조 조건을 찾아야 한다.

1) 탈지대두박과 조쇄분

탈지대두박(defatted soy flakes)과 조쇄분(meal)은 콩에서 탈지한 뒤 유기용매를 제거한 박(薄)그대로 그 박편을 분쇄한 거친 가루를 말한다. 콩의 탈지과정은 정선과 탈피하고, 수분함량조정(10~11%)과 박편화한 다음 hexane으로 기름추출을 한다(8장에서 자세히 설명됨). 이때 탈지대두박에는 30~40%의 hexane이 잔류하게되어 탈용매과정(desolventization)이 필요하게 된다. 최종 탈지대두박에는 hexane이 500ppm 이하로 되고 주요 성분조성은 단백질이 50%정도, 탄수화물이 30~35%이고 지방질은 1%이하이며 나머지는 회분과 수분이다.

사료용으로 이들 제품을 제조할 때에는 영양저해요소, 특히 trypsin inhibitor(TI)는 반드시 불활성화 되어야 하기에 100~105℃의 높은 열의 처리를 하게된다. 이러한 탈용매 및 가열처리는 한개의 단위조작으로 이루어진 desolventizing-toasting(DT) unit를 사용한다(그림 7-3, Milligan 1976).

이 unit는 박편에 잔류한 용매는 증기로 제거하고 증기에 의해 수분함량이 20%정도된 박편은 다시 100~105℃에서 가열하여 TI를 불활성화 시킨다. Hexane의 잔류량은 500ppm 이하로 되며 수분함량은 열풍건조를 하여 10%정도로 조절한다. 최종 탈지박은 냉각시키고 조쇄하여 탈지조쇄분(defatted soy meal)을 제조한다.

식품원료로 사용할 경우는 물의 단백질의 용해도가 높아야 하기 때문에 가열처리를 최소한으로 함이 필요하다. 따라서 지방질 추출 후 탈지대두박에서 hexane을 제거할 때 DT방법이 아닌 vapor desolventizing system(VDS, 증기탈용매장치)이나 flash desolventizing system(FDS, 순간탈용매장치)를 사용해야한다. VDS는 과열된 hexane증기를 탈지대두박에 접촉시켜 잔류용매를 제거시키는 방법이며, FDS는 탈지대두박과 증기의 접촉을 conveying tube에서 일어나게 하여 접촉시간을 아주 짧게 하는 방법이다. 이렇게 1차 탈용매 시킨 탈지대두박은 탈취장치(deodorizer unit)에 보내 추가적으로 용매를 제거하며 이때 가열정도에 따라 단백질 용해도(10~90%)가 정해지게 된다.

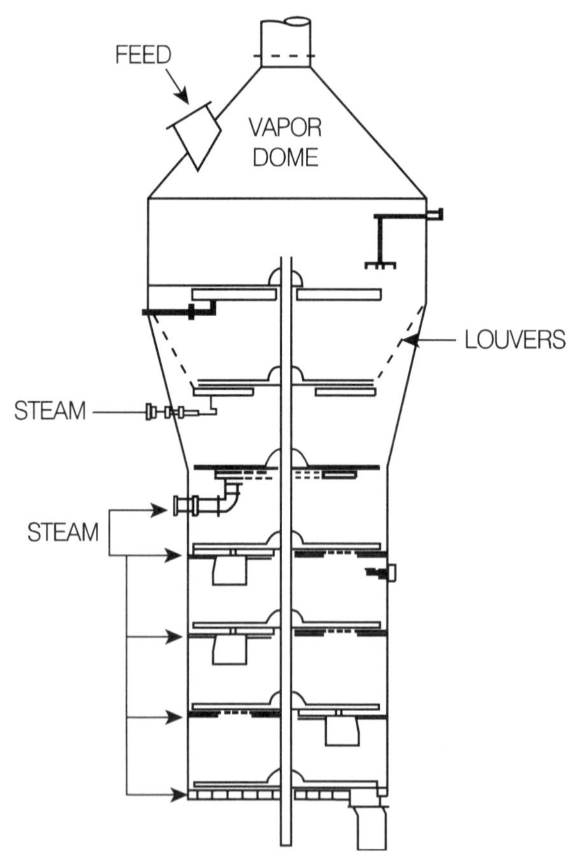

그림 7-3. 사료용 탈지 조쇄분 제조를 위한 탈용매 및 가열장치(DT)

2) 콩가루

콩가루(soy flour)는 탈지한 대두박이나 탈지하지 않은 콩을 미세하게 분쇄하여 분말화 한 것으로서 전지콩가루(전지대두분, whole soy flour)와 탈지콩가루(탈지대두분, defatted soy flour)가 있다. 미국에서는 입자의 크기가 100 mesh체를 97%통과한 것으로 규정하고 있다. 콩가루는 gluten이 함유되어 있지 않고 단백질 함량이 많다는 면에서 밀가루와 구분되며 섬유소가 함유되어 있다는 면에서 탈지분유와 다르다. 콩가루는 탈지 콩가루에 lecithin과 콩기름을 첨가한 lecithin첨가 콩가루가 있으며 이들의 일반 성분은 표 7-4와 같다.

표 7-4. 콩과 콩가루의 일반 성분

(단위:%)

	수분	단백질	조지방	탄수화물	회분
콩	42.6	11.0	20.0	32.4	5.0
전지 콩가루	46.6	5.0	22.1	26.1	5.2
탈지 콩가루	59.0	7.0	0.9	33.6	6.4
레시틴 첨가 콩가루	48.6	5.5	16.4	29.7	5.3

* 일반성분은 건량기준임

전지콩가루(전지대두분)에는 lipoxygenase 등 여러 효소의 활성을 갖고 있는 효소활성전지콩가루(enzyme-active full-fat soy flours)가 있고, 다른 하나는 증기와 같은 열처리로 효소의 활성을 불활성화 시킨 효소불활성 전지콩가루 두 종류가 있다. 전지 콩가루는 콩껍질을 제거한 콩을 마쇄한 것이므로 일반 성분은 콩의 자엽 부분의 성분 조성과 비슷하며 탈지 콩가루는 지방 성분을 제거하였기 때문에 지방질 함량이 거의 없고 단백질 함량이 높다. 콩가루와 유사한 것으로 콩의 자엽이나 대두박을 콩가루보다 더 거칠게 분쇄한 콩 그릿츠(grits)가 있는데 그릿츠는 전지 콩 그릿츠(whole soy grits)와 탈지 콩 그릿츠(defatted soy grits)가 있다. 입자의 크기에 따라서 입자가 10~20 mesh 범위의 것은 거친 그릿츠(coarse grits), 20~40 mesh의 것은 중간 그릿츠(medium grits) 그리고 40~80 mesh 크기의 것은 미세 그릿츠(fine grits)라고 한다(표 7-5, 김철재 1990). 콩그릿츠는 soup이나 stew, breakfast cereal, 빵 제품들, 그리고 여러 가지 육가공제품에 첨가하는 부재료로 사용하고 있다.

콩가루의 주요 품질 규정을 보면 탈지 콩가루는 지방 함량이 1% 이하여야 하고, 전지 콩가루는 최소한 18%의 지방을 함유하며 저지방 콩가루(low-fat soy flour)는 탈지 콩가루에 지방을 참가시켜 지방 함량이 4.5~9%가 되도록 조절한 것이다. 한편 lecithin의 함량을 높인 lecithin첨가 콩가루는 단백질 함량이 40~60%이며 지방 함량은 지방질 첨가량에 따라 15%까지로 되어 있다 (건물량 기준으로는 더 높아짐).

표 7-5. 대두분의 종류와 사용

종　　류	사　　용
전지 대두분 (Full-fat soy flours)	·탈피된 자엽만으로 특정분자 크기로 분쇄함. ·단백질 함량은 40%정도 ·주로 유럽에서 제과용으로 사용.
효소활성 대두분 (Enzyme-active soy flours)	·탈지 대두박을 최저 열처리함. ·단백질 함량은 52~54%(56~59%). ·내혼합력(Mixing tolerance)의 증가와 제빵의 탈색. ·분산성 농축 단백 및 분리 단백의 원료로 사용.
탈지 대두분 (Defatted soy flours)	·분쇄시켜 100mesh 표준 screen size에 통과시킴. ·습열처리를 조정하여 질소용해도(NSI)가 85~90, 20~26 그리고 20 이하의 제품을 얻음. ·단백질 함량은 52~54%(56~59%). ·단백질 용해도에 따라 다목적으로 사용.
탈지 그릿츠 (Defatted soy grits)	·분쇄시켜 10~80mesh 표준 screen size에 통과시킴 ·단백질 함량은 50~55%(56~59%). ·제과용 그리고 ground meat system에 사용.
레시틴 첨가 콩가루 (Lecithinated /Defatted soy flours)	·Lecithin이나 콩기름을 탈지대두박과 혼합(지방질0.5~30%) ·단백질함량 40~60%, 지방질 15%이하 ·물에서의 분산성이나 유화 형성 능력으로 제과에 사용.

(　)안은 건물량 기준임

콩가루의 제조과정 중의 열처리는 콩 비린 냄새를 일부 제거하고 효소를 불활성화 시키는 장점이 있다. 그러므로 끓이거나 증기로 처리한 콩가루는 냄새가 크게 향상될 뿐만 아니라, 트립신 저해제가 불활성화 되므로 소화율이 향상된다. 그러나 가열 처리에 따라 콩가루의 갈변화와 단백질 용해도가 감소 되므로 가열 방법과 가열 온도, 가열 시간은 적절히 조정되어야 한다. 탈피 과정 뒤에도 표피의 파편 일부가 콩가루에 남아 있을 수 있기 때문에 콩가루의 색에 영향을 주는 검정콩이나 갈색콩은 좋지 않고, 노란콩이 일반적으로 주로 사용되고 있다.

(1) 전지 콩가루(전지 대두분)

전지 콩가루(전지 대두분)의 제조는 콩을 먼저 6~8조각으로 조쇄한 다음 분리된 표피를 송풍 분리법이나 공기 흡입법으로 제거한다. 표피를 제거한 자엽과 배아는 15분간 열처리 한 후 건조하여 마쇄한다. 전지 콩가루의 입자 크기는 97% 이상이 100 mesh 표준 screen에 통과할 정도로 미세하게 마쇄하는데 지방질이 많아 체의 사용이 어려우므로 일반적으로 송풍 분리법(air classifier)으로 분리한다. 전지 콩가루는 콩 비린내(beany flavor)등 불쾌한 냄새와 기존 가공제품에 첨가할 때 텍스쳐(texture)에 불리한 영향을 주어 그 사용이 제한되어 있다.

그러나 불쾌한 냄새는 콩가루 마쇄 시 가열처리로 많이 제거되고 있으며 첨가시의 텍스쳐문제는 물성향상제와 함께 사용함으로서 크게 개선되고 있다. 전지콩가루는 전지 및 탈지분유의 대체용으로 많은 식품분야에서 사용되고 있다.

전지대두분을 면류에 첨가하면 면류에 부족한 단백질을 강화시키며 기능성 성분이 포함되어있어 만성질환예방에도 유익하다. 그러나 밀가루에의 전지대두분의 첨가는 밀가루에 있는 gluten 함량을 감소시킬 뿐만 아니라 콩의 섬유질 성분이 들어가서 조리시의 호화특성과 면류의 텍스쳐특성에 영향을 준다. 따라서 전지 대두분의 첨가는 이들 면류 특성에 최소한의 영향을 주는 범위 내에서 이루어져야 할 것이며, 첨가량의 선정은 물리적 특성 뿐만 아니라 관능적 검사에 의해 결정되게 된다. Hong 등(2003)은 전지대두분을 우리나라 전통 면류인 국수에 첨가할 때 면류의 특성변화를 평가하여 국수에의 첨가는 6%정도까지 가능하다고 하였다.

다음 표7-6(Hong et al. 2003)은 밀가루에 전지콩가루를 20%까지 첨가하였을 경우 amylograph의 특성 변화, 국수의 신장도, 조리하였을 때의 단단함을 측정한 결과로 첨가량이 증가하면서 호화온도와 흡수력, 신장도가 증가하였으며 조리한 뒤에도 국수의 단단함이 증가하고 있음을 알 수 있다. 콩가루를 첨가한 국수를 관능검사 하였을 때 고수한 맛이 있고 연한 황색을 띄게 되어 기호성에 도움이 된다고 하였다.

표 7-6. 전지대두분의 첨가량에 따른 반죽과 면의 특성변화

		전지대두분 첨가율(%)				
		0	4	8	12	16	20
Amylograph 특성							
Initial pasting temp.($°C$)		59.0	61.3	62.3	70.3	75.5	77.3
Max, viscosity(B.U.)		610	376	265	190	152	110
흡수력(g)		81.6	91.0	94.0	92.8	91.4	90.8
신장도(%)		78.2	110.1	137.5	110.0	106.1	104.5
단단함 ($dyne×cm×10^4$)	생면	63.94	63.96	80.62	68.80	68.44	67.60
	조리면	31.93	40.13	40.10	40.97	43.04	46.97

(2) 탈지 콩가루

단백질 함량이 50~65%인 탈지 콩가루(defatted soy flour)는 콩을 조쇄하고 박편화한 콩에서 지방을 추출한 뒤 남은 탈지대두박을 탈용매-건조-마쇄의 과정을 거쳐 제조한 것이다. 탈지콩가루의 단백질 함량은 건물량으로 50~69.9%이며, 탈지를 하기 전 콩표피의 제거 여부에 따라 조섬유질 함량에 차이가 있다(표 7-7). 표피를 제거한 탈지 대두분은 보다 높은 단백질 함량과 낮은 조섬유질을 함유하고 있다.

탈용매과정은 탈지대두박에 남아있는 잔류 hexane을 제거하며 탈취 과정은 불쾌한 냄새를 제거하는 과정으로 탈지대두박에 증기를 짧은 시간 쪼여 용매 제거와 탈취과정을 함께하고 있다. 탈취 및 건조시킨 탈지 대두박은 마쇄하여 최소한 97%가 100 mesh체를 통과하도록 한 분말제품이다.

탈지콩가루는 높은 지방과 수분의 흡수 능력을 갖고 있어 이성질을 식품가공에 이용하고 있으며 이 능력은 단백질의 변성정도와 분자크기에 의해 좌우된다. 탈지 콩그릿츠(grits)는 ground beef, cookie, cracker, 특수빵에 첨가하여 단백질과 특유의 조직특성을 주기위해 이용되며 애완용동물사료, 발효 medium, vitamin의 운구체로 사용된다. 탈지대두분은 빵껍질(crust)의 색을 향상시키며 bread mixer, pancake, waffle에 갈변반응을 증진시켜 준다(Mustakas et al. 1970).

표 7-7. 탈지 대두박의 일반성분

(단위 : %)

탈지대두박	건물량	조단백질	조지방	탄수화물	조섬유	회분
표피 포함	89.6	44.0 (49.1)	0.5 (0.6)	32.1 (35.8)	7.0 (7.8)	6.0 (6.7)
표피 제거	89.3	47.5 (53.2)	0.5 (0.6)	32.3 (36.2)	3.0 (3.4)	6.0 (6.7)

( )안의 값은 건물량 기준임

(3) 발아콩가루

발아콩가루(germinatted whole soy flour)는 콩을 초기 발아(18~24시간)시키면 콩의 isoflavone 함량이 증가하고 불쾌한 냄새가 개선된다는 연구결과를 참고하여 제조한 것이다. 제조방법은 발아시킨 콩을 90℃이상의 물에서 10분간 데치기하여 효소와 trypsin inhibitor를 불활성 시킨 후 낮은온도(50℃이내)에서 건조한 다음 전지콩가루의 제조방법과 같이 표피를 제거하고 분말화 시킨 것이다.

이렇데 제조한 발아콩가루는 콩의 isoflavone함량이 20%정도 증가하고 콩비린내 등 이취미가 적어지는 장점이 있다. 다만 발아에 의해 콩의 올리고당이 약 50%정도 감소하는 불리한 점이 있으나 올리고당을 장내가스발생인자라는 측면에서 고려하면 유익하다 하겠다.

(4) 가열 압출기 이용방법

가열압출기(extruder-cooker)로 제조하는 방법은 지방을 제거하지 않은 콩을
그대로 사용하므로 영양가가 높고 향미가 좋은 것이 특징이다. 제조 과정은
그림 7-4와 같이 조쇄하고 표피를 제거한 다음 박편화 한 flake나 이틀 분쇄
한 grits에 93~100℃의 증기를 쪼여 수분 함량이 18% 되게 조절한다.

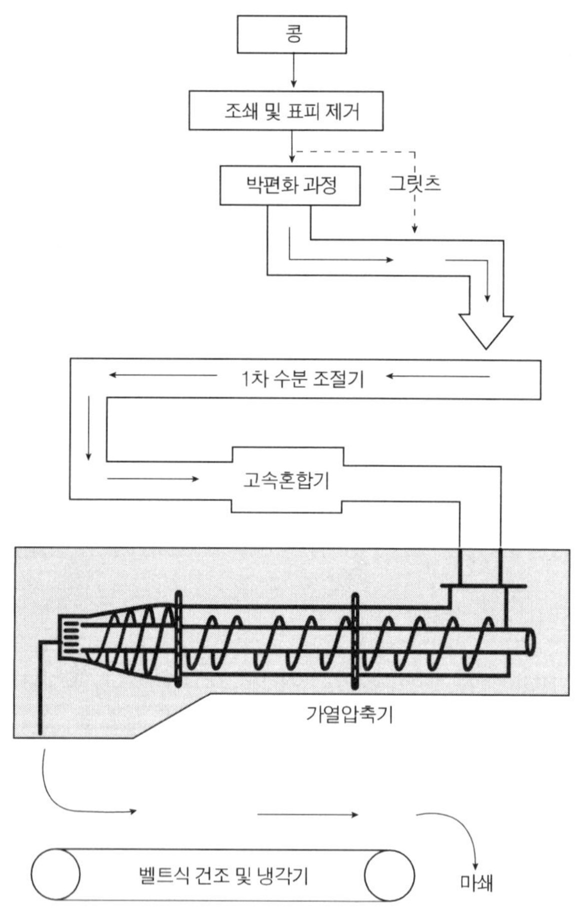

그림 7-4. 가열 압출기를 이용한 콩가루와 스넥류 제조 과정

이렇게 1차 수분 조절 과정을 거친 박편이나 거친 가루는 고속 혼합기
(high-speed mixer)를 사용하여 수분을 재차 균일하게 조절하고 가열 압출기에
보낸다. 이 때 압출기의 온도는 121.1~143.3℃의 고온으로서 통과 시간은

1.0~1.5분이다. 가열압출기에서 익혀진 마쇄물은 즉시 belt drier-cooler로 건조와 냉각을 한 뒤 분말화 한다. 제조된 전지콩가루의 입자는 98%가 100mesh 체를 통과해야 하며 나머지 2%는 섬유소가 차지하게 된다. 한편 박편화된 얇은 콩조각들을 1차 수분 조절 전에 100.3~104.4℃에서 6~8분간 건열 처리하여 lipoxigenase를 먼저 불활성화 시키고 1차 및 2차의 수분 함량을 조절한 뒤 extruder에서 가열하는 방법도 있다.

3) 농축 콩단백

농축콩단백(soy protein concentrate)은 단백질과 불용성 탄수화물로 구성된 것으로 1959년 미국에서 최초로 상품화 되었다. 농축콩단백의 품질규격은 표피를 제거한 콩에서 지방과 수용성 비단백태 물질을 제거하여 단백질 (N×6.25) 함량이 건량 기준으로 70% 이상 90%이하 되는 제품으로 되어있다. 농축콩단백의 제조 원리는 탈지대두박 또는 탈지 콩가루(soy meal)에서 단백질은 그대로 유지하면서 수용성 탄수화물과 염 그리고 기타 낮은 분자량을 가진 성분들을 제거하고 단백질과 섬유질등 불용성탄수화물만을 회수하여 제조한다. 낮은 분자량의 성분들은 일부 향미물질들과 기능성성분, 그리고 콩단백질의 등전점부근(pH4.0~4.8) 또는 60~80%의 ethanol에서 침전히지 않는 적은 분자량의 단백질과 peptide, 이미노신 등 질소 화합물이 포함된다.

단백질을 회수하는 방법으로는

① 비단백태 물질은 용해되나 단백질은 불용성인 60~80%의 유기용매로 추출하는 방법

② 단백질 등전점 범위인 pH 4.0~4.8 범위에서 불용성 물질만을 회수하는 방법

③ 찬물이나 alkaline earth cation을 첨가한 찬물로 추출하는 방법

④ 습열(moist heat)처리를 하여 질소용해도(nitrogen solubility index, NSI)가 낮은 단백질과 섬유질 등 불용성 탄수화물을 뜨거운 물로 회수하는 방법이 있는데 일반적으로 앞의 세 방법이 높은 질소 용해도(NSI)를 갖고 있다.

농축 콩단백 제품의 일반 성분 조성은 제조회사에 따라 차이가 있으나 건량기준으로 70~80%의 단백질을 함유하고 있으며(표 7-8, Meyer 1967), 지방질과 수용성 탄수화물은 없어야 한다. 불용성 탄수화물은 주로 arabinogalactan과 산성 pectin 물질이며, 농축 콩단백의 수율은 탈지대두박으로부터 60~70% 정도이다(Meyer 1967).

표 7-8. 농축 및 분리 콩단백질 제품의 일반 성분

조 회 사		수분(%)	단백질(%)	섬유질(%)	회분(%)	pH*
분 리 콩단백	A	5.0	96.0	0.2	4.0	7.0
	B	7.1	92.0	0.2	7.6	7.2
	C	6.9	97.3	0.1	2.5	4.6
농 축 콩단백	A	7.5	72.0	3.5	5.5	6.8
	B	7.1	73.3	2.8	5.5	6.8
	C	5.2	72.1	3.8	4.5	7.3

* pH는 10% 용액의 pH임

(1) 등전점 이용방법

농축 콩단백의 제조 방법은 그림 7-5이다. 대표적 제조방법은 단백질의 등전점을 이용하여 콩단백질을 회수하는 방법으로 용매를 제거한 탈지 대두박 가루를 pH 4.0~4.8 범위와 40℃의 물에 30~45분간 분산시킨 뒤 용해된 가용성 물질은 여과 또는 원심 분리법으로 제거하고, 침전된 물질만을 회수하여 중화시킨 뒤 건조하여 마쇄한다. 이렇게 제조된 농축 콩단백은 다른 방법에 의한 것보다 높은 질소 용해도(NSI)를 갖게 된다.

(2) 알코올 추출방법

알코올 용액으로 추출하는 방법은 단백질의 등전점을 이용하는 방법과 함께 공업적으로 많이 사용하는 방법이다. 이 방법은 알코올농도 60~80%에서 용해된 물질은 제거하고 불용성인 물질만을 회수하여 건조하고 마쇄하여 제조하는 방법이다. 불용성물질은 단백질과 섬유질이 되며 용해된 물질은 알코올에 침전되지 않은 단백질 일부와 peptide등 질소화합물, 콩올리고당, 기능성

물질, 향미물질 등이 포함된다. 이렇게 제조된 농축콩단백의 단백질은 알코올에 의한 단백질 변성으로 질소용해도(NSI)가 낮다.

(3) 습열 처리 방법

습열처리에 의한 농축콩단백의 제조는 습열처리로 탈지대두박의 단백질을 변성시켜 불용성으로 전환시킨 다음, 물을 가하여 수용성 탄수화물과 기타 수용성물질들을 제거하면 단백질과 섬유질 등 불용성 탄수화물이 남게 된다. 이를 건조하여 농축콩단백질을 제조한다.

이와 유사한 방법으로 pH 5.3~7.5의 66~93℃ 열수로 처리하여 단백질을 회수하는 방법도 있다(McAnelly 1964).

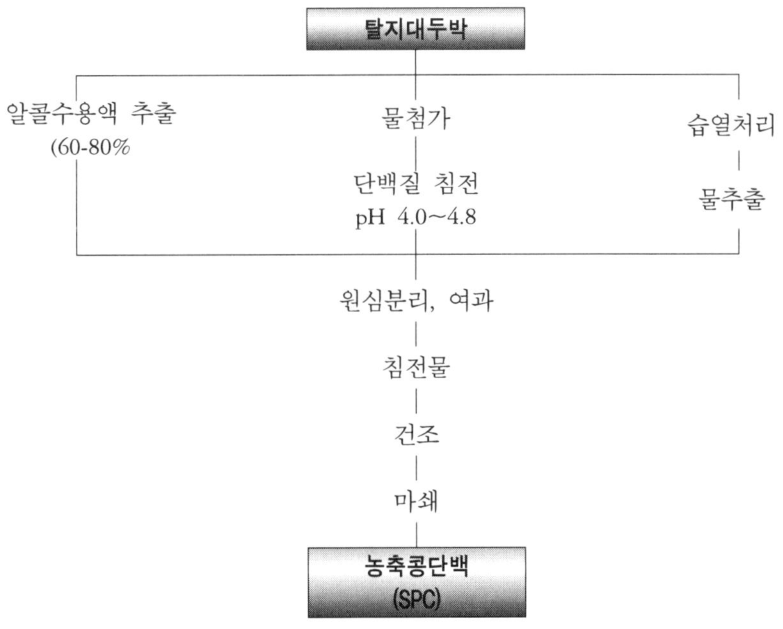

그림 7-5. 농축콩단백의 제조 방법

4) 분리 콩단백

분리콩단백(soy protein isolate)은 일찍이 1903년경 Soy "casein"으로 불렸던 것으로 색소와 결합시키기 위하여 종이에 피막을 입힐 때 우유 casein 대신 처음으로 사용되었다. 이러한 콩단백제품이 최근 분리콩단백제품으로서 식품 공학기술로 탈지대두박에서 대량 생산이 가능해지면서 세계적으로 그 이용과 생산량이 빠르게 증가하고 있다. 분리콩단백의 이용은 효소에 의하여 단백질을 변성시키거나 분리콩단백을 그대로 과자, 빵, 소세지등에 첨가함으로서 단백질 강화 원료로 이용되고 있다.

분리콩단백의 정의는 껍질이 제거된 좋은 품질의 콩으로부터 단백질이 아닌 대부분의 성분을 제거하여 단백질의 함량이 건물량으로 90%이상(N×6.25)이 되도록 제조한 분말 제품을 말한다. 분리콩단백의 일반 성분은 표 7-8과 같이 건물량 기준으로 단백질이 90% 이상 되며 제조 회사에 따라 어떤 제품은 거의 100%에 가까운 것도 있다. 제품의 품질은 지방질이 전혀 없어야 하며 섬유질의 함량이 극히 적은 것이 특징이다. 분리콩단백의 pH는 중화 정도에 따라 4.6에서부터 7.0까지의 넓은 범위를 갖고 있다.

(1) 등전점 이용방법

분리콩단백의 제조 과정은 그림 7-6(Hui 1992)과 같다. 이때 사용하는 원료는 탈지하지 않은 콩을 이용할 수 있으나 제조 과정 중 지방질을 제거해야 하기 때문에 대부분의 경우 탈지대두박으로부터 제조하고 있다. 농축콩단백을 원료로 하여 제조하는 것도 가능하며 이 경우는 단백질의 질소 용해도가 높은 농축콩단백을 사용해야 한다. 농축콩단백은 원료로서의 가격이 비싸지만 당질이나 수용성 비단백태 질소 화합물을 제거하는 과정이 없기 때문에 탈지대두박과 비교하면 전체적 가공비용에는 큰 차이가 없다.

가장 많이 사용되는 분리콩단백의 제조 원리는 단백질의 pH 7 이상에서의 높은 용해도와 pH 4.5에서의 낮은 단백질의 용해 특성(그림 7-7, Wolf 1978)을 이용한 것이다. 분리콩단백의 제조는 먼저 탈지대두박 또는 탈지콩가루를 약 알칼리 용액(pH 8~9)에 분산시켜 단백질을 용해시킨 다음 여과 또는 원심 분리 방법으로 cellulose 나 hemicellulose 등 불용성 탄수화물을 제거하고, 여과액 또는 상층액의 pH를 4.5 범위로 조절하여 단백질을 커드 상태로 침전시킨다. 이 때 전체 단백질의 약 90%가 침전된다.

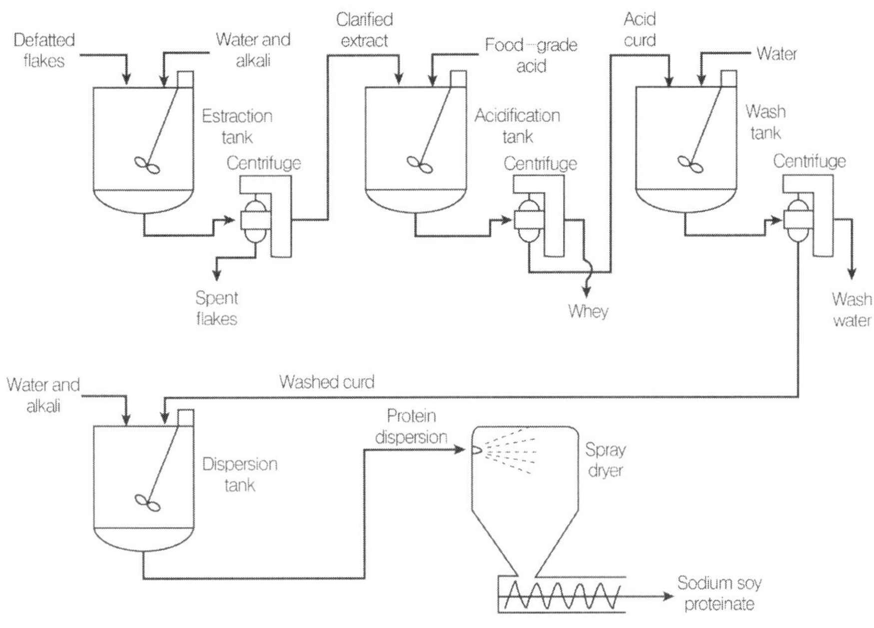

그림 7-6. 분리 콩단백의 제조 과정

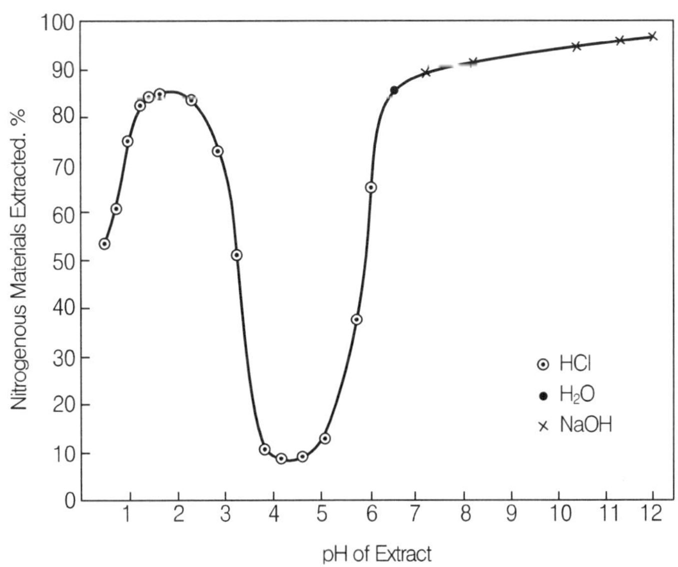

그림 7-7. 추출 용액의 pH가 콩단백질의 추출율에 미치는 영향

여기서 침전되지 않고 남아 있는 수용성 물질을 원심 분리시켜 콩 훼이(soy whey)로 제거하면 콩 비린 냄새가 대부분 제거된 거의 순수한 단백질을 얻게 된다. 콩 훼이의 수용성 물질은 농축콩단백의 경우와 같이 분자량이 낮은 단백질이나 peptide 등 질소화합물 그리고 기능성 성분이 포함된다. 회수된 단백질 침전물을 몇 번 반복하여 pH 4.5의 물로 세척하면 더 순수한 분리 콩단백 제품을 얻을 수 있다.

분리한 콩단백질을 건조하기 전에 KOH 또는 NaOH로 중화(pH 6.8)시킨 것은 중성 분리 콩단백이라 하며, 중화시키지 않은 것은 등전점 근처의 pH를 가진 산성 분리 콩단백이라 한다(Waggle et al. 1989).

일반적으로 중화시킨 것이 중화시키지 않은 것보다 물에 잘 용해되며 수분이 많이 있는 식품과 잘 결합하기 때문에 대부분의 분리 콩단백은 중성 분리 콩단백으로 제조하는 경우가 많다. 이러한 과정으로 제조한 분리 콩단백의 수율은 탈지 대두박의 약 1/3이다.

또한 단백질의 분산성을 향상시키기 위하여 레시틴을 첨가한 것도 있으며 pepsin, papain, bromolein과 같은 단백질 분해 효소로 부분적 가수 분해시켜 단백질의 기능적 성질을 향상시킨 가수 분해 콩단백(hydrolyzed soy protein)도 있다. 가수 분해 콩단백은 분자량이 작고 whipping 특성이 좋아 달걀 알부민 대신 많이 이용되고 있다. 이외에 콩단백질의 기능적 특성을 향상시키기 위하여 단백질의 side group을 acylation, succinylation, phosphotylation, deamidation 시킨 변형 단백질이 있다(Franzen and Kinsella 1976, Sung et al. 1983). 이 경우 단백질의 polarity나 전하 가에 변화를 주어 단백질의 구조를 변형시킨다. 이 중 acylation 방법이 가장 많이 검토되었지만 이들 화학적 변형단백질은 가격이 비쌀 뿐만 아니라 실용성이 낮아 연구단계 일 뿐 공업적으로 아직은 이용되지 않고 있는 실정이다.

(2) 한외 여과 방법

최근 분리 콩단백의 제조를 한외 여과 방법(ultrafiltration, UF)으로 만드는 기술이 개발되었다(Hensley and Lawhon 1979). 이 방법은 구멍의 크기가 비교적 큰 한외거르기 막(UF, 10k dalton)을 사용하여 역삼투법(reverse osmosis)으로 콩

단백질을 회수하는 것으로서 등전점에서도 침전되지 않는 저분자 콩단백질을 주로 얻는다(Lawhon et al. 1977). 이런 방법으로 제조한 분리콩단백은 산에 의한 침전이나 중화과정이 없기 때문에 보통 분리콩단백 보다 용해성이 훨씬 더 높으며 향미 물질과 착색 물질이 완전히 제거된 상태이므로 백색의 무취 분말 제품이 생산된다. 한외 거르기에 의한 분리콩단백은 pH 4.5에서 침전되지 않은 단백질을 전부 회수하므로 재래식 방법보다 18~20%의 수율을 향상시킬 수 있다. 이러한 막분리법에 의한 분리콩단백의 제조는 최근 일본과 유럽에서 실용화 되고 있다.

분리콩단백에는 무기물과 결합하여 무기물의 흡수를 방해하는 phytic acid가 2~3% 포함되어 있다. Phytic acid는 단백질과 결합하여 단백질의 등전점(isoelectric point)에 영향을 준다. Phytic acid가 있는 분리 콩단백의 등전점은 pH 4.5이지만 이를 제거할 경우 등전점이 pH 5.0이 되어, phytic acid를 제거한 분리콩단백은 과즙 드링크류나 탄산음료에 첨가할 경우 단백질의 침전을 감소시킬 수 있다.

최근 phytic acid를 제거하여 영양가를 개선시킨 분리콩단백이 한외여과(ultrafiltration)와 투석여과(diafiltration)를 사용하여 제조되고 있다. 이 방법은 phytic acid를 포함한 저분자의 비단백질 성분을 추출하고 pH를 11.0으로 조정한 다음 추출온도를 25~35℃로 하면 황함아미노산 특히, cysteine 파괴를 방지하면서 phytic acid를 최대한 제거 할 수 있다고 한다. 또한 제거된 비단백질 성분 용액의 pH를 6.5~7.5로 중화시킨 후 한외여과로 남아있는 단백질을 농축시키면 단백질 농도는 3.5%, 탄수화물은 2%, 회분등 기타성분은 1% 이하의 농축액을 얻을 수 있다.

이를 투석여과하면 단백질 농도가 7%로 상승되어 이 분리액을 건조시키면 97%의 분리 단백 제품을 제조 할 수 있다. 분리콩단백은 불용성이며 소화가 불가능한 탄수화물과 여러 가지 냄새나 쓴맛을 나타내는 성분들 그리고 trypsin inhibitor, hemagglutinin 등 영양저해 요소들이 거의 완전히 제거된 고단백 식품 소재가 되며 흡수력 등 물리적 기능적 특성도 양호하기 때문에 여러 가지 농도로 다양하게 이용될 수 있다.

(3) 기타 방법

최근 콩단백질의 분리와 정제방법이 발달하면서 앞에 설명한 분리콩단백의 제조방법 외에 연구 중 이거나 일부 사용되고 있는 방법은 다음과 같다.

① 천연 단백질 및 분자량에 의한 분리

분리단백질은 제조과정 중 지방질 추출시의 용매처리, 침전을 위한 낮은 pH조정 등의 처리로 천연상태의 단백질 구조가 변해진 상태이다. 그리하여 자연상태의 콩 단백질을 분리하는 연구에 관심을 가진 Kolar등(1985)은 자엽에 있는 단백질체(protein body)를 그대로 분리하고자 자엽을 미세하게 마쇄한 다음 밀도 차이를 이용한 부상분리법(density floatation)으로 단백질의 분리를 시도한바있다. 또한 이들은 NaCl이나 sucrose, 유기산염등을 용액을 사용하여도 단백질체의 분리가 가능하다 하였다.

콩단백질의 대부분(약 90%)은 염 용해성 globulin이며 나머지 단백질은 효소나 hemagglutinin, trypsin inhibitor, lipoprotein등이다. 염용해성 콩단백질을 분자량과 초원심침강계수로 분류하면,

2S 단백질(8~22 KDa) - 22%

7S 단백질(180~210 KDa) - 37%

11S 단백질(약 350 KDa) - 31%

15S 단백질(약 600 KDa) - 11%

으로 7S와 11S단백질이 전체 콩단백질의 70%가까이 되는 주요단백질이 된다(Wolf et al. 1962). 분리 콩 단백으로서 7S와 11S를 더 많이 함유하게 하는 여러 방법, 즉 용해도와 등전점등을 이용한 방법이 제시된바 있다(Kinsella 1979, Lusas and Rhee 1995).

② 막 분리 방법과 수용액 추출

콩단백질을 추출한 뒤 단백질을 분리하는 방법으로 한외-투석여과와 한외-역삼투여과가 연구된바 있다(Hensley and Lawhon 1979, Lawhon et al. 1977). 한외여과로 분자량 크기에 의해 단백질을 분리한 다음 역 삼투 여과

로 농축시키는 방법이다. 투석여과는 용매와 용질의 비율을 조정해주어 한 외여과 시 막의 막힘현상(fouling)을 최소한으로 줄여주는 역할을 하여준다. 이러한 막 분리방법으로 제조한 분리 콩 단백은 산처리나 중화를 시키지 않아 용해성이 대단히 높은 콩단백질을 얻을 수 있어 현재 일본과 유럽에서 사용하고 있다.

콩단백질을 추출할 때 과산화수소가 함유된 수용액을 사용하는 방법이 있다(Lawhon et al. 1981). 이 방법에서의 과산화수소 첨가는 lipoxygenase를 불활성화 시키기 위함이며 추출조건은 60℃와 pH 9에서 한다. 과산화수소용액에 분산된 콩 마쇄물은 원심분리시켜 단백질 층, 기름 층, 섬유질침전 층으로 분리한다. 기름 층에서는 기름을 회수하고 단백질 층은 pH를 등전점(pH 4.5)으로 조절하여 단백질을 침전시켜 회수하게 되는데 이것을 분무건조 시키면 지방질함량이 8~10%정도 된다.

③ 콩단백질의 조직화

콩단백질 제품인 콩가루나 탈지 콩가루, 농축 콩단백, 분리 콩단백은 그대로 조리하여 섭취하기는 어렵기 때문에 조직콩단백질(textured soy protein)을 제조하는 조직화(texturization) 기술이 개발되었다. 콩단백질이나 그 밖의 식물성단백질의 조직화기술은 1950년대에 이미 사용했던 것으로 알려져 있다. 그 후 1960년대에 콩을 주 원료로 한 인조육에 관심을 갖게 되면서 미국의 몇몇 회사들(Miles Laboratories, General mills)이 콩단백질을 사용하여 섬유상(spun fiber)제품, bacon 형태제품이 개발되어 시장에 소개되었다.

1970년대에는 thermoplastic extrusion방법에 의한 식물성 조직 단백질(textured vegitable protein, TVP)이 소개되었다. 최근 압출기사용방법이 계속 발달되면서 여러 형태와 크기, 조직특성을 가진 TVP가 개발되고 햄, 쇠고기, 닭고기와 같은 제품이 상품화 되었다. 제조방법도 압출기 사용방법 외에 증기를 사용하는 방법이 개발되었다.

1990대 이후에는 건강상의 이유로 동물성단백질 섭취를 줄이려하는 소비자의 관심이 높아가고 제조방법의 발달과 품질의 향상, 다양한 제품 개발로 soy-based hamberger patty analog, bacon analog, tacos나 chilli에 넣는 TVP 등이 제조되어 시장에서 좋은 반응을 얻고 있다.

콩단백질을 원료로 한 조직콩단백 또는 섬유콩단백(fibrous soy protein) 등 인조육(meat analog)과 같은 제품을 섭취하려고 하는 사람들은 크게 세 그룹으로 나눌 수 있다. 첫째는 고기음식을 피하는 고혈압이나 심장질환을 갖고 있는 사람들, 두 번째는 종교적으로 또는 건강유지를 위하여 채식만을 섭취하거나 채식을 주로 하는 채식주의자들, 세 번째는 경제적 이유로 고기보다는 저렴한 인조육 또는 조직콩단백질을 섭취하는 사람들이다. 첫 번째 그룹은 그 숫자가 제한적이며 두 번째의 종교적 채식주의자들은 과채류와 곡류에 관심이 많은 소비자들이어서 콩의 조직단백질제품에는 큰 소비계층이라고는 할 수 없다. 그러나 건강을 이유로 한 채식선호계층은 반드시 육류를 기피하지는 않기 때문에 고기와 같은 유사식품을 섭취하는 경향이 많아 가장 큰 시장성이 있다하겠다. 또한 경제적이유로 육제품 구입이 어려운 사람들에게는 육제품에 조직콩단백 등을 증량제로 사용한 제품에 관심이 많은 소비자라 할 수 있다. 이러한 관점에서 향후 콩단백질을 이용한 조직 또는 섬유콩단백의 시장은 계속 발전하리라고 예측된다.

콩단백질을 조직화키는 방법은 섬유화(fiber spinnig), 열가소성압출성형(thermoplastic extrusion), 직접증기조직화(direct steam texturization), 성형 후 가열(shaping and heating), 효소이용조직화(enzymatic texturization), 염에 의한 응고(coagulation by salt)등이 있다. 이 중 염에 의한 응고방법은 오래전부터 두부제조에 사용되어 왔으며 최근 시도하고 있는 직접증기조직화와 효소이용방법은 아직 연구단계이다. 그러나 가열압출성형방법은 현재 성공적으로 이용되고 있다.

압출기(extruder) 또는 증기에 의한 가열처리로 단백질이 조직이 갖게 되는 것은 콩단백질의 수소결합이 파괴되어 단백질이 펴지게 되고, 펴진 단백질은 고압 하에서 긴 형태로 재 정열하게 되며, 이를 냉각하면 새로운 수소결합이 형성되어 단백질 분자간에 재배치가 일어나고 또한 분자 상호간에 교차결합(cross-linkage)하게 되어 만들어진 새로운 조직구조가 안정화되는 것으로 알려

져 있다. 이렇게 조직이 형성됨으로서 콩단백 제품은 섭취하기 좋고, 씹힘성
이 육류와 근사하게 되어 기호성이 향상된다. 콩단백질을 이용한 대표적인
조직화(textured) 및 구조화(structured)제품은 조직콩단백질과 섬유화단백질이
있다(표7-9, Soyprotein council 1987).

표 7-9. 조직콩단백제품의 제조방법과 이용

종 류	제조방법	이용
Textured Flours and Concentrates	Thermoplastic extrusion or steam texturization of soy flours or alcohol/heat denatured concentrates. Composition is similar to the corresponding source material.	Many types of fibrous foods, ground meat products, poultry, and seafoods.
Structured Concentrates	Processing through an extruder into different sizes and shapes.	Poultry, meats, and seafoods.
Structured Isolates	Extrusion as above or by extruding a solution of the isolate into an acid-salt bath that coagulates the protein into fibers that are combined with binders to form fiber bundles.	Poultry, seafoods, food analogs.

1) 조직 콩단백

조직 콩단백(textured soy protein, TSP)은 콩단백질을 조직화시켜 수화
(hydration)시켰을 때나 조리하였을 때 조직형태와 씹힘성을 가진 제품이다.
제조방법에 따라 여러 형태와 크기, 색을 가지며 육류 대체 재료로 첨가하
거나 제품 그대로 섭취한다. 제조방법은 열가소성압출(thermoplastic extrusion) 이
용하는 방법과 직접증기(direct steam)를 이용하는 방법 두 가지가 있다.

(1) 열가소성 압출

가열압출기(extruder)의 이용방법은 콩단백제품을 높은 온도의 열과 높은

압력을 사용하는 열가소성 압출(thermoplastic extrusion)방법이다. 제조방법은 탈지 콩가루(대두분)나 농축 콩단백을 물과 잘 혼합한 다음 가열하면서 높은 압력으로 압출시키면 단백질 분자가 어느 정도의 방향성을 가지면서 응고되어 그 조직이 육류와 비슷한 씹힘 감각을 주게 되는 것이다(Adolphson and Horan 1974, Kearns et al. 1989, Noguchi and Isobe 1989).

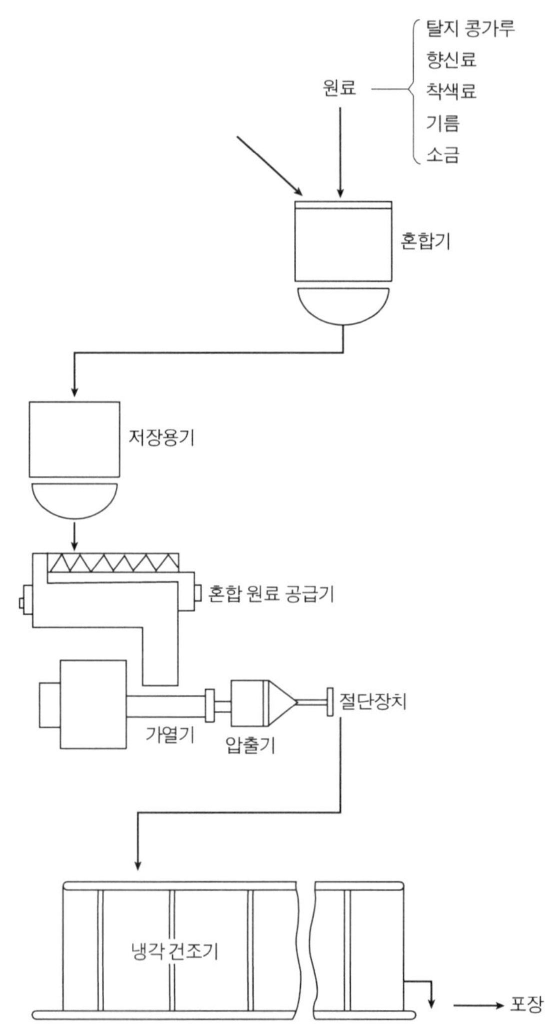

그림 7-8. 가열 압출기에 의한 조직 콩단백의 제조 과정

이 방법은 섬유화방법보다 간단하고 섬유조직이 거칠지만 물에 수화 되었

을 때 고기와 같은 씹힘성을 갖고 있다. 이 방법의 또 하나의 장점은 원료가 분리콩단백과 같이 90%의 단백질이 아니어도 된다는 것이다. 즉 탈지콩가루나 박편 또는 농축콩단백의 사용이 가능하여 분리콩단백을 사용해야하는 섬유화기술보다는 원료비가 절약된다. 또한 조직화에 도움 되는 부재료를 원료와 함께 혼합하여 압출시킬 수 있다.

그 대표적인 예가 압출기(extruder)를 사용한 것으로 제조 과정은 원료의 혼합, 저장 및 조절, 가열, 압출, 절단, 건조의 과정을 거치게 된다(그림 7-8, Horan 1974). 압출기는 가루 원료를 조직화하고 성형시키는 능력이 있는 기계 장치로 가열장치가 있는 것과 없는 것이 있으며, 이 경우 가열장치가 있는 것을 사용한다. 주입된 원료는 높은 온도(110~200℃)에서 가열하고, 단백질은 높은 압력(약 1000pa)에 의하여 변성되면서 원료는 점탄성으로 된다. 점탄성으로 변한 원료는 스크루에 의하여 압출기 끝에 있는 작은 구멍(die)으로 통과하면 급격한 압력 강하(상압으로)로 인한 팽창이 일어나 조직화 구조가 생기며 동시에 수분이 증발되고 좋지 못한 냄새도 휘발하게 된다.

또한 수용성 단백질은 압출기를 통해 압출되면서 재배열 된다. 이 때 나온 조직 콩단백은 적당한 크기로 절단하여 장기간의 저장이 가능하도록 건조와 냉각을 거쳐 포장한다. 원료의 배합은 탈지 또는 농축콩가루, 조미료, 착색료, 기름, 물을 적당한 비율로 혼합하며, 최종 제품의 조직과 맛은 혼합 원료익 종류와 비율, 그리고 혼합 원료의 수분 함량과 가열 온도 및 가열 시간에 따라 큰 영향을 받는다.

또한 extrusion 제품의 특성은 압출기의 스크류와 die의 구조, 스크류의 회전속도 등의 기계적 영향을 받으므로 압출기의 구성 및 작업조건이 중요하다. 이렇게 생산된 최종 제품은 일반적으로 수분은 6~8%, 단백질은 50%이상 (50~53%), 지방은 1%이상(약 1.5%), 섬유질은 1.5~3%, 회분은 5~6% 정도의 성분 조성을 갖게 되며 분산지수(dispersibility index)는 60~70%이다. 압출기에 의한 조직콩단백은 원료의 구성, 단백질의 함량, 수분함량, 압출시의 온도와 압력, 압출기내에서의 시간 등 여러 요인에 의해 조직제품의 물리적 특성이 달라진다. 또한 원료의 pH가 낮으면 조직이 치밀하나 거칠어지고 원료에 CaCl2나 유황함유물질을 넣으면 조직특성이 향상된다고 한다(Jenkins

1970, Kearns at al. 1989).

탈지대두원료를 사용하는 대신 Texas A&M대학의 Lusas 와 Riaz(1996)는 탈지하지 않은 콩을 원료로 하여 압출기를 이용한 조직콩단백제품을 제조한바 있다. 이 방법은 콩을 그대로 사용하기 때문에 원료비가 저렴하고 부산물로 콩기름을 생산할 수 있는 장점이 있다(그림 7-9, Lusas and Riaz 1996).

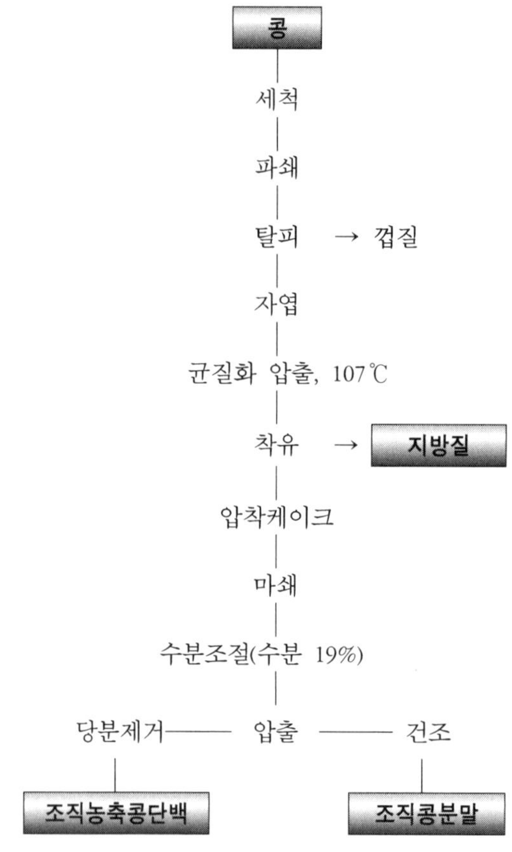

그림 7-9. 압출기를 사용하여 조직콩 제품을 제조하는 저렴한 방법

콩을 정선하고 세척한 뒤 파쇄하여 껍질을 제거하고 107℃의 고압착유기에서 균질화 시키면 lipoxygenase는 불활성화 되고 콩기름이 분리된다. 콩기름은 screw press에 의해 제거된다. 콩기름은 부산물로 회수되고, 남은 저지방 덩어리는 분쇄하여 약 10%의 수분함량을 갖게 되는데 이것을 다시 압출기에 넣고 조직화 시켜 건조시킨다. 이렇게 제조한 조직콩제품은 8%의 기름과 7.2%의 수분함량을 갖게 된다.

Meat analog는 최근 double extrusion에 의해 많이 생산되고 있는데 이 방법은 조직 콩단백 제조에 있어서 2차의 extrusion을 거치면서 기공이 제거되고, 조직이 더 일정하게 배열되면서, 더욱 치밀하고 육류와 유사한 조직을 갖게 된다.

(2) 직접 증기 조직화 방법

직접 증기 조직화(direct steam texturization)방법은 높은 온도의 증기로 단백질을 열처리하였을 때 젤이 형성되는 특성을 이용한 것이다. 높은 온도와 압력에서 젤이 형성된 다음 대기압으로 나왔을 때 팽화현상에 의해 조직이 부드럽고 수분흡수가 빠른 제품이 된다. 원료로는 탈지 콩가루를 주로 사용하나 농축 또는 분리 콩단백도 일부 사용하는 경우가 있다. 원료의 수분 함량은 18~24%가 적당하며 증기압은 최소 25 psig(2기압)이상으로 보통 80~110 psig(5.5~7.5기압)가 사용된다. 100 psig 때의 온도는 약 170℃이다.

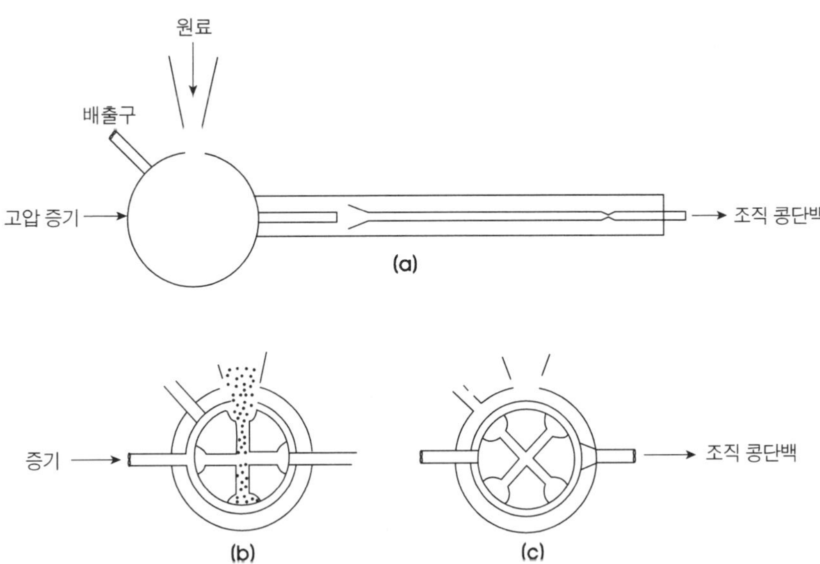

그림 7-10. 증기를 직접 이용한 조직 콩단백의 제조 장치

그림 7-10(Strommer and Beck 1973)은 증기 이용 조직 콩단백의 제조 장치로 증기가 주입되었을 때의 힘으로 회전축이 자동적으로 회전하게 되며 원료가 들어간 뒤 한바퀴 돌 때 콩단백질이 응고하여 조직화 되며, 수증기를 직접 주입 시켜 냄새를 제거시키는 것이 특징이다.

이렇게 제조된 조직 콩단백은 육류의 증량제로 사용하게 되는데 육류의 색을 밝게 하는 데에도 효과가 있다. 이와 유사한 방법으로 질긴 gel 조직의 조직콩단백을 제조하는 방법이 있다(Anson and Pader 1959). 이 방법에서는 농도와 pH를 조절한 콩단백질 반죽을 가열하면 탄력성과 신축성이 좋으면서도 단단한 조직의 제품이 생산된다. 또 다른 방법(Hoer 1972)은 분리콩단백 반죽에 부재료들을 첨가하고 높은 압력의 열교환장치에 통과시키면 섬유상의 조직이 형성되면서 과잉수분은 탈수되고 수분함량이 50~60%인 조직제품이 제조되어 냉동유통 시킨다.

(3) 효소 이용 조직화 방법

효소를 이용 조직화 방법(enzymatic texturization)은 산업적으로 이용단계에 있지는 않으나 앞으로 전망이 밝은 새로운 방법이라 할 수 있다. 이 방법은 일본의 연구원들이 제시한 것으로(Nio et al. 1985, Motoki and Seguro 1994) 콩단백질을 포함한 여러 종류의 단백질에 guinea pig의 간에서 분리한 transglutaminase를 반응시키면 gel이 형성된다는 이론이다. 형성된 gel은 탄력성과 신축성, 단단함이 좋아 식용으로 활용될 수 있을 뿐만 아니라 실이나 생분해성 film등 여러 제품에 응용될 수 있다고 하였다. 이 방법은 transglutaminase에 의해 단백질이나 peptide의 glutaminyl side chain과 lysyl기 간에 결합이 일어나면서 두 단백질 간에 교차결합(cross-links)이 형성된다는 원리이다. 이렇게 형성된 단백질 gel은 가열하면 더 단단해지고 세척제에 의해서도 쉽게 용해되지 않는 특성을 갖고 있다고 한다.

2) 섬유 콩단백

콩단백질의 섬유화 방법에 의해 제조한 섬유콩단백(fibrous soy protein)은 나이론이나 레이온등 직물 제조 원리를 식물성 단백질에 응용한 것이다. 이 방

법은 Boyer(1954)가 처음 특허로 출원하면서 관심을 갖게 되어 그 후 1960년
대 초에 미국의 General Mills 회사가 그 방법을 발전시켜 상업화 하였다. 주
원료인 단백질은 식물성 또는 동물성단백질 모두가 가능하나 단백질의 순도
와 수용성이 높은 분리콩단백이 좋다. 단백질을 섬유화 시킨 후 섬유결착제
(fiber binding agent)와 지방질향신료, 기름, 소금 등으로 맛을 향상시킨다.

단백질에서 섬유상의 형태를 갖게 되는 원리는 동물성 또는 식물성단백질
의 알부민, 글로불린등 구상단백질(globular protein)이 알칼리에 의해 random
coil형태로 변성된 다음 압출과 신장에 의해 β-configuration을 갖게 된다. 방
적(spinning)과정에서는 압력과 전단력(shearing force)에 의해 poly- peptide chain
이 직선화된다. 이때 수소결합과 이온결합이 발생된다. 방적과정 후의 roll에
의한 계속적 단백질섬유의 신장(잡아당김)은 섬유상의 방향성을 재정립하여
주면서 형태를 완성해주는데 단백질의 조성과 구조가 단백질 섬유의 특성을
좌우하게 된다(Huang and Rha. 1974). 콩단백질의 경우는 알칼리용액에서 단
백질의 polymer가 긴사슬로 풀어지게 되면서 용액의 점도가 크게 증가한다.
그 후 압출과 산성조건에서 단백질의 polypeptide chain들이 수소결합 및 이온
결합과 소수성 특성으로 더 밀착되고 또 뭉친상태로 있는 side chain이 비교적
적어 직선상으로 배열되면서 섬유상으로 된다고 알려져 있다.

제조 과정(그림 7-11, Johnson and Myers 1992)은 먼저 10~50%(20% 정도가
좋음) 되게 분리 콩단백을 pH 12~13의 알칼리(NaOH) 용액에 용해시켜
40~50℃에 놓아두면 10,000~100,000cp 의 높은 점도를 갖게 된다. 이 단백질
용액을 1000~1600개의 작은 구멍(지름 0.055~0.165mm)이 있는 섬유화 장치
(방적기)를 통과시킨다. 통과되어 나오는 단백질의 가는 섬유는 곧 인산
(phosphoric acid)과 소금의 용액에 넣어서 응고시킨다. 이 때 인산(0.5~10%)의
첨가로 pH는 2.5로 되고 소금의 농도는 8%정도 되게 조정한다.

이렇게 형성된 섬유는 약하고 연하며 탄력성이 적다. 이 단백질 섬유는 roll로
당겨짐으로서 섬유의 굵기가 1/5 정도(직경 20μm)로 더 가늘게 되고 다시 세척
조에서 산과 소금이 씻겨진다. 세척된 섬유는 아직 질김성이 적고 견고성이 낮
아 세척조의 pH와 소금농도, 온도로 견고성을 조절한다. 이 때 aluminum sulfate,
tannic acid등 인체에 해롭지 않은 첨가물의 도움을 받기도 한다. 육질과 같은 조

직을 형성하기 위하여 달걀 알부민이나 전분, dextrin, gums, carboxy methyl cellulose(CMC)등을 사용하여 단백질섬유들을 결착시키고 점착성을 높여준다. 최종 섬유 콩단백은 단백질과 수분으로 이루어져 있으며, 제품의 품질은 목적하는 육류의 종류에 따라 지방, 향신료, 색소, 영양소, 안정제 등을 인조육 표면에 입혀 맛을 조정하며, 제품의 모양도 다양하게 만든다.

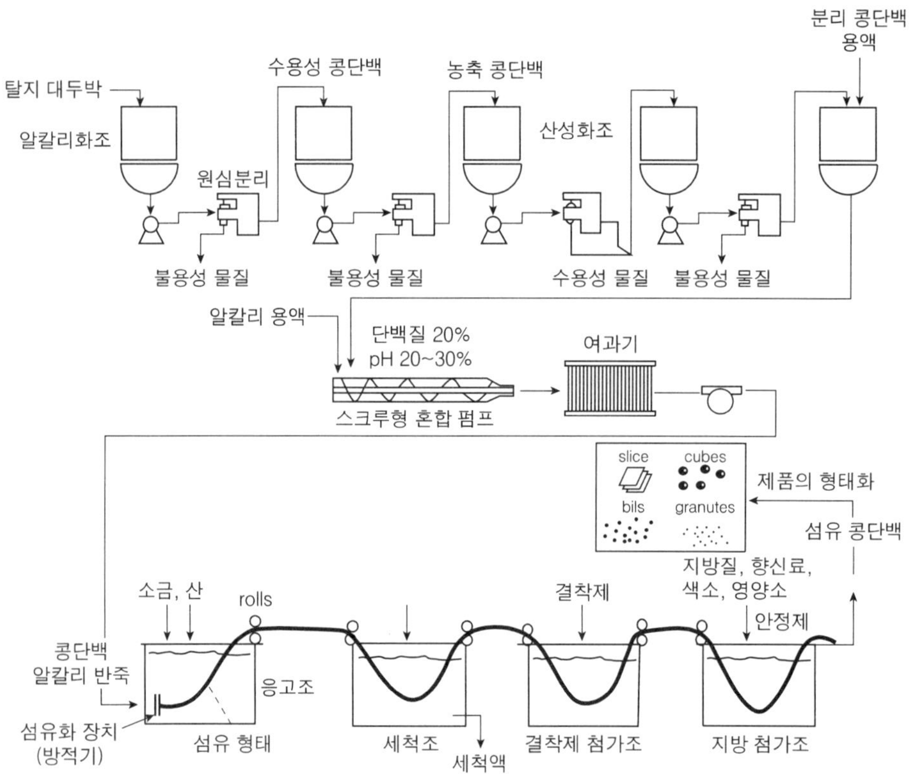

그림 7-11. 섬유 콩단백의 제조 과정

이러한 방법의 가장 큰 장점은 육류와 가장 유사한 조직을 갖게 되고 사용용도가 다양하며, 원하는 육류의 텍스쳐에 따라 섬유 콩단백의 굵기와 조직을 마음대로 조절할 수 있다. 섬유 콩단백은 건물기준으로 단백질 60%, 지방질 20%, 탄수화물 17%, 회분 3%정도의 성분구성을 갖는다.

이상과 같은 공정으로 제조된 조직 콩단백은 수분의 흡수 및 유지 능력이 커서 건조 중량에 대해 2~3배 가량의 물을 용이하게 흡수하여 수분 60~65%

의 상태에 이르고 지방의 유지능력도 양호하여 조직 콩단백을 첨가한 육가공 제품은 첨가하지 않은 제품에 비해 조리시의 손실이 적다. 또한 통조림 가공, 냉동, 해동 등의 식품가공 공정을 통해 비교적 안정된 물리적 성질을 나타낸다. 그리고 일반적으로 건조된 상태로 되어있어 포장 및 운반이 용이하고 실온에서 1년 이상 장기 저장이 가능한 장점이 있다.

④ 콩단백질 제품의 이용

탈지 콩가루, 농축 콩단백, 분리 콩단백 등 콩단백 제품은 빵이나 케잌, 쿠키등 빵류제품, breakfast cereals, 유아식품, 치즈나 커피크림등 유제품, 생선제품과 소세지나 스팸등 육류제품, 그 외에 제과류들에 첨가되어 다양하게 이용하고 있다(표 7-10, Soy Protein Council 1987).

이들 제품에의 첨가는 단백질 영양가의 강화 및 원료비의 절감이 주목적이다. 그러나 분리콩단백의 높은 수용성을 이용하는 경우와 조직콩단백의 씹힘성의 향상을 위한 경우, 그리고 콩단백질의 순환기 질환예방 등 기능성을 이용하는 경우가 있다. 기존식품에 첨가할 때 효과적인 콩단백질의 이용을 위해서는 몇 가지 고려해야 할 사항이 있다. 즉 식빵이나 고기, 달걀, 우유 등 가격이 비교적 비싼 동물성 단백질 제품에 첨가할 때는 이들 식품의 품질 특성인 냄새, 맛, 텍스쳐, 색 그리고 형태에 좋지 않은 영향을 주어서는 안된다.

일반적으로 가열 과정을 거쳐 lipoxigenase가 불활성화 되었고 지방질이 제거된 콩단백 제품은 처음엔 불쾌한 콩비린 냄새가 적고 단백질 함량이 높아질수록 나쁜냄새(이취, off-flavor)가 거의 없다. 그러나 저장 기간이 오래되면 이취가 다시 생기면서 강해지기 때문에 이러한 불쾌한 냄새 물질은 지방질 산화와는 관계가 없고 다른 물질 즉 콩의 탄수화물과 어떤 관계가 있으며 처음에는 냄새가 없다가 시간이 지나면서 냄새 물질로 서서히 변하는 어떤 전구물질로 존재한다고 믿고 있다. 그러므로 이들 제품에 사용하는 콩단백 제품은 냄새 면에서 분리 콩단백이 가장 유리하며 저장 기간이 짧은 것일수록 좋다. 또한 단백질의 용해성, 흡수성, 유화성 등 기능적 특성은 가공 식품의 물리적 성질에 많은 영향을 준다.

표 7-10. 여러 가공 식품에 콩단백질 제품의 이용

식품	분리콩단백	농축콩단백	탈지대두분	조직콩단백
빵류제품 (Bakery products)				
Milk replacers	x	x	x	
Breads	x	x	x	
Cakes, cake mixes	x	x	x	
Cookies, biscuits, snacks	x	x	x	
Doughnuts		x	x	
Pasta products	x	x	x	
아침 시리얼 (Breakfast cereals)	x	x	x	
유제품 (Dairy-type products)				
Cheeses		x		
Coffee whiteners		x		
Frozen desserts		x		
Whipped toppings		x		
Infant formulas	x	x	x	
육제품 (Meat food products)				
Emulsified meat products :				
Bologna, frankfurters, sausage	x	x		
Luncheon loaves	x	x		
Seafoods	x	x		
Coarsely ground meat products :				
Chili con carne, sloppy joes	x	x	x	x
Meatballs, Patties	x	x	x	x
Pizza toppings	x	x	x	x
Whole muscle meat :				
Analogs	x	x		x
Ham		x		
Meat bits (dried)				x
Poultry breast		x		
Seafood (surimi)	x	x		x
기타제품 (Miscellaneous Applications)				
Candies, confections, desserts	x	x	x	
Dietary items	x	x	x	
Oriental foods		x		
Soup mixes, gravies	x	x		x

(1) 육가공 식품

오래전부터 서양에서는 육가공 제품에 고기대신 가격이 비교적 싼 콜라겐이나 식물성 단백질을 일부 첨가하여 왔다. 콩단백질제품의 경우 가격이 저렴하고 단백질로서의 영양적가치가 높을 뿐만 아니라 유화력과 지방질 및 물과의 결합력(fat and water-binding ability), 젤화능력(gelation), 부착성, 응집성등 물리적 기능성이 좋아 여러 육가공품의 증량제(extender)등 부재료로 많이 사용하게 되었다.

햄버거 고기에는 농축 콩단백이나 조직 콩단백은 중량 원료로 첨가하며 소시지 제품에는 탈지 콩가루나 농축 콩단백을 첨가한다. 그러므로 육제품에 콩단백질을 첨가하면 첫째 육류 제품의 가격을 저렴하게 하고, 조리할 때 수축됨을 감소시키며, 육류 식품의 유화력과 안정성을 향상시키고, 고기 입자들의 결착 능력을 향상시키며 수분 흡수 능력을 높여 주어 씹을 때의 촉감, 견고성 등의 텍스쳐를 향상시키는 효과가 있다.

또한 단백질함량을 향상시키고 혈액 중 콜레스테롤을 감소시켜주는 영양적 및 기능성의 효과가 있다. 햄버거 고기의 경우 조직 콩단백 또는 농축 콩단백을 25~30%까지 첨가할 수 있어, 원료 가격이 20~30%정도 절감하게 된다(표 7-11).

표 7-11. 육가공 식품에의 콩단백질 이용 및 장점

1. 식품의 가격을 저렴하게 함
2. 조리할 때 수축됨을 줄여줌
3. 식품의 유화력과 안정됨을 향상시킴
4. 지방의 분리를 방지함
5. 고기 입자들의 결착능력을 끈적함이 없이 향상시킴
6. 수분흡수능력을 향상시켜 먹을때의 촉감을 좋게 함
7. 젤화력의 증가로 견고성등 텍스쳐를 좋게 함
8. 단백질의 영양가를 높여줌
9. 혈액중 콜레스테롤을 감소시켜 고혈압등 성인병에 이로움

유사 육제품에 첨가하는 콩단백질은 육제품 종류에 따라 흡수성, 흡유성, 결합 능력, 응집성, 겔 형성 능력, 유화력 등의 물리적 기능특성이 고려되어야 한다. 또한 소시지와 같은 제품은 겔화된 단백질에 지방질 입자들이 분산된 상태로 존재하므로 물, 지방질 입자 그리고 염용성(salt soluble) 및 수용성 육단백질들이 포함되어 있다.

그러므로 콩단백질의 염이나 물에 녹는 성질은 물론 기름과의 결합 능력, 겔 형성 능력 그리고 접착성이 높은 것일수록 좋다. 그러나 햄버거 고기나 다진 고기(ground meat)는 단백질의 겔 형성이 필요치 않고 조직이 치밀하지 않기 때문에 약간의 흡수성과 흡유성이 있는 탈지 콩가루, 농축 콩단백 또는 조직 콩단백이 좋다.

콩단백질을 프랑크푸르트 또는 소시지와 같이 겔 형성 능력이 중요한 제품에 첨가할 때에는 분리 콩단백이나 농축 콩단백을 먼저 적당량의 물로 충분히 수화시켜야 한다. 그 이유는 충분히 수화 안된 콩단백질이 소금과 접촉하게 되면 물의 흡수가 더 이상 일어나지 않게 되고 따라서 육제품 조직이 균일하지 않게 되기 때문이다. 반면 물 흡수 정도가 지나친 상태의 단백질을 첨가하면 텍스쳐가 너무 연하게 되므로 콩단백의 수화 정도는 첨가하기 전에 잘 조절되어야 한다. 그리하여 소시지 첨가용 콩단백질 제품의 주요 품질은 수분 흡수력으로 정하고 있으며 그 비교는 표 7-12과 같다. 또한 콩단백질은 적당량의 동물성 지방과 먼저 잘 섞은 뒤 첨가하여 섞는 것이 육제품의 품질 특성을 유지하는 데 좋다.

표 7-12. 콩단백질의 제품의 흡수력

제　　　품	흡수성(g H$_2$O/g solid)
탈 지 　콩 가 루	3.3
조 직 　콩 단 백	3.3
농 축 　콩 단 백	2.3
분 리 　콩 단 백	5.5

이 때 동물성 지방과 콩단백질의 혼합 비율은 육제품의 품질 특성과 콩단

백 제품의 단백질 함량에 따라 조정하게 된다(표 7-13). 농축 콩단백은 지방과의 유화 능력이 낮아 일반적으로 압축기로 조직화시킨 것을 이용하고 있으며, 소시지와 같이 유화력이 중요시되는 제품에는 적합하지 않다.

표 7-13. 지방과 콩단백 제품과의 혼합 비율

원 료	지방/g 원료
분 리 콩 단 백	5.0
농 축 콩 단 백	2.0
콩 가 루	1.0
조 직 콩 단 백	0.3

(2) 유가공 식품

콩단백질의 첨가가 가능한 유가공 식품은 아이스크림, 치즈, 커피 mixer (whitener), 휘핑 크림, 요구르트, 유아식 등이 있고 콩우유와 우유를 혼합한 혼합 음료도 있다. 이러한 유제품 또는 유사제품에 첨가하는 콩단백제품은 주로 분리콩단백이 사용되고 있다. 분리콩단백을 주원료로 한 유아식의 경우는 우유에 알레르기가 있는 유아를 위하여 만든 제품으로 비타민, 식물성기름, 무기질, 시럽 등을 첨가하여 우유와 유사하도록 제조한다. 또한 콩우유로 유사치즈를 제조할 경우 발효시킨 뒤 칼슘이나 유기산으로 침전시켜 제조한다. 이 혼합 음료는 콩우유에 풍부한 리놀레산(linoleic acid), 리놀렌산(linolenic acid), 리진(lysine), 페닐알라닌(phenylalanin)을 우유에 강화시킴으로서 난황보다 우수한 영양 성분 조성을 갖게 할 뿐만 아니라 락토오스(lactose)의 함량을 낮게 하는 효과도 있다. 이외에 분리콩단백을 설탕 또는 옥수수 시럽, 무기물, 지방, 비타민, 그리고 유화제 등을 물에 녹여 균질화한 영양 음료도 있다.

커피 크림에 분리 콩단백을 첨가하는 것은 콩단백질의 높은 유화 능력을 이용한 것이다. 이러한 커피 크림은 커피의 색을 희게 하고 높은 점도와 탁한 특성을 부여하게 되는데 그 이유는 지방이 미립자 상태로 분산되게 되어 빛을 분산시키기 때문이다. 휘핑크림에 콩단백질을 첨가하면 더 많은 공기를 보유케

하는 효과가 있다. 유사치즈 제품은 치즈의 sodium caseinate 대신 약 50%를 콩단백질로 대체시켜 제조한 것으로 치즈와 같은 텍스쳐를 갖도록 한 것이다. 우유 제품에 콩단백을 첨가할 때 이로운 점을 정리하면 다음과 같다(표 7-14).

표 7-14. 우유제품에 콩단백질 이용 및 장점

1. 콩단백의 첨가는 lactose 소화문제를 감소시킴
2. 유아의 경우 우유 casein 보다 콩단백의 소화가 더 잘됨
3. 유사치즈제품에서 casein의 역할을 하여줌
4. whipped topping에 공기를 더 많이 갖도록 함
5. 커피크림에서 유화력을 향상시켜 희게 하는 성질을 줌
6. 가격을 절감시킴

(3) 빵, 스낵류 식품

콩단백 제품들을 빵이나 스낵류에 첨가하면 단백질 영양가가 향상될 뿐만 아니라 이들 제품의 보수력이나 흡수력을 향상시키는 장점이 있다. 탈지 우유 분말이 첨가된 빵은 우유 분말의 일부 또는 전부를 탈지 콩가루나 농축 또는 분리 콩단백으로 대체할 수 있다.

빵에 12%의 탈지 콩가루를 첨가하게 되면 빵의 단백질 양이 약 50% 증가되는 효과가 있을 뿐만 아니라 단백질 효율값도 0.7에서 1.95로 높아지게 된다. 빵에 콩단백질을 첨가하면 부피가 감소하고 빵 표면의 탄 부분이 균일하지 않게 될 우려가 있으므로 sodium 또는 calcium stearoyl-2-lactylate나 ethylated monoglyceride와 같은 계면활성제를 섞어 사용함이 좋다.

빵과 스낵류에 콩단백질 제품을 첨가하면 이들 제품의 보수력이 향상되고 빵의 딱딱해지는 현상이 감소하며, 반죽하기가 용이하고, 케이크의 부드러운 성질이 향상된다. 또한 빵 표면의 갈색화가 빠르게 되며 도우넛의 기름 흡유력을 향상시키고 전반적으로 영양적 가치를 높여 주는 이로운 효과가 있다(표 7-15).

(4) 그 밖의 식품들

고단백 아침 시리얼(breakfast cereal)은 탈지 대두분을 첨가하여 제조한 것으로 단백질 함량을 높이고 아미노산 조성을 개선한 제품이다. 이 제품에는 탈지대두분을 15~20% 정도 첨가한다. 그 외에 곡류나 과채류, 육류를 원료로 한 유아식에는 탈지 대두분이나, 농축콩단백, 분리 콩단백을 첨가하며, 비만억제를 위한 음료, 과자류, 견과류 및 제품과 soup 및 sauce등 다이어트 식품에도 첨가하고 있다.

표 7-15. 빵과 스넥류에 콩단백첨가의 장점

1. 수화능력을 향상시킴
2. 빵의 딱딱해짐을 줄여줌
3. 반죽하기가 용이함
4. 케익의 부드러운 성질을 좋게함
5. 빵표면의 crust 색형성을 빠르게 함
6. 도너스의 기름 흡수력을 향상시킴
7. 빵의 저장성을 향상시킴
8. macaroni의 끈적거림을 줄여줌
9. 맛을 좋게하여 영양석 가지를 높여줌

⑤ 참고문헌

김철재. 1990. 대두단백 식품종류와 이의 영양학적, 식품학적 기능 특성, 한국콩연구회지, 7(2):39.

Adolphson, L.C. and Horan, F.E. 1974. Textured vegetable protein products as meat extenders. Cereal Sci. Today 19:441.

Anson, M.L. and Pader, M. 1959. Method for preoaring a meat-like product. U.S. Patant 2,879,163, Mar. 24.

Boyer, R.A. 1954. High protein food product. U.S. Patent 3,488,770, Jan. 6.

Franzen, K.L. and Kinsella, J.E. 1976. Functional properties of succinylated and acylated soy protein. J. Agric. Food Chem. 24:788.

Hensley, D.W. and Lawhon, J.T. 1979. Economic evaluation of soy isolate production by a membrane isolation precess. Food Technol. 33:46.

Hoer, R.A. 1972. Protein fiber forming. U.S. Patent 3,662,672, May 16.

Hong, Y.M., Kim, J.S., Kim, D.W., Kim, W.J. 2003. Effect of whole soy flour on the properties of wet noodle. Korean J. Food and Nutr. 16: 417.

Horan, F.E. 1974. Soy protein products and their production. J. Am. Oil Chem. Soc. 51: 203.

Huang, F. and Rha, C. 1974. Protein structures and protein fibers -a review. Polymer Eng. Sci. 14:81.

Hui, Y.H. 1992. Encyclopedia of food science and technology, John Wiley & Sons, Inc., 4:2395.

Jenkins, S.L. 1970. Expanded soybean products. U.S. Patent 3,496,858, Feb. 24.

Johnson, L.A. and Myers, D.J. 1992. Soy protein's history, prospects in food and feed. INFORM 3(4):429.

Kearns, J.P., Rokey, G.J. and Huber, G.R. 1989. Extrusion of texturized proteins. In Proceedings of the World Congress : Vegetable Protein Utilization in Human Foods and Animal Feedstuffs, T.H. Applewhite(Ed.), p. 353. American Oil Chemists' Society, Champaign, IL.

Kinsella, J.E. 1979. Functional properies of soy proteins. J. Am. Oil Chem. Soc. 56:242.

Kolar, C.W., Richert, S.H., Decker, C.D., Steinke, F.H. and Vander Zanden, R.J. 1985. Isolated soy protein. Ch. VIII. In New Protein Foods, Vol.5, A.M. Altschul and H.L. Wilcke, (Ed.), pp. 259-299. Academic Press, New York.

Lawhon, J.T., Muslow, D., Cater, C.M. and Mattil, K.F. 1977. Production of protein isolate from oil seed extracts using industrial ultrafiltration and reverse osmosis system. J. Food Sci. 42: 389.

Lawhon, J.T., Rhee, K.C. and Lusas, E.W. 1981. Soy protein ingredients prepared by new processes-aqueous processing and industrial membrane isolation. J. Am. Oil Chem. Soc. 58:377.

Lin, M.J., Humbert, E.S. and Sosulski, F.W. 1974. Certain functional properties of sunflower meal products. J. Food Sci. 39:368.

Lusas, E. and Riaz, M.N. 1996. Texturised food proteins from fullfat soybeans at low cost. Extrusion Communique 9(5):15-18.

McAnelly, J.K. 1964. Method for producing a soybean protein product and resulting product. U.S. Patent 3,142,571. July 28.

Meyer, E.W. 1967. Proc. Intern. Conf. Soybean protein foods, Oct. 1966 USDA-ARS 71:35.

Miligan, E.D. 1976. Survey of current solvent extraction equipment. J. Am. Oil Chem. Soc. 53:286.

Motoki, M. and Seguro, K. 1994. Trends in Japanese soy protein research. INFORM 5(3):308.

Mustakas, G.C., Bookwalter, G.N., McGhee, J., Kwolek, W., and Griffin, E.L. 1970. Extruder process to improve nutritional quality, flavor and keeping quality of full-fat soy flour. Food Technol. 24:127.

Nio, N., Motoki, M. and Takinami, K. 1985. Gelation of casein and soybean globulins by transglutaminase. Agric. Biol. Chem. 49:2283.

Noguchi, A. and Isobe, S. 1989. New food proteins, extrusion precess and products in Japan. In Proceedings of the World Congress: Vegetable Protein Utilization in Human Foods and Animal Feedstuffs, T.H. Applewhite(Ed.), p. 375. American Oil Chemists' Society, Champaign, IL.

Soy Protein Council. 1987. Soy Protein Products : Charanteristics, Nutritional Aspects and Utilization. Washington, DC.

Soya & Oilseed Bluebook. 2004. Soyatech. Pub.

Strommer, P.K., Beck, C.I. 1973. Texturization by passage through elongated pipe in presence of steam at elevated pressure and temperature. U.S. Patent

3,754,926, Aug. 28.

Sung, H.Y., Chen, H.J., Liu, T.Y. and Su, J.C. 1983. Improvement of the functionalities of soy protein isolate through chemical phosphorylation. J. Food Sci. 48:716.

Waggle, D.H., Steinke, F.H. and Shen, J.L. 1989. Isolated soy proteins. Ch4. In Legumes. R.H. Matthews (Ed.), pp. 99-138. Marcel Dekker, New York.

Wolf, W.J., Babcock, G.E. and Smith, A.K. 1962. Purification and stability studies of the 11S component of soybean protein. Arch. Biochem. Biophys. 99:265.

Wolf, W.J. 1978. Purification and properties of the proteins. In "Soybeans: Chemistry and technology," Vol. 1, Proteins, and ed., AVI Publ. Co., Westport, CT.

제 8 장. 콩기름 구경형

콩은 세계 식물성 유지 원료의 반 이상을 차지하고 있다(Anonymous 1995). 1940년 초 콩기름은 품질이 좋지 않아서 식품용보다는 산업용 페인트로 이용되던 것(Dutton 1981) 이, 세계 2차 대전 중에 기름 부족 현상으로 콩기름을 마가린 원료로 사용하기 시작하였다. 그 후 콩기름의 추출 기술 발전과 식용 기름으로서의 품질 향상에 의해 주요 식품용 식물성 기름이 되었다.

현재 콩기름은 용매 추출법을 사용하여 제조하고 있다. 정제되지 않은 콩기름은 레시틴을 제거하는 탈검 공정, 자유 지방산을 분리하는 중화공정, 색소 제거를 위한 탈색 공정, 휘발성 성분을 제거하는 탈취공정 등 여러 정제 과정 거쳐 식용 기름이 된다.

일반적으로 RBD(refined, bleached, deordorization)기름이라고 부르는 정제된 제품은 고도불포화 지방산(polyunsturated fatty acids)이 많이 함유되어 있어 산화와 이취 형성이 있을 수 있다.

RBD 기름은 용도가 극히 제한적이어서 수소화(hydrogenation), 에스테르 교환(interesterification), 윈터리제이션(winterization), 분별(fractionation) 같은 부가

적인 공정이 필요하다. 그림 8-1은 콩기름 제조 공정 및 적용 예를 나타낸 것
이다(Brekke 1980).

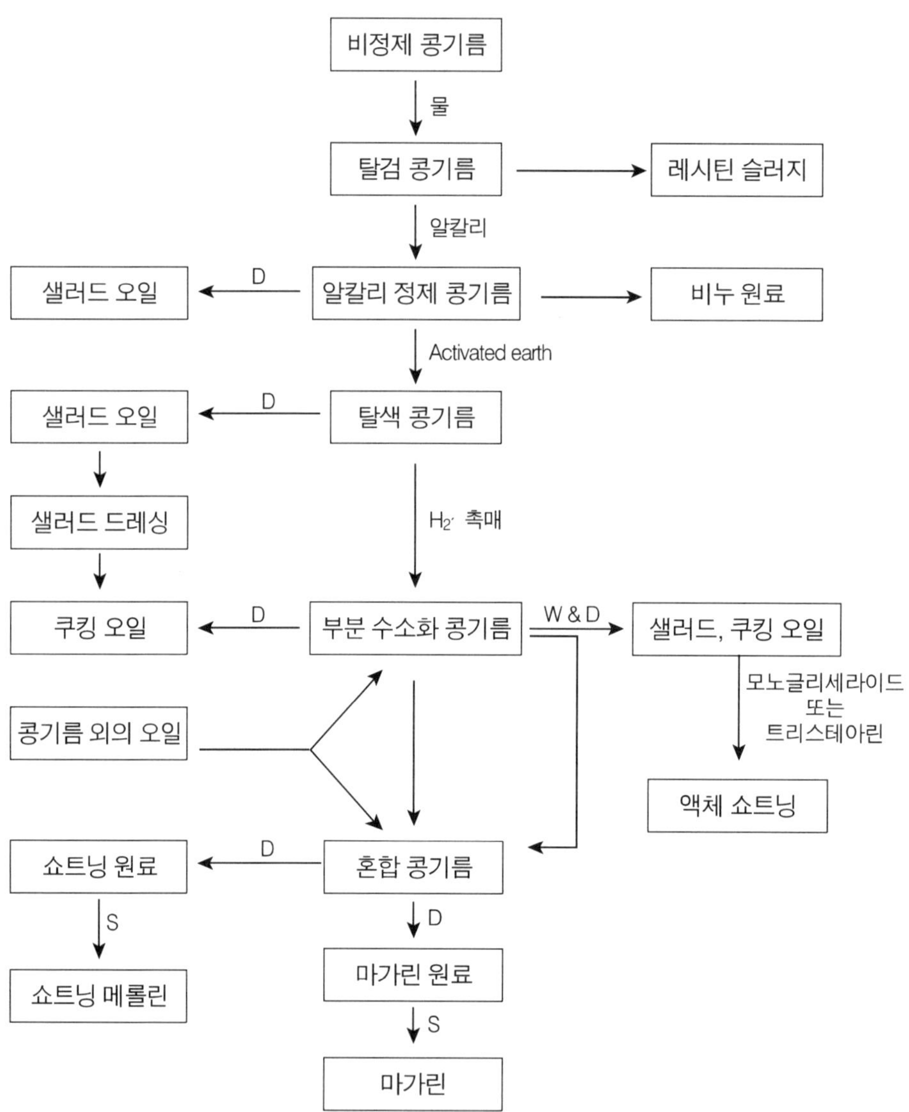

그림 8-1. 콩기름 제조 공정 및 적용 예

① 콩기름 제조 공정

1) 전처리

콩기름 추출 전 전처리 공정에는 정선, 건조, 분리, 탈피, 조절, 박편화가 있다.

(1) 정선

정선(Cleaning) 공정은 원료 콩에서 식물조직, 작은 돌, 먼지 등 이물질을 제거하는 것이다. 콩기름 제조에 2%의 이물질을 함유한 2등급 콩을 원료로 하루 1000톤 기름을 추출한다면 이물질이 20톤 정도가 나온다(Synder and Kwon 1987). 그림 8-2는 콩에서 이물질을 제거하는 정선 기계(screen cleaner)로, 두층의 스크린 체로 구성되어 있다(Morre 1983). 원료 콩을 정선기에 넣으면 콩보다 큰 물질은 위층의 체에 남아 있고, 아래쪽 체에 콩이 있으며, 콩보다 작은 물질은 체를 통과하게 된다. 이때 체는 계속 진동을 하여 콩에 붙어 있는 먼지와 부착성 입자는 다중 아스피레이터로 제거된다.

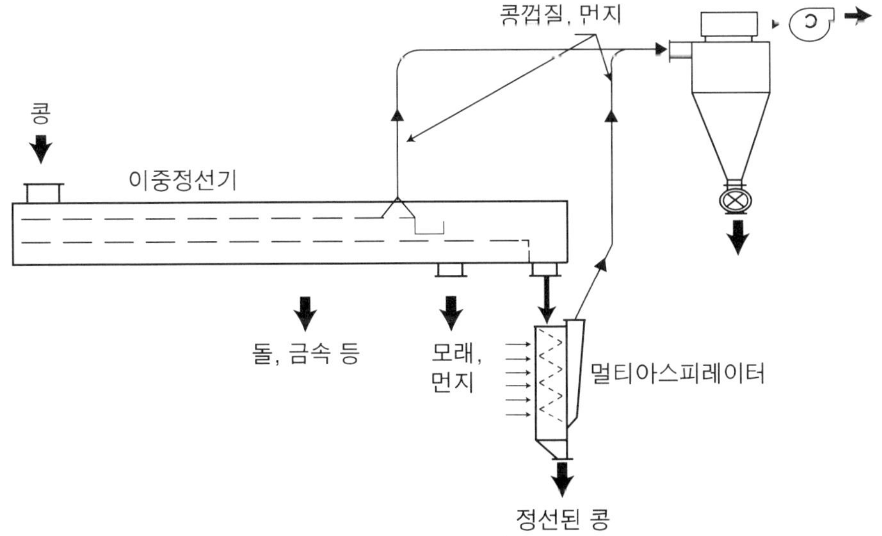

그림 8-2. 콩 정선기

(2) 건조

콩 껍질을 효과적으로 제거하기 위해 탈피 전 콩의 수분 함량을 10% 정도로 조절하는 건조(Drying) 과정이 필요하다. 콩 건조는 원료 콩에 가열된 공기를 통과시킨 후 즉시 찬 공기를 불어넣어 수분을 10% 정도로 조절한다. 콩 종류에 따라 차이는 있으나 수분 조절에 필요한 기간은 일반적으로 1-5일 정도가 소요된다. 콩기름 제조용 콩을 저장하는 경우, 건조 공기를 사용하여 콩의 수분함량이 14% 이하를 유지하게 한다. 이때 냉각과 건조 공기가 순환되는 건조기를 사용하는 경우 연료비의 25%가 절약된다(Moore 1983).

(3) 분쇄 및 탈피

분쇄는 탈피(Cracking and dehulling)와 콩 박편화를 위해 콩을 작은 조각으로 부수는 공정이다. 탈피 방법은 교차 회전, 물결 모양 또는 홈이 파여진 롤러사이로 콩을 통과시켜 분쇄하는 방식인데, 분쇄 롤러가 직경 25 cm, 길이 107 cm이면 하루에 약 500-600톤의 콩을 가공할 수 있다(그림 8-3). 분쇄 공정에서 콩은 주로 4-6 자엽 조각이 되는데, 분말 또는 상대적으로 큰 조각도 생길 수 있다(Moore 1983).

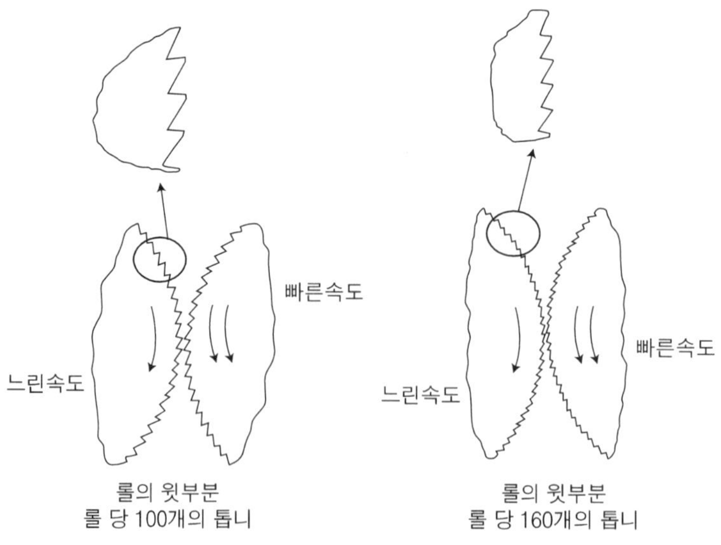

그림 8-3. 콩 파쇄를 위한 물결 모양의 롤러

콩 껍질 탈피 공정은 속도가 다른 물결 모양의 톱날을 가진 2-3개의 롤러를 통과시키는 과정에서 탈피가 되는데, 껍질은 흡입 방법에 의해 제거된다. 이 때 분쇄되지 않은 콩과 큰 조각은 분쇄기로 되돌아가서 다시 분쇄 공정을 거치게 되고, 1차로 분리된 콩 껍질은 2차 탈피 공정에서 껍질 속에 포함되어 있는 콩 알갱이가 분리된다. 한편 너무 과도하게 부서진 콩가루는 기름 추출할 때 여과에 문제를 일으킬 수 있지만, 부서진 콩가루를 첨가시키면 기름 추출 수율이 높아진다.

가열 탈피 방법(Snyder and Kwan 1987, Woerfel 1995a)은 콩을 60℃에서 20-30분 동안 가열한 후 85℃로 빠르게 열처리하면, 콩 표면의 수분 함량이 1-3%로 되면서 콩 껍질이 느슨해지므로 쉽게 탈피할 수 있다. 이 방법의 장점은 에너지 효율이 높고, 전통적인 탈피 공정보다 콩 알갱이와 껍데기를 잘 분리할 수 있다. 이외의 콩 탈피 방법으로 에너지와 시간을 절약할 수 있는 마이크로웨이브 처리 방법이 있다.

(4) 조절

콩의 수분 조절(Conditioning) 단계는 콩 박편을 만들기 전 최적의 가소성 (plasticity)을 갖게 하기 위한 것이다. 이 공정은 콩 분쇄과정에서 수분함량이 10%이하로 낮아졌던 것이 증기처리에 의해 수분함량을 증가시키는 것이다. 증기 열처리는 압착법으로 기름을 제조하는데 사용하고 용매 추출법에는 사용하지 않는다. 증기 열처리의 장점은 원료의 수분함량을 조절할 수 있고, 고온에 의해 유지의 점도를 낮추어 착유를 쉽게 하며, 원료 내 효소를 불활성 시켜 채유 중 유리 지방산 생성 억제와 세균, 곰팡이 등의 미생물을 사멸시킨다. 이외에 단백질을 응고시켜 유지 분리를 용이하게 하지만, 과도한 열처리는 기름의 정제 수율을 감소시킬 수 있다.

(5) 박편화

콩을 얇은 조각으로 만드는 박편화(flaking) 공정은 수분이 조절된 콩 알갱이를 수압에 의해 압력이 유지된 수평의 부드러운 롤 사이를 통과시키면 0.25-0.37 cm (0.01-0.015 in) 두께의 얇은 조각이 된다. 박편화는 용매 추출 과정 전의 중요한 공정으로 용매 추출할 때 콩 알갱이나 작은 입자보다 콩 박편이 훨씬 효과적으로 기름이 추출되기 때문이다. 콩의 박편화 공정은 추출 용매의 용매 확산 거리를 감소시키고, 콩 박편의 두께에 따라 추출시간이 달라지는 연관성이 있다(Norris 1982).

(6) 기름 추출 전의 공정

기름 추출 전의 공정은 콩을 박편화한 후, 익스투르더 또는 enhancer press라고 하는 expender공정을 말한다. 익스투르더는 그림 8-4와 같이 베럴과 스큐르로 구성되어 있다Watkins et al 1989). 18%의 수분 함량을 가지고 있는 콩 박편을 높은 온도와 압력으로 베럴 사이로 통과시키면 콩 박편이 부풀게 된다. 익스투르더 처리된 콩 박편은 배출 특성(drainage properties)과 추출율이 증가되는데(Bredeson 1983), 압출기를 사용하는 부수적인 비용은 추출율과 기름의 품질을 고려하여 사용한다(Kemper 1995).

Alcon 공정(Penk 1985)이란 일반적인 콩 박편 공정과 기름 추출 사이에 실시하는 공정으로 효소 활성을 제거하는 것이다. 이 공정은 수분/온도/시간 처리를 철저하게 하는 것으로 부가적인 수분 조절과, 품온 완화 장치 및 냉각 건조기가 필요하고, 이 공정의 장점은 기름 추출시 여과 속도와 처리량을 증가시킬 수 있고, 추출된 기름 속에 불용성 인지질 함량을 감소시킬 수 있다(Lusas et al 1994).

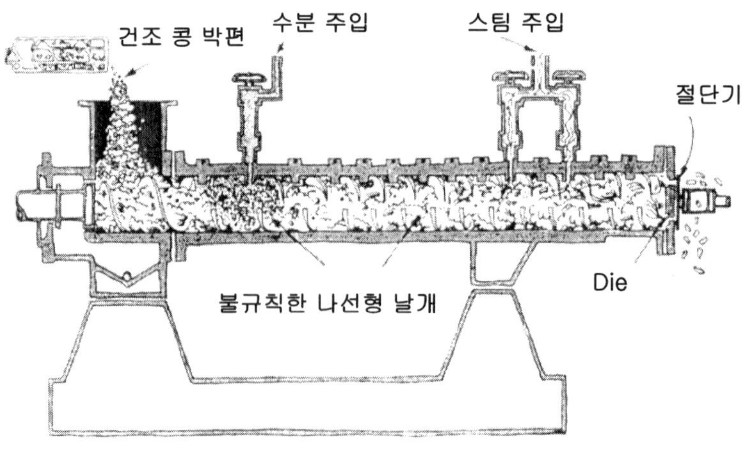

그림 8-4. Expander

2) 용매 추출

(1) 용매

상업용 기름 추출 용매는 주로 헥산을 사용하고 있다. 가장 이상적인 기름 추출용 용매는 triglycerides의 선택성, 비 독성, 낮은 비점, 낮은 증발열, 용매 추출 장치나, 원료 콩과 반응하지 않는 용매로 비 휘발성, 비 폭발성이며 값이 싸서 다량 사용할 수 있는 용매이다((Synder and Kwon 1987, Lusas et al 1994, Johnson and Lusas 1983). 이와 같은 이상적인 기름 추출용 용매는 존재하지 않지만, 헥산의 경우 기름 추출에 필요한 대부분의 조건을 충족시키는 용매로 콩기름 추출에 널리 사용되고 있다(표 8-1).

표 8-1. 콩기름 추출에 사용하는 hexane의 규격

특 성	값
비중 (25℃, g/cm^3)	0.6705-0.6805
증류 범위(760 mm)	
최소 끓는 점(℃)	65.0
최대 건조점(℃)	70.0
최대 비휘발성 잔기(g/100ml)	0.0001
증류 후 잔기의 산도	중성
Close-cup 발화점(℃)	-32 to -58
최대 황	10
최대 수증기 압력(psi at 35℃)	6.0
조성(gas liquid chromatography, % area)a	
n-Hexan	45-70
Methyl cyclopentane	10-25
Total n-hexane and methly cyclopentane	60-80
Total 2-metyl pentane; 2,3 dimethyl butane;	
and 3-methyl pentane	18-36
Maximum cyclohexane	2.5
Maximum benzend	0.1
Maximum APHA(American Public Health Association) color	15
General apperance	이물질이 없음

1990년대 들어서 헥산의 안전성 문제 제기로(Galvin et al 1995), 헥산 대체 용매가 연구되어 왔다. Trichloroethylene은 1950년대 초 기름 추출 용매로 용매 추출된 soy meal을 소의 사료로 하루에 2-3 lbs 섭취시킬 때 s-trans-dichloro-vinyl-l-cysteine이라고 하는 cysteine유도체에 의해 사망을 하므로 사용이 금지되었다(Synder and Kwon 1987).

이외에 알콜에 의한 기름 추출(Karnofsky 1981), 이소프로판올에 의한 기름 추출(Baker and Sullivan 1983), isopropanol 회수율을 증진시키는 연구(Lusas et al 1994)도 있다.

한편 액상의 흐름성과 용매 특성이 있는 초임계 유체(supercritical fluid)라고 하는 탄산가스로 50℃에서 8,000 psia (1000-10,000 psia)의 고압으로 기름을 추출하는 이 방법은 비싼 장비와 높은 압력(1000-10,000 psia)유지로 단가가 높지만, 최근 많은 연구에 의해 추출비용이 감소되고 있다(Freidrich and Pryde, 1984, Reverchon and Osseo 1994).

(2) 추출 이론

콩의 용매 추출(solvent extraction) 이론은 용매가 기름 성분에 선택적으로 빠르게 혼합되는 확산 공정이다. 헥산이 콩 박편의 자엽 지방체에 있는 콩기름을 빠르게 용해시키고 확산되면서 기름/헥산 혼합물이 되어 추출된다.

콩 박편의 두께는 용매 확산과 콩 박편을 취급하는 도중 깨지는 것을 피할 정도로 두꺼워야 하는데, 상업적으로 사용하는 콩 박편의 두께는 보통 0.25-0.37cm이다. 보통 콩박편의 두께가 두배가 되면 16배 가량의 추출율이 감소한다(Fan et al 1948).

(3) 추출 기구

용매 추출기는 여러 가지 형태가 있으며 대부분의 산업용 추출기는 연속적이면서 역상 흐름 방법을 사용한다. 연속적 역상 흐름 시스템인 Rotocel, deep bed 추출기 Loop 추출기가 있다.

(4) 마이셀라

콩 박편의 용매 추출 공정에서 생기는 기름/헥산 용액을 마이셀라(miscella)라고 하는데, 70~75%의 기름과 25~39% 헥산으로 구성되어 있다. 이때 사용된 헥산은 발화점을 이용한 용매 회수 장치로 재생해서 사용한다.

(5) 탈용매된 soymeal

용매 추출기에서 탈지된 콩 박편은 약 30%의 헥산을 함유하고 있다. 일반적으로 탈용매-토스터기(desolventizer-toaster)를 통과시켜 용매를 제거하고 트립신 inhibitor의 불활성화 및 독성 물질을 없앤 후 동물 사료로 사용한다.

(6) 비정제 콩기름의 저장

정제되지 않은 콩기름은 수분, 온도, 공기, 금속과 다른 불순물에 의해 산화가 되지 않도록 해야 한다. 즉 비정제된 콩기름의 경우 미세한 입자나 검이 가라앉는 것을 피하기 위해 40℃로 냉각시킨 후 교반기를 가진 스텐레스 스틸 탱크에 넣어 저장한다. 또 안정성을 증진시키기 위하여 저장 전 체로 여과하여 불순물을 제거한다. 고급 비정제 기름의 무역 기준은 수분 0.5%를 초과하지 않고, 중성 기름 7.5%, 비사포닌 1.5% 이하, 121℃ 발화점을 갖는 것이다(Erickson 1995).

3) 기계적 추출

기름 추출을 위해 가장 널리 사용하는 방법은 용매 추출이고, 기계적인 기름 추출은 소규모의 공장에서 선호한다. 스크류 압착기에 의한 기계적 추출은 그림 8-5와 같이 높은 압력으로 압착된 원료가 expeller안에서 이동하면서 cage bar 사이로 기름이 나오게 된다(Norris 1982). 기계적 추출에 의해 제조된 기름은 기름 함량이 높은 meal을 생산한다. 기계적 추출의 장점은 낮은 투자 비용과 용매가 필요하지 않다는 것이고, 단점은 기름 수율이 낮다는 것이다.

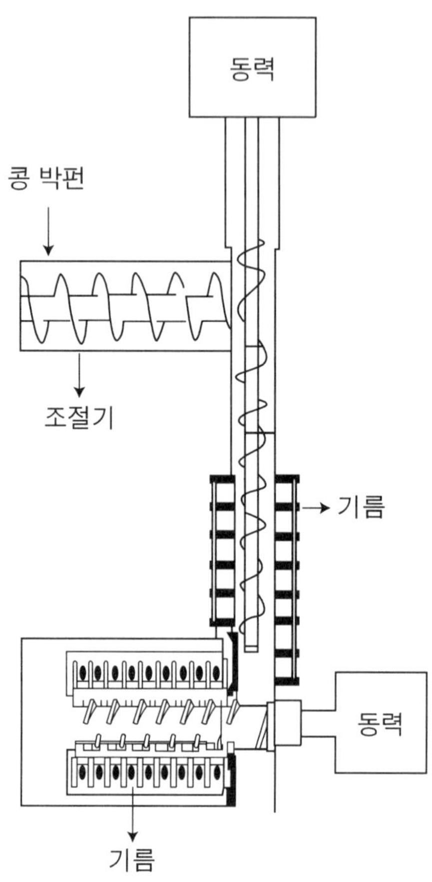

그림 8-5. 익스펠러(expeller)가 부착된 기계적 추출기

4) 정제

비 정제 콩기름은 기름에 녹거나, 녹지 않은 성분을 함유하고 있다. 기름에 녹지 않는 불순물에는 콩조각, 초과된 수분, 왁스 부분으로 기름을 혼탁하게 하고, 기름에 녹는 지용성 물질에는 phosphaides, 유리 지방산, 검 물질, 점액성 물질, 색소, 토코페놀, 스테롤이 있다. 정제 과정은 비 정제된 기름을 정제 공정에 의해 식품 등급으로 만드는 여러 단계의 공정이다. 그 과정은 그림 8-6과 같이 탈검(degumming)단계, 알칼리 정제, 탈색(bleaching), 탈취(deodorization)로 구성되어 있고, 정제 과정 중에 수소치환이나 윈터리제이션(winterization) 과정이 첨가되기도 한다.

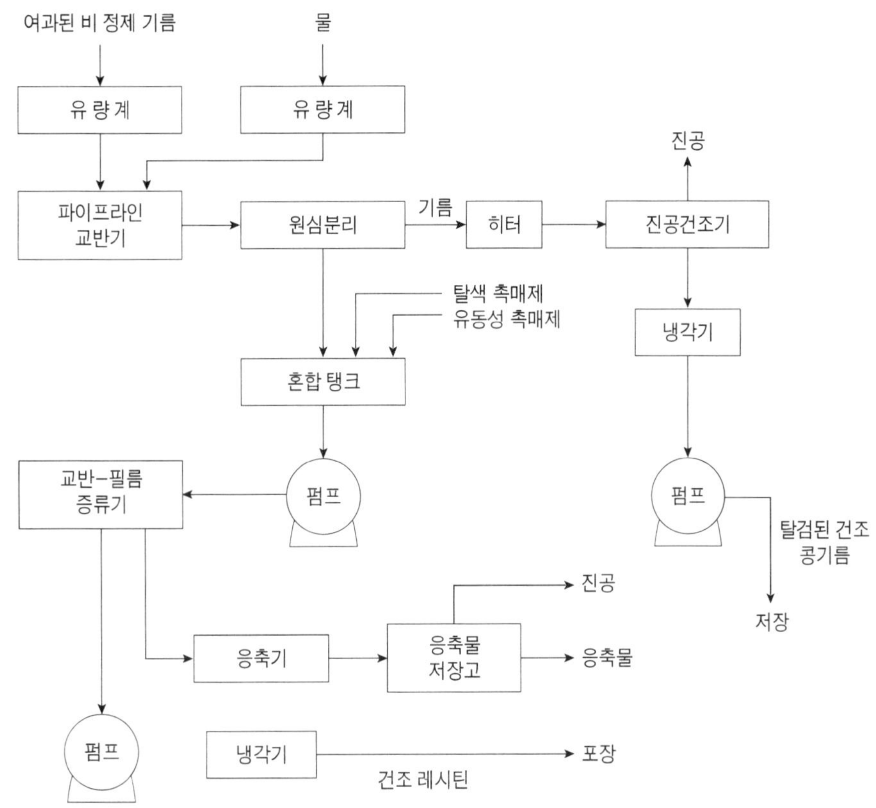

그림 8-6. 콩기름의 탈검 및 콩 레시틴 공정 과정

(1) 탈검

탈검(degumming)은 phosphorus의 주원료인 phosphatides, 레시틴 또는 검과 같은 인지질을 제거하는 공정이다(Brian 1976). 탈검은 기름의 품질 향상을 위해 실시하는 공정으로 이때 제거되는 인지질은 유화 형성을 도와주는 계면활성제 특성을 가지고 있다. 그러나 식용 기름 속에 인지질이 있다는 것은 triglycerides의 손실 원인이 되고, 탈취과정에서 갈변이나 이취를 생성시킨다. 또 장거리 수송시 용기 밑바닥에 가라 앉아 제거하기가 어렵다. 모든 콩기름의 무역 규제에 따르면 인지질 함량이 0.02% 이하로 탈검시켜야 한다.

콩 인지질은 콩 레시틴으로 알려진 식품첨가물로 phosphatidyl choline,

phosphatidyl inositol, phophatidyl ethanolamine으로 구성되어 있다. 정제되지 않은 기름에는 500-900 ppm의 phosphorus 함량이 탈검 후에는 70~80%가 제거되어 약 12-170 ppm정도로 낮아진다(List et al 1978, Wiedermann 1981).

일반적인 탈검 방법은 따뜻한 기름(70℃)과 연수(1-3%)를 혼합하는 것이다. 물은 극성 인지질과 친화되어 물 층으로 분리되고 따뜻하게 유지된 기름은 유화가 되지 않고 분리하게 된다. 원심분리로 기름 층만 분리한 후 가열기, 진공 건조기, 냉각기 공정을 거쳐 탈검된 콩기름을 제조한다. 이때 물 층으로 분리된 인지질은 레시틴 제조에 이용한다. 탈검 공정에서 물이 충분하게 첨가되지 않으면 레시틴 층이 어둡고 점도를 가지게 되는 반면에 과량의 물을 사용하면 phosphorous 분리가 잘되지 않으므로 적절하게 사용해야 한다.

한편 탈검 중 물층으로 분리되지 않는 레시틴 화합물은 불용성 인지질이라고 한다. 불용성 인지질 제거를 위해서 산성 탈검(acid degumming)을 이용하는데, 기름과 물을 혼합하기 전에 70-90℃에서 85% 인산 0.02-1%를 첨가하여 산화시키는 방법이다. 원리는 첨가된 산이 인지질 염과 결합하고 있는 칼슘과 마그네슘을 제거하여 물 층으로 쉽게 용해할 수 있게 한다(Hvolby 1971, Smiles et al 1989). 그러나 산성 탈검은 기름의 색을 어둡게 하므로 밝은 색의 레시틴 생산에는 사용하지 않는다.

건조 탈검(dry degumming)은 산과 탈색 흡착제를 병용한 탈검 방법으로(Dijkstra 1992), 장점은 폐수 생산이 적지만 사용하는 흡착제가 일회용이기 때문에 가공비가 증가된다. 이외의 탈검 방법으로 이산화탄소를 이용한 초임계 추출 방법(List et al 1993), 초음파 방법(Moulton and Mounts 1990), ultrafiltration에 의한 마이셀라 탈검, phospholipase 효소 처리 방법 등이 있다(Dahlke et al 1995).

(2) 중화

중화는 기름에서 유리 지방산을 제거하는 공정이다. 유리 지방산은 기름의 발연점(smoke point)을 감소시키고 거품 형성을 증가시키므로 제거시켜야 한다.

① 알카리 정제

알카리 정제는 용매 추출된 기름에서 산을 제거하는 일반적인 방법으로 비정제 기름이나 탈검된 기름에 사용한다. 희석된 NaOH를 기름에 첨가하면 유리 지방산 sodium 염, 즉 비누가 형성되는데, 이를 원심분리하여 제거한다. 이때 인지질, 색소, 불용성 triglycerides도 비누와 함께 제거된다. 정제 전 기름의 유리 지방산은 0.3-0.7%에서 정제 후에는 0.05%로 이하로 된다. 콩기름의 유리 지방산 수준은 상대적으로 다른 triglycerides 기름보다 낮다.

알칼리 정제 공정은 대규모 기름 가공에서 배치 가공 보다는 연속적인 정제 공정을 사용하고 있다. 연속적인 정제 과정은 가열된 기름과 수산화나트륨이 혼합 탱크 안에서 연속적으로 반응을 시킨 후 원심분리로 비누 찌거기와 기름 층으로 분리시킨다. 원심분리한 기름에 94℃의 물을 15%(w/w) 첨가하여 세척한 후 한번 더 원심 분리하여 남아 있는 비누 찌거기를 분리한 다음 진공 건조한다.

이와 같은 공정을 통과한 기름을 한번 정제된 기름이라고 말한다(유리 지방산 0.035-0.06%, 인 0-1.1 ppm, 비누 0 ppm, 과산물가 0.9-3.3 mEq/kg)(Erickson 1995). 이 공정에서 생기는 비누 원료(soapstock)는 비누 제조나 동물 사료로 사용한다. 알칼리 정제 공정에서 NaOH 대신 KCl 사용을 하면 비누 원료(soapstock)가 젤라틴 모양의 비누원료와 어두운 색의 기름이 제조되는데, 물 세척과 탈색 후에는 NaoH를 사용해서 얻은 기름과 차이가 없다(Hodgeson 1995).

② Zenith 정제 시스템

Zenith 공정이란 기름의 탈검, 알칼리 정제, 탈취 과정을 말한다(Cavanaugh 1990). 첫 번째 단계는 진공 상태에서 80% 인산 용액이 0.1-0.4% 포함되어 있는 기름을 가열하여탈검을 시킨후, 원심분리로 레시틴과 기름을 분리한다. 다음 단계는 중화단계로 기름이 직경 2mm 미만의 방울로 펼쳐지면서 희석된 수산화나트륨 용액이 첨가되어 산이 제거된 후 탈색 공정 라인인 C unit으로 옮겨져 탈색 공정을 거친다.

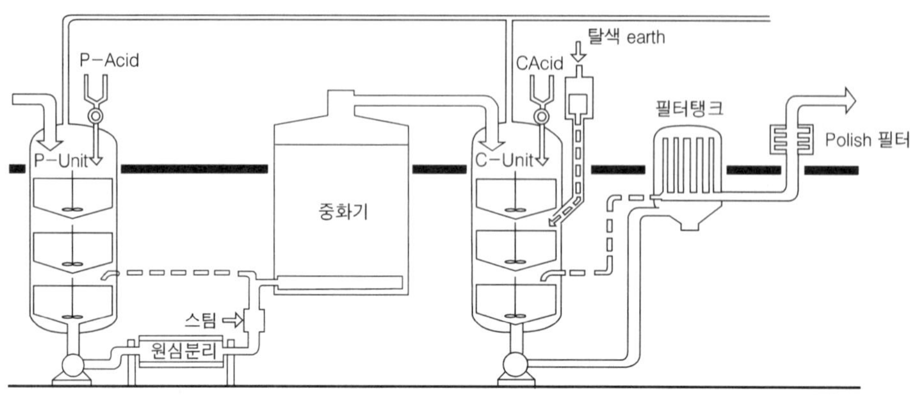

그림 8-7. Zenith 공정

③ 물리적인 증기 정제 방법

증기에 의한 정제 방법은 높은 온도에서 유리 지방산을 분리하는 탈취 시스템이다. 기름에 레시틴이 남아 있으면 기름이 검게 되고 색변화가 있어서 탈취하기가 어렵다. 물리적인 증기 정제 기름은 산화 안정성은 낮지만 훨씬 경제적이고 비누원료의 폐기로 인한 환경적 문제가 없는 것이 장점이다 (Mounts and Khym 1980).

④ 마이셀라 정제

콩기름의 마이셀라(miscella) 정제는 pilot 공장에서 주로 하고 대규모로는 하지 않는다(Cavanaugh 1990). 가공된 마이셀라의 장점은 신선하게 추출된 기름을 생산할 수 있고, 점도가 기름보다 낮으며, 비누원료(soapstock)와 기름 층의 밀도 차이가 커서 원심분리로 쉽게 분리할 수 있다.

(3) 탈색

탈색(bleaching) 공정은 기름의 색을 제거하는 것이다. 탈색 공정에서 앞의 정제 단계에서 남아있던 인지질, 지방산, 비누와 지방 산화물(hydroperoxides, 금속 이온)도 함께 제거된다. 이 공정에 의해 기름의 외관, 향미 안전성을 증진시켜 소비자에게 밝은 색의 기름을 제공할 수 있다. 기름의 색을 측정하는 방법은 Lovibond red 값으로 쇼트닝에 사용하는 기름은 Lovibond red 값이 1이고, Lovibond red 값 4는 마가린 제조에 적당하며 6이상이면 상품성이 떨어진다.

① 흡착 이론

탈색은 사용하는 흡착제의 형태나 양이 중요한데, 흡착 물질, 용액 속에 비흡착 물질과 흡착제의 양과의 관계식은 흡착제 비교에 유용하지만, 기름 원료의 여러 가지 변수를 포괄적으로 나타낼 수 없는 것이 단점이다(Gurginger and Letan 1978, Proctor and Snyder 1987, Freudlich 1992).

예를 들면 점토를 사용할 경우 인지질 함량이 높으면 색소가 덜 흡착되는데, 이는 색소보다 인지질이 점토 흡착 부위에 훨씬 경쟁적으로 흡착하기 때문에 이 식으로 비교하기가 어렵다.

② 탈색공정

탈색 공정은 감압 또는 상압 하에서 실시한다. 배취 탈색 방법은 기름과 탈색용 흙을 상압에서 혼합시켜 110-120℃에서 15-30분간 가열시킨다(Erickson 1995).

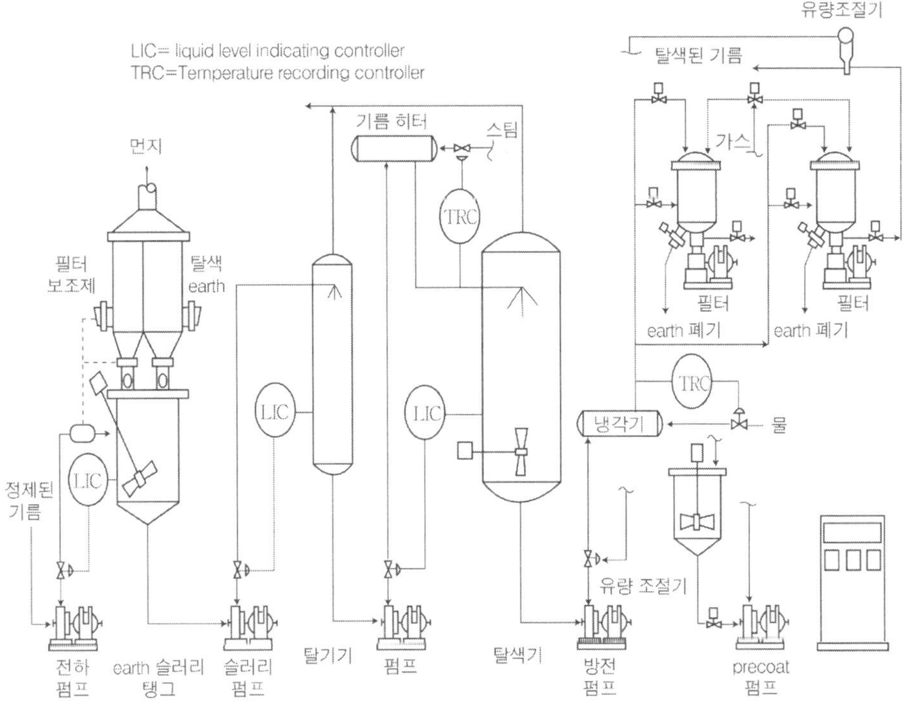

그림 8-8. 산업적인 탈색

감압하의 연속 탈색은 그림 8-8과 같이 기름과 0.1-0.5% 점토를 낮은 온도에서 혼합한 후 탈기기로 공기를 제거하고 기름과 점토를 가공 온도로 가열시킨다. 다음 단계에서 기름과 점토를 투입구로 분사시켜 흡착 탈색한 후 기름을 냉각시키고, 여과기로 점토와 기름을 분리한다. 여과 공정에서 탈색이 많이 일어난다. 탈색 공정을 통과한 기름은 스팀, 물세척이나 질소 퍼지로 점토 케익에서 다시 회수하고, 사용한 흡착제는 폐기하거나 작은 구로 만들어 soy meal을 위한 유동 보조제로 사용한다. 감압(50 mmHg) 탈색은 연속적인 자동 산화 반응이 억제되기 때문에 상압 탈색보다는 그 효과가 양호하다 (Erickson 1995).

③ 흡착제의 효과

탈색 점토(bleaching clay)는 bentonite라고 부르는 점토 금속인데, 무기질 montmo-rillonite의 85%, 알루미나 octahedra middle sheet와 실리카 tetrahedra sheet로 구성되어 있다(Taylor 1992). 탈색 점토는 산에 의해 표면적이 증가되고 다공성으로 알칼리 이온을 방출하게 되면서 색소, 인지질, 과산화 지방산을 흡착한다. 이때 수분은 점토의 중요한 성분으로 흡착 성능을 증진시킨다. 점토 사용량은 정제되지 않은 기름의 약 0.3-0.6% 범위이다.

활성화된 점토(acid-activated clay)는 입자가 작을수록 더 큰 표면적을 가지게 되어 흡착력이 증가하지만, 너무 입자가 고운 점토는 여과 문제가 있으므로 100mesh 정도가 적당하다. 최근, attapulgite, fibrous alumino-magnesium silicate mineral은 탈색 점토 대신 사용하고 있다.

오랫동안 활성 탄소(activated carbon)를 탈색 흡착제로 사용해왔는데, 값이 비싸고, triglycerides를 흡수하며, 여과하기가 어려워 탈색 점토에 5-10% 정도의 활성 탄소를 함께 사용하기도 하다. 또 쌀껍질 실리카(rice hull silica)도 탈색 공정에 많이 사용한다(Proctor and Snyder 1987).

④ 탈색에 영향을 주는 요인

탈색 공정에 영향을 끼치는 요인은 흡착제(adsorbent) 종류와 양, 탈색 시간, 탈색 온도, triglycerides 손실, 원료 기름의 품질이다. 흡착제의 사용량 증가는 콩기름 제조비용이 높아지고, triglycerides 손실이 있으므로 이런 점들을 고려해서 최적 탈색 조건을 결정해야만 한다. 처리 시간, 온도의 영향은 그림 8-9와 같다(Watkins et al 1989).

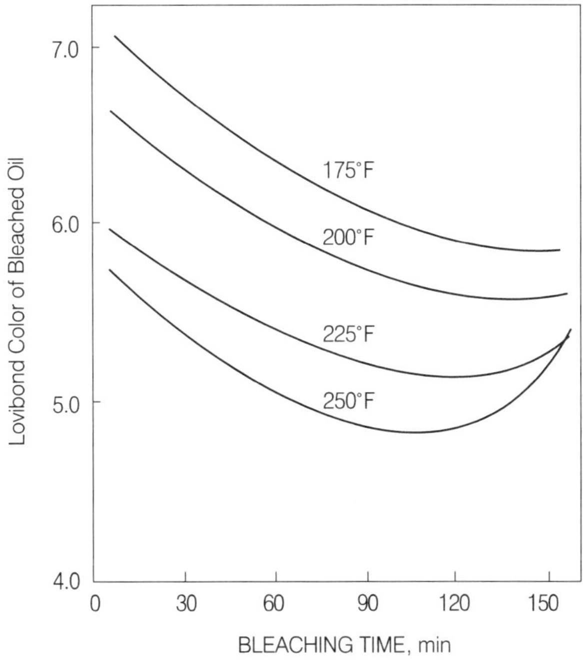

그림 8-9. 탈색 공정중 기름의 색도에 탈색 시간과 온도의 영향

Lovibond red 값은 탈색 시간과 가열 온도와 관련이 있으므로 최적 탈색 조건을 결정해야 한다. 또 그림 8-10은 실제 산업용 점토를 사용하여 배취 탈색 공정 중 Lovibond red와 탈색 시간을 시뮬레이션한 결과이다. 20분동안 탈색을 하였을 때 1%의 점토를 사용한 경우는 Lovibond red 7.4에서 3.4였으나, 0.8% 점토 사용은 3.6 정도로 흡착제 양에 따라서도 탈색 정도에 차이가 있었다(Oliveira and Porto, 2005). 한편 탈색 공정은 hydroperoxide 산화물의 원인이 될 수 있어, 산화 안정성을 감소시킬 수 있다. 알칼리로 정제된 기름은 보통 0.2~0.4% 물을 함유하고 있는데, 수분이 있는 상태에서 점토로 탈색을 하면 탈색 속도는 가속화시키지만, triglycerides가 가수분해되어 유리 지방산이 증가한다(Moore 1983).

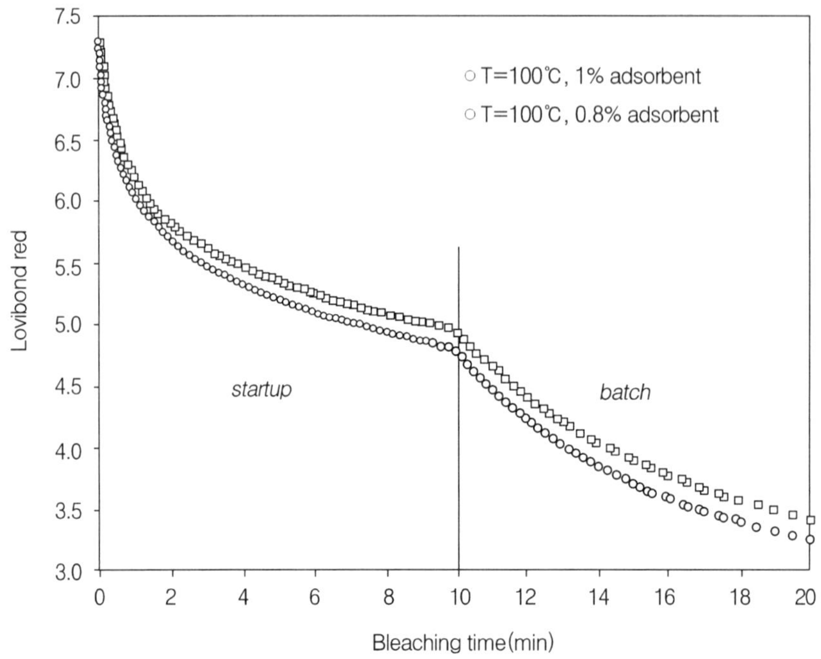

그림 8-10. 산업적 배취 공정의 탈색중 흡착제의 영향

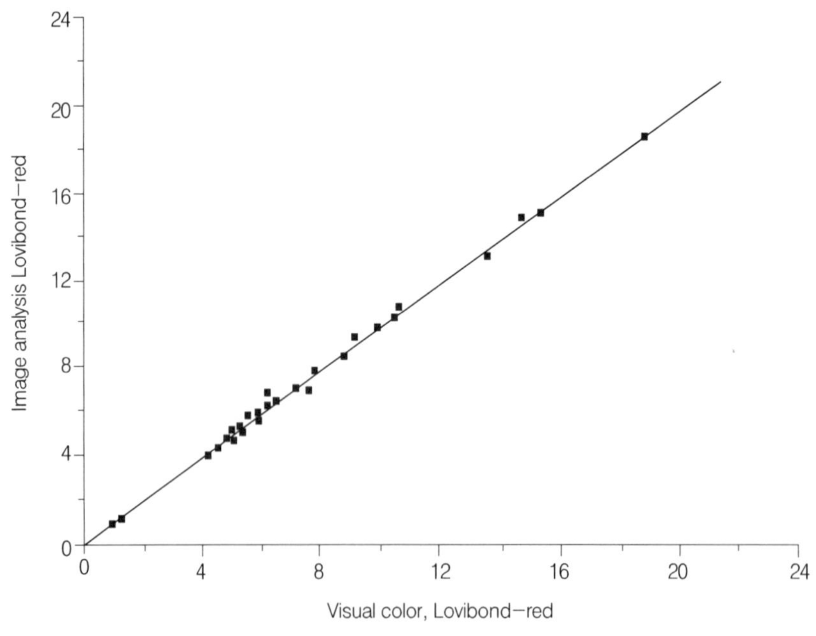

그림 8-11. AOCS 방법과 화상분석에 의한 Lovibond−red의 상관성

또 그림 8-11은 AOCS(American Oil Chemists' Society)와 화상분석에 의한 Lovibond값의 상관성을 나타낸 결과로 상관계수가 0.99로 나타나, 분석시간 단축 가능성을 제시하였다(Fengxia et al. 2001).

(4) 탈취

탈취(deodorization)는 불쾌한 휘발성 성분(undesirable volatile compounds)를 제거하는 공정으로 증기 stripping 공정이라고 한다. 탈취 공정은 진공 상태의 콩기름에 뜨거운 증기를 투입하여 불쾌한 휘발성 성분을 증류시킨다. 이 공정은 콩기름 제조의 최종 단계에 실시하는 공정으로 샐러드 드레싱, 조리, 튀김, 마가린, 쇼트닝 제조에 사용한다.

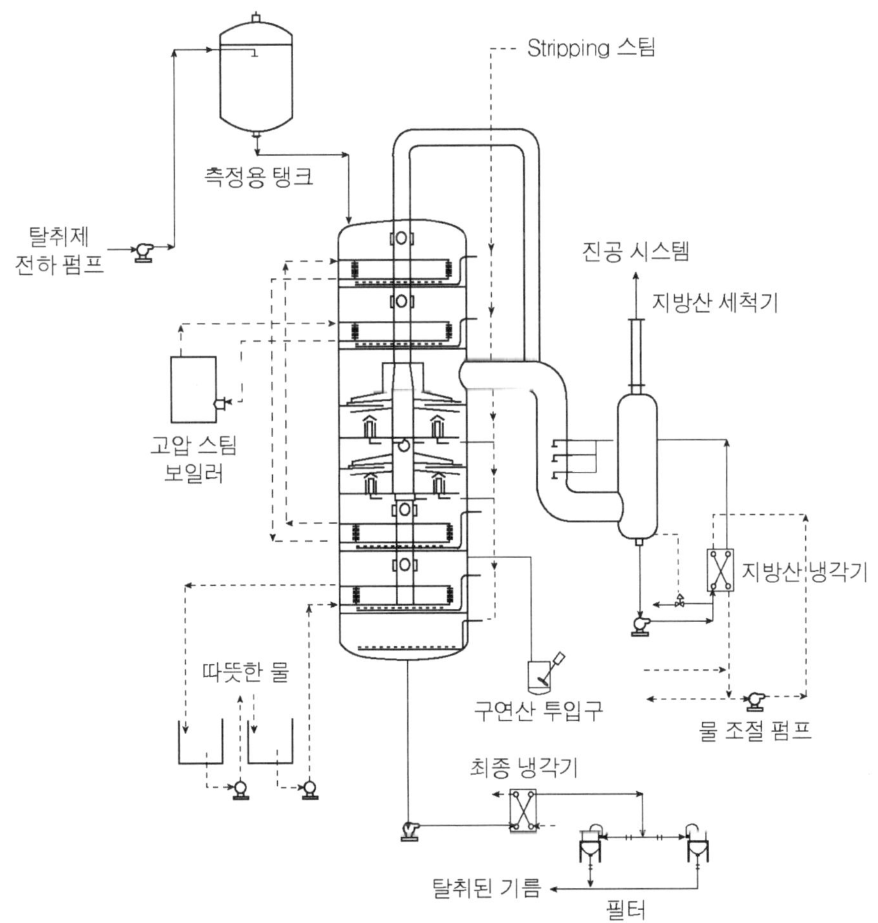

그림 8-12. 탈취 공정

증발된 냄새 성분은 주로 hydroperoxide 분해로 생성되는 알데하이드, 케톤, 하이드로카본 등으로 지방 산화의 최종 산물이다. 또 탈취 과정에서 유리 지방산, 스테롤과 토코페롤이 제거되고, 카로텐노이드의 탈색과 triglycerides 손실이 있다. 탈취 공정에 의해 기름의 고유 향미와 이취가 전혀 없는 제품이 되는데, 탈취 후 기름의 유리 지방산 함량은 0.1-0.03%이다.

기름이 가열되면 비점이 낮은 성분은 처음에 증발되고, 높은 비점을 가지는 성분은 그 후 증발된다. 감압 증류는 감압에 의해 비점이 낮아져 낮은 온도에서도 냄새 성분을 제거할 수 있는데, 이 현상은 Raoult's의 법칙과 Dalton의 법칙으로 설명할 수 있다(Carlson 1996).

탈취공정에는 크게 비연속식 배취공정, 반연속 및 연속 탈취 공정이 있다. 비연속식 배취 공정은 소규모의 제조업체가 주로 사용한다. 배취 공정은 증류된 triglyceride의 손실을 막기 위해 거의 반 정도가 headspace(빈공간)로 되어 있는 25,000kg 용량의 수평 용기를 사용한다(Wan 1991). 용기내 가열 코일의 온도가 215-249℃까지 올라가면, 용기 아래 작은 구멍으로 1-3% stripping 증기가 들어가고, 3-6 mmHg의 진공상태가 되면서 탈취가 되고 냉각 코일로 기름의 온도를 급속히 감소시킨다. 반연속 탈취는 탈취 전 측정용 탱크에서 기름을 증기로 가열하여 탈기시킨 후, 205-275℃로 가열된 stripping 증기로 탈취시킨다.

한편 대규모 공장에서는 단일 또는 더블 shell 형태인 연속 탈취기를 사용한다. Double shell 탈취기는 시간당 6,818-27,273kg/hr(15,000-60,000lb/hr) 속도로 기름을 탈취시킬 수 있고, 단일 shell unit는 시간당 6,818kg/hr(15,000 lb/hr)의 가공 속도로 탈취시킬 수 있다(Brekke 1980).

5) 추가 공정

수소화(hydrogenation) 공정은 산화 안정성과 포화정도를 증가시켜 기름의 녹는점을 변화시키는데, 제과 업계에서 많이 사용하는 쇼트닝이나 마가린 제조에 이용한다. 에스테르 교환은 다른 지방에 지방산을 교환함으로서 녹는점이 변화된다. 윈터리제이션(winterization)은 녹는점이 높은 triglycerides와 왁스를 제거하는 것이고, 분별 공정이란 특정 triglycerides만을 분리하는 것이다.

(1) 수소화

수소화(hydrogenation) 공정은 불포화(unsaturated) triglycerides에 수소가 첨가되어 이중 결합의 지방산을 감소되는 것으로 니켈을 촉매제로 사용한다. 수소화 공정은 기름 저장 또는 사용 중에 peroxide를 형성한 후 이취의 원인 물질이 되는 이중 결합을 감소시켜 기름의 산화 안정성을 증가시키다(Mounts and Khym 1980). 수소화 공정을 거친 식물성 쇼트닝은 부족한 동물성 지방을 대신해서 제과 업계나 가정에서 유용하다.

수소화 반응은 아래 그림 8-13과 같이 초기 기폭제가 이중결합의 탄소 분자와 결합을 하고(a), 수소화 중간 매체인 분자는 불안전한 형태로 수소 분자를 흡수하게 된다(b,c). 이 불안정한 형태는 첫 번째 d와 같은 포화된 형태로 수소가 첨가되거나, 첨가된 수소가 다시 떨어져 나가 e 형태나 f 형태의 위치적 isomer가 되기도 한다(Nawar 1985).

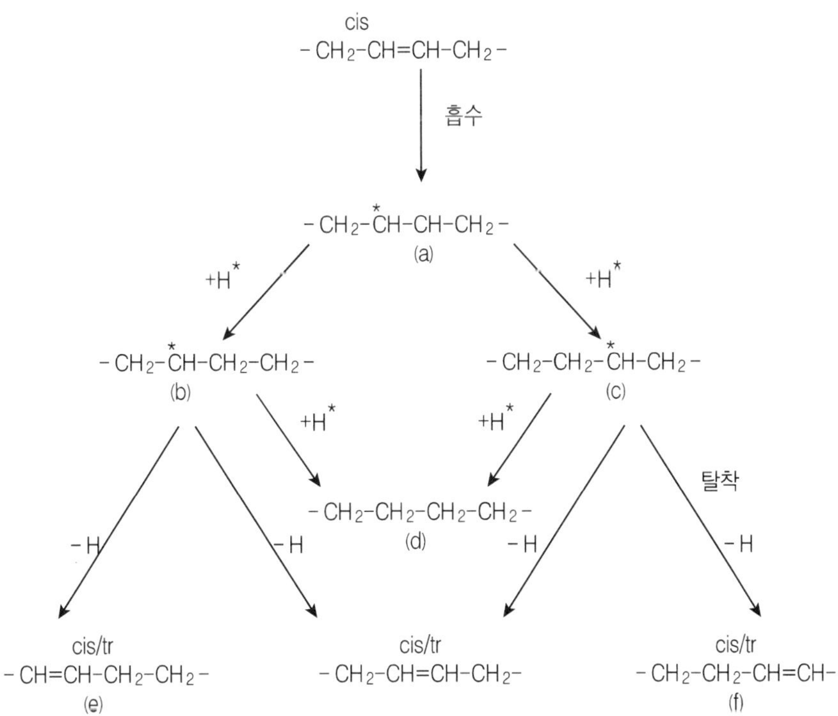

그림 8-13. 수소화 반응

콩기름의 triglycerides에 주요 불포화 지방산은 linolenic(C18:3;cis-9, cis-12, cis-15 octadecartrienoic acid), linoleic(C18:2, cis-9, cis -12 octadienoic acid), oleic acid(C18:1; cis-9, ocatadecenoic acid)가 있다. 수소화는 모든 이중 결합에 같은 속도로 반응하지 않고, 그림 8-14에서 볼 수 있듯이 선택성이 있다. 각각의 불포화 지방산의 반응 속도는 항상 1차식으로 되는 것이 아니라 linolenic acid는 linoleic acid(0.367/0.159)보다 2.3배 빠르게 수소화되고, linoleic acid는 oleic acid보다 12.3배 빠르게 수소화된다(Mounts and Khym 1980). 즉 선택성 비율은 가장 불포화된 지방산이 수소화가 잘되는 선택성이 있다. 실제 linolenic acid는 산화적 이취를 발생시키기 때문에 제거되기 바라는 반면, linoleic과 oleic acid는 많이 유지하기를 원한다. 수소화 과정은 온도, 수소 압력, 촉매의 조작에 의해 조절할 수 있다.

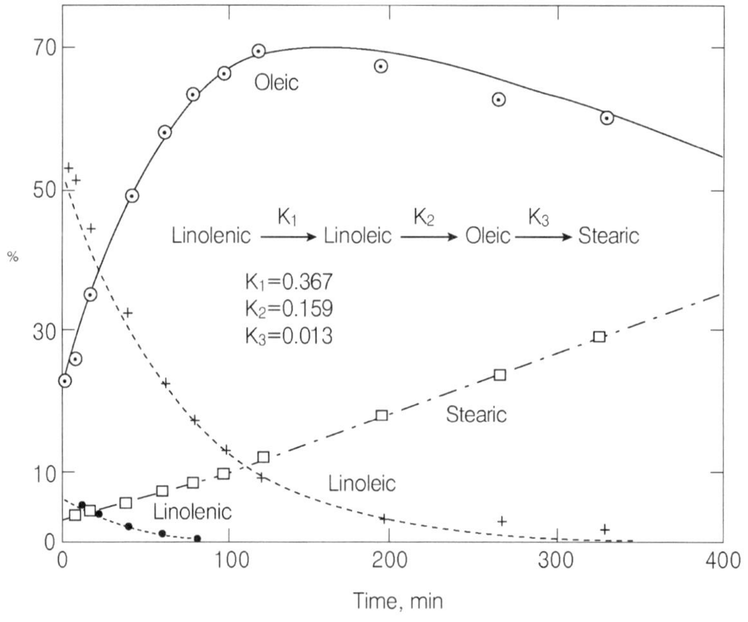

그림 8-14. 수소 선택성

한편 불포화 지방산인 linolenic acid는 수소화 공정 중 이중결합의 위치적 재배치에 의해 isomer가 생긴다. 천연 지방산의 이중 결합은 cis 형태이지만 수소화 과정에서 trans 형태로 변할 수 있다. Trans isomer는 수소화 공정 중 첨가된 수소양이 적으면 부분적으로 수소화된 이중 결합은 첨가된 수소를 잃어버리고 trans 위치에 재배열한다(Ariaansz 1992). 반대로 수소량이 많으면 이중 결합에 즉시 첨가되고 재배열할 충분한 시간이 없어서 trans 형성이 억제된다. 최근 의약계에서 trans 지방산이 혈청 콜레스테롤을 증가시켜 심장병을 유발한다고 하여 trans isomer 형성을 제한하는 가공 방법에 관심을 가지게 되었다.

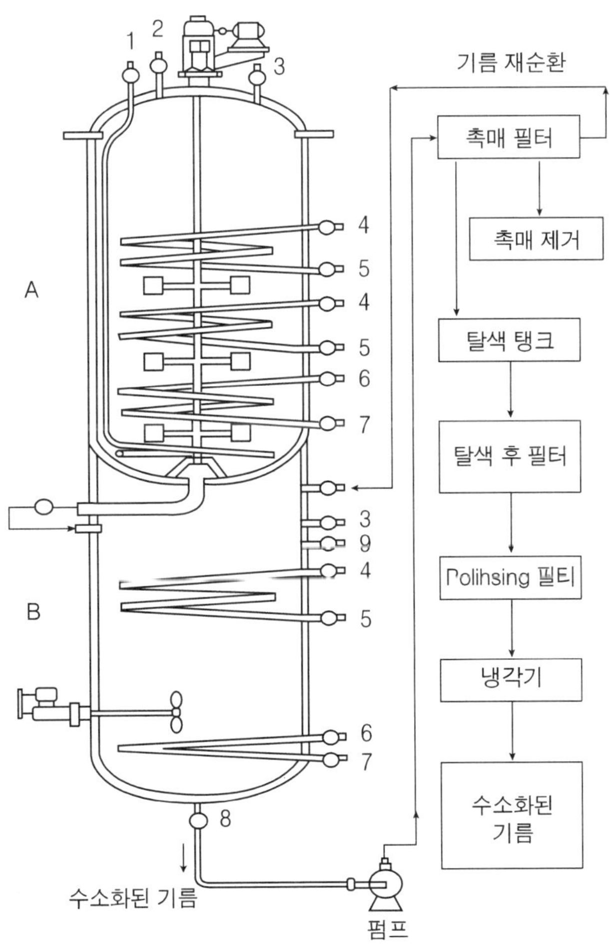

그림 8-15. 산업적 수소화 공정

수소화 공정에서 사용하는 촉매의 경우 황화 니켈 촉매제는 trans 이성체

형성을 촉진하고, 구리는 니켈보다 linolenic acid를 선택적으로 수소화시키는 데 탁월하지만 높은 압력에서 사용해야 하므로 비경제적이므로(Koritala et al 1984) 건조 니켈을 가장 선호하고 있다. 또 palladium, platinum ruthenium 같은 금속의 사용은 수소화 공정에서 trans isomer 형성을 조절하는 능력이 있다 (Okonek 1995).

수소화 반응을 시키는데 비연속 배취 형태의 시스템은 그림 8-17과 같이 기름과 촉매제를 converter에 넣고 온도를 120-220℃로 높인다. 발열성 수소 반응에 의해 만들어진 열은 converter에 설치된 냉각 코일로 신속하게 냉각시 킨다. 수소 방울들이 converter(A)에 들어가고, 수소화가 완전히 되었을 때 기 름은 drop tank(B)를 통과하게 된다(Mounts and Khym 1980). 수소화 공정에서 사용한 촉매제는 기름에서 여과시켜 재사용할 수 있는데, 촉매제가 비누나 인지질 흡수로 활성을 잃어버릴 수 있고, 반대로 촉매제 잔기가 기름에 남아 있을 수도 있다. 니켈과 구리 촉매는(0.03 ppm)는 산화적 산패를 일으키는 금 속이므로 탈색 점토(0.1-0.2%) 처리로 제거한다. 반응 온도와 촉매 농도의 증 가는 수소화의 선택성, trans 형성, 수소화 속도를 증가시키고(Allen 1978), 반 면에 수소 압력의 증가는 선택성, trans 형성과 수소화 율을 감소시킨다(Wan et al 1992).

(2) 에스테르 교환

Triglycerides 지방산은 특별한 순서로 glycerol를 에스테르화하는데, 수소화 공정과 달리 에스테르 교환은 지방산 위치의 변화 없이 triglycerides의 녹는점 과 결정화를 변화시킨다(Wan et al 1992, Erickson 1995).

에스테르 교환(interesteri fication)의 장점은 기름을 장기간 저장할 때 sandy 또는 grainy한 텍스쳐가 생기는 것을 감소시키고, 녹는점이 높은 지방이나 기 름은 에스테르 교환에 의해 녹는점이 감소하여 고형화된다. 또 에스테르 교 환은 수소화 공정보다 낮은 함량의 trans 또는 trans 형태가 없는 지방을 생산 할 수 있다.

에스테르 교환 방법에는 3가지가 있는데, 화학적 에스테르화, 직접 에스테 르화 및 효소적 에스테르화가 있다. 화학적 에스테르 교환은 촉매제에 의해 새로운 구조가 되는데, 가장 대표적인 촉매제는 sodium ethylate이고, 이외에 sodium과 potassium alloys, alkoxides와 glycerates가 있다.

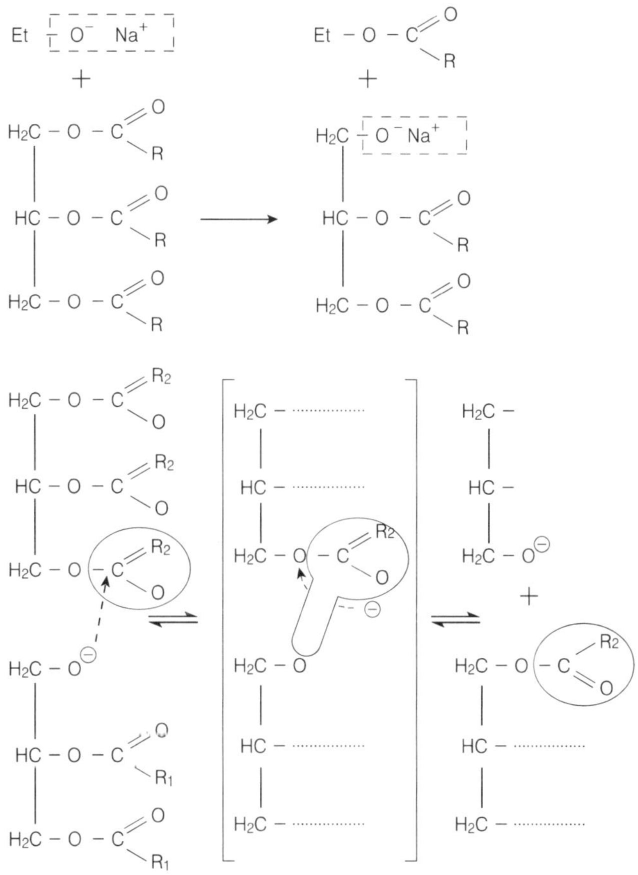

그림 8-16. 에스테르 교환

에스테르 반응은 그림 8-16과 같이 sodium ethylate 촉매제로 diacylglycerol sodium 유도체를 형성한다. 이 diglyceride 음이온은 triglycerides 분자(nucleophilic attack)의약 양전하인 carbonyl group과 반응하여 안정하지 않은 complex가 형성된다. 촉매 기능은 다시 새롭게 형성된 diglyceride 음이온으로 전이되고, 평형이 될 때까지 계속된다(Rozendaal 1990).

그림 8-17은 에스테르 교환 공정에 사용하는 배취 반응기이다(Laning 1985). 에스테르 교환에 사용하는 기름은 지방산, 수분, hydroperoxide 물질이 촉매제

를 불활성시키기 때문에 정제된 기름을 사용해야 한다.

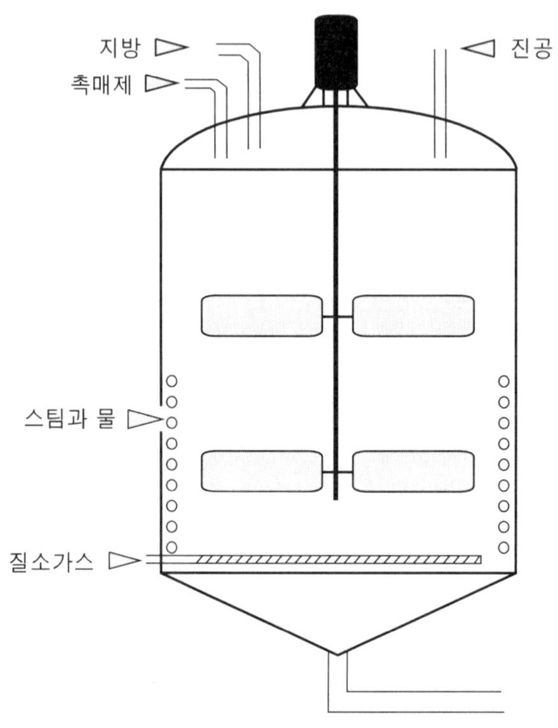

그림 8-17. 배취 에스테르화

에스테르 교환 공정은 기름을 54 mmHg의 낮은 압력에서 107℃까지 가열하여 1시간 동안 유지시켜 수분을 제거한 후 촉매제인 0.1-0.5% sodium ethoxyalte를 첨가한다. 이때 촉매제를 많이 사용하면 가공 후 기름에서 제거하기가 어렵기 때문에 주의해야 한다. 계속 반응시키면서 녹는점이 평형 상태가 되면 기름을 냉각수 코일을 통과시켜 온도를 감소시킨 후 85℃에서 물을 5-10% 첨가하여 교반하지 않고 세척하여 물과 기름을 분리시킨다. 만약 물 층에 유화된 기름이 포함되면 물이 깨끗해질 때까지 이 과정을 반복한다. 기름과 물층이 분리되지 않고 안정한 유화를 형성하면 NaCl, 구연산과 인산을 첨가하여 유화를 깨뜨린 후 진행시킨다. Erickson(1995)은 기름을 54mm Hg압력에서 107℃까지 가열하고 교반하면서 1시간 동안 건조한 다음, 60-6

3℃로 냉각시키는 비연속 배취 에스테르 교환 공정을 제안하였다. 기름의 연속 에스테르화는 자동적으로 원료가 감소하면 기름 혼합물이 투입되고, 에스테르화가 완료된 기름은 원심분리, 탈색과 탈취를 한다.

직접 에스테르화는 낮은 온도에서 진행되므로 특정 triglycerides가 결정화되거나 침전이 있는데, 전통적인 공정에 비해 낮은 수율과 수소화의 유연성 때문에 제한성이 있다. 한편 효소적 에스테르화는 triglycerides 내부의 1, 3위치의 에스테르 결합을 위해 특이성을 가지고 있는 리파아제 효소를 이용하는 것이다.

(3) 윈터리제이션

윈터리제이션(winterization)은 기름을 4-10℃ 부근의 냉장 온도에서 방치한 후 가라 앉은 고형분을 제거하는 공정이다. 이때 가라앉은 고형분 부분은 stearine이고, 이 공정을 거친 샐러드 드레싱(winter salad oil)은 냉장온도에서도 침전되지 않는다. 대규모 윈터리제이션 공정은 기름을 냉각시켜 stearine을 분리시키는데, 첫 단계에서는 결정이나 nucleartion(핵)이 형성되고, 핵화(nucleation) 속도는 핵화 온도, triglycerides 조성과 냉각율에 의해 결정된다.

두 번째 단계는 결정의 성장(crystal growth)인데 커다란 결정은 작은 결정보다 기름에서 제거하기 쉽기 때문에 중요하다. 결정화 단계는 온도가 낮은 상태의 크고 솝은 용기에서 하는데, 빠른 교반은 작은 결정을 만들므로 느린 속도로 교반하고, 형성된 결정은 여과나 원심분리로 제거한다.

(4) 분별

분별(fractionation)은 선택적인 윈터리제이션(winterization)으로 특별한 특성을 가지는 지방과 기름을 제조하는 공정이다. 분별의 원리는 윈터리제이션(winteri- zation), 핵형성(nucleation crystallization), 핵성장(crystal growth)에 의해 고형과 액상 층으로 분리되는데, 분별 방법은 기름을 낮은 온도에서 12-24시간 유지시키는 단순한 방법이다. 기름을 냉각하여 특정 분획을 분별하는 공정은 훨씬 정교한 방법으로 하는데, 서서히 냉각시키면 β와 β' 결정이 형성이 되고, 이것을 기름에서 분리시킨다.

분별 방법에는 건조 분별(dry fractionation), 첨가물이 있는 건조 분별(dry

fractionation with additive), 용매 분획(solvent fractionation)3가지 방법이 있다 (Laning 1985). 건조 분별은 냉각을 조절하는 것이고, 첨가물이 들어 있는 건조 분별은 건조 분별과정을 수정한 것으로 원심분리 전에 액상 세제 용액을 첨가하는 방법이다. 이때 detergent는 결정과 액상 층을 쉽게 분리시키는 작용을 한다(O'Brien 1995). 용매 분별은 헥산이나 아세톤 같은 용매에 기름을 넣은 후 냉각시키는 것이다. 용매에 의해 기름은 β이나 β' 결정을 형성시키고, 여과로 액상층을 분리한 후 기름에 남아 있는 용매는 증류에 의해 제거시킨다.

5) 레시틴 가공

레시틴은 콩기름을 탈검할 때 생성되는 물질로 식품, 제약, 화장품의 유화제로서 중요한 가치를 가진다. 정제되지 않은 레시틴은 갈색이면서 점조성이 있고, 작은 입자, 물, 기름, 탄수화물, 지방, 미량 금속과 같은 물질을 포함하고 있어서 산화적 안정성에 문제가 있다.

콩기름의 탈검으로 얻은 젖은 레시틴은 40-50% 수분이 함유하고 있는데, 미생물에 의해 부패가 일어나기 쉽기 때문에 추출 후 바로 건조 시킨다 (Ziegelitz 1995). 가소성 있는 플라스틱한 점도와 어두운 갈색 때문에 비정제된 레시틴은 생산량이 적고, 탈색 제제나 유동 agent를 혼합하여 제조한 탈색 레시틴의 생산량이 많다. 흐름성이 좋은 레시틴은 지방산 또는 메틸 에스테르를 가지고 있는 기름을 2-5% 첨가하여 제조한다.

기름을 제거한 레시틴은 특이적 특성 향상을 위해 화학적 조절 방법인 수소화, hydroxylation, acetylation, sulfonation 및 halogenation을 처리하기도 한다 (Ziegelitz 1995). 또 레시틴을 헥산 용액, 활성 탄소, palladium을 이용하여 촉매 수소화시킨 후 이를 화장품의 리포좀으로 사용하기도 한다. Phospholipase A2에 생산되는 lysophospholipid는 전분 노화를 지연제로 제과제품에 이용한다.

6) 기 타

콩 건조기나 콩을 가열할 때 불이나 폭발이 일어날 수 있고, 기계에 의한 심각한 사고, 헥산과 기타 다른 용매에 의한 사고를 주의해야 한다. 콩에서 나오는 먼지가 농축된 상태에서는 폭발을 유발시킬 수 있기 때문에, 사이클론 공기 먼지 집진기로 공기를 정화시키고, 기름이나 물을 콩에 뿌려서 먼지를 감소시켜야 한다. 또한 여러 가지 전자파와 폐기물이 콩기름 공정 중에 생산되는데, 만약 적절하게 처리하지 않는다면 환경적 문제가 된다는 것이다.

첫 번째로 콩기름 제조 공정에서 나오는 폐수에는 ①기름과 접촉한 폐수, ②파이프 라인에서 순환되는 비 접촉 냉각수 ③오염지역과 접촉될 수 있는 빗물이 있다. 기름과 직접 접촉한 폐수는 분리해서 하수처리 시스템에서 정기적으로 수질 평가를 하고 전처리와 무기산에 의해 자동적으로 조절한다. 반면에 비 접촉 냉각수인 파이프 라인 냉각수는 중력 분리 시스템을 통과시키고 빗물은 지하 배수구나 오수 펌프에 의해 처리한다.

두 번째로 콩기름 제조시 부산물로 발생되는 탈색 점토와 필터 보존제로 구성된 필터 케잌에는 콩기름이 25-100% 함유되어 있다. 기름 부분은 영양 성분과 점토를 함유하고 있어서, soymeal의 가공 보조제로 사용할 수 있지만 남은 필터 케잌은 쓰레기 매립지에 폐기한다. 탈색 점토는 흡수된 콩기름에서 나온 산화물이 자연적으로 폭발할 수 있으므로 사용한 수소화 촉매제는 전문 금속 가공기로 제거하여 재사용하는 것이 좋다.

이외에 콩 가공 중 먼지 양을 조사하고, 헥산, 냉장고에서 쓰이는 암모니아를 배출하는데 조심스럽게 다루어야 하며 항상 법적인 수치 아래로 유지해야 한다. 또, 불쾌한 냄새를 가지는 휘발성 물질은 여러 가지 원료 영향을 줄 수 있으므로, 집진기, 흡착, 희석, masking처리로 조절한다(Woerfel 1995b, Smallwood 1995).

② 콩기름의 특성

콩기름은 세계 식물성 기름 중 가장 많이 소비되고 있다. 2003년도 미국 통계자료에 의하면 세계의 식물성 기름이 총 10억 MT이 소비되었는데, 이중 콩기름이 약 31%인 3억 MT, 팜오일 28%인 28.4%, 평지씨 기름(rapeseed)

14%, 해바라기 기름 9%, 땅콩, 면실류, 코코넛, 올리브의 순으로 나타나 콩기름이 가장 많이 소비되고 있다(그림 8-18, USDA 2003).

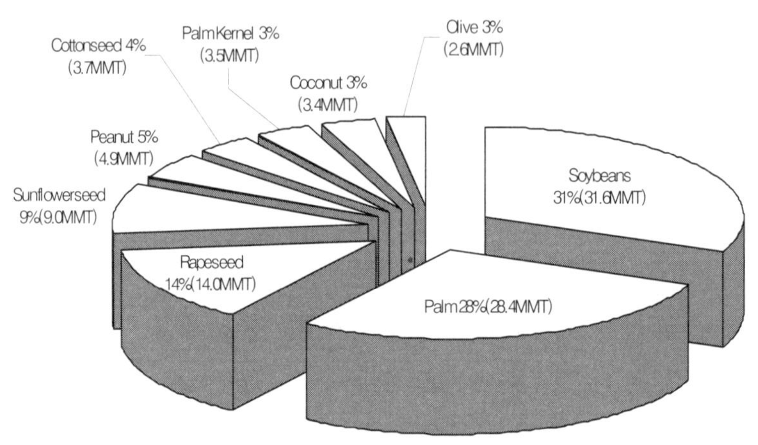

그림 8-18. 세계 식물성 기름의 소비형태

그림 8-19는 미국의 콩기름 사용 형태를 조사한 결과로 총 소비량은 8백 MT중 salad와 cooking 기름으로 44%, 베이킹과 튀김 기름으로 46%, 마가린 6%, 기타 1%소비하였다(USDA 2003).

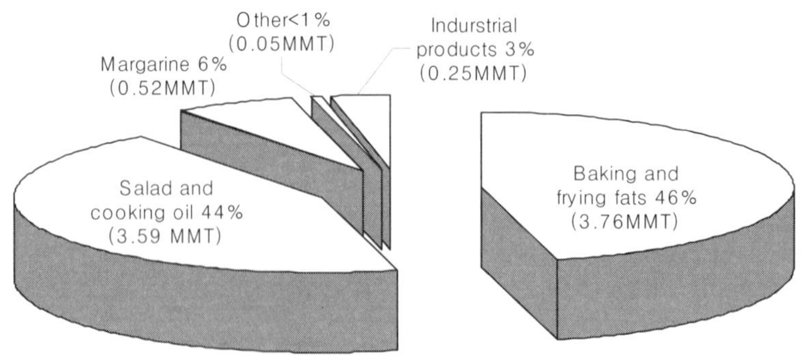

그림 8-19. 미국내 콩기름의 소비형태

1) 콩기름의 일반적인 특성

오일(oil) 또는 지방(fat)의 물리화학적 특성은 가공 조건과 지방산 조성에 의존한다. 표 8-2는 식물성 기름의 특성과 값을 나타내었다(Formo 1979, Pryde 1980, deMan 1992).

표 8-2. 콩기름의 물리적인 특성

Property	Unit	Value
Specific gravity at 25℃	g/mm^3	0.9175
Refractive index, n$^{25}_D$	/	1.4728
Specific refraction, r$^{20}_D$	/	0.3054
Viscosity at 25℃	Centipoise	50.09
Solidification point	℃	-10 to -16
Specific heat at 19.7℃	Cal/g	0.458
Heat of combustion	Cal/g	9478
Smoke point	℃	234
Flash point	℃	328
Fire point	℃	363

(1) 굴절 지수

굴절 지수(Refractive Index)는 투명한 매체에서 매체로 빛이 통과하는 편차 정도를 나타낸다. 지방(fat)의 굴절 지수는 분자량, 지방산 체인의 길이 불포화도와 중합 정도와 관련이 있다. 굴절 지수의 측정은 monochromatic sodium light 589nm에서 굴절계로 측정한 것으로 액체 상태로 측정한다(Anonymous 1995). 고체 지방의 경우는 측정 전 40℃ 또는 60℃로 올리고 온도 보정을 하여 측정한다. 굴절 지수는 쉽고 빠르게 측정할 수 있어서 지방의 수소화 정도를 결정하는데 사용한다.

(2) 요오드 가

지방과 기름의 불포화 정도는 이중 결합의 수를 말하는데, 요오드가(Iodine value)로 표현한다. 요오드가는 지방 100g에 이중결합과 반응할 수 있는 요오드 g수로 불포화 지방산이 많을수록 요오드가는 크다.

표 8-4는 여러 가지 식물성 기름의 검화가, 요오드가 및 지방산 조성을 조사한 결과로 불포화 지방산의 함량이 많은 콩기름의 평균 요오드가는 120-143의 범위에 있다(Knothe 2002).

표 8-4. 여러 가지 식물성 기름의 검화가, 요오드가 및 지방산 조성

식물성 기름	검화가 (SV)	요오드가 (IV)	지방산조성(wt%)				
			16:0	18:0	18:1	18:2	18:3
Canola	110-126	188-193	3.3-6.0	1.0-2.5	52-66.9	16.1-24.8	6.4-14.1
Coconut	248-265	6-11	7.7-10.2	2.3-3.5	5.4-8.1	1.0-2.1	0-0.2
Corn	187-195	103-128	8.6-16.5	1.0-3.3	20.0-42.2	39.4-62.5	0.5-1.5
Cottonseed	189-198	99-119	21.4-26.4	2.1-3.3	14.7-21.7	46.7-58.2	0-0.4
Palm	190-209	50-55	40.1-47.5	3.5-6.0	36-44	6.5-12	0-0.5
Peanut	187-196	80-106	8.3-14.0	1.9-4.4	36.4-67.1	14-43	0-0.1
Rapeseed	168-187	94-120	1.5-6.0	0.5-3.1	8-60	11-23	5-13
Safflower (high-linoleic)	186-198	135-150	5.3-8.0	1.9-2.9	8.4-21.3	67.8-83.2	0-0.1
Safflower (high-oleic)		90-100	5.7	2.3	73.6	15.8	
Soybean	189-195	120-143	8-13.3	2.4-5.4	17.7-26.1	49.8-57.1	5.5-9.5
Sunflower	188-194	110-143	5.6-7.6	2.7-6.5	14-39.4	48.3-74	0-0.2
Tallow		35-48	17-37	6.0-4.0	26-50	0.5-5.0	<2.5

(3) 연기점, 발화점, 불꽃점

기름과 지방이 높은 온도로 가열될 때 성분의 변화가 일어나고 육안으로 볼 때 연기가 나오는 순간이 있는데, 이 온도를 연기점(smoke point)이라고 한다. 발화점(flash point)은 휘발성 변화 물질이 많이 형성되어 점화되는 온도이고, 불꽃을 형성하지는 않는다. 불꽃점(fire point)은 휘발성 변이 물질이 더 많이 형성되어 불꽃을 유지시키는 점이다. 튀김기름으로 사용할 경우 짧은 길이의 지방산을 가지는 기름은 낮은 연기점, 발화점, 불꽃점을 가지므로 적당하지 않다.

(4) 녹는점

지방과 기름의 물리적 특성 중 가장 중요한 것은 녹는점(melting point)이다. 지방산의 녹는점은 체인의 길이, 이중 결합 수와 위치, 기하학적인 이성체 수와 관련된다. 일반적으로 녹는점은 체일 길이가 증가할수록 증가하고 cis 불포화도가 증가할수록 녹는점이 감소한다. Triglycerides의 녹는점은 지방산 성분과 지방산의 위치적 분포에 의해 결정된다. 콩기름은 여러가지 지방과 triglycerides가 복합되어 있는 기름은 복잡한 녹는점을 가진다. 수소화되지 않은 콩기름의 녹는점은 -10 ~ -16℃인데, 수소화 공정으로 이중결합이 감소되어 높은 녹는점을 가지게 된다.

(5) 다형 현상

다형 현상(polymorphism)이란 같은 화학적 조성을 가지면서도 압력, 온도 등의 외부 변화에 의해 결정 구조가 달라지는 현상으로 지방산과 에스테르 같은 긴 체인 화합물은 다형현상의 특징이 있다. Triglycerides에는 α, β, γ의 3가지 형태가 있는데, 순서에 따라 안정성과 녹는점이 다르다. 그림 8-20은 다형 현상의 예이다(deMan 1992). 긴 체인 화합물의 cross-sectional한 구조를 나타낸 것으로 α형태는 체인 축이 무작위적으로 배열되어 있고 결정형은 육각형이다. β형태는 열이 같은 방향으로 배열되어 있고, 결정형은 triclinic으로 되이 있다. 다형 현상의 형태는 셀의 기울기 각도 차이에 의해서 구별되고, X-ray diffraction 분석에 의해 셀의 짧은 공간과 긴 공간의 측정이 가능하다.

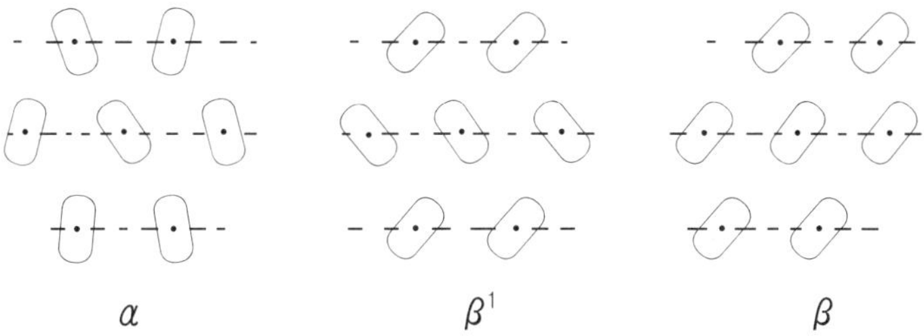

그림 8-20. 다형 현상의 cross-sectional 구소

지방이 냉각되면 결정이 생길 수도 있는데, 즉 구조적으로 훨씬 안정한 형

태인 α형태에서 β'나 β형태로 된다. 변형 율과 그 양은 지방의 분자 구조나 형태, 결정 상태, 온도, 저장기간에 영향을 받는다. 일반적으로 다양한 종류를 가지고 있는 지방은 용해도가 낮아 결정형태로 남아 있는 경향이 있다. 표 8-5는 hard 지방의 결정화 경향을 나타낸 것으로 콩기름은 β결정으로 되려는 경향이 있다(Kincs 1996).

표 8-5. Hard 지방의 결정화 경향

β crystal	β' crystal
콩	면실류
카놀라	팜
라드	Tallow
코코낫 오일	Rapeseed
코코낫 버터	
피너츠	
옥수수	
해바라기	

β'결정의 특징은 크기가 작고 고아서 부드러운 텍스쳐 특성을 가지고 β형태는 상대적으로 거칠고 알갱이 형태를 가진다. 일반적으로 가소성, 기능성, 안정성 있는 제품 생산을 위해서는 지방 결정이 β형태여야 한다. 부분적으로 수소화되는 콩기름은 β결정으로 되려는 경향이 있어서 β'결정 형태를 높이기 위해 보통 수소화된 면실류나 팜오일같은 β'을 증진시키는 지방을 첨가하기도 한다.

(6) 결정화 특성

지방과 기름의 물리적인 특성 중 녹는점과 결정화 특성(crystallization behavior)이 중요한데, 이는 녹는 특성에 따라 식품 용도가 다르기 때문이다. 지방이 한 상태에서 다른 상태로 변화될 때, 여러 가지 물리적 특성이 변화되는데, 지방의 결정 특성이나 지방 혼합물에 따라 다르다. 지방이 녹았거나, 고형화 되었을 때 수축이나 팽창되는 현상을 여러 가지 밀도계나 dilatometry로 측정한 고형 지방 지수(SFI, solid fat index)법, NMR로 측정하는 SFC(solid fat content)지방이 한 상태에서 다른 상태로의 변화될 때 열에너지를 흡수하거나 방출하는 원리를 이용한 DSC(differential scanning calorimetry) 방법이 있다.

표 8-6. 미국 마켓의 식용 기름 제품의 고형 지방 지수

응용	Solid fat index at different temp.(°F, °C)				
	50 100.0	70 21.1	80 26.7	92 33.3	104 40.0
샐러드 오일	0	0	0	0	0
쿠킹/pan frying	2-6	1-3	0	0	0
Frying					
Liquid	6-11	4-9	2-5	<1	0
Plastic	26-30	11-13	5-6	<1	0
Heavy duty	49-52	35-38	26-29	11-13	<4
Shortening					
All-purpose	28-32	20-23	18-22	14-17	10-14
High stability	38-42	24-28	20-24	8-12	4-7
Margarine[b]					
Liquid	3	2.5	2.5	2	1.5
Soft rub	11	7	5	2	0.5
Soft stick	20	13	9	2.5	0
Regular stick	28	16	10	2	0

(7) 지방 산화

지방 산화(Lipid oxidation)는 일반적으로 초기(initiation), 전파(propagation), 종결(termination) 3단계로 일어난다. 초기(initiation)단계에는 이중 결합의 탄소 원자 옆에 수소가 자유 라디칼 형태로 olefinic 화합물이 된다. 이 반응은 금속 이온, 빛, 열에 의해 일어난다.

Lipid hydroperoxides의 epoxy-hydroperoxides, keto-hydroperoxides, dihydro-peroxides, cyclic peroxides, bicyclic encoperoxides 같은 2차 산물은 산소와 다시 반응한다. 그림 8-21은 지방과 기름 산화동안 생성될 수 있는 몇 가지 형태를

나타낸 것이다(Hauman 1993).

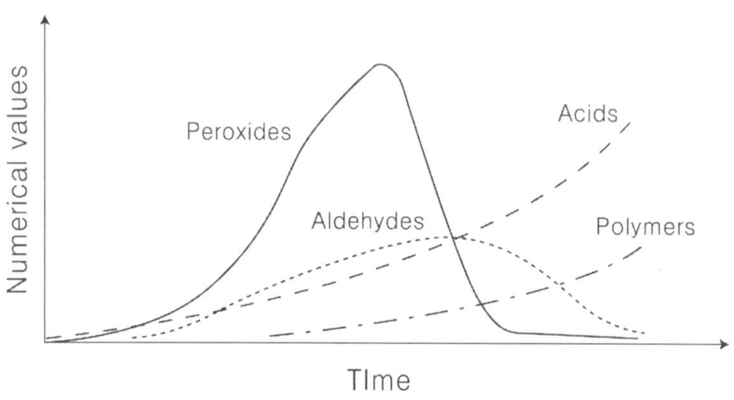

그림 8-21. 지방과 기름의 산화 중 생성되는 산화물의 조성 변화

복잡한 식품 성분이나 살아있는 조직에서는 지방 hydroperoxides와 bifuctional 분해 산물이 다른 미량 영양 성분이나 단백질, 막, 효소 같은 세포 성분과 상호 결합할 수 있다. 예를 들자면 세포막의 품질 저하는 노화 과정에 관여된 자유 라디칼이 원인일 수 있고, 식품에서 지방 산패는 지방 산화물과 단백질 및 아미노산의 상호 반응에 의해 영향을 받는다. 불포화도, 표면적, pro-oxidants, 산화제, 산소, 빛과 온도를 포함한 많은 요인들이 지방 산화 속도와 산화의 개시에 영향을 끼친다. 지방의 불포화도의 경우 C18:0: C18:1 :C18:2 :C18:3의 상대적 산화 속도는 1:100:1200:2500이므로 linolenic acid가 상대적으로 높은 콩기름은 불안정한 향미를 가지기 쉽다.

Fritsch(1995)는 식품에 지방 분포도, 수분활성도, pH, maillard reaction이 지방 산화에 영향을 끼치는 요인이라 하였고, 특히 Maillard reaction은 강력한 산화제이기 때문에 지방 산화의 많은 영향을 끼친다고 하였다.

2) 콩기름의 향미 변환(reversion)

지난 10년 동안 콩기름의 산화 안정성은 가공 기술과 공정 발달로 크게 향상되었다. 수소화된 콩기름은 많은 식품에 이용되고 있으나, 옥수수, 면실류, 해바라기 기름, 콩기름 같은 식물성 기름의 경우 일부 수소화된 기름이 원하지 않는 향미나 이취가 발생되는 경우가 있다. 이런 현상은 peroxide 값이 낮은 경우에도 발생되는데 산화적 산패와 비교해서 향미 변환이라고 말한다 (Daubert and O'connell 1953).

표 8-7. 빛의 차단 여부가 저장중 콩기름의 향미에 미치는 영향

Compound	Flavor dilution factor	
	Daylight	Dark
3-Methyl-2,4-nonadione	16384	16
cis-3-hexanal	2048	8
cis-2-nonenal	1024	64
4,5-Epoxy-trans-2-decenal	512	256
1-Octen-3-hydroperoxide	512	32
cis -1,5-Octadien-3-one	512	<1
Unknown	256	32
trans-2-Nonenal	256	32
1-Octen-3-one	256	16
cis -1,5-Octadien-3-hydroperoxide	256	4
trans-2-Heptenal	64	<1
trans,trans-2,4-Decadienal	32	16
2,4-Nonadienal	32	16
Nonenal	32	8
trans-2-Octenal	32	8
Pentanoic acid	32	<1
trans-trans-2,4-Nonadienal	16	16
Octenal	16	8
cis -3-Nonenal	16	8
trans, cis-2,6-Nonenal	16	8
Hexanal	16	8
2-Octanal	16	<1
2,4-Heptadienal	8	<1
4,5-Epoxy-trnas-2-nonenal	<1	8

콩기름에서 발생하는 변환과 산패는 peroxide 값에 차이가 있고, 향미가 다르다. 초기 단계에서는 콩비린내, 풀냄새, 건초 냄새 같다가 훨씬 진행된 상

태에서는 페인트나 생선 비린내가 난다. 대부분의 경우 향미 변환과 산패에서 생성된 이취의 차이를 구별하기가 어렵고, 기름의 향미 변환 메카니즘을 이해하기가 어렵다. 향미 변환에 관한 연구 초기에는 다른 기름보다 콩기름에 훨씬 빨리 형성되고, 수소화 공정으로 완전하게 제거되지 않으며, linolenate를 함유하고 있는 기름의 특성이기 때문에 몇몇 학자는 linolenic acid와 이들 유도체가 변환 향미의 전구체라고 하였다.

한편 산패하지 않은 콩기름에서 분리한 71개의 휘발성 화합물을 확인하였는데, 22개는 산성 물질이고, 49개는 비산성 물질이었다. 이러한 비 산성 화합물의 대부분이 linoleic acid보다 oleic과 linoleic acid에서 유래된 것으로 확인하였다(Sleeter 1982, Smouse 1979, Chang and Kummerow 1982). 또 향미 변환은 linolenic acid의 자동 산화 물질이 아니라고도 하였다. 콩기름 향미에 가장 중요한 연구는 아로마 추출 희석 분석법을 이용해서 두 개의 콩기름 시료에 이취 향미 화합물을 비교한 것이다(Ullrich and Grosch 1988, Guth and Groshc 1992). 즉 한 시료는 상온에서 30일 동안 햇볕이 드는 장소에서 저장하고, 다른 한 시료는 어두운 곳에서 같은 기간 동안 저장한 후 향기 성분을 분석한 결과, 두 시료 간에 여러 가지 이취 화합물의 값에 확실한 차이가 있었다(표 8-7).

농도가 가장 컸던 물질은 3-methyl-2,4-nonadedione이었는데, 두 개의 기름 시료에 나타난 전환 이취의 강도에 큰 차이에 있는 것을 발견했다. 그 다음은 cis-3-hexanal과 cis 2-nonenal이었다.

(1) 지방 산화 측정(Measuring Lipid Oxidation)

순수한 지방과 기름, 지방을 함유하고 있는 식품에서 지방 산화를 측정하는 방법에는 분석적 측정법, 가속화 시험, 관능검사가 있다(Jacobson 1993, Warner 1996).

① 분석적 방법

분석적 방법은 첫 번째 반응기의 하나인 산소 흡수도를 측정하는 것이다. 비교적 간단한 방법으로 빛과 노출이 조절된 상태 하에 미리 알고 있는 온도에서 시료를 저장하면서 무게 증가를 측정하는 것이다. 산소 흡수로 무게가 증가되나 곧 hydroperoxide가 형성된 후 휘발성 물질의 1차 산물의 분해로 무게 손실이 된다. 산소 흡수도 측정을 위한 또 다른 방법은 밀폐된 용기 안에서 시료를 놓고 산소를 투입하여 압력이 갑자기 떨어지는 시간을 측정하는 것이다. 이 경우 순수한 기름은 이 방법은 맞지만 지방 함량이 낮은 식품은 산소 흡수도가 너무 낮아 측정하는데 시간이 많이 걸린다.

두 번째 방법은 반응기인 불포화 지방산을 측정하는 것으로 순수한 기름 측정에만 적당하다. 세 번째 방법은 peroxide같은 1차 반응 산물을 측정하는 것이다. Peroxide는 강력한 산화제이기 때문에 chloroform-acetic acid에 iodide 용액과 함께 넣은 후 thiosulfate와 함께 iodine 적정방법으로 측정한다. 이 결과는 기름 kg당 hydroperoxide milliequeivalent로 계산된다. 이외에 UV 흡수에 의한 방법이 있는데, 측정 방법이 쉬우면서도 빠르지만 탈색이나 수소화 공정에 의해 변화된 화합물로 인해 해석하기가 어려울 수 있다.

네 번째 측정 방법은 한개 또는 그 이상의 2차, 3차 분해산물을 측정하는 TBA(thiobarbituric acid) 방법이다(Melton 1983, Pikul et al 1989). 주요 2차 산화물인 malondialdehyde는 TBA와 반응시키면 빨간색 물질을 형성하게 되고 이를 532nm에서 측정한다. 이 방법은 널리 사용되는데 식품이나 조직에서 지방 추출이 필요하지 않기 때문이고 편리하다. 초기 단계의 산화 상태를 측정하는데 실패율이 크다는 단점이 있다.

② 가속화 시험

모든 기름과 지방은 산화 저항성을 가지고 있다. 산화는 이 저항성이 극복될 때까지는 느리게 진행되는데, 즉 산화의 빠른 가속화가 시작되기 전에 시간 길이(유도기간)를 산화 저항성으로 나타낸다. 가속화 시험(Accelerated testing)은 온도 증가와 충분한 산소 공급으로 기름이나 지방의 산화 안정성을 측정하는 것이다(AOM 1989). 이 방법은 208°F(97.8℃)의 상태에 기름 시료를 놓은 후 공기를 투입하고 기름 kg당 100meq로 나타내는 PV 생성에 필요한 시간을 측정한다. American Oil Chemists' Society에서 1993년 채택된 OSI(oxidative stability index) 방법은 100℃보다 높은 항온조에 기름이나 지방 시료를 놓고 순수한 공기 수증기를 통과시켜 유도 기간을 측정하는 것이다. 이 방법은 높은 온도에서의 지방 산화와 낮은 온도에서와는 다른 메카니즘으로 진행할 수도 있으므로 가속화된 온도와 실제 저장온도사이에 직선적 예측이 부족하다는 것이 단점이다.

③ 관능검사

분석적 방법은 물리적 화학적 과정에 기초를 두고 객관적인 측정치를 알 수 있다. 기름이나 식품의 지방 산화 정도를 판단하는 기본적인 방법은 냄새를 맡거나 맛을 보는 것이다. 또 분석적 방법으로 얻은 데이터와 관능검사를 상호 관련시킬 때 의미가 있게 된다.

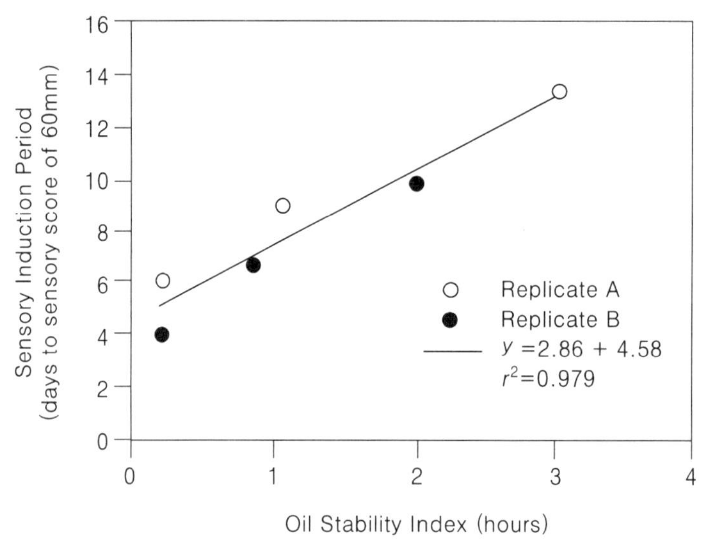

그림 8-22. Oil stability index(PV)값과 관능검사 결과와의 상관성

넓은 의미의 산패된 기름 또는 산패 기름을 함유하는 식품은 일반적으로 이취와 이상한 향미를 가지게 된다. 그러나 산화 초기 단계 동안에는 두 현상이 좀처럼 일어나지는 않는다. 대부분의 식품의 이취(off-flavor)는 지방 산화의 알 수 있는 표시이다. 관능검사 과정은 폭넓게 구성되어 있는데, 실제 목적하는 이취를 찾아내고 그것을 수적으로 묘사하거나 순서대로 순서를 매긴 후 통계적으로 처리한다. 관능검사 방법은 주관적 방법이어서 단점도 많다.

첫 번째 산화 향미나 odors를 인식해야 하고 맛의 예리함과 상당한 경험이 요구되고 정량화해야 한다. 두 번째 지방 산화에 개인적인 민감도가 다양하다. 세 번째 지방 산화는 일반적으로 산화 정도에 따른 감도와 한가지 향미 감각을 나타내는 것이 아니다. 마지막으로 시간이 많이 소요되고 모든 패널원과의 관계 유지가 필요하다(Warner 1996).

그림 8-22는 콩기름의 분석적 방법에 의해 산출된 peroxide 값(meq peroxide/kg oil)과 관능검사 결과를 상호 연관시킨 결과이다. 훈련된 패널원을 이용하여 인위적으로 빛에 노출시켜 산패를 유도한 후 PV 값에 따른 산패 정도를 조사한 후 상관관계를 조사한 결과 0.9이상의 신뢰성 있는 결과를 보였다(Pike and Coppin 2001).

(2) 지방 산패의 조절

일반적으로 지방 산패와 특히 콩기름의 자동 산화를 이해하는 목적은 이들 반응을 조절 하는 방법을 발견하기 위한 것이다. 콩기름의 자동산화에 조절하는데(List and Erickson 1980), 가장 효과적이고 가장 일반적인 방법은 수소화에 의해 불포화도를 감소시키는 것이다. 사실 대부분의 상업용 콩기름은 식품에 배합되기 전에 부분적으로 수소화시킨다. 두 번째로 효과적인 방법은 pro-oxidants에 기름 노출을 최소화하는 것이다 이 방법은 기름 저장 탱크는 질소로 채워져 있고 포장 라인과 컨테이너에는 질소가 계속 투입되며 외부에 기름 노출을 최소화하기 위해 즉시 밀봉을 하여 산소 노출을 최소화한다.

금속 이온은 지방 산화의 촉매제로 알려져 있는데 초기 단계와 전파 단계에 금속이온이 관여한다. 그림 8-23는 인위적으로 pro-oxidants인 구리 금속 이온이 첨가된 기름의 산화 속도를 측정한 결과로 금속이온의 농도가 높을수록 산화가 촉진되는 것을 확인할 수 있다(Pike and Coppin 2001).

금속 불활성제로 polycarboxylic acids, 구연산, 인산을 가장 일반적으로 사용하고 있다. Polycarboxylic acid는 높은 온도에서 분해되는데, 실제 산업현장에서는 기름을 탈취 후 냉각할 때 첨가한다 적외선(UV) 조사와 가시광선은 지방 산화의 prooxidant로 활동하므로 콩기름에 사용하는 모든 용기는 UV 빛이 통과되지 않은 물질로 만들었다. 그러나 이런 과정은 클로로필 함량 감소가 콩기름에 훨씬 효과적이라는 것을 발견한 후에는 더 이상 사용하지 않는다.

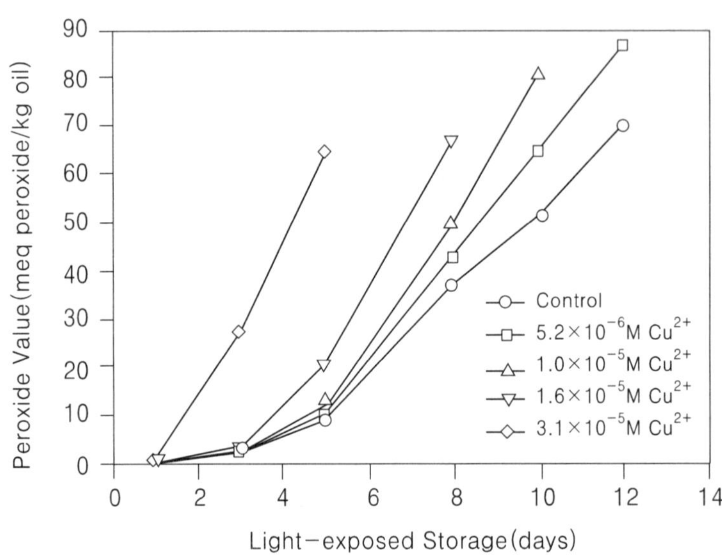

그림 8-23. Pro-oxidant첨가에 따른 peroxide value 변화

지방 산화 감소를 위한 세 번째 방법은 자유 라디칼 연쇄 반응을 깨뜨리는 항산화제(antioxidant)를 첨가하는 것이다. 대부분의 합성 항산화제는 BHA (butylated hydroxyanisole), BHT(butylated hydroxytoluene), propyl gallate(PG), TBHQ (tertiary-butyl hydroquinone) 페놀 화합물이 있는데, 식품에 첨가되는 이들 항산화제의 양은 식품법으로 규정되어 있다. 미국에서는 단일 항산화제의 경우 최대 0.01%, 혼합 항산화제는 0.02%까지 사용할 수 있다. 이들 합성 항산화제는 peroxide 값 감소에 효과적이지만, 콩기름 같은 linolenic acid 함유 기름의 향미 안정성 향상에는 효과적이지 않다(Mounts et al 1981).

콩기름은 천연 항산화제인 토코페롤(tocopherol)을 함유하는데, 4가지 이성체의 토코페롤이 있다. 콩기름 제조 공정 과정 중에 발생되는 온도 상승은 다른 화학적, 생물학적 반응을 일으켜 지방 산화에 영향을 끼치기 때문에 기름의 안전성을 증진시키기 위하여 온도 감소가 요구된다. 일반적으로 10℃ 온도 증가는 산화 속도가 두 배로 증가하므로 수소화되지 않은 콩기름의 경우 탈취 후 즉시 냉각해야 한다.

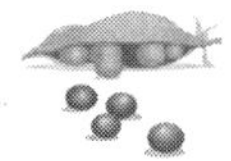

Linolenic acid 2% 함량을 가진 콩기름과 시판되고 있는 콩기름(6.5 % linolenic acid)과 비교 하였을 때 60℃에서 15일간 가온 저장한 후, 기름의 PV와 conjugated dieonic acid 값 및 관능검사를 실시한 결과 linolenic acid 함량이 낮은 기름이 훨씬 안정하였다(Mounts et al 1988, Erickson 1994). 또 기름의 peroxide 값과 향미 점수는 linolenate의 초기 양과 상관관계(r=0.95)가 높고 향미 품질, 향미 강도는 linolenate와 음의 상관관계를 나타내었다. 현재 낮은 함량의 linolenic을 가지는 콩기름이 판매되고 있다. 또한 콩기름의 지방산 조성을 바꾸는데 유전 공학적인 연구가 계속되고 있다(Pantalone et al 2002).

3) 기 타

다른 식물성 기름과 비교할 때 콩기름은 독특한 물리화학적 특성이 있다. 첫 번째 다른 식물성 기름에 비하여 상대적으로 높은 인지질을 가지고 있어 탈검이 필요하다. 회수된 검은 상업용 레시틴으로 사용한다. 두 번째 불포화도가 높아서 상대적으로 넓은 범위의 온도에서 액체 상태이다. 세 번째 상대적으로 높은 linolenic acid(7-10%)를 가지고 있어서 산패나 향미 변환을 할 수 있다.

이 문제는 phosphatides, 미량 성분, 비누의 제거와 linolenic 함량을 3% 이하로 하는 공정으로 최소화시킬 수 있다. 네 번째 결정화 동안 β형태의 결정이 되려는 경향이 있다. 다섯 번째 정제되지 않은 콩기름은 천연적으로 토코페롤 같은 항산화제를 포함하고 있는데 가공 공정 단계에서 완전히 제거되지 않는다.

이런 특성 때문에 콩기름은 여러 가지 가공 공정을 거쳐 여러 형태의 기름을 만들 수 있다.

정제되지 않은 콩기름은 품질 향상을 위해 정제, 탈색과 탈검 처리를 한다 (RBD; refine, bleach, deodorize). RBD로 알려진 기름은 요오드 값이 120-140이고, 수소화, 윈터리제이션(winterization), 에스테르교환에 의해 요오드 값이 감소하고, 산화 안정성이 향상된다. 또 부가적인 공정 과정으로 지방상 조성이 변하게 되는데 예를 들면 수소화되지 않은 콩기름은 C16:0, C18:0, C18:1,

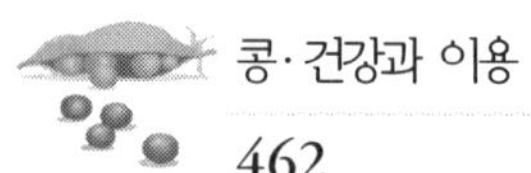

C18:2, C18:3의 상대적인 퍼센트가 10:4:23:51:7이었던 것이 부분적인 수소화나 윈터리제이션에 의해 이들 지방산의 퍼센트 값이 각각 10:5:42:35:3으로 변화된다.

표 8-8. 각 공정 단계별 콩기름의 요오드가 (IV)

공정 단계	기름의 형태	IV
Basic processing		
Solvent extraction	Crude soybean oil	120-140
Alkali refined, bleached and deodorized(RBD)	RBD soybean oil	120-140
Additional processing		
Partial hydrogenation(PH)	PH soybean oil	105-115
	PH soybean oil	80-100
	PH soybean oil	60-79
Complete hydrogenation	Soybean hardfat	0-15
Partial hydrogenation and winterization(PHW)	PHW soybean oil	105-115
Transesterification of PHSBO	Soft mono and diglycerides	60-80
Transesterification of hardfat	Hard mono- and diglycerides	0-15
Interesterification of PHSBO	Interesterified oill	Various

4) 콩기름의 식용 예

식용 지방이나 기름은 샐러드, 쿠킹 오일, 쇼트닝, 마가린, 마요네즈, 샐러드 드레싱, 제과 코팅제로 이용되고 있다(Mounts et al 1988, Moustafa 1995).

약 25℃ 점도를 기준으로 식용 기름 제품은 액체, 반고체, 고체 3 부류로 나눌 수 있다. 식품 제조에 있어서 기름 제품이 액체든 고체든지 특별한 것은 없지만, 점도는 중요하다. 식품 산업에 있어서 용도에 따른 기름의 선택에 요오드가(iodine value), 고형지방 지수(solid fat index)와 고형지방농도(solid fat concentration)와 같은 수치에 의존한다.

콩기름 사용 비율이 확대된 것은 적어도 3가지 요인으로 있다. 첫 번째 콩의 대량 공급, 두 번째 다른 기름과의 경쟁력이 있는 가격, 세 번째 과학의 발달로 콩기름의 산화 안정성과 향미 개선 이외에 동물 사료로 soy meal을 대량 사용하므로 콩 생산이 증가되고 결과적으로 콩기름도 많이 생산되었다.

(1) Salad 오일과 쿠킹 오일

샐러드와 쿠킹 오일은 일반적으로 식품성 기름으로 제조한 후 정제, 탈색, 탈취와 부분 수소화를 시킨다. 콩기름이 가장 많고, 옥수수, 카놀라, 땅콩, 면실류, 사프플라워, 해바라기 올리브 오일이 있다. 이런 형태의 기름은 상온에서 액상을 유지하고 불포화 지방산 비율이 높다(Krishnamurthy and Witte 1996). 샐러드나 쿠킹 오일은 정제, 탈색, 탈취된 기름이 적당한데, 가정에서는 오랜 기간 기름을 저장하거나 재사용을 하지 않기 때문에 linolenic acid에 의해 이취나 좋지 않은 향미가 발생되지 않는다. 그러나 기름을 가열이 반복되거나 오래 가열을 하는 경우, 유리 지방산과 총 극성물질(total polar materials)가 증가 되어 기름의 점도, 색도 등의 변화가 있는데, 이를 기름 변화의 기준점으로 볼 수 있다. 표 8-9는 콩기름의 변질(deterioration)을 하는데 튀김 기름의 온도와 사용시간에 따른 점도를 나타낸 것으로 콩기름에 변화가 있으면 기름의 점도가 크게 달라지는 것을 알 수 있다(Tseng et al 1996).

표 8-9. 신선 콩기름과 60시간 사용한 기름의 점도 비교

온도(℃)	μ (신선한 콩기름) Pa.S	μ (60시간 사용한 콩기름) Pa.S
25	33.17×10^{-3}	208.30×10^{-3}
50	22.17×10^{-3}	69.80×10^{-3}
90	8.13×10^{-3}	21.43×10^{-3}
120	4.94×10^{-3}	11.43×10^{-3}
150	3.13×10^{-3}	7.48×10^{-3}
190	2.04×10^{-3}	4.39×10^{-3}

샐러드 오일과 쿠킹 오일에는 약간의 차이가 있다. 샐러드 오일이란 냉장 온도에서 포화지방을 제거하여 탁도가 없이 투명한 것이다. 상대적으로 높은 요오드값을 가지는 콩기름은 샐러드 기름으로는 좋지만, 높은 온도에서 덜 안정하기 때문에 조리에는 적당하지 않다. 한편 샐러드 오일을 수소화시키고 윈터리제이션 공정을 거친 콩기름은 상대적으로 낮은 요오드값을 가지고 있어서 조리 온도에서도 안정하므로 쿠킹 오일로 사용한다.

샐러드와 쿠킹 오일의 향미 변화는 불포화 지방이 주요인인데, 향미 안정성을 위해 수소화, linolenic acid가 적은 면실류, 해바라기 기름과의 혼합, 결정 억제제(oxystearin과 polyglycerol ester)를 첨가한다. 과거 몇십년 동안 식물 육종 개량을 하여 linolenic이 적은 콩기름, high oleic(HO) 카놀라, HO 해바라기 기름, HO 사프플라워가 판매되고 있다. 또 유전 공학에 의해 oleic이 높은 콩기름을 생산하였다(Hammond 1992).

(2) 쇼트닝

쇼트닝은 baking과 frying 오일로 사용하는데 제품을 굽는 시간을 짧게 하거나 부드럽게 하는데 사용한다. 즉 쇼트닝은 유화, 크리밍, 윤활제, 외관의 윤택, 수분 저항성, frying 할 때 열 매개체로 사용한다(표 8-10).

표 8-10. 쇼트닝의 분류

Classification basis	Type	Classification	Type
Physical form	Plastic	Composition	Emulsified
	Pourable		Unemulsified
	Liquid		
	Fluid		
	Powdered		
End application	All-purpose	Source	Animal
	Bakery		Vegetable
	Roll-in		Compound
	Frying		

① 플라스틱(가소성) 쇼트닝

플라스틱 쇼트닝은 고체의 쇼트닝이다. 오랫동안 라드와 다른 동물 지방이 쇼트닝을 만드는 주요 지방이었으나, 수소화 공정 개발 이후로 식물성 기름이 사용되고 있는데, 이 중 콩기름이 쇼트닝 제품에 가장 중요한 원료이다. 일반적으로 콩기름은 plamitic acid 함량이 상대적으로 낮아서(11%) β 형태로 결정화 하려는 특성이 있기 때문에 β' 형태로 결정화하려는 경향을 가지고 있는 palmitic acid 함량이 많은 팜유나 면실류같은 기름을 혼합하여 제조한다.

② 쇼트닝 파우더

쇼트닝 파우더는 플라스틱 쇼트닝(가소성 쇼트닝)을 건조해서 제조하고 주로 케잌에 사용한다. 보통 skim 밀크, 콘시럽 또는 소디움 카제인 같은 캐리어와 함께 제조한다.

③ Pourable shortenings

Pourable shortening은 액상 쇼트닝으로 상온에서 투명하고 fluid 쇼트닝은 불투명한 것이다. Liquid 쇼트닝은 콩기름을 윈터리제이션 공정을 이용해 제조하고 부분적으로 수소화되어 있으며, 요오드가가 81-84 범위이다. Fluid 쇼트닝은 액체 지방에 고체 지방이 안정한 상태로 현탁되어 있는 것으로 고형 지방 부분인 스테아린을 2%-20% 함유하고 있다.

Pourable shortening은 전통적인 쇼트닝과 같은 기능을 가지고 있는데, 베이커리 제품에 부드러움과 윤택성을 부여한다. Fluid 쇼트닝은 유화제, 케잌의 batter 또는 빵의 crumb 강도를 주는 기능성을 가지고 있다. 장점은 저장과 수송에 편리하고, 고형 제품(5-12%)보다 불포화 지방산(30-50%)을 많이 함유하고 있다.

④ 튀김 쇼트닝

튀김 쇼트닝(Frying shortening)은 도넛, 고기, 생선, 너트, 감자 칩, 기타 다른 스낵의 튀기는데 사용된다. 쇼트닝의 가장 중요한 특성은 향미와 상당한 기간 높은 튀김 온도에서도 버틸 수 있어야 하는 산화 안정성이다. 품질 좋은 쇼트닝은 혼합된 향미를 가지고 있어야 하는데, 수소화되지 않은 콩기름은 튀김을 할 때 생선 냄새 때문에 약간 수소화시킨 콩기름은 많이 사용하고 있다.

최근 수소화 공정 주에 생성되는 트랜스 지방산이 건강 문제를 일으킨다는 보고로 새로운 품종인 linolenic acid 함량이 감소된 콩기름이 튀김용으로 판매되고 있다(Erickson 1994). 또 oleic acid(HO) 함량이 높은 (예를 들면 올리브 기름) 식물성 기름은 튀김 동안 특히 산화 안정성이 높기 때문에 튀김 기름으로 사용하고 있다.

(3) 마가린

마가린은 지방이나 기름에 물, 유제품, 단백질, 식염, 향미, 색, 비타민 A와 D를 혼합해서 제조한 것이다. 마가린은 원래 1860년 말 프랑스 화학자에 의해 버터 대체제로서 개발되었다. 미국 주 법 규정에 의하면 보통 스틱이나 통 마가린은 적어도 80% 지방을 함유해야 하고, 52-75% 지방을 함유하는 스프레드, 40-52% 함유하는 칼로리가 감소된 다이어트 마가린, 100% 함유한 액상 마가린이 있다.

보통 마가린은 한가지나 2-3종류의 기름 혼합물을 이용하여 제조한다. 반고형 형태의 마가린 제조를 위해 한 종류의 기름은 수소화시켜 단단하면 기름과 수소화되지 않은 다른 하나의 기름을 사용한다. 마가린 제조에는 기름 혼합물의 SFI와 제품의 결정 형태를 고려해야 한다. 마가린의 일반적인 배합 비율로 경화유, 면실류, 팜유 등 원료 유지가 80%, 물 또는 발효유 16-18%, 식염, 유화제와 소량의 보존료, 산화 방지제, 착색제, 비타민 등을 첨가하여 만든다(표 8-11).

표 8-11. 마가린의 원료 배합비율

원료	배합량(%)	원료	배합량(%)
유지	80~82	보존료	0.01~0.05
수분	16~20	산화방지제(BHA 등)	0.01~0.02
우유 고형분	0~2	향료	0.001~0.002
소금	0~2	착색료(β-carotene 등)	0.06~0.1
유화제		비타민 A	1.5~3.0만 IU/450 g
Monoglyceride	0.2~0.5		
Lecithin	0.1~0.3		

(4) Mayonnaise와 샐러드 dressing

마요네즈는 식용유(식물성 식용유 65% 이상), 식초, 과즙, 난황, 난백, 단백질 가수분해물, 식염, 당류, 향신료, 조미료(아미노산 등), 산미료 및 산화 방지제 등의 원료를 사용하여 O/W 형으로 유화시킨 반고형 상태의 제품이다.

최근에는 난황을 사용하지 않고, 난백과 유단백을 사용하여, 콜레스테롤이 없고 저 칼로리인 제품과 콩단백만을 사용한 제품도 있다. 샐러드 드레싱은 마요네즈에 전분과 유화제를 첨가하여 제조한 것이다.

(5) 기타

부분적으로 수소화된 콩기름은 통조림 식품, 제과 코팅, 푸딩 믹스, 팬케잌, 와플 믹스, 마카로니, 치즈 믹스, 스파게티, 피자 믹스, 휘핑 토핑, 모조 치즈 등에 많이 사용한다(토마토, 치킨 스프 등).

(6) 레시틴

상업적으로 레시틴(lecithin)은 phosphatides가 주요 성분으로 phosphatidyl-choline, phosphatidylethanolamine, phosphatidylinositol, phosphatidic acid를 함유하고 있다. 콩 레시틴은 유화, 콜로이드, 항산화제 등의 기능성을 가지고 있어서 식품, 음료, 동물사료, 영양성분, 화장품, 산업용 코팅제로 사용한다. 또 콩 레시틴은 쇼트닝, 마가린, 제과제품, 초코렛, 제과 코팅, 피넛 버터, 파우더 믹스와 다이어트 식품에도 첨가하는데, 일반적으로mono, diglyceride와 같은 다른 유화제와 혼합해서 0.1-0.5% 첨가한다.

③ 참고 문헌

Allen, R. R. 1978. Principles and catalysts for hydrogenation of fats and oils. J. Am. Oil Chem. Soc. 55:792-795

Anonymous, 1995. Soya Bluebook Plus, 95-96. Soytech publication, Bar Harbor, Me.

Anonymous. 1989 Official and Tentative Methods of the A.O.C.S., 3rd edition. American Oil Chemists' Society, Champaign, IL.

Ariaansz, R. F. 1992. Hydrogenation Theory. In Proceedings of the World Conference on Oilseed Technology and Utilization. T.H. Applewhite(Ed), p. 166-172. AOCS Press, Champaign. IL.

Bredeson, D. K. 1983. Mechanical oil extraction. J. Am. Oil Chem. Soc. 60:211-213

Brekke, K. W. 1980. Chapters 5, 8 & 11. In Handbook of soy oil processing and utilization. D. R. Erickson, E. H. Pryde, O. L. Brekke, T. L. Mounts, and R. A. Falb(Ed.), p. 67, 105, & 155. American Oil Chemists' Society, Champaign, IL.

Brekke, O. L. Soybean oil food products-their preparation and uses. Ch. 19. In Handbook of Soybean Oil Processing and Utilization. D. R. Erickson et al. (Ed.). p. 383. American Oil Chemists' Society, Champaign, IL. (1980a)

Brian, R. 1976. Soy Lecithin processing unit operations. J. Am. Oil Chem. Soc. 53:27-29.

Carlson, K. F. 1996. Deodorization. Ch. 6. In Baileys Industrial Oil and Fat Products, 5the ed. Vol. 4. Edible Fats and Oil Processing, D. R. Erickson(Ed.), p. 101-106. American Oil Chemists' Society, Champaign, IL.

Cavanaugh, GC. 1990. Edible fats and oils processing. In proceedings of the world confernece on edible fats and oil processing, D. R. Erickson(Ed.), p 101-106. American Oil Chemists Society, Champaign, IL.

Chang, S. S. and Kummerow, F. A. 1982. The volatile decomposition products and the organoleptic characteristics of the oxidative polymers of ethyl linoleate. J. Am. Oil Chem. Soc. 30:251-254

Coppin EA and Pike Oscar. 2001. Oil stability index correlated with sensory determination of oxidative stability in light-exposed soybean oil. J. Am. Oil Chem. Soc. 78:13-18.

Dahlke, K., Buchold, H., Munch, E. W., and Paulitz, B. 1995. First experiences with enzymatic refining. INFORM 6(12): 1284-1291.

Daubert, B. F. and O'Connell, P. W. 1953. Reversion problems in edible fats. Adv. Food Res. 4:185

deMan, J. M. 1992. Chemical and physical properties of fatty acids. Ch. 7. In Fatty Acids. In Foods and Their Health Implications, C. K. Chow(Ed.), p. 17. Marcel Dekker, New York.

Dijkstra, A. J. 1992. Degumming, Refining, Washing and Drying Fats and Oils. In Processings of the World Conference on Oilseed Technology and Utilization, T. H. Applewhite(Ed.), p. 138-151. AOCS Press, Champaign, IL.

Dutton, H. J. 1981. History of the development of soy oil for edible uses. J. am. Oil Chem. Soc. 58:234-236.

Erickson, D. R. 1995. Chapters 5, 10, 11, 12, and 16. In Practical Handbook of soybean Processing and Utilization, D. R. Erckson(Ed.), p. 56, 174, 184, 203, & 277. AOCS Press, Champaign, IL.

Fan, H. P., Morris, J. C., and Wakeman, H. 1948. Diffusion phenomena in solvent extraction of peanut oil; effect of cellular structure. Ind. Eng. Chem. Soc. 60:203.

Fengxia S, Dishun Z, and Zhanming Z. 2001. Determination of oil color by image analysis, J. Am. Oil Chem. Soc. 78:749-752.

Formo, M. W. 1979. Physical properties of fats and fatty acids. Ch. 3. In Bailey's Industrial Oil and Fat Products, 4th ed. Vo. 1, D. Swern(Ed.), pp. 177-232. John Wiley & Sons, New York.

Freidrich, J. P. and Pryde, E. H. 1984. Supercritical CO_2 extraction of lipid bearing materials and characterization of the products. J. Am. Oil Chem. Soc. 61:223-228.

Freudlich, H. 1992. Colloid and Capillary Chemistry(Translated by H. S. Harfield from the 3rd German ed.). Dutton, New York, NY.

Fritsch, C. W. Lipid oxidation: the other dimensions. INFORM. 5(4):423(1994)

Galvin, J. B., Kirwin C. J., and Kelly, D. W. 1995. Risk assessment of hydrocarbon solvents, INFORM 6(8):951-952.

Gurfinger, T. and Letan, A. 1978. Pretreatment of oil for physical refining; Evaluation of efficiency of various adsorbents in removing phospholipids and pigments. J. Am. Oil Chem. Soc. 55:856-859.

Guth, H. and Groshc, W. 1990. Comparison of stored soya-bean and rapeseed oils by aroma extract dilution analysis. Lebensom. -Wiss. u. Technol. 23:59.

Hammond, E. G. 1992. Genetic alteration of food fats and oils. Ch. 12. In Fatty Acids in Foods and Their Health Implications, C. K. Chow(Ed.), p. 313. Marcel Dekker, New York

Haumann, B. F. 1993. Health implications of lipid oxidation. INFORM. 4(7):800.

Hodgeson,A. L. 1995. Alkali refining of soybean oil using KOH. INFORM. 6(4):425-426.

Hvolby, A. 1971. Continuous slurry hydrogenation of soybean oil with copper-chromite catalyst at high pressure: Removal of nonhydratable phospholipids from soybean oil. J. Am. Oil Chem. Soc. 48:503-509.

Jacobson, G. A. 1993. Evaluation of oxidized lipids in fodds. INFORM. 4(7):811.

Johnson, L. A. and Lusas, E. W. 1983. Comparison of alternative solvents for oil exraction. J. Am. Oil Chem. Soc. 60:229-242.

Kemper, T.G. 1995. Guidelines for pellet/flake ratios in soy crushing. INFORM 6(11):1231-1236.

Kincs, F. R. 1996. Bakery shortenings, present and future. INFORM. 7(2):160.

Knothe G. 2002. Structure indices in FA chemistry. How relevant is the idoine value? J. Am. Oil Chem. Soc. 79:847-854

Koritala, S., Moulton, K. J., Freidrich, J. P., Franke, E. N., and Kwolek, W. F. 1984. Continuous slurry hydrogenation of soybean oil with copper chromate catalyst at the temperature. J. Am. Oil Chem. Soc. 61:909-913.

Krishnamurthy, R. G. and Witte, V. C. 1996. Cooking oils, salad oils, and oil-based dressings. Ch. 5. In Bailey's Industrial Oil and Fat Products, 5th ed. Vol. 3. Y. H. Hui(Ed.), p. 193. John Wiley & Sons, New York

Laning, J. J. 1985. Chemical interesterification of pam, palm kernel, and coconut oils. J. Am. Oil Chem. Soc. 62:400-407

List, G. R. and Erickson, D. R. 1980. Storage, handling and stabilization. Ch. 16. In handbook of soy oil processing and utilization, D. R. Erickson,E. H.

Pryde, O. L., Brekke, T. L. Mounts, and R. A. Falb, (Ed.), p. 267. American Oil Chemists' Society Champaing, IL

List, G. R., Evans, C. D., Black, L. T., and Mounts, T. L. 1978. Removal of phosphorus and iron by commercial degumming of soybean il. J. Am. Oil Chem. Soc. 55:275-276.

List, G. R., King J. W., Johnson, J. H., Warner, K., and Mounts, T. L. 1993. Supercritical CO2 degumming and physical refining of soybean oil. J. Am. Oil Chem. Soc. 70:473-476.

Lusas, E. W., Watkins, L. R., Koseoglu, S. S., Rhee, K. C., Hernalndez E., Riaz, M. N., Johnson, W. H. Jr., and Doty, S. C. 1994. Replacing hexane with isopropyl alcohol as an oil extraction solvent. IV. Progress on cottonseed and soybean extraction. Presented at the 85th Am. Oil Chem Soc. Annual Meeting, Atlanta, GA, May 8-12.

Melton, S. L. 1983. Methodology for following lipid oxidation in muscle foods. Food Technology, 37(7):105-111, 116

Moore, N. H. 1983. Oilseed handling and preparation prior to solvent extraction. J. Am. Oil Chem. Soc. 60:189-192.

Moulton, K. J. and Mounts, T. L. 1990. Continuous ultrasonic degumming of crude soybean oil. J. Am. Oil Chem. Soc. 67:33-38.

Mounts, T. L,, Warner, K., and List, G. R. 1981. Flavor and oxidative stability of hydrogenated and unhydrogenated soybean oil; effect of tertiary butyl hydroquinone. J. Am. Oil Chem. Soc. 58(7):792-794

Mounts, T. L. and Khym, F. P. 1980. Refining. Ch. 7. In Handbook of soy oil processing and utilization. D. R. Erickson, et al. (Ed.), pp. 131. American Oil Chemists' society, Champaign, IL.

Mounts, T. L., Warner, K., List, G. R., Kleiman, R., Fehr, W. R., Hammond, E. G. and Wilcox, J. R. 1988. Effect of altered fatty acid composition on soybean oil stability. J. Am. Oil Chem. Soc. 65(4):624-628

Moustafa, A. 1995. Salad oil, mayonnaise and salad dressings. Ch. 18. In Practical handbook of Soybean Processing and Utilization. D. R. Erickson(Ed.), p. 314. American Oil Chemists' Society, Champaign, IL(1995)

Nawar, W. W. 1985. Lipids. In Food Chemistry, O. R. Fennema(Ed.), pp. 139-244. Marcel Dekker, New York.

Norris, F. A. 1982. Extraction of fats and oils. Ch. e. In Baileys Industrial Oil and Fats Products. Vol II, D. Swern, (Ed.), pp. 175-251. Wiley, New York.

O'Brien, R. D. 1995. SoybeAn oil crystallization and fractionation. Ch. 15. In Practical Handbook of soybean processing and Utilization, D. R. Erickson(Ed.), p. 258-276. AOCS Press, Champaign, IL.

Okonek, D., Hasman J. M., and Mag, T. K. 1995. Catalysts. INFORM 6(11):1196-1213

Oliveira CG. and Port L M. 2005. A kinetic model for bleaching vegetable oils, J. Am. Oil Chem. Soc. 82:537-542.

Pantalone VR, Wilson RF, Novitzky WP and Burton JW. Genetic regulation of elevated stearic acid concentration in soybean oil. 2002. J. Am. Oil Chem. Soc. 79:549-553.

Penk, G. 1985. Practical experience with the Alcon process. In Processsdings of the World Technologies Oil in the Fats and Oils Industry, A. R. Baldwin(Ed.), p.38-45. American Oil Chemists' Society, Champaign, IL.

Pikul, J., Leszcynski, D. E., and Kummerow, F. A. 1989. Evaluation of three modified methods for measuring lipid oxidation in chicken meat. J. Agric. Food Chem. 37:1309-1313

Proctor, A. and Snyder H. E. 1987. Adsorption of lutein from soybean oil on silicic acid. I. Isotherms. J. am. Oil Chem. Soc. 64:1163-1166

Pryde, E. H. 1980. Physical properties of soybean oil. Ch. 3. In Handbook of Soy Oil Processing and Utilization, D. R. Erickson, E. H. Pryde, O. L. Brekke, T. L. Mounts, and R. a. Falb. (Ed.). p. 33. American Oil Chemists' Society, Champaign, IL.

Reverchon, E. and Osseo, L. S. 1994. Comparison of processes for the supercritical carbon dioxide extraction of oil from soybean seeds. J. Am. Oil Chem. Soc. 71:1007-1012

Rozendaal, A. 1990. Interesterification of oils and fats. In Proceedings of the world conference on Oilseed Technology and Utilization. D. R. Erickson(Ed.), p. 152-157. AOCS Press, Champaign, IL.

Sleeter, R. T. Instrumental analysis for quality control and quality assurance. Chapter 4. In Bailey's Industrial Oil and Fat Products, 4th ed., 4th ed., Vol. 3, D. Swern(Ed.), p. 167. John Wiley & Sons, New York

Smallwood, N. J. 1995. Plant management. Ch. 27. In practical handbook of soybean processing and utilization. D. R. Erickson(Ed.), p. 536-572. AOCS Press, Champaign, IL.

Smiles, A., Kakuda, Y., and McDonald B. E. 1989. Effect of degumming reagents on the composition and emulsifying properties of canola, soybean and sunflower acetone insolubles. J. Am. Oil Chem. Soc. 66:348-352

Smouse, T. H. 1979. A review of soybean oil reversion flavor. J. Am. Oil Chem. Sco. 56:747A

Snyder, H. E. and Kwon, T. W. 1987. Soybean Utilization. pp. 74-129. AVI Van Nostrand Reinhold Co., New York.

Taylor, D. R. 1992. Adsorptive purification. In Proceedings of the World conference on oilseed Technology and Utilization. Applewhite, T. H.(Ed.), p. 152-165. AOCS Press, Champaign, IL.

Tseng, YC, Moreira R. and Sun X. 1996. Total frying-use time effects on soybean -oil deterioration and on tortilla chip quality. International J. of Food Science and Technol. 31:287-294

Ullrich, F. and Grosch, W. 1988. Flavor deterioration of soy-bean oil; identification of intense odour compounds fromed during flavour reversion. Fat. Sci. Technol. 90:332-336

Wan, P. J. (Ed.). 1991. Introduction to Fats and Oils Technology. AOCS Press, Champaign, IL.

Wan, P. J., Muanda, M. W., and Covey, J. E. 1992. Ultrasonic vs. non-ultrasonic hydrogenation in a batch reactor. J. Am. Oil Chem. Soc. 69:876-879

Warner, K. Flavors and sensory evaluation. Ch. 5. In Bailey's Industrial Oil and Fat Products, 5th ed., Vol. 1, Y. H. Hui(Ed.), p. 105. John Wiley & Sons, New York.(1996)

Watkins, L. R., Lusas, E. W., Koseoglu, S. S., Doty, S. C,., and Johnson, W. H. 1989. Developing the potential usefulness of expanders in soybean processing. In Final Report of Research. American Soybean Association, Dec. 15.

Wiedermann, L. H. 1981. Degumming, refining, and bleaching soy oil. J. Am. Oil Chem. Soc. 58:159-166.

Woerfel, J. B. 1995a. Extraction. Ch. 6. In Practical Handbook of soybean processing and utilization, D. R. Erickson(Ed.), p.65-92. AOCS Press, Champaign, IL.

Woerfel, J. B. 1995b. handling, storage, and transport of crude and crude degummed soybean oil. Ch. 9. In Practical Handbook of Soybean Processing and Utilization, D. R. Erickson(Ed.), p. 161-173. AOCS Press, Champaign, IL.

Ziegelitz, R. 1995. Lecithin processing possibilities. INFORM 6(11):1224-1230.

저자약력

김우정   1966년 서울대학교 농화학과 졸업
1971년 미국 Univ. of Georgia, 식품공학 석사학위 취득
1976년 미국 Univ. of Georgia, 식품공학 박사학위 취득
1976년 캐나다 Univ. of Saskatchewan 박사후과정
1978년 미국 Cornell Univ. 식품공학과 연구원
1979년 한국인삼연초연구원, 연구부장
1981년 세종대학교 식품공학과 교수
2007년 현. 세종대학교 식품공학과 명예교수

콩·건강과 이용

2006년   8월   20일   초판   인쇄
2006년   8월   26일   초판   발행

지 은 이 • 김 우 정
발 행 인 • 김 홍 용
펴 낸 곳 • **도서출판 효 일**
주   소 • 서울시 동대문구 용두2동 102-201
전   화 • 02) 928-6644 ~ 5
팩   스 • 02) 927-7703
홈페이지 • www.hyoilbooks.com
e - mail • hyoilbooks@hyoilbooks.com
등   록 • 1987년 11월 18일 제 6-0045 호

값   24,000 원

ISBN 89-8489-203-3